数典寻源　传承古代中医学术思想
实践创新　启迪现代中医辨治思路

中醫

中医外科临证治要

中医师临床必备丛书

陈德宁 万力生 主编

学苑出版社

图书在版编目（CIP）数据

中医外科临证治要 / 陈德宁，万力生主编. —北京：
学苑出版社，2012.5
ISBN 978−7−5077−4031−8

Ⅰ.①中…　Ⅱ.①陈…②万…　Ⅲ.①中医外科学−
经验−中国−现代　Ⅳ.①R26

中国版本图书馆 CIP 数据核字（2012）第 110815 号

责任编辑：阵　辉　付国英
出版发行：学苑出版社
社　　　址：北京市丰台区南方庄 2 号院 1 号楼
邮政编码：100079
网　　　址：www.book001.com
电子信箱：xueyuan@public. bta. net. cn
销售电话：010-67675512、67678944、67601101（邮购）
经　　　销：新华书店
印　刷　厂：北京市广内印刷厂
开本尺寸：787×1092　1/16
印　　张：42
字　　数：658 千字
印　　数：1—3000 册
版　　次：2012 年 7 月第 1 版
印　　次：2012 年 7 月第 1 次印刷
定　　价：85.00 元

《中医师临床必备丛书》编委会

《中医外科临证治要》编委会

前　言

中医外科学是祖国医学的重要组成部分，已具有数千年的发展历史，为中华民族的繁荣昌盛、防病治病及健康保健作出了重要的贡献，并以其"简"、"便"、"验"、"廉"之优势和特色为世人所瞩目和肯定。

辨证论治是中医学最主要的特色之一。坚持辨证论治就是坚持中医特色，更是保证临床疗效的必经之路。中医学强调"同病异治"、"异病同治"，而之所以可如此，关键就在于"证"之异同。病同证不同，其治就不同；证同病不同，其治就可同。由此可见，中医治病，非病决定治，而是证决定治。治取决于证，证有赖于治。有是证则有是治，有是治则必有是证。可见，唯有辨证准确，论治得当，方有药后"诸症若失"、"效如桴鼓"之效。我们有鉴于此，特编写《中医外科临证治要》一书，希冀有助于中医外科临床证治水平之提高。

本书共九章，将外科临床病证分为疮疡、瘿病、痈、岩、乳房疾病、脉管疾病、泌尿及男性疾病、肛门直肠疾病病、外伤等九大类 67 种病症予以分述。对中医外科临床常见疾病的病因病机、诊断思维、治则思维、治疗方案、预后转归、预防与调护等一一予以阐述，每一病证均尽量附上古今名家医案予以印证，并配有按语，以启发思路，还尽可能搜集收录了近年报导的各种行之有效的民间疗法及单方验方，以丰富临床治法。总之，是书理论结合实际，着重病证辨治，切合临床实用。希冀有助于中医外科临床证治水平之提高。本书内容详尽、体例合理，可作为临床医师案头的必备参考书。

由于编写时间仓促，加之我们水平有限，所以尽管编写者们查阅了大量资料，倾注了诸多心血，但书中错误和不足之处在所难免，衷心希望各位同道提出宝贵意见，以便改进和提高。

陈德宁　万力生

2011 年 12 月 18 日

目　录

引用典籍要目

《黄帝内经·灵枢》
《黄帝内经·素问》
《神农本草经》
《备急千金要方》唐·孙思邈
《本草从新》清·吴仪洛
《本草纲目》明·李时珍
《疮疡经验全书》明·窦梦麟
《丹溪心法》元·朱震亨、戴思恭
《洞天奥旨》清·陈士铎
《古今医案按》清·俞震
《济生方》宋·严用和
《金匮要略》汉·张仲景
《金匮要略心典》清·尤怡
《景岳全书》明·张介宾
《类证治裁》清·林佩琴
《理瀹骈文》清·吴师机
《吕氏春秋》战国·吕不韦
《马培之外科医案》清·马培之
《秘本种子金丹》明·叶天士
《普济方》明·朱橚
《三因极一病证方论》宋·陈无择
《伤寒全生集》明·陶节庵辑
《沈氏尊生书》清·沈金鳌
《太平圣惠方》宋·王怀隐
《外科大成》清·祁坤
《外科理例》明·汪机

《外科启玄》明·申斗垣
《外科全生集》清·王维德
《外科医镜》清·高思敬
《外科真诠》清·邹岳
《外科正宗》明·陈实功
《万病回春》明·龚廷贤
《仙拈集》清·李文炳辑
《新修本草》唐·苏敬
《薛氏医案》明·薛己
《疡科心得集》清·高秉钧
《疡医大全》清·顾世澄
《医彻》清·怀远
《医方集解》清·汪昂
《医林集要》明·王玺撰
《医门补要》清·赵濂
《医述》清·程文囿
《医学入门》明·李梴
《医学心悟》清·程国彭
《医学正传》明·虞抟
《医宗金鉴》清·吴谦
《杂病源流犀烛》清·沈金鳌
《张氏医通》清·张璐
《证治要诀》明·戴元礼
《证治准绳》明·王肯堂
《肘后备急方》晋·葛洪
《诸病源候论》隋·巢元方

第一章 疮 疡

第一节 疖

疖，肌肤浅表部位感受火毒之邪，致局部红、肿、热、痛为主要表现的急性化脓性疾病。其特点是肿势局限，范围多小于3cm，突起根浅，色红、灼热、易脓、易溃、易敛。本病相当于西医学所说的疖、皮肤脓肿、头皮穿凿性脓肿及疖病。

一、临证思辨与治疗

（一）病因病机

1. **外感暑毒** 夏秋季节感受暑毒；或身有痱子，复经搔抓，破伤染毒而生。

2. **热毒蕴结** 饮食不节，脾胃运化失司，湿热火毒内生，复感风邪，以致风湿火邪，凝聚肌表所致。

3. **脓毒旁窜** 患疖后处理不当（疮口过小引起脓毒潴留）；或护理不慎（搔抓碰伤引起脓毒旁窜）而成"蝼蛄疖"。

4. **体虚毒恋** 体虚（阴虚内热者或脾胃虚弱者）而皮毛不固，外邪易侵袭肌肤，更易染毒发病，并可反复发作，缠绵难愈。

病因病机示意图

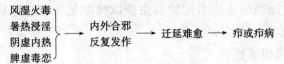

（二）诊断思维

1. 辨病思维

（1）诊断要点

①症状及体征

a. 暑疖　发于夏秋之间，常见于小儿及新产妇，多发于头面部。局部皮肤红肿结块，灼热疼痛，根脚很浅，范围局限，肿块及肿势均较小，多在 3cm 左右，可伴有发热、口干、便秘等症状。

b. 有头疖　患处皮肤上有一红色肿块，中心有黄白色脓头，随后疼痛加剧。如出现跳痛，系化脓征兆，常在 2～3 天后成脓，顶端中央出现黄绿色脓栓，自行破溃，流出黄白色脓液，肿痛逐渐消减。

c. 无头疖　皮肤上有一红色肿块，上无脓头，潮红疼痛，肿势高突，2～3 天后成脓，虽见波动而不自行溃破，切开脓出黄稠。若迁延 1 周以上，切开则脓水稍薄，或挟血水，再经 2～3 天后收口。一般无全身症状。重者，多因痱子搔抓引起，则可遍体发生，少则几个，多则数十个，或有簇生在一起，状如满天星布（俗称珠疖），破流脓水成片，局部潮红胀痛，并伴有恶寒、发热、头痛、口苦舌干，便秘溲赤等全身症状。

d. 蝼蛄疖　多发于儿童头部。临床常见两种类型。一种是坚硬型。疮形肿势虽小，但根脚坚硬，溃破出脓而坚硬不退，疮口愈合后还会复发，常为一处未愈，他处又生。一种是多发型。疮大如梅李，相连三五枚，溃破脓出，不易愈合，日久头皮窜空，如蝼蛄串穴之状。

e. 疖病　多见于 20～40 岁的青壮年男性。好发于项后发际、背部、臀部。临床常见两种类型。一种是在一定的部位，即在原发疖肿处或附近，继续延生，几个到几十个，反复发作，缠绵不休，经年不愈，状如星状罗布。一种是在身体各处，散发疖肿，几个到几十个，一处将愈，他处续发，或间隔周余、月余再发。可伴有大便干结，小便黄赤，口干唇燥等症。

②辅助检查

a. 血常规　常提示有白细胞升高。

b. 血糖　疖病病人应常规检测血糖以排除是否有糖尿病。

（2）鉴别诊断

本病需与痈相鉴别：

急性毛囊炎与疖鉴别表

	急性毛囊炎	疖
部位	一个毛囊及其所属皮脂腺，颈、头、面、背	多个相邻毛囊及其所属皮脂腺或汗腺，颈、背
致病菌	金黄色葡萄球菌，表皮葡萄球菌	金黄色葡萄球菌
临床表现	小结节→脓栓，一般无全身症状	紫红色区→破溃，全身症状重

2. 辨证思维

疖发病与暑、湿、热、毒、正虚关系密切，其基本病机为热毒蕴阻肌肤，临床根据其具体发病季节、部位的不同以及患者体质差异，所兼夹之病邪差异，辨证又有所侧重。一般而言，发于夏秋季节者，辨证为暑热浸淫证；发于气实火盛者，辨证为热毒蕴结证；发于体虚者，辨证为体虚毒恋证，体虚者易发为疖病，病程迁延难愈。

（1）疖

①热毒蕴结　好发于项后发际、背部、臀部；轻者疖肿一二个，多者可散发全身，或簇集一处，或此愈彼起。可伴有发热，口渴，溲赤，便秘等全身症状。

②暑热浸淫　多发于夏秋季节，以小儿及产妇多见。局部皮肤红肿结块，灼热疼痛，根脚很浅，范围局限。可伴有发热、口干、便秘、溲赤等全身症状。

（2）疖病

①阴虚内热、体虚毒恋　疖肿较大，或散发全身，或固在一处，常此愈彼起，患者一般合并有口干唇燥，盗汗，舌质红，舌苔薄，脉细数等阴虚表现。

②脾胃气虚、体虚毒恋　疖肿泛发全身，溃脓、收口时间均较长，脓水稀薄；常伴有面色萎黄，神疲乏力，纳少便溏等全身症状。本型一般病程长，脓水稀薄，乏力纳少。

（三）治则思维

内治：疖的基本病机为热毒蕴阻肌肤，故总以清热解毒为基本治则。临床根据其具体发病季节、部位的不同以及患者体质差异，施治又有所区别。发于夏秋季节者，属暑热浸淫，予清解暑热，兼以化湿为法，暑热又易伤气阴，故必须注意顾护气阴；体虚者，宜扶正解毒，需兼养阴清热或健脾和胃。

外治：根据初起、成脓、溃后三期，分别采用箍围束毒消肿、切开引流、祛腐生肌治疗。

（四）治疗方案

1. 辨证论治

（1）热毒蕴结

证候：常见于气实火盛患者。好发于项后发际、背部、臀部，轻者疖肿只有一二个，多则可散发全身，或簇集一处，或此愈彼起；伴发热，口渴，溲赤，便秘；苔黄，脉数。

辨证：气实火盛患者，多有脏腑蕴热，内郁湿火，外泛肌表，故见局部皮肤焮红灼热；经络阻隔，气血凝滞，故局部肿胀疼痛；久则热毒耗气伤阴，致使正虚邪恋，正不祛邪，而致火热之毒不易清除，疖肿反复发作，此愈彼起，或正不御邪，湿热毒邪，阻于络道，则气血瘀滞，疮疖累累，缠绵难愈；热毒伤津，则口渴；发热，溲赤，便秘，舌苔黄，脉数，均为热毒蕴结之象。

治则：清热解毒。

主方：五味消毒饮、黄连解毒汤加减。

处方举例：金银花15g，野菊花15g，蒲公英15g，紫花地丁15g，白花蛇舌草15g，黄芩10g，赤芍15g，牡丹皮10g，升麻10g，生甘草10g。

加减：如热毒盛者，加黄连10g，山栀10g清热解毒；小便短赤者，加生薏苡仁15g，泽泻10g，赤茯苓10g清热利湿；大便秘结者，加生大黄10g，芒硝10g，枳实10g通腑泻实；脓成溃迟，加皂角刺10g，穿山甲10g，僵蚕10g，川芎10g托毒排脓；疖肿难化，加僵蚕10g，浙贝母10g化痰散结。

（2）暑热浸淫

证候：发于夏秋季节，以小儿及产妇多见。局部皮肤红肿结块，灼热疼痛，根脚很浅，范围局限，多在3cm左右；可有发热、口干、便秘、溲赤等症状；舌苔薄腻，脉滑数。

辨证：暑为阳邪，暑热之毒郁阻皮肤，经络阻塞，故局部红赤肿胀，灼热疼痛；暑多挟湿，发热、口干、便秘、溲赤、舌苔薄腻、脉滑数等，均为湿热蕴结之象。治则：清暑化湿解毒。

主方：清暑汤加减。

处方举例：金银花15g，连翘15g，藿香10g，佩兰10g，青蒿10g，荷梗10g，天花粉15g，赤芍15g，泽泻10g，车前子10g（包），淡竹叶10g，滑石10g，生甘草5g。

加减：如疖在头面部，加野菊花10g，防风10g清热祛风；疖在身体下部，加黄柏10g，苍术10g，败酱草15g清热祛湿；热毒内盛者，加黄连10g，黄芩10g，黄柏10g，知母10g，山栀10g清热祛火；小便短赤者，加生薏苡仁15g，茯苓10g清热利湿；大便秘结者，加生大黄10g，枳实10g通腑泻实；表虚者，加玉屏风散30g扶正固表。

（3）体虚毒恋

证候：疖肿常此愈彼起，不断发生。由阴虚内热染毒所致者，散发全身各处或固在一处，疖肿较大，易转变成有头疽；常有口干唇燥；舌苔薄质红，脉细数。由脾胃虚弱染毒所致者，泛发全身各处，溃脓、收口时间均较长，脓水稀薄；常有面色萎黄，神疲乏力，纳少便溏；舌苔薄，质淡或边有齿痕，脉濡。

辨证：素体禀赋不足、体质虚弱者，由于皮毛不固，易于感受邪热之毒，而邪热之毒又可耗伤气阴，致使正虚邪恋，火热之毒不易清除，故疖肿常此愈彼起，不断发生；若伴消渴、便秘等慢性病以致阴虚内热者，实火与虚火互助为虐，而使热毒蕴结更甚，故疖肿较大，易转变成有头疽；口干唇燥，舌苔薄质红，脉细数，均为阴虚火旺之象。脾胃虚弱者，气血虚弱，毒滞难化，不能透毒外出，以致疖肿泛发全身，反复发作；脾胃为气血生化之源，脾主肌肉，脓为气血所化，脾胃虚弱则溃脓、收口时间均较长，脓水稀薄；面色萎黄，神疲乏力，纳少便溏，舌苔薄，质淡或边有齿痕，脉濡，亦为脾失健运、气血虚弱之象。

①阴虚内热

治则：养阴清热解毒。

主方：防风通圣散合增液汤加减。

处方举例：薄荷10g（后下），防风10g，连翘10g，赤芍10g，山栀10g，黄芩10g，泽泻10g，生大黄5g（后下），白花蛇舌草15g，生黄芪

15g，天花粉 15g，山药 15g，黄精 15g，生地黄 15g，玄参 15g，麦冬 15g。

②脾胃虚弱

治则：健脾和胃，清热化湿。

主方：防风通圣散合参苓白术散加减。

处方举例：薄荷 10g（后下），防风 10g，金银花 10g，连翘 10g，赤芍 10g，山栀 10g，黄芩 10g，泽泻 10g，白花蛇舌草 15g，生黄芪 30g，党参 20g，白术 15g，茯苓 10g，山药 15g，生薏苡仁 30g。

加减：如发热，加石膏 30g 清热泻火；挟湿，加藿香 10g，佩兰 10g，六一散 10g 祛湿解暑；脓成溃迟，加皂角刺 10g，川芎 10g 托毒排脓；疔肿难化，加僵蚕 10g，浙贝母 10g 化痰软坚；疮面色泽晦暗不红，加肉桂 5g，熟附子 10g 温肾壮阳；原有肾病水肿，加山药 15g，赤小豆 15g，玉米须 30g 祛湿利水。

2. 其他疗法

（1）中成药

①清解片，成人每次 5 片，每日 2～3 次吞服；儿童减半；婴儿服 1/3。适用于热毒蕴结证疖。

②六应丸或六神丸，成人每次 10 粒，每日 3 次吞服；儿童减半；婴儿服 1/3。适用于热毒蕴结证或暑热浸淫证疖。

③小金丹，1/2 支，1 日 2 次，吞服。适用于各型证疖。

（2）验方

①僵蚕方（《中国中医秘方大全》中册验方）　僵蚕（研粉）10g，温开水送服，每日 2 次。若直接吞服有恶心呕吐者，则将僵蚕粉装入胶囊备用。疖肿治愈后，宜继续服药 1 周以固疗效，对较大疖肿，可辅以金黄软膏调适量冰片粉外敷。治疗期间忌食辛辣食物。功效祛风清热，软坚消肿，适用于多发性疖肿。

②疖病方（《中国外科秘方全书》验方）　生黄芪 30g，太子参 30g，白术 9g，茯苓 12g，生地黄 18g，玄参 12g，麦冬 9g，生首乌 30g，女贞子 12g，丹参 30g，天花粉 12g，皂角刺 12g，赤芍 30g，金银花 15g，蒲公英 15g，黄芩 9g，生甘草 3g。水煎服。功效养阴清热解毒，适用于阴虚内热型疖病。

（3）外治法

①初起　小者用千捶膏盖贴或三黄洗剂外搽；大者用金黄散或玉露散，以金银花露或菊花露调成糊状，敷于患处；或紫金锭水调外敷；遍体发疮，破流脓水成片的珠疖，用青黛散麻油调敷；也可用鲜野菊花叶、蒲公英、芙蓉叶、马兰头、龙葵、败酱草、金丝荷叶、鲜丝瓜取其一种，洗净捣烂敷于患处，每天1～2次，或煎后每日外洗2次。

②脓成　宜在疖顶变尖的脓熟时，沿皮肤自然纹理切开排脓，切口宜浅不宜深，宜小不宜大，当取卧刀，切破薄皮，令脓自出，切忌挤压。

③溃后或切开排脓后　用九一丹掺太乙膏盖贴，深者，可用药线引流，每日换2～3次；若有袋脓或相互窜通成空壳者，宜作"十"字形剪开。如遇出血，可用垫棉绷带缚扎法以压迫止血。

④脓尽　用生肌散掺白玉膏收口，可配合垫棉法，在空腔上加棉垫绑压，使脓毒得泄，皮肉粘连而易愈合。如有死骨者，可待松动时用镊子钳出。

（五）预后转归

大部分患者经治疗后病情向愈，预后良好。疖病因其反复发作，经久不愈，易复发是其不易解决的难题，尤其是伴有消渴病、肾病、习惯性便秘、营养不良、年老、体虚者。生于面部者，如用力挤压或碰撞则可转成疔疮；生于头顶者，如脓成未予及时切开排脓，或切口过小，引流不畅，可转成蝼蛄疖。生于大腿部和小腿部有头疖，每易受挤压或碰撞而转变成疖。

（六）预防与调护

1．注意个人卫生，保持局部皮肤清洁，勤洗澡，勤理发，勤修指甲，勤换衣服，尤其出汗后，应及时洗浴，更换衣服，衣服宜宽松柔软，防止摩擦局部，诱发疮疖。

2．忌自行挤压搔抓，防止碰伤，以免脓毒弥散，引起其他并发症。

3．箍围敷药干燥时，宜随时以金银花露、菊花露、鲜草药汁湿润。

4．疖病患者局部尽量少用油膏类药物敷贴，并在病灶周围经常用75%酒精搽擦。

5. 少食辛辣炙煿助火之物及肥甘厚腻之品，患疖时忌食鱼腥发物，保持大便通畅；多饮清凉饮料，如金银花露、地骨皮露、菊花茶、西瓜汁、绿豆米仁汤等。

6. 炎夏季节，防止痱疮（子）发生，如已发生，可扑痱子粉、青黛散等。

7. 做好防暑降温工作，注意通风，避免烈日暴晒。

8. 消渴病、肾病等患者，应及时治疗全身性疾病。

9. 体虚者，应积极锻炼身体，增强体质。

10. 疖病患者夜寐不安，可促使病情加重，宜防治失眠症。

二、名家医案借鉴

1. 顾伯华医案——热毒蕴结型疖病

李某，男，32 岁。

初诊日期：1964 年 8 月 26 日。

主诉：头面部遍发疖肿伴热痛 4 天余。

现病史：近 4 天来，头面部遍发热疖，疼痛作胀，夜不安睡，素有关节酸痛史，半月前曾在某医院治疗，服可的松 30 余片，效果不显。

查体：头额及面颊部有散在性大小不一结块，局部皮肤微红，光亮无头，按之疼痛。苔薄腻，脉滑数。

诊断：疖病（西医：急性毛囊炎）。

辨证：暑邪外感，热毒蕴结。

治法：清热凉血解毒。

方药：紫花地丁 18g，野菊花 5g，蒲公英 30g，细生地 12g，淡黄芩 9g，赤芍 9g，金银花 9g，鲜佩兰 9g，车前子 9g（另包），生甘草 3g。

外用：千槌膏敷贴患处。

先后复诊 8 次，在治疗期间仍有反复，躯干部亦有发生，曾经切开排脓 10 余处，亦有多处破溃出脓。内服药以上方为主，外用药未溃时用千槌膏、三黄洗剂，已溃用九一丹、太乙膏盖贴。至 10 月 12 日门诊随访时，头面躯干多发性疖已痊愈，惟患处留有色素沉着及作痒自觉症状。

按语：此病例为疖病，因身体强壮，服温热药物，内热炽盛，值暑令炎热，外邪内热搏结于皮肤，成为多发性疖肿。治疗应清热解毒，活血凉血。方用五味消毒饮，病乃愈。

［罗和古，曾令真，朱秋俊等. 外科医案. 北京：中国医药科技出版社，2005：1］

2. 顾伯华医案——暑湿外浸，热毒内蕴型疖病

周某，男，60岁，工人。

初诊日期：1975年8月29日。

主诉：颈后、背、臀部疖肿多处反复发作半年，加重1月余。

现病史：颈后、背、臀近6个月来遍发疖肿，常此起彼伏，今夏开始连续不断，近1月来加重明显。大小便正常。

查体：大面颊部肿胀疼痛，脓头未出，颈后及臀部多处红色丘疹伴瘙痒，苔薄滑腻，脉弦滑。

诊断：疖病（西医：疖病）。

辨证：暑湿外侵，热毒内蕴。

治法：清暑解毒利湿。

方药：紫花地丁30g，野菊花9g，金银花12g，连翘9g，黄芩9g，绿豆衣4.5g，黑山栀12g，半枝莲30g，六一散，12g（包）。

外用：三黄洗剂擦颈后、臀部，千槌膏敷贴左面颊部。

二诊：服药半月，疖肿痊愈，仍有发出，3～4天可自消，不溃脓，大便干结，小便溲赤，苔黄腻，脉弦滑，湿热偏重。

清解片5片，日二次，龙胆泻肝丸9g分吞。

三诊（9月29日）：疖肿仍不断发出，虽不溃破，存有僵块，未能根除，高年瘦弱，时口干夜饮，查尿糖阴性，苔薄舌红，脉弦，拟养阴清热法。

细生地15g，黑玄参12g，麦冬9g，白花蛇舌草30g，黄柏9g，生石膏12g，焦山楂12g，虎杖30g，丹参9g，生甘草3g。

四诊（10月29日）：上方服一剂，没有新疖肿发生，再拟前意。

滋阴补肾片4片，日3次，蒲公英片（清热消炎片）4片，日3次。

按语：此病例为多发性疖，相当顽固，不易根除。用清热解毒泻其火，次用养阴清热、和营活血治其本，最后成药巩固，取得较好疗效。

［罗和古，曾令真，朱秋俊等. 外科医案. 北京：中国医药科技出版社，2005：1～2］

3. 颜正华医案——热毒蕴结证疖

赵某，男，10 岁。

初诊日期：1993 年 7 月 15 日。

主诉：头部疖肿反复发作 2 年余。

现病史：患头疖 2 年余，反复发作，每于春、夏加剧，虽以中西药内外法治疗，疖疮仍此起彼伏，伴心烦易怒，夜卧不安，口干，小便稍黄，大便秘结。

查体：舌红苔薄黄，脉浮滑。

诊断：疖（西医：急性毛囊炎）。

辨证：邪热上攻肌肤。

治法：清热解毒，凉血通下。

方药：野菊花 10g，金银花 10g，山栀 10g，赤芍 6g，连翘 6g，牡丹皮 6g，天花粉 10g，生大黄 10g（后下），甘草 2g。日一剂，水煎服。

服 5 剂后头疖消失，大便畅，每日 1～2 解，软尚成形，诸症悉减，访半月未复发。

按语：此案患者尚有大便秘结，清解之方剂中须加攻下之药，大便不通则邪热难去。

[罗和古，曾令真，朱秋俊等. 外科医案. 北京：中国医药科技出版社，2005：2]

4. 王瑞麟医案——暑热浸淫证疖

黄某，女，5 岁。

初诊日期：1985 年 8 月 1 日。

主诉：头部疖肿反复发作 4 年余。

现病史：头部长疖，肿痛，久治不愈。每于暑季头部长疖，常连续发生，红肿痛痛，绵缠不愈，曾采用中西药物治疗，不见好转。发病第 4 年来求治。

查体：表情痛苦，头顶、后枕部长大小疖块三处，一处溃烂流水。

诊断：暑疖（西医：疖病）。

辨证：暑热浸淫。

治法：清热解毒。

方药：解毒内消汤加减。野菊花 15g，黄芩 3g，生地黄 6g，白花蛇舌草 15g，赤小豆 15g，甘草 3g。日一剂，水煎服。

外用白黄酊涂。

治疗月余痊愈，未见复发。

按语：暑疖，为火、热之气所化。故《黄帝内经》曰："其在天为热，在地为火，其性为暑气。"由于浅小易治，多用外治可愈；也有化脓迟缓，溃而不敛，绵缠难愈者；对多发，丛集，伴全身症状者，常须内外兼施方可获愈；切忌误认脓出即愈，而强行挤压，则由疖转疔，病热鸱张；痱子为夏季独有之病，常满布头面或胸背诸处，汗臭污浊最易勃附，加之搔抓染毒，常为暑疖发生、发展之重要原因，故不能忽视对痱子的预防和治疗。由于本病治疗不当常绵缠难愈，有的医师索性不治。若能按法治之多可取效。为预防，可至入夏即内服解毒内消汤，或白黄酊涂擦易患处，有一定预防作用。

［贺菊乔，刘丽芳. 外科病名家医案·妙方解析. 北京：人民军医出版社，2007：4］

（洪志明　黎杰运）

第二节　疔

颜面部疔疮

颜面部疔疮是指发生于颜面部的急性化脓性疾病。其特点是疮形如粟，坚硬根深，如钉丁之状，全身热毒症状明显，病情变化迅速，易成走黄之变。相当于西医学所说的颜面部急性化脓性感染，颜面部疖、痈伴发蜂窝组织炎。

一、临证思辨与治疗

（一）病因病机

1. 饮食不节　恣食膏粱厚味，醇酒辛辣，脏腑蕴热，火毒结聚。
2. 感受六淫之邪　感受四时不正之气（风热火毒），郁于肌肤。

3. 外伤染毒　虫咬皮损，或因抓破染毒，复染毒邪，蕴蒸肌肤。

病因病机示意图

饮食不节　┐
外感六淫　├→　火热之邪　→　气血凝滞
外伤染毒　┘　蕴蒸肌肤　　　火毒结聚　→　疔
　　　　　　　　　　　　　　热胜肉腐

（二）诊断思维

1. 辨病思维

（1）诊断要点

①症状

a. 初起　局部开始有粟米样脓头，或痒或麻，肿块直径 3～6cm 左右，继之逐渐红肿热痛。轻者无全身不适，重者初起可有恶寒发热。

b. 中期　起病后约 5～7 日间，肿势逐渐增大，四周浸润明显，红肿高突，灼热疼痛。伴有发热、头痛、溲赤便秘等全身症状。

c. 后期　起病后 7～10 日间，肿势局限，顶高根软溃脓，脓栓（疔根）随脓外出，肿消痛止，身热减轻，病程一般 10～14 天，即可痊愈。生于鼻翼、上唇周围的疔疮，若处理不当，妄加挤压或挑刺，不慎碰伤或过早切开等，可出现顶陷色黑无脓、壮热烦躁、神昏谵语表现，发为"走黄"；疔毒走窜入络，可并发"流注"；毒邪流窜附着于四肢长管骨，又可形成"附骨疽"。

②体征　初起时局部开始有粟米样脓头，或痒或麻，肿块直径 3～6cm 左右，但多根深坚硬，形如钉丁之状，继之逐渐红肿热痛；起病后约 5～7 日间，肿势逐渐增大，四周浸润明显，红肿高突，灼热疼痛；起病后 7～10 日间，肿势局限，顶高根软溃脓，脓栓（疔根）随脓外出，肿消痛止。

③辅助检查

a. 血常规检查提示血白细胞总数及中性粒细胞比例增高。

b. 脓液细菌培养及药敏试验有助于确定致病菌种类，可针对性地选择抗生素。

（2）鉴别诊断

①疖　范围小，根脚浅，一般无全身症状。

②脓疱疮　多见于儿童，多发于面部，为散发的鲜红色丘疹或水疱，

可迅速增大化脓。

2. 辨证思维

颜面部疔疮有疮形如粟，坚硬根深，如钉丁之状，全身热毒症状明显，病情变化迅速，易走黄之特点，发病与火热之毒关系密切。其基本病机为火毒蕴结肌肤，故其基本证型为热毒蕴结证。临证应根据其发病部位的不同，患者体质差异以及疾病发展不同阶段的病理特点，辨证应有所侧重。如鼻疔，多属肺热所致；唇疔，多属心脾火热所致等。

本病治疗不当，可出现多种变证，若疔毒走窜入络，可并发"流注"之象；若毒邪内传脏腑，可引起内脏器官的转移性脓肿；若毒邪流窜附着于四肢长管骨，骨骼胖肿，可形成"附骨疽"。

（三）治则思维

内治：疔疮发病与火毒关系密切。其基本病机为热毒蕴结证。故治疗以清热解毒为大法，临证应根据发病部位不同及病变发展不同阶段特征，施治应有所差异。如发于鼻部者，注重清解肺热；发于唇部，注重清解心脾之热。一般而言，疔疮治疗应清不应温，应聚不应散。故谓疔无散法，即使有表证，解表发散之法亦宜慎重，以防毒气走散。

外治：根据初起、成脓、溃后三期，分别采用箍围束毒消肿、切开引流或聚毒拔疔、祛腐生肌治疗。

（四）治疗方案

1. 辨证论治

（1）热毒蕴结

证候：颜面局部红肿高突，根脚收束；发热头痛；舌红，苔黄，脉数。

辨证：脏腑蕴热，火热之毒结聚肌肤，局部气血凝滞，故见局部皮肤焮红灼热；经络阻隔，气血凝滞，故局部肿胀疼痛；气血充实，能御邪于外，约束毒邪，故肿胀形势高起，根脚收束而不散漫；发热，舌苔黄，脉数，均为热毒蕴结之象。

治则：清热解毒。

主方：五味消毒饮、黄连解毒汤加减。

处方举例：紫花地丁 15g，野菊花 15g，半枝莲 15g，金银花 15g，连翘 15g，黄芩 10g，草河车 15g，生甘草 10g。

加减：恶寒发热者，加蟾酥丸 3 粒，吞服；毒盛肿甚者，加大青叶 15g，重用黄连清热解毒；壮热口渴者，加竹叶 10g，石膏 30g，连翘 15g 清热生津；大便秘结者，加大黄 10g，元明粉 10g，枳实 10g 清热通腑；小便不利者，加木通 10g，赤茯苓 10g 利尿祛湿；泛恶者，加陈皮 10g，竹茹 10g，芦根 15g，姜半夏 10g 和胃降逆；心烦不安，加山栀 10g，黄连 10g 清心泻火；肿块大者，加土贝母 10g，炮穿山甲 10g 化痰软坚；不易出脓者，加皂角刺 10g 托毒透脓。

（2）火毒炽盛

证候：疮形平塌，肿势散漫，皮色紫暗，焮热疼痛；高热，头痛，烦渴，呕恶，溲赤；舌红，苔黄腻，脉洪数。

辨证：头面部为诸阳之首，脏腑蕴毒，火毒炽盛，以致机体不能御邪于外，约束毒邪，故疮形平塌，肿势散漫；焮热疼痛，高热，头痛，烦渴，呕恶，溲赤，舌红，苔黄腻，脉洪数，均为火毒炽盛之症。

治则：清热解毒。

主方：犀角地黄汤、黄连解毒汤、五味消毒饮加减。

处方举例：紫花地丁 15g，野菊花 15g，半枝莲 15g，金银花 15g，连翘 15g，赤芍 15g，牡丹皮 10g，生地黄 20g，黄芩 10g，草河车 10g，生甘草 10g。

加减：痛甚者，加乳香 10g，没药 10g 活血止痛；大便秘结者，加生大黄 10g，芒硝 10g 泻热通腑；不易出脓者，加皂角刺 10g 托毒排脓；有走黄之象，加水牛角 30g 清热凉血。

并发走黄或流注或附骨疽参照有关各病治疗。

2. 其他疗法

（1）中成药

①清解片，成人每次 5 片，每日 2～3 次吞服；儿童减半；婴儿服 1/3。适用于热毒蕴结证颜面部疔疮。

②六应丸或六神丸，成人每次 10 粒，每日 3 次吞服；儿童减半；婴儿服 1/3。适用于热毒蕴结证颜面部疔疮。

③梅花点舌丹，2 粒，1 日 3 次，含化或吞服，儿童减半。适用于热

毒蕴结证颜面部疔疮。

④蟾酥丸，3～5粒，吞服，儿童减半。适用于热毒蕴结证颜面部疔疮。

⑤犀黄丸，1支，每日2次。适用于火毒炽盛证颜面部疔疮。

（2）验方

①消毒饮（《中医外科临证集要》验方） 黄连10g，野菊花15g，金银花15g，蒲公英15g，连翘12g，紫花地丁15g，苍术10g，薏苡仁30g，赤芍15g，生石膏24g。水煎服。功效清热除湿，解毒散结，适用于热毒蕴结证颜面部疔疮。

②七味治疗汤（《临诊一得录》验方） 蒲公英15g，金银花12g，野菊花15g，夏枯草15g，紫花地丁15g，滑石12g，蚤休6g，生甘草3g。水煎服。功效清热解毒，适用于热毒蕴结证颜面部疔疮。

（3）外治法

①初起 宜箍毒消肿，用金黄散、玉露散以金银花露或水调成糊状围敷，或千捶膏盖贴；或六神丸、紫金锭研碎，醋调外敷；或选野菊花叶、木芙蓉叶、马齿苋、蒲公英、紫花地丁、金银花等洗净捣烂外敷患处。

②脓成 宜提脓祛腐，用九一丹、八二丹撒于疮顶部，再用玉露膏或千捶膏敷贴。若脓出不畅，用药线引流；若脓已成熟，中央已软有波动感时，也可切开排脓。唇疔若已成脓，常在唇内侧黏膜处先有波动感，应在唇内侧垂直切开排脓。

③溃后 治宜提脓祛腐，生肌收口。初溃时，脓腐未尽，疮口掺入八二丹、九一丹，外敷金黄膏；脓尽，宜用生肌散、太乙膏或红油膏盖贴。

（五）预后转归

大部分患者经积极及时治疗后病情向愈，预后良好。但颜面部疔疮发病迅速，如不及时治疗，或处理不当，则毒邪易于扩散，常有走黄危险；若疔毒走窜入络，可并发"流注"；邪内传脏腑，则可引起内脏器官的转移性脓肿；流窜附着于四肢长管骨，则可形成"附骨疽"。

（六）预防与调护

1. 有全身症状的，宜保持卧室安静，卧床休息。

2. 忌内服发散药，发散药多芳香走窜之品，易使疔毒入血而走黄。

3. 忌灸法，防火益其势，逼毒内攻；忌早期切开及针挑，防疔毒入血而走黄。

4. 忌挤脓，防止跌跤碰伤患部，防其破坏护场而致走黄。

5. 饮食宜淡，忌食烟酒辛辣、荤腥发物、甜腻之品，易使疔毒扩散。

6. 忌房事、忿怒、过度思虑、惊恐等。

7. 减少患部活动。

8. 壮热汗多，宜多饮水或瓜汁或菊花露；唇疔，可用银花、甘草或淡盐水含漱，保持口腔清洁。

二、名家医案借鉴

1. 陈大舜医案——热毒炽盛型颜面部疔疮

蔡某，男，21 岁。

初诊日期：1971 年 11 月 16 日。

主诉：右侧上唇疔疮漫肿不聚，高热 5 天。

现病史：患者于 5 天前上唇右侧起一粟粒样小硬块，麻痒作胀，微感疼痛，至某卫生院治疗 1 次不效，用过土霉素，病情有增无减。入院时面部肿胀剧烈，右颌尤甚，肿势已延及同侧眼睑，口开合受妨，疮形溃破无脓，根脚散漫不聚，皮肤微红灼热，胀痛相兼，身热壮盛，夜寐不宁，大便 3 日未行。既往体健，无烟酒嗜好。

查体：体温 40℃，脉搏 108 次/分钟，呼吸 28 次/分钟，血压 14.9/9.33kPa（112/70mmHg）。神清合作，呈急性病容。上唇肿胀向外突出，状如猪嘴，言语不利，局部溃破无脓。右颌及颜面肿胀，延及右侧眼睑水肿，皮色微红，触之疼痛，颈项活动自如。颌下淋巴结肿大，左右各一枚，大如鸽卵，质软可移。心律齐，无杂音，肺无异常。腹平软，肝脾未触及。其他未见异常。

检查：血象：白细胞总数 14×10^9/L，中性粒细胞 86%，淋巴细胞 9%，大单核细胞 5%，血培养结果：金黄色葡萄球菌生长，凝固酶反应阳性。舌苔薄腻黄白相兼，脉象洪数。

诊断：疔疮走黄（西医：败血症）。

辨证：热毒炽盛，气营两燔。

治法：解毒泻火，清泄气营。

处方：黄连 8g，黄柏 10g，山栀 10g，黄芩 10g，生石膏 12g，知母 10g，天花粉 10g，金银花 15g，生地黄 12g，大黄 10g。水煎服。

外用如意金黄散敷贴。

二诊：病势仍不减轻，身热依然不退，夜间尤甚，偶有糊语，口渴引饮，咽喉干痛，大便转稀溏色深热臭，小便黄赤短少，舌星点，无脓外泄，胀痛较甚。病情盘旋高峰，火毒之邪陷入心营，改用清营凉血解毒救急，以犀角地黄汤为主治之。

处方：犀角 9g，生地黄 30g，牡丹皮 15g，赤芍 15g，黄连 6g，黄柏 9g，黄芩 9g，黑山栀 12g，金银花 30g，连翘 30g，紫花地丁 30g，重楼 15g，生大黄 9g。水煎服。

三诊：经上治疗 6 天，病势显见好转，身热渐退，夜寐得安，舌苔黄转淡质红，脉转软数，疮口脓泄较多，局部肿势渐退，后仍改用黄连解毒汤加减 6 剂，身热退净，肿势大减，右颌部肿痛基本消退，唇部疮口腐肉渐脱，新肉渐生。但因病久正虚，又经迭服苦寒之剂，胃气因而受损，患者服药后出现恶心、呕吐现象，故去大苦大寒之味（如黄芩、黄连、黄柏、大黄、山栀等），参以益脾和胃之药（如半夏、陈皮、竹茹、甘草等）调治，配合外敷而渐获痊愈。出院时血象正常，血培养阴性。

按语：此病例病情危重，属营分热毒炽盛，故用犀角地黄汤配合黄连解毒汤凉营清热解毒。犀角地黄汤出自唐代孙思邈的《千金方》，历代医家均以本方作为清营凉血解毒之要方而广泛应用于临床。

[贺菊乔，刘丽芳. 外科病名家医案·妙方解析. 北京：人民军医出版社，2007：52～53]

2. 王瑞麟医案——风热外袭，热毒蕴结型颜面部疔疮

田某，男，30 岁。

初诊日期：1985 年 5 月 7 日。

主诉：左眉心长疮肿痛，寒热 3 天。

现病史：患者素喜烟酒。3 天前左眉中部发痒，疼痛，长一小硬块。搔之肿起，痛痒间作加重，憎寒，发热，头痛不适。

查体：左眼睑肿胀，眉弓部有豆大肿块，色紫红，触之发硬，疼痛明显，中有白色脓栓，干不流水，周围色红。脉浮数有力，舌质尖红，苔薄白。

诊断：眉心疔（西医：左眉棱部毛囊炎）。

辨证：风热外袭，热毒蕴结。

治法：疏风散表，清热解毒。

方药：清热夺命汤加减。羌活 10g，独活 10g，防风 10g，蝉蜕 10g，僵蚕 10g，金银花 20g，金钱重楼 15g，黄连 10g，赤芍 10g，野菊花 20g，甘草 6g。水煎服。

外用：拔疔散，贴黑膏药。

复诊（次晨）：服药 1 剂，眼睑肿消，疔根变软流脓水，疼痛减轻，已不作痒，不觉寒热。继续用上方内服，外用拔疔散，贴黑膏药。

三诊：疔栓全脱，肿消不痛，疮面浅小，肉芽新鲜，改用化腐生肌散，收功痊愈。

按语：颜面疔疮，较其他部位疔疮险恶，故谓"面无好疔"。尤以唇、鼻、"危险三角区"及耳部疔疮为甚。颜面疔疮传变迅速，为疔疮中最容易走黄者，因此要早治速治，切不可延误病机。疔为火毒之王，而颜面疔疮其毒尤入，治当清热解毒。药宜偏重，切不可因药不中病而火毒鸱张，更不可妄用发散、艾火灸、补益之品以增火毒。

［贺菊乔，刘丽芳. 外科病名家医案·妙方解析. 北京：人民军医出版社，2007：53～54］

3. 顾伯华医案——湿热上蕴，血凝毒滞型颜面部疔疮

杨某，男，44 岁。

初诊日期：1973 年 11 月 6 日。

主诉：上唇部长疮肿痛一周余，流脓伴发热一天余。

现病史：1 周前，上唇皮肤曾有一米粒大小的脓头，自己挤压弄破。次日即向周围漫延肿胀，疼痛连及前额。曾注射青霉素，未能控制病情。昨日溃破，流脓不多，突发高热而入院。

查体：体温 38.8℃，上唇肿胀，边界不清，延及面颊，中心有数处脓头，周围红肿灼热。舌红，苔薄黄，脉弦。

检查：白细胞总数 $9.2 \times 10^9/L$，中性 83%。

诊断：颜面部疔疮（西医：面部蜂窝组织炎）。

辨证：脾胃湿热上蕴，血凝毒滞。

治法：清解托毒。

处方：紫花地丁一两，野菊花三钱，半枝莲五钱，金银花三钱，连翘三钱，赤芍五钱，生地黄一两，生石膏六钱，生山栀三钱，皂角刺三钱。

外用：金黄膏，二宝丹。

二诊：上唇疔肿势局限，发热已退，唇内侧有波动感。再拟前方。

处方：上方续服。

外治：在唇内侧垂直切开引流，唇外敷金黄膏、九一丹。

按语：本病例初生为毛囊炎，自行挤压使毒势扩散成疔。其特征是疮形如粟，坚硬根深，如钉丁之状，炎症反应剧烈，发病迅速，若不及时治疗或处理不当，有引起走黄的危险。治疗以清热解毒为主，佐以凉血。上唇疔若肿痛明显，有成脓之势，往往在唇内侧黏膜处先有波动感，应在唇内侧垂直切开排脓，可使疮面早日痊愈。

[贺菊乔，刘丽芳. 外科病名家医案·妙方解析. 北京：人民军医出版社，2007：55]

手足部疔疮

手足部疔疮是发生在手足部的急性化脓性疾病。其特点是手部发病多于足部，发病较急，初起无头，红肿热痛明显，易损筋伤骨，影响手足功能。根据发病部位不同，临床比较常见的有蛇眼疔、蛇头疔、蛇腹疔、托盘疔、足底疔，相当于西医学所说的甲沟炎、化脓性指头炎、化脓性腱鞘炎、掌中间隙感染、足底皮下脓肿等手足部急性化脓性感染。

一、临证思辨与治疗

（一）病因病机

1. 外伤染毒 如针尖、竹、木、鱼骨、修甲等刺伤，昆虫咬伤等，从而感染毒邪。

2. 脏腑火毒炽盛 脏腑蕴热蓄积，凝于肌肤。隋《诸病源候论》："热毒从脏腑出，攻于手足，手足则焮热赤肿疼痛也。人五脏六腑井荣俞，皆出于手足指，故此毒从内而出也。"

3. 托盘疔还可由手少阴心经、手厥阴心包经火毒炽盛，气血凝滞，郁而化热所致。

4. 足底疔多山湿热下注，毒邪蕴结，气血凝滞而生。

病因病机示意图

外伤染毒
脏腑火毒 }→ 火毒凝结 → 热胜肉腐 → 手足部疔疮
湿热下注   气血凝滞

（二）诊断思维

1. 辨病思维

（1）诊断要点

①症状与体征

a. 初起　起始时局部无头者较多，有头者较少；或痒或麻，继则焮热疼痛；有的红肿明显，有的红肿并不明显。

b. 中期　肿势逐渐扩大，红热明显，疼痛剧烈而呈搏动性，患在手部可引起肘部或腋部肿大淋巴结，足部可在股部出现肿大淋巴结。如患部中软而应指者，为内已成脓。辨别手指部有无脓，除依据一般化脓日期及利用触诊外，可采用透光验脓法；辨别有无死骨，可用药线或探针检查疮孔，如触及粗糙的骨质，为损骨之象，X线摄片检查可以确定；辨别有无伤筋可观察手指曲伸功能。

c. 后期　一般脓出黄稠，逐渐肿痛消退，趋向痊愈。

d. 全身症状　随病情发展，可相应出现恶寒发热，头痛，纳呆等，溃后全身症状随之消失。

②各部位疔疮的临床特征

a. 蛇眼疔（甲沟炎）　初起时多局限于指甲一侧边缘的近端处，有轻微的红肿疼痛，2～3天成脓；若不及时治疗，红肿可蔓延到对侧而形成指（趾）甲周围炎；若脓毒浸淫指甲下，可形成指甲下脓肿，指甲背面显黄白色或灰白色的脓液积聚阴影，甲床溃空或有胬肉突出，甚而指甲脱落。

b. 蛇头疔（化脓性指头炎）　初起指端感觉麻痒而痛，继而刺痛，灼热肿胀；中期红肿显著，肿胀呈蛇头状，疼痛剧烈，患肢下垂时疼痛更甚，局部触痛明显，约10天左右成脓，此时多阵阵啄痛不休，并常因剧痛影响食欲和睡眠；后期一般脓出黄稠色明净，逐渐肿退痛止，趋向痊愈。若不及时切开，溃后脓水臭秽，肿痛不消，屈而难伸，或胬肉突出者，多是损骨的征象。

c. 蛇肚疔（化脓性腱鞘炎）　发于指腹部，整个患指红肿疼痛，呈圆柱状，关节轻度屈曲，不能伸展，任何伸指动作均会引起剧烈疼痛，并逐渐加重，约 7～10 天成脓，溃后脓出症状逐渐减轻；如损筋脉则愈合缓慢，常影响手指的活动功能。

d. 托盘疔（掌中间隙感染）　初起整个手掌肿胀高突，失去正常的掌心凹陷或稍凸出，手背肿势通常更为明显，甚则延及手臂，疼痛剧烈。约 2 周左右成脓，因手掌皮肤坚韧，虽内已化脓亦不易向外逐出，易损伤筋骨或并发走黄。溃后脓出则肿退痛减。

e. 足底疔（足底皮下脓肿）　初起足底部疼痛，不能着地，按之坚硬。3～5 日后可出现搏动性疼痛。修去老皮后可见到白头。重者肿势蔓延到足背，痛连小腿，不能行走等。溃后流出黄稠脓液，肿消痛止。

③辅助检查

a. 血常规检查提示血白细胞总数及中性粒细胞比例增高。

b. 作疮面脓液细菌培养、血细菌培养及药敏检查可针对性地选择抗生素。

c. 若创面经久不敛，应作 X 线摄片检查以确定有无并发骨髓炎及是否有死骨存在。

（2）鉴别诊断

本病需与类丹毒相鉴别：类丹毒发病前多有猪骨、鱼虾等刺伤史，或破损皮肤接触猪肉、鱼虾史，由丹毒丝菌感染引起，红肿不如疔疮明显，常表现为游走性的红紫色斑片，一般不会化脓；而手足部疔疮多金黄色葡萄球菌，容易化脓，二者不难鉴别。

2. 辨证思维

手足部疔疮以初起无头，红肿热痛明显，易损筋伤骨为特征。其发病与火、热、毒、血瘀、湿有关。其基本病机为火毒凝结。故其基本证型为火毒凝结证。临床应根据其发病部位的不同，疾病发展不同阶段的病理特点，辨证应有所侧重。一般而言，早期属火毒凝结证，可见局部无头者较多，或痒或麻，继则灼热疼痛，有的红肿明显，有的红肿并不明显，一般不伴全身症状，较重者可伴有恶寒发热、头痛等症状；中期属热胜肉腐证，可见肿势逐渐扩大，红热明显，疼痛剧烈，痛如鸡啄，如患部中软而应指者，为内已成脓。可伴发热、口渴、便秘溲赤等全身症状；后期应注意气阴损耗，发于下肢者一般属湿热下注证。

（三）治则思维

内治：①基本病机为火毒凝结，治疗以清热解毒为大法。②临床应根据其发病部位的不同，疾病发展不同阶段的病理特点，辨证应有所侧重。早期发于手部宜清热解毒，发于足部宜清热利湿解毒；中期应注重托毒透脓；后期注重清解余毒，壮骨荣筋，补益气血。

外治：根据初起、成脓、溃后三期，分别采用箍围束毒消肿、切开引流、祛腐生肌治疗。成脓期应尽早切开排脓，并注意切口选择，溃后需控制胬肉生长，可用祛腐生肌平胬之品。

（四）治疗方案

1. 辨证论治

（1）火毒凝结

证候：局部红肿热痛，麻痒相兼；全身有畏寒发热；舌质红，苔黄，脉数。

辨证：患部经络阻滞，络脉不和，气血不通，邪热未炽，故麻痒疼痛；继则热毒渐炽，故红肿渐剧，畏寒发热，舌质红，苔黄，脉数。

治则：清热解毒。

主方：五味消毒饮、黄连解毒汤加减

处方举例：生地黄 10g，赤芍 10g，牡丹皮 10g，金银花 15g，野菊花 15g，蒲公英 15g，紫花地丁 15g，白花蛇舌草 10g，黄芩 10g，生甘草 10g。

（2）热胜肉腐

证候：红肿明显，疼痛剧烈，痛如鸡啄，肉腐为脓，溃后脓出肿痛消退，若溃后脓泄不畅，肿痛不退，胬肉外突，甚者指脱筋挛；舌红，苔黄，脉数。

辨证：热毒炽盛，气血凝滞，故局部红肿明显；经脉不通，气血郁遏，故疼痛；成脓胀急，故痛如鸡啄；脓出毒泄，正气渐复，气血得通，故脓出肿痛消减；损筋伤骨，毒邪流连，深伏筋骨，缠绵难愈；内有积脓，疗根未脱，则胬肉外突；热胜灼筋伤骨，经脉失于濡养，则筋挛；毒邪深伏，骨死髓枯，则指脱。

治则：清热透脓托毒。

主方：五味消毒饮、黄连解毒汤加减。

处方举例：生地黄10g，赤芍10g，牡丹皮10g，金银花15g，野菊花15g，蒲公英15g，紫花地丁10g，白花蛇舌草10g，黄芩10g，生甘草10g，皂角刺10g，炙穿山甲10g。

加减：大便秘结，加生大黄10g；小便不利，加赤苓10g，木通10g；壮热口渴，加知母10g，石膏30g，大青叶10g；泛恶，加陈皮10g，竹茹10g。

（3）湿热下注

证候：足底部红肿热痛；伴恶寒，发热，头痛，纳呆；舌红，苔黄腻，脉滑数。

辨证：湿热毒邪瘀结于下肢，郁阻肌肤，经络阻塞，故局部红赤肿胀、灼热疼痛，湿邪中阻，故见纳呆；舌红，苔黄腻，脉滑数，为湿热蕴结之象。

治则：清热解毒利湿。

主方：五神汤合萆薢渗湿汤加减。

处方举例：生地黄10g，牡丹皮10g，赤芍15g，金银花10g，连翘15g，紫花地丁10g，川牛膝15g，赤苓20g，萆薢10g，薏苡仁30g，黄柏10g，虎杖10g。

2. 其他疗法

（1）中成药 参照"颜面部疗疮"。

（2）验方

①消毒饮（《中医外科临证集要》验方） 黄连10g，野菊花15g，金银花15g，蒲公英15g，连翘12g，紫花地丁15g，苍术10g，薏苡仁30g，赤芍15g，生石膏24g。水煎服。功效清热除湿，解毒散结，适用于火毒凝结证手足部疗疮。

②银花解毒汤（《外科医镜》验方） 金银花15g，生地黄9g，赤芍

4.5g，天花粉 6g，柴胡 3g，黄芩 3g，升麻 3g，犀角 3g（可用水牛角 30g代），麦冬 3g，知母 3g，生甘草 3g。水煎服。功效清热解毒凉血，适用于热胜肉腐败证手足部疔疮。

（3）外治法

①初期　金黄膏或玉露膏掺八二丹外敷。蛇眼疔也可用 10％黄柏溶液湿敷。

②脓成期　脓成应及早切开排脓，一般应尽可能循经直开，并应在指（趾）端的侧面切开，或剪去部分边缘组织以扩大引流。蛇眼疔宜沿甲旁 0.2cm 挑开引流；蛇头疔宜在末节手指掌面一侧作纵形切口，其长度不宜越过指节为宜，必要时贯穿切开指端直至对侧，不可在指掌面正中切开，若指头有黄疱明亮者，亦宜挑破，去其脓水，迅即痊愈。蛇肚疔切口宜在手指侧面作纵形切口，切口长度不得超过上下指关节面。托盘疔应依掌横纹切开，切口应够大，保持引流通畅，手掌处显有白点者，应先修去厚皮，再挑破脓头。注意不要因手背肿胀较手掌为甚，而误认为脓腔在手背部，避免在手背部妄行切开。足底疔同托盘疔。排脓后均可掺八二丹或九一丹，外敷红油膏。

③溃后期　切开后用药线蘸八二丹或九一丹插入疮口，外敷金黄膏或红油膏，油膏宜极薄；甲下积脓，胬肉突出，应切除部分指甲，外敷平胬丹；指甲溃空需拔甲，拔甲后以红油膏纱布包扎换药。

④收口期　脓尽用生肌散、白玉膏外敷。若胬肉高突，伤口难愈者，修剪胬肉后，用平胬丹或枯矾粉；若已损骨，溃烂肿胀，脓液污秽不尽，久不收口者，可用 2％～10％黄柏溶液浸泡患指，每天 1～2 次，每次 10～20 分钟。有死骨存在，可用七三丹提脓祛腐，待死骨松动时用血管钳或镊子钳出死骨。筋脉受损导致手指屈伸障碍者，待伤口愈合后，用桂枝、桑枝、红花、丝瓜络、伸筋草等煎汤熏洗，并加强患指屈伸功能锻炼。

（五）预后转归

大部分患者经积极及时治疗后病情向愈，预后良好、一般 7 天左右成脓者轻，14 天不成脓，肿势延及手臂或小腿，或溃后肿痛不减，脓水淋漓者重；如不及时治疗，或处理不当，则毒邪易于扩散，常损筋伤骨而影响运动功能，甚至有合并走黄之危险。

（六）预防与调护

1. 注意劳动保护，防止手足皮肤损伤。一旦外伤或发生冻疮，皲裂，逆胪（胪者，肤也。甲沿皮肤因气血失和而致剥裂倒卷）等，必须及时治疗，避免染毒。

2. 手部疔疮忌持重物或剧烈活动，以三角巾悬吊固定。生于手掌部者，宜手背向上，减少脓水浸淫筋骨或使脓毒容易流出。足部疔疮宜抬高患肢，患足抬高，避免多走路。

3. 愈后影响手指屈伸功能者，宜加强活动，可用二枚核桃或圆球置掌中捏，作手指关节功能锻炼，以帮助早日恢复功能。

4. 其他参照"颜面部疔疮"。

二、名家医案借鉴

1. 陈进毅医案——毒蕴热盛型手足部疔疮

刘某，男，18岁。

初诊日期：1994年1月21日。

主诉：右手食指外伤后肿痛流脓间作1月，再发加重1周余。

现病史：患者1个月前右手食指在搬砖时压伤，后肿痛化脓，曾在当地医院切开引流，3周后结痂但肿势未退尽，1周前不慎撞伤，肿痛加重来诊。

查体：右手整个食指肿胀，形如小红萝卜，皮肤色红而光亮，关节不能弯曲，压之剧痛，应指明显。体温38.5℃。苔薄白，脉浮缓。

诊断：蛇腹疔（西医：右食指化脓性指头炎）。

辨证：外伤感染，伤及筋骨，毒蕴热盛。

治法：清热泻火解毒。

方药：五味消毒饮加减。金银花30g，野菊花30g，蒲公英30g，川黄柏10g，川黄连6g，焦山栀10g，防风10g，生地黄20g。煎服。

将右手食指做局麻后，切开排脓，排出黄色稀薄脓液约10ml，用引流敷药，每日换药1次。

3天后肿退，后改用自制拔毒散，每天换药1次，3天后从创口摄出死骨一枚约1cm，5天后患者来院告知，创口新肉生长良好，手指活动正常，已能参加一般劳动。

按语：本案为外伤感染而引起，火热毒邪炽盛，患处肿痛明显，故急用大剂清热泻火之剂治之。方中重用金银花、野菊花、蒲公英清热解毒；山栀、黄连、黄柏清泻火热；生地黄凉血；见浮脉因而少佐防风疏散风邪，亦可使火热从外而解。发于手足部的疔疮，因手足部皮厚，皮下组织致密成脓后难于向外溃破，而常向深部蔓延，容易损筋伤骨，影响功能。故脓成当及时切开排脓。

[贺菊乔，刘丽芳. 外科病名家医案·妙方解析. 北京：人民军医出版社，2007：65]

2. 赵炳南医案——外伤染毒型手足部疔疮

王某，男，4岁。

初诊日期：1969年2月16日。

主诉（家长代诉）：患儿右手中指肿痛，高热不退2周余。

现病史：2周前右手中指内侧被木刺扎伤，经处理，3天后红肿疼痛，即赴医院，经检查，诊为外伤感染，服用抗生素，肿痛不减，体温增高。3天后在中指第2节指腹中央切开排脓，日后局部又肿起，发热持续不退。又在中指第2节指腹两侧各做一切口引流，肿胀仍未消，现已蔓延至手掌部，发热持续1周不退，食欲不振，大便4天未解，小便黄赤而少，时有呕吐，因手部疼痛，经常哭闹不止，夜不成眠，曾嘱立即截指，家长未同意，来我院治疗。

查体：右手中指高度红肿，第3指节之两侧和指腹中央各有一切口约2cm，切口周围之皮肤为灰白色，取出引流纱条后，有较多脓血流出，臭味较大，3个切口之间，探针可以通过，红肿已累及手掌近手腕部，因中指高度肿胀，不能屈伸。舌苔白中黄，舌质红，脉细数。

检查：X线摄片报告称：中指第二、三节骨质有轻度破坏，边缘不整。

诊断：蛇腹疔（西医：化脓性指头炎）。

辨证：外伤染毒，蚀筋腐骨。

治法：清热解毒，活血消肿。

处方：金银花10g，蒲公英10g，紫花地丁10g，牡丹皮10g，赤芍10g，玄参15g，麦冬9g，大黄4.5g，水煎服。

另犀黄丸 10g，每次 10g，日服 2 次。

外用红粉纱条引流，外敷化毒散软膏，每日换药 1 次。

二诊：服上方 5 剂后，已进普食，大便通畅，小便清，患掌及患指红肿已明显消退，肿胀局限中指第 3 指节，脓血已减少，疮口变小，肉芽红活，再以清热解毒，化腐生肌之剂内服。

处方：上方去大黄、紫花地丁，加瓜蒌、白芷。停犀黄丸。

外用甲字提毒药捻引流，外敷化毒散软膏。

按前法治疗 6 日后，已能入睡，中指两侧之切口基本愈合，患儿已下地活动。

处方：前方去蒲公英、牡丹皮、赤芍，加当归、黄芪、山药。

换药如前。

又经上方内外兼治，7 日后，中指指腹两侧之切口基本愈合，已缩小至 0.5cm，肉芽充满，色鲜红，局部稍肿，两侧切口疤痕较前变软，手指可以轻度伸屈，停服汤药，外敷甘乳膏，每日换药 1 次，3 日后疮口愈合后出院。

附：犀黄丸方：乳香（醋炙），没药（醋炙），牛黄，麝香，黄米面。

红粉纱条：京红粉 4.5g，利马锥 30g，冰片 8g，凡士林半磅，共研极细，凡士林调成膏涂于纱布条。

甘乳膏：乳香 6g，水飞甘石粉 6g，龙骨 6g，石脂 6g，海螵蛸 6g，凡士林 120g。

按语：此病例为蛇腹疔，初起或痛或不痛，或痒或不痒，发时人多不觉，最易误事。此案已是疔疮出脓不畅，毒邪内陷脏腑，蚀筋腐骨。急需清热解毒，凉血活血，配合外治提毒拔脓。内服五味消毒饮加减与犀黄丸，外用红粉纱条引流；疮口缩小用甲字提毒药捻引流；疮口近愈则换用甘乳膏生肌长肉。不仅保存了手指，还恢复了功能。

[北京中医医院. 赵炳南临床经验集. 北京：人民卫生出版社，1975：8～9]

3. 赵炳南医案——外伤染毒型手足部疔疮

王某，男，62 岁。

初诊日期：1972 年 4 月 3 日。

主诉：右手外伤后出现肿胀疼痛伴发热 2 周余。

现病史：患者于 2 周前因玻璃刺入右手中指感染，局部出现红肿疼痛，手掌麻木，发热 38℃。经注射链霉素、卡那霉素、口服土霉素及中药，发热稍退，但手掌、手背肿胀逐渐明显，手指不能弯曲，肿势逐渐向上蔓延至手腕以上，疼痛难忍，右前臂麻木，恶心，食欲不振，自感手部骨痛，每晚仍发热至 39℃ 以上。

查体：右侧手掌及手背部肿胀明显、皮色微红，按之较硬且痛，稍有波动感，腋淋巴结可触及，有触痛，上午体温 37.9℃，晚上最高体温 39℃ 以上。舌质红，苔黄腻，脉滑数。

诊断：托盘疔（西医：右手掌中间隙感染）。

辨证：毒热壅滞，经络阻隔。

治法：清热解毒，除湿通络。

处方：金银花 30g，蒲公英 30g，紫花地丁 30g，黄芩 15g，赤芍 9g，当归尾 9g，姜黄 9g，白芷 9g，佩兰 9g，鸡血藤 30g，藿香 9g，酒大黄 9g。水煎服。

二诊：按上方加减治疗，手掌及手背肿胀基本消失，体温正常，中指仍肿胀，右上肢发麻仍未解，舌苔黄腻，脉沉，纳差，口苦，烧心，大便干，2～3 日一行，尿黄。进一步分析其病情，系因湿热与毒热交炽阻隔经络，缠绵日久。拟以活血通络、清热利湿为法。

处方：当归尾 12g，赤芍 9g，桃仁 9g，红花 9g，白芷 9g，蒲公英 12g，泽泻 9g，藿香 9g，泽兰 9g，姜黄 9g。水煎服。

三诊：按上方加减继服，肿胀已消，嘱加强手部功能锻炼。

按语：此病例为托盘疔，辨为热毒壅滞证。赵氏用五味消毒饮之金银花、蒲公英、紫花地丁，配合黄芩、赤芍、酒大黄以清热解毒，鸡血藤以除湿通络。后掺入活血解毒，透脓化湿等品，心思灵巧，方具新意。

[北京中医医院. 赵炳南临床经验集. 北京：人民卫生出版社，1975：10～12]

4. 黄宝忠医案——湿热下注型足底疔

马某，男，42 岁。

初诊日期：1963 年 8 月 23 日。

主诉：右足部生疮肿痛 3 天余。

现病史：右足大趾本节后起发疔疮，肿硬疼痛、根盘散漫，延及足背。病起 3 日，形寒发热。

查体：舌苔薄白腻，脉小数。

诊断：足底疗（西医：右足部毛囊炎）。

辨证：湿热下注，火毒凝滞。

治法：清热解毒，利湿消肿。

处方：金银花 9g，连翘 9g，赤芍 9g，僵蚕 9g，穿山甲 4.5g，皂角刺 4.5g，重楼 9g，半枝莲 4.5g，苦地丁 9g，青皮 4.5g，桑枝 15g，蝉蜕 4.5g，梅花点舌丹 3 粒（吞）。水煎服。

外用：千槌膏加十将丹，疗疮四周用玉露膏加红灵丹。

二诊：服上药后，疗疮四周肿势渐退，惟疼痛未减，乃火毒之邪尚未熄化，治从原法加味。

处方：原方加茯苓 9g，野菊花 4.5g，穿山甲、皂角刺 9g。水煎服。

外用：同上。

三诊：疗疮肿消根束，中部微有隆起，色深紫，按之尚未应指，微感疼痛，近日胃纳欠佳，夜眠不安，二便通利，舌苔薄白，脉无力。火毒之邪虽得熄化，但胃气已伤，故于清热解毒之中佐以和胃之品。

处方：当归尾 6g，赤芍 9g，僵蚕 9g，远志 4.5g，青皮、陈皮各 4.5g，茯苓 9g，桑枝 15g，重楼 9g，穿山甲 4.5g，皂角刺 4.5g，谷芽、麦芽各 15g，梅花点舌丹 3 粒（吞）。水煎服。

服上药后，外症完全消散而愈。

按语：疗疮一症，发展迅速，发于手足者，往往损伤指（趾）骨。究其成因，总不外火毒为患。本例位于足大趾本节处，属肝脾二经，因湿热下注，阻滞经脉，以致气血凝滞，局部焮肿疼痛。又因平素体虚湿重，湿邪化热，故舌苔薄白微腻。用金银花、连翘、赤芍、半枝莲、苦地丁等清火解毒；以僵蚕、穿山甲、皂角刺等消肿透毒；青皮开滞气解疗毒；桑枝达四肢通经络引药至病所；蝉蜕疏风散热。复以梅花点舌丹助清火解毒之功。复诊时加茯苓、野菊花以增强解毒利湿之功，使湿毒以下而泄；加重穿山甲、皂角刺以托毒外泄。

[贺菊乔，刘丽芳. 外科病名家医案·妙方解析. 北京：人民军医出版社，2007：69～70]

5. 顾伯华医案——毒蕴热盛型蛇腹疗

张某，女，28 岁。

初诊日期：1975 年 4 月 2 日。

主诉：右食指肿胀疼痛流脓半月余。

现病史：患者3月17日开始，右手食指肿胀疼痛，曾用抗生素无效。3月25日在某医院切开引流，只有少量血水，术后肿势蔓延，疼痛加剧。3天后第2次切开，方有脓液流出。注射庆大霉素，同时服中药，但肿势继续向前臂部发展，疼痛更甚，伴寒战高热。急诊入院。

查体：体温38℃，心率120次/分钟。右食指指端溃烂，脓出不多，指腹见两平行纵行切口，食指肿胀延及手掌背，直到手腕，右腋下可触及蚕豆大淋巴结，有压痛。其他正常。苔黄腻，舌红，脉滑数。

检查：白细胞 22.6×10^9/L，中性90％，淋巴10％。

诊断：蛇腹疔（西医：脓性指头炎，毒血症）。

辨证：毒蕴热盛。

治法：凉血清热解毒。

处方：生地黄一两，赤芍五钱，牡丹皮二钱，金银花四钱，连翘四钱，生山栀三钱，黄连二钱，紫花地丁一两，生大黄三钱（后下），水牛角一两（先煎）。水煎服。

外治：在指甲根部内侧切开脓出较多，金黄膏、二宝丹药线盖贴。

红霉素200mg，口服，每日4次。

二诊：上方连服5剂，全身发热已退，局部肿胀疼痛大减，脓水渐少。白细胞 7.9×10^9/L，中性56％。苔薄，舌润。前法出入。

处方：鲜生地黄一两，赤芍五钱，牡丹皮三钱，黄芩三钱，半枝莲五钱，紫花地丁一两，野菊花三钱，生甘草一钱，丝瓜络二钱。

外治：同上。停西药。

二诊：疮口收敛。X线片示：食指骨末节略被吸收，未见明显死骨形成。

按语：脓性指头炎，根深毒重，色紫疼痛，坚硬如钉，易损筋骨，一般应尽早切开（但必须有脓时）以减压，避免引起末节指骨缺血坏死形成骨髓炎。但本病例第1次切开过早，第2次位置不当，反而病情加重，有造成败血症的危险。故加用了抗生素，若开始时即正确及时处理，则服一般清热解毒药即可。以金银花、连翘、山栀、黄连、紫花地丁、大黄清热以解火毒，水牛角、生地黄以清热凉血；赤芍、牡丹皮活血凉血；并在脓成后切开排脓，配合外治法。一诊后症减大半，原方稍加减继服以清余毒。

[贺菊乔，刘丽芳. 外科病名家医案·妙方解析. 北京：人民军医出版社，2007：70～71]

烂 疔

烂疔是发生于皮肉之间、腐烂甚剧、病势暴急的急性化脓性疾病。好发于小腿、足背等处，次为臀部、上肢，患于躯干者鲜见。其特征是来势急骤凶险，焮热肿胀，疼痛彻骨，肿胀迅速蔓延，极易化腐，局部皮色暗红，然后稍黑或有白斑，患处皮肉很快大片腐烂卸脱，范围甚大，疮形略带凹形（如匙面），溃后脓液稀薄如水、臭秽，易并发走黄，危及生命。相当于西医学所说的梭状芽孢菌性肌坏死，即气性坏疽。

一、临证思辨与治疗

（一）病因病机

1. 湿热火毒炽盛　毒聚于肌肤，气血凝滞，热胜肉腐而成；湿热火毒内蕴，走窜入营，则易成走黄重症。
2. 破损染毒　皮肉破损，接触潮湿泥土、脏物等，感染特殊毒气。
3. 气血凝滞　伤后调治不当，伤口愈合后瘀血郁闭，血脉壅滞，与湿热火毒之邪相合，蕴结于皮肉之间，热胜肉腐而成。

病因病机示意图

```
湿热火毒内蕴 ⎫    内外合邪
             ⎬ →          → 热胜肉腐 → 烂疔
外伤破损染毒 ⎭    气血凝滞
```

（二）诊断思维

1. 辨病思维

（1）诊断要点

①症状

a. 初起　发病前多有手足创伤和接触泥土、脏物史。患肢有沉重和紧束感，伤口局部明显肿胀，疼痛剧烈，有胀裂感，疮口周围皮肤高度水肿，紧张光亮，按之陷下不能即起，迅速蔓延成片，状如丹毒，但皮肤颜色暗红。同时伴有持续高热，烦躁，口渴引饮，汗出不止，恶心呕吐，便秘溲赤等全身症状。

b. 坏死期　1～2 天后，肿胀疼痛剧烈，皮肤上出现许多含暗红色液体的小水泡，很快积聚融合成数个大水泡，破后流出淡棕色浆水，气味臭秽。疮口周围呈紫黑色，疮面略带凹形，轻按患处有捻发音，重按则有污脓流出，稀薄如水，恶臭，并可见气泡逸出。同时伴有高热持续不退，头痛，神昏谵语，气促，烦躁不安，呃逆呕吐等全身症状。

c. 后期　腐肉大片脱落，疮口虽大，但多能渐渐收口而愈。发热渐退，倦怠乏力，胃纳欠佳。

②体征

通常于受伤后 1～4 日伤口局部明显肿胀，与创伤所能引起的程度不成比例，随后伤口周围皮肤高度水肿，紧张光亮，按之陷下不能即起，迅速蔓延成片，皮肤颜色暗红。1～2 天后，皮肤上出现许多含暗红色液体的小水泡，很快积聚融合成数个大水泡，破后流出淡棕色浆水，气味臭秽。疮口周围呈紫黑色，中央有浅黄色死肌，无弹性，切割时不出血，无收缩反应，轻按患处有捻发音，重按可见气泡逸出。后期腐肉大片脱落，多能渐渐收口而愈。

③辅助检查

a. 血常规检查提示血白细胞总数显著增高，血红细胞及血红蛋白含量明显低于正常，并呈进行性下降。

b. 局部分泌物涂片和细菌培养可发现大量革兰染色阳性杆菌和红、白细胞，厌氧菌培养可见梭状芽孢杆菌。

c. X 线检查伤口附近肌群可见气体积聚的阴影。

d. 病理活检可见肌纤维大量坏死，结构紊乱，大量芽孢杆菌存在和少量白细胞浸润。

（2）鉴别诊断

应注意与急性蜂窝组织炎鉴别：

急性蜂窝组织炎与气性坏疽鉴别表

	急性蜂窝组织炎	气性坏疽
起病过程	较慢	急
外伤史	有或无	有
疼痛	一般	较剧烈
全身症状	一般较轻	重，可出现神昏谵语等严重症状
局部体征	以中心处最重，四周较淡，肿胀不明显，一般不起水泡	伤口局部明显肿胀，与创伤所能引起的程度不成比例，随后伤口周围皮肤高度水肿，皮肤上出现许多含暗红色液体水泡
按压后有气体逸出	无	有
致病菌	溶血性链球菌、葡萄球菌或厌氧菌	梭状芽孢杆菌
预后	好	凶险

2. 辨证思维

烂疔以发病迅速，胀裂样疼痛，肿胀皮色稍黑，疮面凹形如碟，易腐烂，范围大，轻按患处有捻发音为特征。其发病与湿热、火毒、气血凝滞有关。其势急，痛剧，肿甚，腐巨，毒易陷，是本病病理变化之特征。故其基本病机为湿火炽盛。基本证型为湿火炽盛证。临床应根据疾病发展不同阶段的病理特点，辨证应有所侧重。一般而言，初起患肢有沉重和紧束感，以后逐渐出现胀裂样疼痛，创口周围皮肤呈红色，肿胀发亮，按之陷下，迅速蔓延成片。可伴有持续高热，烦躁等全身症状，属湿火炽盛证；中期局部胀痛，疮周高度水肿发亮，迅速成暗紫色，间有血疱，肌肉腐烂，溃流血水，脓液稀薄，混有气泡滋出，气味恶臭；伴有壮热头痛，神昏谵语，气促，烦躁不安，呃逆呕吐等全身症状，属毒入营血证；后期应注意气阴损耗。

（三）治则思维

内治：烂疔为阳发大证，湿毒与火毒相合为病，其基本病机为湿火炽盛，基本证型为湿火炽盛证。初期宜大剂清热解毒与淡渗利湿同用，并注意活血散瘀，令湿毒火热俱泄；中期属毒入营血证，易并发走黄，注意按走黄治疗，后期应注意气阴损耗。

外治：宜广泛切开，彻底清创，引流畅通。

（四）治疗方案

1. 辨证论治

（1）湿火炽盛

证候：初起患肢有沉重和紧束感，以后逐渐出现胀裂样疼痛，创口周围皮肤呈红色，肿胀发亮，按之陷下，迅速蔓延成片，1～2天后肿胀剧烈，可出现水疱，皮肉腐烂；持续高热；舌红，苔薄白或黄，脉弦数。

辨证：湿性重浊，滞留于皮肉之间，故患肢有沉重和紧束感；湿毒流注经脉，闭塞不通，故剧烈疼痛；湿火皆盛，蕴蒸筋肉，则蔓延成片；湿毒与火毒相合，弥漫气分，故持续高热，舌红，苔薄白或黄，脉弦数。

治则：清热解毒利湿。

主方：黄连解毒汤合三妙丸加减。

处方举例：黄芩10g，黄连10g，黄柏10g，山栀10g，紫花地丁15g，金银花15g，连翘15g，野菊花15g，半枝莲10g，赤芍15g，生地黄15g，牛膝10g，薏苡仁15g，生甘草10g。

（2）毒入营血

证候：局部胀痛，疮周高度水肿发亮，迅速成暗紫色，间有血疱，肌肉腐烂，溃流血水，脓液稀薄，混有气泡滋出，气味恶臭；壮热头痛，神昏谵语，气促，烦躁不安，呃逆呕吐；舌红绛，苔薄黄，脉洪滑数。

辨证：湿毒浸淫，邪毒极盛，耗气伤血，"脓之来，必由气血"，则溃流血水，脓液稀薄，混有气泡滋出，气味恶臭；气血凝滞，则疮周高度水肿发亮，迅速成暗紫色；毒火炽盛，内传于脾、肺、心包等，故壮热头痛，神昏谵语，气促，烦躁不安，呃逆呕吐。

治则：凉血解毒，清热利湿。

主方：犀角地黄汤、黄连解毒汤合三妙丸加减。

处方举例：生地黄10g，牡丹皮10g，赤芍15g，黄连10g，黄芩10g，山栀10g，黄柏10g，防己10g，牛膝15g，萆薢10g，薏苡仁30g，紫花地丁15g，生甘草10g。

加减：如出现神昏谵语者，加安宫牛黄丸2粒，分2次化服，或紫雪丹4.5g，或紫雪散4.5g，分3次吞服；便秘者，加生大黄10g泻热通腑。

2. 其他疗法

(1) 中成药

①犀黄丸，1 支，每日 2 次。适用于毒入营血证烂疔。

②小金丹，1 支，每日 2 次。适用于湿火炽盛证烂疔。

(2) 验方

知柏解毒汤（《临诊一得录》验方）　黄柏 4g，知母 6g，牡丹皮 6g，金银花 12g，连翘 12g，玄参 12g，带皮茯苓 12g，生薏苡仁 12g。水煎服。功效清热利湿，凉血解毒，适用于湿火炽盛证烂疔。

(3) 外治法

①初起　玉露膏外敷；如皮色紫黑，加掺蟾酥合剂。

②彻底清创　一经诊断立即施行手术。进行广泛多处纵深切开，切除所有坏死或无活力的肌肉、筋膜和脂肪组织，直至显露颜色正常、流出鲜血的健康组织为止；敞开伤口，彻底清除异物、碎骨片，用大量 3% 过氧化氢溶液（双氧水）或 1:1000 高锰酸钾溶液冲洗，湿敷创口，或掺蟾酥合剂。腐肉与正常皮肉分界明显时，改掺 5%～10% 蟾酥合剂或五五丹。

③肿势局限，呈一片黑色匙形疮面，按之有轻微波动感和捻发音时，提示内有积脓，应作多处纵形切口引流术，术后外敷药物同上述。

④腐肉脱落，周围肿势退净，肉色鲜润红活者，用红油膏掺生肌散盖贴。

（五）预后转归

大部分患者经积极治疗后病情向愈，预后良好。若身热渐退，患处四周水肿消失，腐肉与正常皮肉分界明显，分界处流出的脓液转稠者，为转机之象。以后就能腐脱新生，即使疮面甚大，不难收口而愈；若高热持续不退，患处腐烂及肿势继续蔓延不止，出现"走黄"之征，乃是正不胜邪，毒邪走散，不得外泄，内攻脏腑，可有生命危险。

（六）预防与调护

1. 创伤后，宜彻底清创。

2. 对已闭合的疮口，若出现不寻常的疼痛，肿胀，且有高热，脉滑数等时，应开放疮口，红油膏纱布填塞，保持引流通畅。

3. 必须严格消毒隔离。

4. 用过的敷料应该焚毁，换药用具应彻底消毒。

5. 神志不清的患者改用鼻饲法。

6. 早期施行彻底清创手术，切除一切坏死和血液供应不良的组织，清除异物，消灭死腔。污染严重的创口，清创后用纱布松填，不予缝合，避免包扎过紧。

7. 应加强宣教，尽量避免赤足劳动，以预防本病的发生。

8. 其他护理同"手足部疔疮"。

二、名家医案借鉴

1. 黄振鸣医案——毒入营血型烂疔

罗某，女，32 岁。

主诉：针扎伤右手掌后局部溃烂变黑伴发热 10 天余。

现病史：于 14 天前，右手掌内侧处生一疔疮，3 天后小疔疮顶起脓点，用缝衣针挑破后，肿势迅速蔓平及全掌指，并向周围扩散，下至五手指端，上至腕上。原疔疮处溃烂变紫黑，高肿疼痛，伴寒战高热。曾注射青霉素、庆大霉素，口服四环素，未能控制病势发展患者痛苦难堪，彻夜难眠，口干渴，胸闷恶心，大便燥结，小便黄赤。

查体：体温 39.8℃，右手掌及五手指至腕关节上 9cm（3 寸）整个高起红肿，手指强直，不能屈伸，手不能下垂，掌心溃烂瘀黑，表皮部分坏死，剥离，原发病灶处渗出大量稠液。舌苔黄腻，脉洪数。

诊断：烂疔（西医：右手掌气性坏疽）。

辨证：毒气外袭，毒滞血凝，聚于肌肤，肉腐而成。

治法：清热解毒，通里泻热。

方药：用蒲蛇汤加减。蒲公英 30g，了哥王 18g，白花蛇舌草 30g，玄参 18g，大叶菜 30g，地龙 15g，大黄 18g，老桑枝 30g。水煎服。

外用蟾酥水与 201 消炎水混合湿敷患处。

二诊：服药 3 剂及外治后，每日泻大便 2 次，体温已退至 38℃。患处四周红肿疼痛逐渐减少，渗出稠液明显减少，腐烂坏死组织与健康组织分界略见，胸闷恶心消失。舌苔薄黄微腻，脉转弦数。继以上方加减，外治同前。

处方：蒲公英 30g，了哥王 18g，白花蛇舌草 30g，玄参 18g，大叶菜 30g，地龙 15g，薏苡仁 18g，老桑枝 30g，野菊根 15g。水煎服。

三诊：服药后，溃口渗液及患处四周红肿疼痛大都消失，体温 37.5℃，病灶瘀黑减少，掌面部大片表皮剥脱，手指仍僵硬不能屈。仍有瘀毒凝滞，气血不通，治以活血解毒通络。经治疗 13 天，全部愈合。

处方：了哥王 18g（先煎），白花蛇舌草 30g，当归尾 12g，蜈蚣 3 条，地龙 12g，伸筋草 30g，生地黄 18g，老桑枝 30g，水煎服。

按语：烂疗属阳实之证，与一般疗不同，好发于手、足背和臂，大都由于皮肤破损，接触潮湿泥土，感染毒气，或将疗疖挑破挤压后迅速腐烂蔓延成片。疗疖部呈瘀黑色，周围呈红色，状如火毒，周围皮肤很快坏死，疮面很大，难以收口愈合。治疗当以攻毒祛邪为主，抓住火毒这一主要矛盾，力争转机。蒲蛇汤能泻火解毒，通里泻热，故疗效堪效。治疗过程中，若坏死的肌皮与正常肌肤分界明显时，应及时全部剪去，正所谓"腐肉不除，新肉不生"。

[贺菊乔，刘丽芳. 外科病名家医案·妙方解析. 北京：人民军医出版社，2007：84～85]

2. 顾筱岩医案——湿火内蕴，血瘀毒滞型烂疗

安某，男，30 余岁，农民

主诉：左小腿外伤后溃烂、瘀黑、流脓 3 天余。

现病史：自诉 3 天前耕田时，左小腿碰破皮肤，当时感觉疼痛，至晚上创口四周皮肤变成暗红色，逐渐扩大。整个小腿肿痛，并发高热。隔天创口处起大血疱。就诊时发病已三天，整个小腿红肿疼痛，在下肢皮肤上的大血疱已经溃破，创口有银元大白色腐肉，四周肌肉呈紫黑色，流血水和脓污，带臭秽，肌肉已大部分腐烂。当时热度甚高，烦渴引饮，小溲短赤。

查体：神志尚清，舌苔黄腻，舌红，脉洪数。

诊断：烂疗（西医：左小腿气性坏疽）。

辨证：外伤染毒，湿火内蕴，血瘀毒滞。

治法：凉血解毒，清热利湿。

鲜生地黄 60g，牡丹皮 12g，赤芍 9g，紫花地丁 30g，黄连 3g，川柏 9g，茯苓 12g，生薏苡仁 15g，泽泻 9g，川牛膝 9g，金银花 15g，甘草

6g，梅花点舌丹 4 粒分二次吞。

外用：玉露膏、九黄丹。

两天后，小腿红肿渐见消退，疮口周围的腐肉与正常皮肉分离，有明显的分界线。身热渐退，第三天腐肉渐脱，第四天腐肉全脱。呈烧饼大狭长创面，肉色鲜红，小腿红肿全退，身热亦清，苔薄舌红，脉缓，予以内托清解。

生黄芪 12g，白术 9g，当归 12g，赤芍 9g，牡丹皮 9g，茯苓 12g，生薏苡仁 15g，泽泻 9g，川牛膝 9g，金银花 15g，生甘草 6g。

外用：红油膏、生肌散。

以后用上法内服、外敷约一月收口。

按语：破伤之后，感染毒气，更兼湿火内蕴，血瘀毒滞，热胜肉腐而成烂疔。初治以凉血解毒、清热利湿为要，热毒得清，湿邪得利，则诸症缓解。后期因邪气伤正，气血不足，余邪留恋不去，予内托清解。以后上法内服、外敷一月收口。

[贺菊乔，刘丽芳. 外科病名家医案·妙方解析. 北京：人民军医出版社，2007；82～83]

疫　疔

疫疔是接触疫畜染毒所致的急性传染性疾病。其特点是多发于头面、颈、前臂等暴露部位，初起如虫叮水疱，疮头色黑，很快干枯坏死如脐凹，全身症状明显，有传染性、职业性，可并发走黄。相当于西医学所说的皮肤炭疽。

一、临证思辨与治疗

（一）病因病机

本病多由皮肤先有损伤，而后感染疫毒，阻于肌肤，以致气血凝滞、毒邪蕴结而成。疫毒内传脏腑则导致走黄。

病因病机示意图

外伤染毒 —→ 毒邪蕴结 —→ 气血凝滞、热胜肉腐 —→ 疫疔

(二) 诊断思维

1. 辨病思维

(1) 诊断要点

①症状

a. 初起 多有疫畜或皮毛接触史。在皮肤上有一小红色斑丘疹，多奇痒而不疼痛，形如蚊迹蚤斑。可伴轻微发热。

b. 中期 第 2 天顶部变成水疱，内有黄色液体，周围肿胀、灼热；第 3~4 天水疱很快干燥，形成暗红色或黑色坏死，并在坏死组织的周围有成群的绿色小水疱，疮形如脐凹，发热逐渐增高，伴有全身不适，头痛骨楚。

c. 后期 10~14 日后，中央腐肉与正常皮肉开始分离，或流出少量脓水，四周肿势日趋限局，身热渐退，但腐肉脱落缓慢，一般要 3~4 周方可愈合。

②体征

初起皮肤上有一小红色斑丘疹，痒而不痛，中期于丘疹顶部出现水疱，其后水疱干燥，坏死，于坏死组织周围出现有成群的绿色小水疱，疮形如脐凹，伴有周围淋巴结肿大。后期中央腐肉与正常皮肉开始分离，逐渐向愈。

③辅助检查

a. 血液培养或疱液涂片培养可发现革兰染色阳性炭疽杆菌。

b. 病理活检在坏死组织中及真皮内见炭疽杆菌及大量红细胞和中性粒细胞。

c. 血常规检查提示血白细胞总数及中性粒细胞比例可增高。

(2) 鉴别诊断

本病需与丹毒相鉴别：

皮肤炭疽与丹毒鉴别表

	丹毒	皮肤炭疽
外伤及疫畜接触史	多无	有
皮损情况	皮色鲜红，边缘清楚，灼热疼痛，一般不出现水疱	红色丘疹，痒而不痛，其后可出现水疱，疮形如脐凹
病原体	多为溶血性链球菌	炭疽杆菌
复发史	多有	多无

2. 辨证思维

（1）初期（疫毒蕴结）

多有疫畜或皮毛接触史。在皮肤上有一小红色斑丘疹，多奇痒而不疼痛，形如蚊迹蚤斑。可伴轻微发热。

本期重点掌握的症状为皮肤红色小丘疹，奇痒而不疼痛。局部体征为皮肤红色小丘疹，形如蚊迹蚤斑。

（2）中期（疫毒炽盛）

顶部变成水疱，内有黄色液体，周围肿胀、灼热；第 3～4 天水疱很快干燥，形成暗红色或黑色坏死，并在坏死组织的周围有成群的绿色小水疱，发热逐渐增高，伴有全身不适，头痛骨楚。

本期重点掌握的症状为丘疹顶部变为水疱，很快干燥并坏死，发热增高。局部体征为顶部变成水疱，内有黄色液体，周围肿胀，水疱很快干燥，形成暗红色或黑色坏死，并在坏死组织的周围有成群的绿色小水疱。

（3）后期（余毒未尽，正气亏损）

中央腐肉与正常皮肉开始分离，或流出少量脓水，四周肿势日趋限局，身热渐退，但腐肉脱落缓慢，一般要 3～4 周方可愈合。

（三）治则思维

内治：疫疔基本证型为疫毒蕴结证，故治疗以清热解毒为大法。初、中期参照"颜面部疔疮"，后期并发走黄者，按"疔疮走黄"治疗。

外治：初中期宜消肿解毒，后期宜祛腐生肌。

（四）治疗方案

1. 辨证论治

疫毒蕴结

证候：患部发痒，出现蚊迹样红斑，继则形成水疱，破溃形成黑色溃疡，疮面凹陷，形如鱼脐，疮周肿胀，绕以绿色水疱；伴有发热，骨节疼痛，甚则壮热神昏等；舌质红，苔黄，脉数。

辨证：疫畜之毒侵入，随气血流行，流注无定，故发无常处；疫毒发热，阻滞经络，则有发热、骨节疼痛等症。少数患者，疫毒侵入营血，尚可发生"走黄"逆证，但总为疫毒所患，是本病特点。

治则：清热解毒，和营消肿。

主方：仙方活命饮合黄连解毒汤加减。

处方举例：金银花 15g，连翘 15g，蒲公英 15g，野菊花 10g，紫花地丁 10g，蚤休 10g，黄芩 10g，山栀 10g，土茯苓 15g，泽泻 10g，生甘草 10g。

加减：如出现神昏谵语者，加安宫牛黄丸 2 粒，分 2 次化服；高热者，可加用石膏 30～60g，知母 15g，羚羊角粉 0.5g（冲服）；便秘者，加生大黄泻热通腑。

2. 其他疗法

（1）中成药

①外科蟾酥丸，6 粒，分 2 次吞服。适用于疫毒蕴结证疫疔。

②犀黄丸，1 支，每日 2 次。适用于疫毒蕴结证疫疔。

（2）验方

蟾酥合剂（《中医外科学》验方）　酒化蟾酥 3g，腰黄 3g，血竭 3g，朱砂 3g，轻粉 3g，硼砂 3g，乳香 3g，没药 3g，煅炉甘石 3g，煅寒水石 3g，胆矾 3g，明矾 3g，铜绿 3g，麝香 1.5g，干蜗牛 3g，灯草灰 1.5g。共为细末，用烧酒调匀，将药涂敷疮面黑腐处，3 日后更换。上述方药亦可制成丸剂，如绿豆大，每次服 1.5～2.1g。功效驱毒消肿，化腐生肌。适用于疫毒蕴结证疫疔。

（3）外治法

①初、中期　玉露膏掺蟾酥合剂，或升丹外敷。也可用外科蟾酥丸研末代之。

②后期　腐肉未脱，改掺 10％蟾酥合剂或五五丹；腐脱新生，掺生肌散，外盖红油膏。

（五）预后转归

大部分患者经治疗后病情向愈，预后较好。若失治误治，可并发走黄，甚而危及生命。

（六）预防与调护

1. 隔离患者，患者所用的敷料均应烧毁，所用器械必须严格消毒。

2. 加强屠宰管理，及早发现病畜，并予以隔离或杀死。死畜须加深掩埋或烧毁。

3. 凡疫疗患者接触过的牛、马、猪、羊的毛和猪鬃，均应用高压蒸气灭菌，皮革可用盐酸及食盐水浸泡消毒。

4. 制造皮革和羊毛的工人，在工作时均应戴橡皮手套、口罩及围巾保护。

二、名家医案借鉴

1. 顾筱岩医案——毒热蕴结型疫疗

某男，30 余岁，制革工人

现病史：初起左面颊起一点黄疱，但痒不痛，四周漫肿，软绵无根，身热不高。

查体：脉数，苔薄黄。

诊断：疫疗（西医：皮肤炭疽）。

治法：予以清热解毒。芩连消毒饮加减，外用玉露膏、八将散敷于患处。

处方：黄芩 10g，黄连 9g，生地黄 12g，山栀 12g，蒲公英 15g，赤芍 12g，当归 12g，半枝莲 15g，连翘 10g，金银花 15g，甘草 6g。水煎服。

二诊：次日，疮顶脓疱，突然干枯，变成黑色硬盖，四周有黄绿色的脓疱，面及眼泡皆肿，此时症状全属疫疗，并兼见体温升高，烦闷，恶心，已见走黄之先兆，幸神志尚清，可望挽回，予以清热解毒。

处方：黄芩 10g，黄连 9g，生地黄 12g，山栀 12g，蒲公英 15g，赤芍 12g，当归 12g，半枝莲 15g，连翘 10g，金银花 15g，甘草 6g。加服蟾酥丸 5 粒。

三诊：3 天后，疮顶黑盖渐与周围肌肉分开，面部漫肿渐退，身热亦减，内服如上，外用改为玉露膏、红升丹。再 3 天后，疮顶腐肉脱出，出脓黄稠，面部漫肿全退。内服不变，外用改为金黄膏、一宝丹，又 10 天已经收口痊愈。

按语：疫疗之热毒，传变迅速，须及早以清热解毒，同时佐以醒神开窍，排毒外出，防止传变，方有治愈希望。

［贺菊乔，刘丽芳. 外科病名家医案·妙方解析. 北京：人民军医出版社，2007；86～87］

（洪志明　黎杰运）

第三节 痈

颈 痈

颈痈是发生在颈部两侧的急性化脓性疾病，俗名"痰毒"。多见于儿童，冬春易发，初起局部肿胀、灼热、疼痛而皮色不变，结块边界清楚，具有明显的风温外感症状。相当于西医学所说的颈部急性化脓性淋巴结炎。

一、临证思辨与治疗

（一）病因病机

1. 外感风温、风热 风温、风热之邪外受，蕴而化火，挟痰壅结于少阳阳明之络。

2. 肝胃火毒上攻 内伤情志，七情郁结，气郁化火，结于少阳脉络；或喜食辛辣等，引动胃火循经上蒸，结于阳明而成。

3. 内挟痰热 过食膏粱厚味，脾胃运化失司，生痰生浊，化热化火，邪气留阻肌肤。

4. 毒邪流窜 因乳蛾、口疳、龋齿或头面疮疖等感染毒邪而诱发。

病因病机示意图

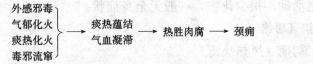

（二）诊断思维

1. 辨病思维

（1）诊断要点

①症状

a. 初期　多生于颈旁两侧的颌下，亦可见于耳后、颈后、颌下。初起时局部肿、热、痛而皮色不变，肿块边界清楚，多伴有轻重不同的恶寒发热，头痛等全身临床表现。

b. 成脓期　发热不退，皮色渐红，肿势高突，疼痛加剧如鸡啄，伴口干，便秘，溲赤。

c. 溃后期　溃后脓出，黄白稠厚，肿退痛减，疮口逐渐愈合。

②体征

多生于颈旁两侧的颌下，亦可见于耳后、颈后、颌下。初起结块形如鸡卵，皮色不变，肿胀，灼热，疼痛，活动度不大，逐渐漫肿坚实，皮色渐红，肿势高突，按之中软而有波动感者，为内已成脓。脓肿成熟时，可自行破溃出脓，或手术切开排脓，溃后脓出，黄白稠厚。

③辅助检查

血常规检查：白细胞总数和中性粒细胞比例可增高。

（2）鉴别诊断

本病需与病毒性腮腺炎、急性淋巴结炎相鉴别：

①病毒性腮腺炎　发于腮部，常双侧发病，色白濡肿，酸胀少痛，颊黏腺导管开口处可有红肿，进食时局部疼痛，一般不化脓，约1～2周左右消退，有传染性。

②急性淋巴结炎　虽也多由头面、口腔等部疾患引起，但结核肿形较小，推之活动，很少化脓，一般无全身症状。

2. 辨证思维

（1）初期（风热痰毒）

初起结块形如鸡卵，局部肿、热、痛而皮色不变；肿块边界清楚，多伴有轻重不同的恶寒发热，头痛等全身临床表现。

本期重点掌握的症状为结块形如鸡卵，局部肿、热、痛而皮色不变。局部体征为结块形如鸡卵，皮色不变，灼热疼痛，边界清楚。

（2）成脓（火毒炽盛）

皮色渐红，肿势高突，疼痛加剧如鸡啄，发热不退，伴口干，便秘，溲赤。

本期重点掌握的症状为疼痛剧烈，痛如鸡啄，发热持续不退。局部体征为肿势逐渐高突，疼痛拒按，若按之中软有波动感者，为脓已成熟。

（3）溃破期

自溃或切开排脓后均为本时期，大多患者溃后脓出多稠厚、色黄白，转向愈合，如溃脓稀薄，则收口较慢。

（三）**治则思维**

内治：①颈痈基本治则为疏风清热、化痰消肿。②病之初，宜疏风清热化痰；病之中，宜清火托毒透脓，切忌用苦寒冰伏之剂，使毒滞难化，肿块坚硬，反致难消；病之后期，一般勿需内治，但应注意气血损耗，脓出不畅者，注意补托。

外治：根据初起、成脓、溃后三期，分别采用箍围束毒消肿、切开引流、祛腐生肌治疗。

（四）**治疗方案**

1. 辨证论治

风热痰毒

证候：颈旁结块，初起色白濡肿，其形如卵，灼热，疼痛，逐渐漫肿坚实，红肿热痛；伴有恶寒发热，头痛，项强，咽痛，口干，溲赤便秘；苔薄腻，脉滑数。

辨证：风温、风热之邪，风长热势，热助风威，风火相煽，其势愈猛，故发病急骤；入卫袭表，故初起色白濡肿，其形如卵，寒热，头痛，项强，咽痛；毒聚少阳阳明之络，故渐漫肿坚实，红肿热痛；口干、溲赤、便秘为热邪伤津之象；苔薄腻，脉滑数均为风温风热挟痰之征。

治则：疏风清热，化痰消肿。

主方：牛蒡解肌汤或银翘散加减。

处方举例：荆芥 10g，薄荷 10g，牛蒡子 10g，象贝母 10g，桔梗 10g，杏仁 10g，赤芍 10g，僵蚕 10g，连翘 15g，莱菔子 10g。

加减：如热甚，加黄芩 10g，生山栀 10g，生石膏 30g（打碎）清热泻火；便秘，加瓜蒌仁 20g（打）、枳实 10g 泄热；恶寒高热，易于动风，加钩藤 10g 凉肝熄风；脓成，加皂角刺 10g，穿山甲 10g，僵蚕 10g 托毒排脓；肿块坚硬，加丹参 10g，赤芍 10g，皂角刺 10g 祛瘀消肿，去荆芥、薄荷、牛蒡子。

2. 其他疗法

（1）中成药

①六应丸或六神丸，成人每次 10 粒，1 日 3 次；7～12 岁，每次 5 粒，6 岁以下，每次 3 粒。适用于风热痰毒证颈痈。

②蟾酥丸，每次 3～5 粒，1 日 1～2 次，陈酒或温开水送下。孕妇忌服。适用于风热痰毒证颈痈。

③小金丹或犀黄丸，每次半支，每日 2 次，吞服。儿童剂量酌减。适用于风热痰毒证颈痈。

④七味新消丸，成人每次服 3g（约 56 粒），儿童服 1g，用温开水送服，还可用温开水或陈酒烊化后外涂患处。适用于风热痰毒证颈痈。

（2）验方

痰毒煎（《上海中医药杂志》验方）　牛蒡子 15g，莱菔子 15g，连翘 15g，杏仁 9g，薄荷 5g（后下），荆芥 9g，夏枯草 15g，僵蚕 9g。水煎服。功效疏风清热，化痰消肿，适用于风热痰毒证颈痈。

（3）外治法

①初起　金黄膏外敷，或太乙膏掺红灵丹外敷。

②成脓　切开排脓。

③溃后　用药线蘸八二丹或九一丹引流，外盖金黄膏或红油膏；脓腐已尽者外用生肌散、生肌白玉膏。

（五）预后转归

大部分患者经治疗后病情向愈，预后较好。若火毒炽盛或年老体弱，调护不当，病发于一侧者，可向对侧蔓延，或压迫喉结，形成喉结痈，或绕颈而生，下及胸膺，危及生命。个别颈痈，在临床上因大量使用苦寒药物治疗，可形成慢性迁延性，肿块坚硬，经久不消。

（六）预防与调护

1. 饮食宜清淡、松软；忌食易滞难化之品，如煎炸物等，保持大便通畅。

2. 注意季节及气候变化，适寒温，避免风温之邪外袭。

3. 高热时应卧床休息，多饮水。

4. 疮面忌挤压。

5. 积极治疗原发病，口内溃疡、龋齿应及时治疗。

二、名家医案借鉴

1. 唐汉钧医案——风热痰毒型颈痈

吴某，女，6岁。

初诊日期：1998年6月4日。

主诉：左颈部结块肿痛伴发热3日。

现病史：5日前接种乙脑疫苗后，次日高热，伴头痛咽痛，纳食不佳，2日后出现左颈部结块肿痛，发热不退。在外院曾用青霉素等静滴消炎，颈部红肿疼痛仍逐渐加重，影响进食。

查体：体温39.2℃，左颈部结块5cm×4.5cm，质地中等，皮色鲜红，扪之灼热，压痛明显，无波动感，边界清楚。舌质淡红，舌苔薄腻，脉细数。

诊断：颈痈（西医：颈部化脓性淋巴结炎）。

辨证：风热痰毒。

治法：疏风清热，解毒化痰。

处方：柴胡9g，牛蒡子12g，全瓜蒌15g，菊花12g，金银花12g，连翘12g，板蓝根15g，夏枯草9g，僵蚕9g，玄参12g，桔梗6g，赤芍9g，白术9g，生甘草3g。

静滴清开灵、盐酸大观霉素。外敷金黄膏。

用药3日，高热消退，肿痛减轻，又过5日，疼痛全消，左颈部肿块缩小至1cm×1.5cm，皮色正常，质软有轻压痛，进食正常。嘱再以上方巩固治疗1周。

按语：颈痈多属风热痰毒上攻结于颈项之间，治疗多以疏风清热，解毒化痰为法，方中柴胡疏散少阳之风热，牛蒡子、全瓜蒌、菊花、金银花、连翘、板蓝根、夏枯草疏风清热，解毒散结，僵蚕加强化痰之力，玄参、桔梗清热利咽生津，外用金黄膏清热消肿止痛。内外合用，热毒得以清散于成形之时，而未有化脓。病后因局部结块尚未全消，故仍需巩固治疗继续服药数日。

[唐汉钧. 中医外科常见病证辨证思路与方法. 北京：人民卫生出版社，2007：39～40]

腋　痈

腋痈是发生于腋窝的急性化脓性疾病。其特点是腋下暴肿、灼热、疼痛而皮色不变，发热恶寒，上肢活动不利，2周成脓，溃后容易袋脓，易敛。相当于西医学所说的腋部急性化脓性淋巴结炎。

一、临证思辨与治疗

（一）病因病机

1. 上肢皮肤破损染毒，或疮疡等感染病灶，导致毒邪循经流窜。
2. 肝脾郁积、气滞血壅或兼忿怒气郁而成。

病因病机示意图

外伤染毒
肝郁气滞 }——→ 气滞血壅 ——→ 热胜肉腐 ——→ 腋痈

（二）诊断思维

1. 辨病思维

（1）诊断要点

①症状

a. 初期　初起多腋下暴肿，皮色不变，灼热疼痛，同时上肢活动不利，伴有恶寒发热，纳呆等症状。

b. 成脓期　疼痛日增，其后肿块中间变软，皮色转红，跳痛明显，发热恶寒，四肢酸楚，口渴溲赤。

c. 溃后期 溃后一般脓出稠厚，肿消痛止，容易收敛；若溃后脓流不尽，肿势不退，多因切口太小，或因任其自溃，疮口不大，或因疮口位置偏高，引起袋脓，以致引流不畅，影响愈合。

②体征

初起腋下局部暴肿，皮色不变，上肢活动受限，成脓时局部肿痛日增，皮色转红，疼痛拒按，中间变软，按之波动感明显，脓肿成熟时，可自行破溃出脓，或手术切开排脓，一般脓出稠厚。

③辅助检查

血常规检查：白细胞总数及中性粒细胞比例增高。

（2）鉴别诊断

本病需与腋窝部淋巴结核相鉴别：

腋窝部急性淋巴结炎与淋巴结核鉴别表

	腋部化脓性淋巴结炎	腋部淋巴结核
起病	急	慢
红肿热痛	有	无
化脓时间	2周左右	3个月左右
脓液性状	黄稠	稀薄，夹有败絮样物
全身症状	可有发热恶寒、口渴胸闷等全身症状	可伴有午后潮热，盗汗等临床表现

2. 辨证思维

（1）初期（肝郁痰火）

初起多腋下暴肿，皮色不变，灼热疼痛，同时上肢活动不利，多伴有轻重不同的恶寒发热、纳呆、舌苔薄、脉滑数。

本期重点掌握的症状为腋下暴肿，皮色不变，灼热疼痛。局部体征为腋下局部暴肿，皮色不变，上肢活动受限。

（2）成脓（火毒炽盛）

疼痛日增，皮色转红，经10～14天肿块中间变软，痛如鸡啄，伴有发热恶寒，四肢酸楚，口渴溲赤等全身症状。

本期重点掌握的症状为肿痛日增，皮色转红，痛如鸡啄。局部体征为肿痛日增，皮色转红，疼痛拒按，中间变软，按之波动感明显。

（3）溃破期

自溃或切开排脓后均为本时期，大多患者溃后一般脓出稠厚，肿消痛止，容易收敛；若溃后脓流不尽，肿势不退，多因切口太小，或因任其自溃，疮口不大，或因疮口位置偏高，引起袋脓，以致引流不畅，影响愈合。

（三）治则思维

内治：①治以清肝解郁、消肿化毒为基本原则。②病之初，注重清肝消肿化毒，促其早期消散；病之中，注意清火透脓托毒；病之后期，疮口久不收敛，属气血虚弱，当益气健脾，扶正固本，注意养阴。

外治：脓成则切开，切口够大，宜低位，以利引流，溃后注意加用垫棉法，以防袋脓，则疮口易合。

（四）治疗方案

1. 辨证论治

肝郁痰火

证候：腋部暴肿热痛；全身发热，头痛，胸胁牵痛；舌红，苔黄，脉弦数。

辨证：腋痛是急性阳证，故发病迅速，局部暴肿灼热，乃火热之象；肿胀、疼痛乃邪热壅聚，气血凝滞，经络阻塞所致；气血充实，能约束毒邪，根脚高肿而不散漫；腋部属肝经，肝经布胸胁，故胸胁牵痛；发热，头痛，舌红，苔黄，脉弦数者，皆为实热之征。

治则：清肝解郁，消肿化毒。

主方：柴胡清肝汤加减。

处方举例：柴胡 10g，黄芩 10g，山栀 10g，连翘 10g，赤芍 10g，川芎 10g，防风 10g，牛蒡子 10g，生甘草 10g。

加减：如脓成，加炙穿山甲 10g，皂角刺 10g，以透脓托毒。

2. 其他疗法

（1）中成药　参照"颈痈"。

（2）验方

①顾氏腋痈方（《中医外科学》验方）当归 6g，赤芍 4.5g，泽兰

4.5g，金银花 6g，生薏苡仁 9g，带皮茯苓 9g，土贝母 9g，橘络 2.4g，丝瓜络 4.5g，生甘草 0.9g，西黄醒消丸 1.2g（吞）。功用清肝解郁，消肿化毒，主治腋痈。

②金钱鼠黏汤（《洞天奥旨》验方）牛蒡子 3g，黄连 6g，当归 30g，生甘草 9g，天花粉 9g，柴胡 4.5g，连翘 6g，红花 3g，玄参 9g，白芍 9g，金银花 30g。功效清肝解郁，消肿化毒，适用于肝郁痰火证腋痈，已溃者，忌服。

（3）外治法

①参照"颈痈"。

②脓成切开手术时，刀法宜取循经直开，低位引流。若有袋脓则及时扩创，或行垫棉压迫疗法。

（五）预后转归

大部分患者经治疗后病情向愈，预后较好。脓成切开后易于袋脓，若不注意适时应用垫棉法，可影响愈合。

（六）预防与调护

1. 参照"颈痈"。
2. 疮口收敛后加强上肢功能锻炼。
3. 保持心情舒畅。

二、名家医案借鉴

1. 高憩云医案——肝郁痰火型腋痈

现病史：一妇人四十外，腋间结肿，根盘大如覆碗，坚硬异常，疼痛夜甚，手难举扬，微有寒热，脉见滑数，势将造脓。

诊断：腋痈（西医：腋部急性化脓性淋巴结炎）。

治疗：外贴文八将散膏。

内进：黄芪三钱，皂角刺二钱，当归三钱，赤芍酒炒二钱，白芷八分，陈皮七分，连翘三钱，瓜蒌根二钱，川芎一钱，生甘草一钱，自穿蚕茧一枚。

　　此方连服二剂，头已高耸，用火针刺之，脓液黏稠且多。外用升丹捻。

　　内进：皂角刺五钱，瓜蒌根二钱，醋香附二钱，陈皮七分，泽兰叶二钱，酒炒杭白芍三钱，川芎一钱，生甘草八分，全当归酒炒三钱。

　　此方二剂，脓少肿消。仍照前方去皂角刺，加柴胡五分，黄芪三钱。又二剂，疮已流黄水。再用升丹捻换之，三月后不药而愈。

　　按语：腋痈根据疾病发展的不同阶段施治有所区别。病之初，注重清肝消肿化毒促其消散；病之中，需注意清火透脓托毒；病之后期，当益气健脾，扶正固本。

［陆德铭，何清湖. 中医外科学. 北京：中国中医药出版社，2004：118］

脐　痈

　　脐痈是一种生于脐部的急性化脓性疾患。因其绕脐而生，又称盘脐痈。其特点是病人脐孔出水、尿；初起脐微肿，渐大如瓜，溃后多可敛。脓稠无臭则易敛，脓水臭秽终成瘘而不易愈合或反复发作。相当于西医学所说的脐部化脓性感染，脐肠管异常、脐尿管异常继发感染，卵黄管残留征等。

一、临证思辨与治疗

（一）病因病机

　　1. 湿热火毒　饮食不节，内伤情志，房劳过度等均可导致心经火毒、脾胃湿热，移热于小肠，结于脐中，使气血不通、血凝毒滞而成，因小肠分清泌浊，故其又多兼湿邪。

　　2. 外伤染毒　脐部湿疮出水，复因瘙痒染毒而引起。

　　3. 先天不足　脐部发育不全，易于感受邪毒而发病。

病因病机示意图

湿热火毒　｜
外伤染毒　｝→　湿热毒邪　→　血凝毒滞　→　脐痈
先天不足　｜　　结于脐中　　热胜肉腐

（二）诊断思维

1. 辨病思维

（1）诊断要点

①症状

a. 初起 脐部微痛微肿，皮色或红或白，渐渐肿大如瓜，或高突如铃，根盘大，触痛明显，或绕脐而生，一般无全身症状。

b. 成脓期 脐部红肿高突，灼热疼痛，触痛较甚，伴有恶寒发热，口苦纳呆等全身症状。

c. 溃后期 脓水稠厚无臭味者易敛；溃后脓出臭秽，或挟有粪汁，或夹有尿液，脐孔部胬肉高突，脐孔正中下方有条状硬结，形成脐漏，可致久不收口。

②体征

初起时脐部微痛微肿，皮色或红或白，渐渐肿大如瓜，触痛明显，病情进一步发展则脐部红肿高突，灼热，触痛明显，脓肿成熟时，可自行破溃出脓，或手术切开排脓，溃后脓出臭秽，或挟有粪汁，或夹有尿液，脐孔部胬肉高突，脐孔正中下方有条状硬结。

③辅助检查

a. 血常规检查 白细胞总数和中性粒细胞比例可增高。

b. X线瘘管造影 可提示瘘管是否与膀胱或肠管相连，从而明确是否是脐肠管异常、脐尿管异常继发感染。

（2）鉴别诊断

脐痈分单纯性脐部感染和脐部畸形继发感染两种，临证不仅要查局部肿痛，还必须结合现病史，体征及辅助检查情况来明确是原发性还是继发性感染。

2. 辨证思维

（1）初期（湿热火毒）

初起时脐部微痛微肿，皮色或红或白，渐渐肿大如瓜，或高突如铃，根盘大，触痛明显，或绕脐而生，一般无全身症状。

本期重点掌握的症状为脐部肿痛，逐渐明显。局部体征为脐部微痛微肿，皮色或红或白，渐渐肿大如瓜，触痛明显。

（2）成脓期（火毒炽盛）

脐部红肿高突，灼热疼痛，触痛较甚，恶寒发热，口苦纳呆。

本期重点掌握的症状为脐部红肿热痛明显，恶寒发热。局部体征为脐部红肿高突，灼热，触痛明显，按之中软应指。

（3）溃破期（脾气虚弱）

自溃或切开排脓后均为本时期，溃后脓水稠厚无臭味者易敛，溃后脓出臭秽，或挟有粪汁，或夹有尿液，及脐孔正中下方有条状硬结者，往往成为脐漏，而致久不收口。

（三）治则思维

内治：①以清火利湿解毒为基本原则。②病之初期注重清热利湿，促其早期消散；病之中期火毒炽盛，需注意清火解毒、透脓托毒；病之后期疮口久不收敛，属脾气虚弱，当益气健脾、扶正固本，注意养阴。

外治：初起宜消，溃后宜敛，对溃后脓液臭，或挟有粪汁，或排出尿液，或脐翻胬肉，久不收敛者，有溃膜成瘘之虑，应手术治疗。

（四）治疗方案

1. 辨证论治

（1）湿热火毒

证候：脐部红肿热痛；全身恶寒发热，纳呆口苦；舌苔薄黄，脉滑数。

辨证：心热移于小肠，与湿邪相合，结肿成痈，故见局部红肿热痛；正气不虚，故肿势聚结；恶寒发热，纳呆口苦，舌苔薄黄，脉滑数，皆为湿热之象。

治则：清火利湿解毒。

主方：黄连解毒汤合四苓散加减。

处方举例：黄连10g，黄芩10g，山栀10g，生地黄10g，木通10g，黄柏10g，猪苓、茯苓各10g，泽泻10g，生甘草10g。

（2）脾气虚弱

证候：溃后脓出臭秽，久不收口；面色萎黄，肢软乏力，纳呆，便溏；舌苔薄，脉濡。

辨证：溃后日久，气血两虚，故疮口难愈；脓出臭秽，为湿热所作；气虚则肢软乏力，血虚则面色萎黄；脾失健运，则见纳呆、便溏。

治则：健脾益气。

主方：四君子汤加减。

处方举例：生黄芪 30g，党参 20g，白术 10g，山药 15g，白扁豆 10g，茯苓 10g，黄精 10g，金银花 10g，生甘草 10g。

加减：如脓成或溃脓不畅，加皂角刺 10g，黄芪 15g 托毒排脓；热毒炽盛，加败酱草 15g，大青叶 30g 清热解毒；脐周肿痒，加苦参 10g，白鲜皮 10g，滑石 10g 清热利湿。

2. 其他疗法

（1）中成药 参照"颈痈"。

（2）验方

立消汤（《洞天奥旨》验方）：蒲公英 30g，玄参 30g，金银花 120g，当归 60g 水煎，饥时服。功效：攻散诸毒，适用于湿热火毒证脐痈。

（3）外治法

①参照"颈痈"。

②成漏者，疮口中可插入七三丹药线，或七仙条化管提脓，待脓腐脱尽后，加用垫棉法。

③对久不收口者，可行手术治疗。

（五）预后转归

大部分患者经治疗后病情向愈，溃出脓液稠厚者，预后较好，可渐收口。溃后脓液臭秽，或挟有粪汁，或排出尿液，或脐翻胬肉，久不收敛者，有溃膜成瘘之虑。

（六）预防与调护

1. 参照"颈痈"。

2. 保持脐部清洁、干燥，勿用手抓弄脐窝。

3. 积极治疗脐部先天性疾病。

4. 脐痈愈后反复发作者，宜手术治疗。

二、名家医案借鉴

1. 唐汉钧医案——湿热火毒型脐痈

成某，男，26 岁。

初诊日期：1998 年 10 月 12 日。

主诉：脐部反复流脓 2 周。

现病史：2 周前患者脐部出现红肿，略有疼痛，自行用金霉素眼膏外涂，内服抗生素（具体药名不详）红肿消退，但其后脐部时有脓水流出，味臭，曾用酒精清洗，未见缓解。发病期间否认发热等不适。

查体：脐部稍肿硬，肤色略暗红，脐窝中央有一小孔，用球头银丝探针探查，斜向左下方伸入约 4cm，有脓水流出，色黄，味臭秽，有触痛。舌质红，舌苔薄，脉濡。

诊断：脐痈（西医：脐炎）。

辨证：湿热火毒。

治法：清火利湿解毒。

方药：方用黄连解毒汤合四苓散加减。金银花 15g，黄连 3g，茯苓 12g，白术 12g，泽泻 15g，白花蛇舌草 15g，黄柏 12g，皂角刺 9g，生甘草 6g。水煎服。

外治：本病已成漏，用九一丹药线引流，外敷青黛膏。嘱患者保持脐部清洁。

按语：脐部红肿疼痛，溃后脓出臭秽，为湿热之象。证属湿热火毒，治拟清火利湿解毒，常用黄连解毒汤合四苓散加减，如溃脓不畅，可加皂角刺 10g，黄芪 15g 托毒排脓；热毒炽盛，加败酱草 15g，大青叶 30g 清热解毒；脐周肿痒，加苦参 10g，白鲜皮 10g，滑石 10g 清热利湿。如病情经久不愈，需进一步检查以排除脐部畸形继发感染可能性，并考虑手术治疗。

［唐汉钧. 中医外科常见病证辨证思路与方法. 北京：人民卫生出版社，2007：46］

胯腹痈

胯腹痈是发生在胯腹部的急性化脓性疾病，其特点是：结块肿痛，皮色不变，步行困难。相当于西医学所说的腹股沟浅部急性淋巴结炎。

一、临证思辨与治疗

（一）病因病机

多因湿热内蕴，气滞挟痰，邪毒凝结而成；或由下肢、阴部皮肤破损，感染毒邪循经而发。

病因病机示意图

$$\left.\begin{array}{c}\text{湿热内蕴}\\\text{局部破损}\\\text{毒邪入侵}\end{array}\right\} \longrightarrow \begin{array}{c}\text{邪毒循经}\\\text{而发}\end{array} \longrightarrow \begin{array}{c}\text{气血凝结}\\\text{热胜肉腐}\end{array} \longrightarrow \text{跨腹痈}$$

（二）诊断思维

1. 辨病思维

（1）诊断要点

①症状

a. 初起　在腹股沟部有一结块，形如鸡卵，肿胀发热，皮色不变，疼痛明显，患侧步行困难，伴有怕冷发热等症状。

b. 成脓期　肿块增大，皮色转红，持续跳痛，伴身热不退，口干不欲饮，纳呆，便秘溲赤。

c. 溃后期　若溃后脓出通畅，局部肿消痛减，寒热渐退，疮口逐渐愈合。

②体征

初起跨腹部有一结块，形如鸡卵，肿胀发热，皮色不变，疼痛明显，患侧步行困难，病情进一步发展则肿块增大，皮色转红，患处拒按，肿块中央渐软，按之有波动应指感，局部穿刺抽吸有脓液。脓肿成熟时，可自行破溃出脓，或手术切开排脓。

③辅助检查

血常规检查：成脓期可见白细胞及中性粒细胞均明显升高。

（2）鉴别诊断

本病需与腹股沟部脂肪瘤相鉴别：

腹股沟部急性淋巴结炎与腹股沟部脂肪瘤鉴别表

	腹股沟部急性淋巴结炎	腹股沟部脂肪瘤
起病	急	慢
肤色改变	红肿明显	肤色不变
疼痛	明显	一般无疼痛
下肢活动	受限	活动正常
化脓	较易化脓	不化脓

2. 辨证思维

（1）初期（湿热壅结）

腹股沟部有一结块，形如鸡卵是最初的临床表现，局部肿胀发热，皮色不变，疼痛明显，患侧步行困难，同时伴有怕冷发热等症状。

本期重点掌握的症状为腹股沟结块，肿胀疼痛，皮色不变。局部体征为胯腹部有一结块，形如鸡卵，皮色不变，肿胀发热，疼痛拒按，患侧步行困难。

（2）成脓期（热盛酿脓）

胯腹部肿块逐渐增大，皮色转红，持续跳痛，恶寒发热加重，或光发热不恶寒，大便干结。

本期重点掌握的症状为肿块增大，焮红热痛，持续跳痛。局部体征为肿块焮红热痛，疼痛拒按，按之中软而有波动感。

（3）溃破期

自溃或切开排脓后均为本时期，大多患者脓出转向愈合。

（三）治则思维

内治：①基本治疗原则为清热利湿解毒。②一般而言，病之初，当清热利湿解毒，使邪去而毒自消；病之中，属热盛肉腐，又兼托毒透脓。

外治：初期宜清热消肿散结，脓成宜切开引流，脓尽宜托毒生肌。

（四）治疗方案

1. 辨证论治

（1）湿热壅结

证候：胯腹部结块肿痛，皮色不变，患肢拘急，行走不便，可伴有怕冷发热，尿黄，舌红，苔黄，脉数。

辨证：湿热毒邪壅结于胯腹部，故可见局部结块，邪毒阻碍气机不畅，气滞血瘀，不通则痛，故可见局部疼痛，疼痛故导致患肢拘急，行走不便。恶寒发热，尿黄，苔黄或黄腻，脉数，均为湿热之邪作祟。

治则：清热利湿解毒。

主方：五神汤合萆薢渗湿汤加减。

处方举例：当归10g，赤芍10g，桃仁10g，泽兰10g，金银花10g，紫花地丁10g，牡丹皮10g，茯苓10g，车前子10g（另包），牛膝10g，丝瓜络10g。

加减：如湿热重，加生薏苡仁30g，黄柏10g清热利湿；脓成者，加炙穿山甲10g，皂角刺10g托毒排脓；患肢活动不利者，加伸筋草15g，桑枝10g通经活络。

（2）热盛酿脓

证候：胯腹部肿块逐渐增大，皮色转红，持续跳痛，恶寒发热加重，或光发热不恶寒，大便干结，小便黄，舌红，苔黄腻，脉滑数。

辨证：湿热蕴结而化火，火热炽盛，热胜而肉腐，故可见胯腹部肿块逐渐增大，皮色转红，持续跳痛。光发热不恶寒，大便干结，小便黄，舌红，苔黄腻，脉滑数，亦为热盛化火之征。

治则：透脓托毒。

主方：透脓散加减。

处方举例：黄芪10g，当归10g，炒穿山甲10g，川芎10g，皂角刺10g，忍冬藤10g，连翘10g，牛膝10g，桔梗10g，白芷10g。

2. 其他疗法

（1）中成药

①六应丸或六神丸，成人每次10粒，1日3次，7～12岁，每次5粒，6岁以下，每次3粒。适用于各证型胯腹痈。

②小金丹或犀黄丸，每次半支，每日2次，吞服。儿童酌减。适用于各证型胯腹痈。

③清解片或新癀片，每次5片，每日2～3次。适用于各证型胯腹痈。

④蟾酥丸每次3～5粒，1日1～2次，陈酒或温开水送下。孕妇忌服。适用于各证型胯腹痈。

（2）验方

消痈汤（《赵炳南临床经验录》验方）金银花 15g，白芷 6g，当归 9g，赤芍 9g，土贝母 9g，天花粉 9g，炙乳香、没药各 4.5g，皂角刺 9g，炙甲片 9g，生甘草 6g。水煎服。功效：清热解毒，散瘀消肿，活血止痛，适用于各证型胯腹痈。

（3）外治法

①初期　宜解毒散结，用金黄散调银花露或金黄散加芒硝开水调敷患处。

②中期　治宜提脓祛腐，脓成时，宜低位切开引流，上九一丹纱条，外盖金黄散。

③后期　脓尽宜生肌收口，用生肌散，外盖紫油草纱布。

（五）预后转归

大部分患者经治疗后病情向愈，预后较好。

（六）预防与调护

1. 参照"颈痈"。
2. 有下肢、阴部皮肤破损时，应及时治疗。

二、名家医案借鉴

1. 于利国医案——湿热下注型胯腹痈

患者，男，42 岁。

主诉：右腹股沟肿块伴疼痛流脓 1 月余。

现病史：患者无明显诱因出现右腹股沟肿块，胀痛，按压痛，逐渐增大一月，曾于某西医院治疗，予静滴抗生素，于半月前行切开排脓处置，排出淡黄色液体约 20ml，有絮状物，未作细菌培养。抗炎治疗及常规外科换药处理一周仍持续有渗出物，并出现一略小疮面，伴有行走时牵拉痛，排便痛，现疮口增大，食欲减退症状加重求中医治疗而来我院。

查体：舌质红，苔黄腻，脉数，面色晦暗，久病痛苦面容。

诊断：胯腹痈（西医：右腹股沟化脓性淋巴结炎）。

辨证：湿热下注。

治法：清热利湿，活血解毒。

方药：萆薢化毒汤加减。萆薢、牡丹皮、当归尾、牛膝、防己、茯苓、车前子、苦参、秦艽、白花蛇舌草，日一剂，水煎，分三次口服。

配合阿莫西林胶囊口服，创口予外科换药时于创面直接敷一层散在白砂糖，嘱清淡饮食，加强营养，忌食辛辣刺激性食物。次日渗液明显减少，三日后渗液消失，疮口可见新鲜肉芽生长，食欲增加，面色红润，停用白砂糖，如法治疗，半月后痊愈。

按语：作者经验，用白砂糖可以阻止渗出物产生，促进肉芽生长。

［于利国，李鸿燕. 跨腹痈医案 1 例. 黑龙江中医药，2006，（6）：33］

委 中 毒

委中毒是发生在腘窝委中穴的急性化脓性疾病。其特点是初起木硬疼痛，皮色不红，小腿屈伸不利，愈后可有短期屈曲难伸。相当于西医学所说的腘窝部急性化脓性淋巴结炎。

一、临证思辨与治疗

（一）病因病机

1. 湿热下注　胆经移热，膀胱湿热结聚，壅而不行，阻于脉络所致。

2. 破损染毒　因患肢破损、足跟皲裂、冻疮溃烂、脚气、湿疮等感染毒邪，以致湿热蕴阻，经络阻隔，气血凝滞而成。

3. 寒湿下受　寒湿之邪自下先受，循足少阳入于腘中，蕴积化生湿热，气血为之阻隔而毒成脓生。

病因病机示意图

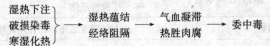

湿热下注 ┐
破损染毒 ├─→ 湿热蕴结　气血凝滞 ─→ 委中毒
寒湿化热 ┘　　经络阻隔　热胜肉腐

（二）诊断思维

1. 辨病思维

（1）诊断要点

①症状

a. 初起　腘窝处木硬疼痛，皮色如常或微红，形成肿块则患侧小腿屈伸困难，行动不便。伴有寒热、纳呆等症状。

b. 成脓期　肿痛加剧，焮红疼痛，小腿屈曲难伸，身热不退，口干不欲饮，纳呆，便秘溲赤。

c. 溃后期　溃后脓出如蛋清状，疮口收敛迟缓，小腿屈伸不利，全身症状减轻，可伴疲倦乏力，食欲减退。

②体征

初起腘窝处木硬疼痛，皮色如常或微红，形成肿块则患侧小腿屈伸困难，病情进一步发展肿痛加剧，焮红疼痛，小腿屈曲难伸，约 2～3 周后则成脓，溃后脓出如蛋清状，疮口收敛迟缓，小腿屈伸不利，需经功能锻炼后，约 2～3 个月可恢复正常。

③辅助检查

a. 血常规检查　白细胞总数和中性粒细胞比例可增高。

b. X 线检查：必要时行膝关节 X 线检查以了解膝关节情况，排除病理性骨折等疾病。

（2）鉴别诊断

本病需与腘窝囊肿相鉴别：

腘窝部急性化脓性淋巴结炎与腘窝囊肿鉴别表

	腘窝部急性化脓性淋巴结炎	腘窝囊肿
起病	急	缓慢起病
肿块特征	为实性，压痛明显	质韧，有囊性感，无明显压痛，穿刺可抽出胶性液体
红肿热痛	明显	仅轻度胀痛，红肿热痛均不明显
化脓	2～3 周后化脓	不化脓
关节活动	会出现小腿屈伸不利	不影响小腿活动

2. 辨证思维

（1）初期（气滞血瘀）

初起时委中穴处木硬疼痛，皮包微红，患侧小腿活动稍受限，恶寒发热。

本期重点掌握的症状为委中穴处木硬疼痛，患侧小腿活动稍受限。局部体征为腘窝处木硬疼痛，皮色如常或微红，形成肿块则患侧小腿屈伸困难。

（2）成脓（湿热蕴阻）

委中穴处肿痛加剧，焮红疼痛，小腿屈曲难伸，恶寒发热，口干不欲饮，纳呆。

本期重点掌握的症状为委中穴处焮红疼痛，小腿屈曲难伸，恶寒发热。局部体征为腘窝处焮红肿痛，小腿屈曲难伸。

（3）溃后期（气血两亏）

溃后出脓如蛋清状，疮口收敛迟缓，小腿屈伸不利，大部分患者病情向愈。但小腿屈伸不利，需经功能锻炼后，约2～3个月方可恢复正常。

（三）治则思维

内治：①治以清热利湿、和营祛瘀为基本治则。②初起宜活血化瘀、舒筋散邪，促其早期消散；及至毒盛酿脓，则宜清利湿热、散坚消肿、透脓托毒；脓成外溃之后气血已亏者，疮口久不收敛，则宜补气益血、扶正固本、托疮生肌。

外治：脓成切开后易袋脓，若袋脓则及时扩创，疮口将敛时用垫棉压迫疗法，紧压疮口，以加速愈合。

（四）治疗方案

1. 辨证论治

（1）气滞血瘀

证候：初起木硬疼痛，皮包微红，活动稍受限；全身恶寒发热；苔白腻，脉滑数。

辨证：本证常见于委中毒之初期，为寒湿下受，或湿热下注，蕴结积聚，所致气滞血瘀的证候；经络阻隔，气血凝聚，毒作尚未成脓，故其色不变，肿痛；苔白腻，脉滑数，为湿热之象。

治则：和营活血。

主方：活血散瘀汤加减。

处方举例：当归尾 10g，赤芍 10g，桃仁 10g，川芎 10g，苏木 10g，牡丹皮 10g，枳壳 10g，瓜蒌仁 10g，牛膝 10g，大黄 10g。

加减：如伤筋引起者，加泽兰 10g 祛瘀通筋；寒湿阻络者，加独活 10g，苍术 10g 散寒祛湿。

（2）湿热蕴阻

证候：腘窝部木硬肿痛，焮红疼痛，小腿屈曲难伸；全身恶寒发热，口干不欲饮，纳呆；苔黄腻，脉滑数。

辨证：本证常见于委中毒之中期，为湿热火毒壅滞，腐肉成脓的证候；湿热所作，故口干不欲饮，苔黄，脉滑数；火毒结聚，故腘窝部肿硬，焮红肿痛；热盛拒阴，邪正交争，故恶寒发热。

治则：清利湿热，和营活血。

主方：活血散瘀汤合五神汤加减。

处方举例：当归 10g，赤芍 10g，桃仁 10g，泽兰 10g，金银花 10g，紫花地丁 10g，牡丹皮 10g，茯苓 10g，车前子 10g（另包），牛膝 10g，丝瓜络 10g。

加减：如湿热重，加生薏苡仁 10g，黄柏 10g 清热利湿；脓成者，加炙穿山甲 10g，皂角刺 10g 托毒排脓；溃后屈伸不利者，加伸筋草 15g，桑枝 15g 通经活络。

（3）气血两亏

证候：起发缓慢，肿成难溃，溃后出脓如蛋清状，疮口收敛迟缓，膝之屈伸不利。

辨证：本证常见于委中毒之后期，虽毒去脓泄，但气血为之两亏，故疮口敛迟，脓如蛋清；膝者筋之府，筋为毒损，故屈伸不利。

治则：调补气血。

主方：八珍汤。

处方举例：生黄芪 30g，党参 20g，白术 15g，茯苓 10g，当归 10g，白芍 10g，川芎 10g，陈皮 10g，谷芽 15g，金银花 10g，生甘草 10g。

2. 其他疗法

（1）中成药　参照"颈痈"。

（2）验方

和营消肿汤（《朱仁康临床经验集》验方）当归9g，赤芍9g，桃仁9g，红花9g，山栀9g，土贝母9g，天花粉9g，丝瓜络9g，木通6g，炙甲片9g，炙乳香、没药各6g。水煎服。功效：活血和营，消肿解毒，适用于湿热蕴阻证委中毒。

（3）外治法

①参照"颈痈"。

②脓成不宜过早切开，刀口位置应在腘窝中央折纹偏下方。若溃后流脓不尽，肿势不退，日久不愈，多因切口过小，或因自溃以致袋脓，引流不畅，脓毒不尽所致，需及时扩创。脓出如鸡蛋清样黏液时，用生肌散收口，并以棉垫紧压疮口，可加速愈合。

（五）预后转归

大部分患者经治疗后病情向愈，预后较好。脓成切开后易于袋脓，若不注意适时应用垫棉法，可影响愈合；且膝为筋之府，治疗不当，筋为毒损，可影响膝部屈伸功能。

（六）预防与调护

1. 有敛后筋缩难伸后遗症者，用玻璃瓶或竹筒一个放地上，嘱患者坐靠背椅上，患肢脚踏在瓶或竹筒上，作伸屈活动的功能锻炼，1日2～3次，每次20～30分钟，开始滚的幅度小一些，以后逐渐加大，直至患肢恢复。

2. 下肢足踝部位有疮癣、伤口时，应及时治疗。

二、名家医案借鉴

1. 唐汉钧医案——湿热蕴阻型委中毒

李某，男，42岁。

初诊日期：1999年11月25日。

主诉：右腘窝部肿块伴疼痛3天余。

现病史：患者3日前右腘窝部出现疼痛，伴发热、纳呆。有足癣史。

查体：T：37.4℃，右腘窝部触及一肿块，范围约3.5cm×3.5cm，皮色微红，边界尚清，扪之微热，活动度一般，触痛明显，质地尚硬，无波动感，右小腿屈伸不利。右足趾间皮肤糜烂。

诊断：委中毒（西医：右腘窝部淋巴结炎）。

辨证：湿热蕴阻。

治法：清利湿热，和营活血。

方药：活血散瘀汤合五神汤加减。当归15g，赤芍12g，桃仁9g，黄柏12g，金银花12g，紫花地丁30g，茯苓12g，车前子（包煎）18g，苏木9g，牡丹皮9g，瓜蒌仁15g，牛膝12g，大黄9g，泽兰9g。

外治：金黄膏外敷。

按语：委中毒的基本病机为湿热壅阻，治以清热利湿、和营活血为基本治则，及至毒盛酿脓，则宜清利湿热、散坚消肿，并加黄芪、皂角刺等药以托毒透脓；脓成外溃之后气血已亏者，疮口久不收敛，则宜补气益血、托毒生肌为主。

[唐汉钧. 中医外科常见病证辨证思路与方法. 北京：人民卫生出版社，2007：50]

（洪志明　黎杰运）

第四节　发

锁喉痈

锁喉痈是发于颈前正中结喉处的急性化脓性疾病。其特点是来势暴急，初起喉结处红肿绕喉，根脚散漫，坚硬，灼热疼痛，范围较大，肿势蔓延至颈部两侧、腮颊及胸前，可连及咽喉、舌下，并发喉风、重舌，甚至痉厥等险症，伴壮热口渴、头痛项强等全身症状。相当于西医学所说的口底部蜂窝组织炎。

一、临证思辨与治疗

（一）病因病机

1. 风温毒邪客于肺胃，积热上蕴，挟痰凝结而成。
2. 痘疹、麻疹之后，体虚余毒未清，挟痰热结聚所生。
3. 体弱，口唇齿龈生疮、咽喉糜烂感染邪毒所继发。

病因病机示意图

```
风温毒邪外感 ⎫          痰热上蕴    气血凝滞
口齿邪毒继发 ⎬ ──→              ──→            ──→ 锁喉痈
体虚余毒未清 ⎭          结于喉部    热胜肉腐
```

（二）诊断思维

1. 辨病思维

（1）诊断要点

①症状

a. 初期　多发于儿童，发病前有口唇、咽喉糜烂及痘疹史。初起喉结处红肿绕喉，根脚散漫，坚硬灼热疼痛，范围较大。有壮热口渴、头痛项强等全身症状。

b. 成脓期　若肿势渐趋限局，按之有波动感者，为脓已成熟。仍伴有壮热口渴，食欲减退等全身症状。

c. 溃后期　溃后脓出黄稠，热退肿消者轻；溃后脓出稀薄，疮口有空壳，或内溃脓从咽喉部穿出。

②体征

初期喉结部红肿绕喉，坚硬疼痛，其后肿势可延及两颈，甚至上延腮颊，下至胸前。可因肿连咽喉、舌下以致汤水难下，甚则窒息。成脓期肿势可渐趋限局，按之中软应指者，为脓已成熟。脓肿成熟时，可自行破溃出脓，或手术切开排脓。

③辅助检查

a. 血常规检查白细胞总数及中性粒细胞比例明显增高。

b. 局部诊断性穿刺 对于判断是否已形成脓肿，可行穿刺抽脓术，有助于确诊并判断脓肿位置。

c. 脓液细菌培养及药敏试验有助于确定致病菌种类，可针对性地选择抗生素。

（2）鉴别诊断

本病需与颈部化脓性淋巴结炎、急性甲状腺炎相鉴别：

口底部蜂窝组织炎与颈部化脓性淋巴结炎、急性甲状腺炎鉴别表

	口底部蜂窝组织炎	颈部化脓性淋巴结炎	急性甲状腺炎
好发人群	儿童	儿童	中年女性
病变范围	颌下部，可延至两颈部，甚则上延腮颊，下至胸前	颈部两侧胸锁乳突肌旁	颈前部甲状软骨两侧
皮肤改变	皮肤红肿，范围较大	红肿较局限	皮色不变
疼痛	疼痛剧烈	疼痛可较重	疼痛较轻
全身症状	重	中等	较轻
化脓	化脓	化脓	一般不化脓

2. 辨证思维

（1）初期（痰热蕴结）

喉结处红肿绕喉，根脚散漫，坚硬灼热疼痛，范围较大。有壮热口渴、头痛项强等全身症状。

本期重点掌握的症状为红肿绕喉，坚硬疼痛，肿势散漫，壮热口渴。局部体征为喉结部红肿绕喉，坚硬疼痛，其后肿势可延及两颈，甚至上延腮颊，下至胸前。

（2）成脓（热胜肉腐）

若肿势渐趋限局，按之中软者，为成脓之象，若按之中软应指者，为脓已成熟。仍壮热口渴，食欲减退。

本期重点掌握的症状为肿势局限，按之中软应指，壮热。局部体征为肿势局限，按之中软应指。

（3）溃破期（热伤气阴）

自溃或切开排脓后均为本时期，溃后脓出黄稠，热退肿消者轻；溃后脓出稀薄，疮口有空壳，或内溃脓从咽喉部穿出。大多患者脓出转向愈合。全身虚弱者重，收口亦慢。

（三） 治则思维

内治：①以清热解毒、化痰消肿为大法。②病之初期多兼挟风温、风热，佐以疏风清热之品；病之中期火毒炽盛，热盛肉腐，佐以凉血透脓之品；病之后期注意顾护人体气血津液及脾胃。

外治：初起宜箍围束毒，成脓后应及早切开减压，引流通畅，是防止并发喉风、重舌，甚至痉厥等险症的关键，溃后宜托毒生肌。

（四） 治疗方案

1. 辨证论治

（1）痰热蕴结

证候：红肿绕喉，坚硬疼痛，肿势散漫；壮热口渴，头痛项强，大便燥结，小便短赤；舌红绛，苔黄腻，脉弦滑数或洪数。

辨证：风温、风热之邪外袭，客于肺胃，胃中积热，运化失司，痰热内生，风火痰热相乘，蕴毒生痈；毒邪炽盛，故红肿绕喉，坚硬疼痛，肿势散漫；壮热口渴，头痛项强，便燥溲赤，舌红绛，苔黄腻，脉弦滑数或洪数，均为痰热之症。

治则：疏风清热，化痰解毒。

主方：普济消毒饮加减。

处方举例：牛蒡子10g，薄荷10g（后下），象贝母10g，山栀10g，桔梗10g，赤芍10g，僵蚕10g，连翘15g，黄芩10g，板蓝根20g，黄连10g，陈皮10g。

加减：如出现壮热口渴者，加鲜生地、天花粉、生石膏清热生津；便秘者，加枳实、生大黄、芒硝泻热通腑；气喘痰壅者，加鲜竹沥、天竺黄、莱菔子降气化痰；痉厥者，加安宫牛黄丸化服，或紫雪丹或紫雪散吞服。

（2）热胜肉腐

证候：肿势限局，按之中软应指，脓出黄稠，热退肿减；舌红，苔黄，脉数。

辨证：热毒壅盛，热胜腐肉，肉腐为脓，则见按之中软应指；脓出毒泻，故热退肿减；正可胜邪，故肿势限局，脓出黄稠。

治则：清热化痰，和营托毒。

主方：普济消毒饮加减。

处方举例：生地黄 10g，赤芍 10g，牡丹皮 10g，金银花 15g，连翘 15g，山栀 10g，桔梗 10g，僵蚕 10g，黄芩 10g，板蓝根 10g，黄连 10g，炙穿山甲 10g，皂角刺 10g。

（3）热伤胃阴

证候：溃后脓出稀薄，疮口有空壳，或脓从咽喉溢出，收口缓慢；胃纳不香，口干少液；舌光红，脉细。

辨证：脓为气血所化，脾胃为气血生化之源，火毒炽盛，耗伤气血，故脓水稀薄，疮口有空壳，收口缓慢；火毒炽盛，首先伤及人体阴津，故口干少液，舌光红，脉细。

治则：清养胃阴。

主方：益胃汤加减。

处方举例：沙参 15g，麦冬 15g，生地黄 15g，天花粉 15g，玉竹 15g，鲜石斛 15g，金银花 15g，连翘 15g，谷芽 15g，白扁豆 10g。

2. 其他疗法

（1）中成药

①六应丸或六神丸，成人每次 10 粒，1 日 3 次；7～12 岁，每次 5 粒，6 岁以下，每次 3 粒。适用于痰热蕴结证锁喉痈。

②蟾酥丸，每次 3～5 粒，1 日 1～2 次，陈酒或温开水送下。孕妇忌服。适用于痰热蕴结证锁喉痈。

③犀黄丸，1 支，每日 2 次。适用于痰热蕴结证锁喉痈。

（2）验方

①垂盆草 30～60g 捣烂冲服；外用将鲜垂盆草 60～120g 洗净，捣烂加干面少许调成糊状，或在夏天收全草，洗净捣烂加凡士林适量调和备用，外敷患处，每日或隔日 1 次（陆德铭主编《中医外科学》）。适用于痰热蕴结证锁喉痈。

②清热败毒汤（《中医外科学》验方）：牛蒡子 12g，僵蚕 12g，蝉衣 9g，玄参 15g，桔梗 9g，夏枯草 30g，全瓜蒌 30g，生地黄 30g，赤芍 15g，金银花、连翘各 30g，皂角刺 15g，黄芩 12g，生甘草 9g。水煎服。适用于痰热蕴结证锁喉痈。

（3）外治法

①初起　宜箍围束毒，用玉露散或双柏散以金银花露或菊花露调敷患处。

②成脓　脓成则切开排脓，刀法宜循经直开。

③溃后　药线蘸九一丹引流，外敷金黄膏或红油膏，脓尽改用生肌散、白玉膏。

（五）预后转归

本病治疗后以根脚渐收，肿势高起，渐趋限局，容易溃脓者，为顺证；若根脚不收，漫肿平塌，色转暗红，难以溃脓者为逆证。溃后脓出黄稠，热退肿消者轻；溃后脓出稀薄，疮口有空壳，或内溃脓从咽喉部穿出，全身虚弱者重，收口亦慢。

（六）预防与调护

1. 箍围药宜注意湿度，使药力易于透达。

2. 高热时应卧床休息，气喘痰壅时取半卧位。

3. 初期、成脓期，宜进半流质饮食。

4. 儿童患者，给药宜浓煎，且少量多次服，1日3～4次。

5. 积极处理原发病灶。

二、名家医案借鉴

1. 唐汉钧医案——痰热蕴结型锁喉痈

丁某，男，14岁。

初诊日期：1994年9月22日。

主诉：结喉部红肿2日。

现病史：2日前患者结喉部突发红肿，伴发热、头痛、口干，不思饮食，大便两日未解。发病前有上感史。

查体：T38.5℃，喉结部红肿，肿势延及两颈下，边界不清，色红，质地硬，肤温高，触痛明显。舌质红，舌苔黄腻，脉滑数。

诊断：锁喉痈（西医：口底部蜂窝组织炎）。

辨证：痰热蕴结。

治法：疏风清热，化痰解毒。

方药：普济消毒饮加减。牛蒡子 12g，薄荷（后下）6g，象贝母 9g，山栀 6g，桔梗 6g，赤芍 12g，僵蚕 9g，连翘 9g，黄芩 12g，板蓝根 20g，黄连 3g，陈皮 9g，生甘草 3g，鲜生地黄 20g，天花粉 15g，生石膏（先煎）30g，枳实 12g，生大黄 12g，芒硝 9g。日一剂，水煎服。

外治：宜箍围束毒，用金黄散、金银花露调敷患处。

按语：锁喉痈一般由风温毒邪客于肺胃，积热上蕴结喉，致气血凝滞，热性肉腐而成，本例患者亦为上感后而出现结喉痈症状，红肿绕喉，坚硬疼痛，为风热外袭，客于肺胃，胃中积热，运化失司，痰热内生，风火痰热相乘，蕴毒生痈而成本病，而红肿处质地硬，亦未溃脓，当属初期。治以疏风清热，化痰解毒为法，方选普济消毒饮加减，方证相应，又患者壮热口渴，故加生地黄、天花粉、生石膏以清热生津，伴有便秘，故加生大黄、芒硝、枳实以泻热通腑，经治后患者邪去正安，病情痊愈，疗效颇佳。

［唐汉钧．中医外科常见病证辨证思维与方法．北京：人民卫生出版社，2007：55～56］

臀　痈

臀痈是发生于臀部肌肉丰厚处范围较大的急性化脓性疾病。其特点是来势急，位置深，范围大，难于起发，成脓快，但腐溃较难，收口慢。相当于西医学所说的臀部蜂窝组织炎。

一、临证思辨与治疗

（一）病因病机

1. 湿火蕴结　情志内伤，七情郁结，气郁化火，或横逆脾土，脾失健运，生湿为患；饮食不节，脾胃乃伤，湿热火毒内生，相互搏结，营气不从，逆于肉理，结毒而成。

2. 直中不洁之毒　注射时感染毒邪，邪毒直中分肉之间，化热肉腐而成；亦可从局部疮疖发展而来。

3. 湿痰凝滞　慢性者多由湿痰凝结，营气不从，逆于肉理所致；或注射药液吸收不良所引起。

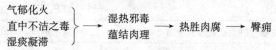

病因病机示意图

气郁化火
直中不洁之毒　}→　湿热邪毒　→　热胜肉腐　→　臀痈
湿痰凝滞　　　　蕴结肉理

（二）诊断思维

1. 辨病思维

（1）诊断要点

①症状

a. 初起　臀部一侧疼痛，肿胀焮红，皮肤灼热，患肢步行困难，红肿以中心部最为明显，而四周较淡，边缘不清，红肿逐渐扩大而有硬结，伴恶寒，发热，头痛，骨节酸痛，胃纳不佳等全身症状。

b. 成脓期　2～3天后皮肤溃烂，随即变成黑色腐溃，或中软不溃；伴有壮热口渴、便秘溲赤等全身症状。

c. 溃后期　溃后一般脓稠，脓出腐脱而诸症渐轻，但有的伴有大块腐肉脱落，以致疮口深大而形成空腔，收口甚慢，1个月左右方可痊愈。

②体征

初起时臀部红肿热痛，红肿以中心部最为明显，边界不清，而后红肿逐渐扩大而有硬结，皮肤溃烂，随即变成黑色腐溃，溃后脓出黄稠。

③辅助检查

a. 血常规检查白细胞总数及中性粒细胞比例增高。

b. 脓液细菌培养及药敏试验有助于确定致病菌种类，可针对性地选择抗生素。

④本病有急性和慢性之分，慢性者，初起多漫肿，皮色不变，红热不显，而局部坚硬，有疼痛或压痛，患肢步行不便，进展较为缓慢，全身症状也不明显。一般经过治疗后，多半能自行消退。

（2）鉴别诊断

本病需与臀部肌肉脓肿相鉴别：

臀部蜂窝组织炎与臀部肌肉脓肿鉴别表

	臀部蜂窝组织炎	臀部肌肉脓肿
起病	急	急
发病部位	臀部软组织，包括皮肤、皮下组织及肌肉	臀部肌肉
皮肤改变	潮红	皮色不变
臀部肿块	皮肤红肿而变硬形成硬结	皮下肿块，与皮肤无粘连
化脓时间	发病 2~3 天后	患病 2 周左右

2. 辨证思维

臀痈特点是来势急，位置深，范围大，难于起发，成脓快，但腐溃较难，收口慢。其发病与湿、热、火、毒、痰有关。其基本病机为湿热火毒蕴结肌肤，基本证型为湿火蕴结证。临床应根据疾病发展不同阶段的病机特点，辨证有所侧重。一般而言，病之初，辨证为湿热痰毒证；病之中，成脓期，火毒炽盛，热盛肉腐；病之后期，注意气血阴津损耗。

（三）治则思维

内治：①臀痈其基本病机为湿热火毒蕴结肌肤，基本证型为湿火蕴结证。故治疗以清热利湿解毒为要，注重托补及化瘀。②临床应根据疾病发展不同阶段的病机特点，辨证有所侧重。一般而言，初起内消，法宜清热解毒，疏其气血，促其消散；脓成后宜托；溃后宜补。

外治：切开排脓时切口应低位并够大够深，以排脓得畅为目的，溃后脓腔深者用药线引流，疮口有空腔者用垫棉法加压固定。

（四）治疗方案

1. 辨证论治

（1）湿火蕴结

证候：臀部红肿热痛，先痛后肿，或湿烂溃脓，脓泄不畅；恶寒发热，头痛骨楚，食欲不振；苔黄或黄腻，脉数。

辨证：湿热火毒流于太阳，则红肿热痛；其病位深，故先痛后肿；脏腑蕴毒，故疮内腐肉，脓泄不畅；恶寒发热，头痛骨楚，食欲不振，苔黄或黄腻，脉数，均为湿热之邪作祟。

治则：清热解毒，和营化湿。

主方：黄连解毒汤合仙方活命饮加减。

处方举例：黄连 10g，黄柏 10g，生山栀 10g，板蓝根 15g，生地黄 10g，赤芍 10g，牡丹皮 10g，薏苡仁 15g，猪苓 10g，茯苓 10g，生甘草 10g。

加减：如脓成不易外出，加皂角刺 10g，炙穿山甲 10g 托毒排脓；局部红热不显，加重活血祛瘀之品，如桃仁 10g，红花 10g，泽兰 10g，减少清热解毒之品。

（2）湿痰凝滞

证候：漫肿不红，结块坚实，进展缓慢；多无全身症状；苔薄白或白腻，脉缓。

辨证：痰为阴邪，痰湿阻络，营气不从，逆于肉里，故漫肿不红，结块坚实，进展缓慢；苔薄白或白腻，脉缓，均为痰湿凝滞之症。

治则：和营活血，利湿化痰。

主方：桃红四物汤合仙方活命饮加减。

处方举例：桃仁 10g，红花 10g，赤芍 10g，泽兰 10g，川芎 10g，丝瓜络 10g，乳香 10g，没药 10g，生甘草 10g，红藤 10g。

（3）气血两虚

证候：溃后腐肉大片脱落，疮口较深，形成空腔，收口缓慢，面色萎黄，神疲乏力，纳谷不香；舌淡，苔薄白，脉细。

辨证：脾胃为气血生化之源，脾主肌肉，脓为气血所化，脾胃虚弱则生肌无力而收口缓慢，脓水稀薄；面色萎黄，神疲乏力，纳差食少，舌淡，苔薄白，脉细，为脾失健运、气血两虚之象。

治则：调补气血。

主方：八珍汤加减。

处方举例：黄芪 30g，党参 15g，当归 10g，赤芍、白芍各 10g，茯苓 10g，山药 15g，焦白术 10g，薏苡仁 15g，生甘草 10g。

2. 其他疗法

（1）中成药

①小金丹，每次 1 支，每日 2 次。适用于湿痰凝滞证臀痈。

②六应丸或六神丸，成人每次 10 粒，1 日 3 次；7～12 岁，每次 5 粒，6 岁以下，每次 3 粒。适用于湿火蕴结证臀痈。

③蟾酥丸，每次 3～5 粒，1 日 1～2 次，陈酒或温开水送下。孕妇忌服。适用于湿痰凝滞证臀痈。

（2）验方

加味解毒内托饮（《赵炳南临床经验集》验方）　金银花 15g，蒲公英 15g，连翘 12g，赤芍 9g，白芷 9g，青陈皮 12g，炒穿山甲 9g，炒皂角刺 9g，水煎服。功效清热解毒，清血内托，适用于湿火蕴结证臀痈。

（3）外治法

①初期　红肿灼热明显的用玉露膏；红热不显的用金黄膏或冲和膏。

②成脓　宜切开排脓，腐黑坏死组织与健康组织分界明显时，可以切开，切口应低位且够大够深，以排脓得畅为目的，有腐肉者可剪除。

③溃后　红油膏、八二丹盖贴，脓腔深者予药线引流；用生肌散及白玉膏收口；疮口有空腔不易愈合者，用垫棉法加压固定。

（五）预后转归

大部分患者经治疗后病情向愈，预后较好。

（六）预防与调护

1. 患病后，宜卧床休息，制动，否则易使病情扩散加剧。

2. 避免久坐湿地，露风冒雨。

3. 肌肉注射时，严格消毒，避免因不洁（而导致注射部位感染）。

二、名家医案借鉴

1. 唐汉钧医案——湿火蕴结型臀痈

沈某，男，44 岁。

主诉：右臀部肿块疼痛 2 周余，加重 1 周。

现病史：2 周前无明显诱因右臀部始发一红肿结块，未及时治疗。1 周前肿块迅速增大，红肿热痛加重。3 日前出现恶寒发热、倦怠嗜睡之症，舌质红，舌苔黄腻，脉滑。自服头孢拉定及阿莫西林胶囊无效。来诊时右臀部结块疼痛，影响行走，身热不扬。

查体：右臀部红肿结块约 10cm×15cm，皮色暗红，中央高起，无脓头，中央疮面约有 4cm×4cm，波动感明显，肤温增高，触痛不甚，边界清楚。

诊断：臀痈（西医：右臀部脓肿）。

辨证：湿火蕴结。

治法：清热利湿，排脓消肿。

方药：苍术 12g，黄柏 9g，鹿衔草 15g，薏苡仁 12g，土茯苓 30g，当归 9g，赤芍 12g，丹参 30g，皂角刺 15g，全瓜蒌（打）30g，姜半夏 12g，合欢皮 18g，牛膝 12g，生甘草 3g。

同时，静滴清开灵、大观霉素。

并于局麻下行切开排脓术，术后外用八二丹、金黄膏。

1 周后，切开排脓之伤口疼痛缓解，局部红肿大部消退，中央疮面为 4cm×1cm，腐肉已去 80%，脓液量少，已见有新鲜肉芽生长。停用补液，外用改八二丹为九一丹，续服前方。又过 7 日局部肿消痛止，疮面腐尽新生，少量渗液。前方去皂角刺，加生黄芪 30g，外用改为生肌散。3 日后疮面愈合。

按语：患者病初只见一小疖肿，未予重视，由于患处经常受压摩擦，造成热毒入里，则肿块突然增大，年壮气血充盛，迅速成脓。来院已脓成（波动感明显），故须及时切开排脓，以利脓水外泄。术后采用八二丹提脓祛腐，金黄膏清热退肿。方用二妙丸加鹿衔草、土茯苓、全瓜蒌清热利湿，消肿解毒；用当归、赤芍、丹参、皂角刺透脓外出；术后寐差用合欢皮。值得一提的是，外科切开排脓的最佳时机应是脓熟，即触之波动感明显时，过早切开易造成热毒入血，过晚可使脓毒扩散。

[唐汉钧. 中医外科常见病证辨证思路与方法. 北京：人民卫生出版社，2007：60～61]

手 发 背

手发背是发于手背部的急性化脓性疾病。其特点是全手背漫肿，红热疼痛，手心不肿，若溃迟敛难，久则损筋伤骨。相当于西医学所说的手背部蜂窝组织炎。

一、临证思辨与治疗

（一）病因病机

1. **风火相乘**　三焦为风木之脏，相火易动，若情志抑郁，三焦气滞，风火内动，复感风热之邪，相乘凝结于手背，气血壅滞，血热肉败而痛作。

2. **湿热壅阻**　四肢为诸阳之本，为脾所主。饮食不节、情志内伤可致湿火内生，又为风热之邪所乘，互为搏结，毒结手背，气血壅结，血热肉败所致。

3. **外伤染毒**　皮肉破损，感染毒气。

病因病机示意图

风火相乘
湿热壅阻 ⟩ → 毒结手背 → 气血壅结 → 手发背
外伤染毒 　　　　　　　　　热胜肉腐

（二）诊断思维

1. 辨病思维

（1）诊断要点

①症状

a. 初起：患部漫肿，边界不清，胀痛不舒，伴恶寒，发热等全身症状。

b. 成脓：化脓时间约 7~10 天左右，中间肿胀高突，色紫红，灼热，有跳痛感，若按之有波动感者，为内脓已成。持续发热，咽干口渴，便秘溲赤。

c. 溃后：溃破时皮肤湿烂，脓水色白或黄，或夹有血水，逐渐脓少而愈合。如 2~3 周肿势不趋限局，溃出脓稀薄而臭，是为损骨之征。

②体征

初起时患部漫肿，边界不清，病情进一步发展，中间肿胀高突，色紫红，灼热，患处拒按，按之有波动感者，局部穿刺抽吸有脓液。脓肿成熟时，可自行破溃出脓，或手术切开排脓。

③辅助检查

a. 血常规检查提示血白细胞总数及中性粒细胞比例均增高。

b. 脓液细菌培养及药敏试验有助于确定致病菌种类，可针对性地选择抗生素。

c. 如2～3周肿势不趋限局，溃出脓稀薄而臭，可予X线摄片检查确定有无死骨。

（2）鉴别诊断

本病需与掌中间隙感染相鉴别：

手背部蜂窝组织炎与掌中间隙感染鉴别表

	手背部蜂窝组织炎	掌声中间隙感染
发病部位	手背部	手掌部
掌心凹陷	存在	不存在甚则稍突起
化脓时间	发病后7～10天左右	发病后2周左右
损伤筋骨	较少	易损伤筋骨或并发脓毒血症

2. 辨证思维

（1）初期（风热）

患部漫肿，胀痛不舒，是最初的临床表现，伴恶寒，发热等全身症状

本期重点掌握的症状为患部漫肿，胀痛不舒，局部体征是：手背漫肿，边界不清。

（2）成脓（湿热壅阻，毒盛酿脓）

患部中间肿胀高突，色紫红，灼热，有跳痛感，持续发热，咽干口渴，便秘溲赤。

本期重点掌握的症状为肿胀而跳痛，持续发热。局部体征为肿胀高突，紫红灼热，按之中软应指。

（3）溃破期（气血不足，正虚邪恋）

自溃或切开排脓后均为本时期，大多患者脓出转向愈合。如2～3周肿势不趋限局，溃出脓稀薄而臭，是为损骨之征。

（三）治则思维

内治：手发背发病与风火湿热、气血壅结有关。其基本病机为风火湿

热，基本证型为风热证或湿热壅阻证。临床应根据疾病发展不同阶段的病机特点，辨证有所侧重。一般而言，初起内消，法宜疏风清热利湿，和营消肿解毒，促其消散；脓成后宜透托；溃后宜补。

外治：初起宜消肿散结，脓成宜切开并保证引流通畅。

（四）治疗方案

1. 辨证论治

（1）风热

证候：手背红肿热痛，肉腐为脓，溃后脉静身凉，疮口易敛；怕冷，发热，口干；舌质红，苔黄，脉浮数。

辨证：风热外侵，凝结于手背，气血壅滞，故手背红肿热痛；热胜肉腐，而为脓液；毒随脓泄，则溃后脉静身凉，疮口易敛；风热在表，则怕冷，发热，脉浮数；口干，舌质红，苔黄，为伤津之象。

治则：疏风清热，消肿解毒。

主方：仙方活命饮加减。

处方举例：荆芥10g，连翘15g，黄芩10g，金银花15g，当归10g，赤芍10g，蒲公英15g，天花粉10g，陈皮10g。

加减：如出现明显跳痛，考虑脓已成者，可加用炮穿山甲10g，皂角刺10g以透脓外出，如高热，可加用生石膏30～50g，知母10g以清热，如伴有便秘，可加用生大黄10g以泻热通下。

（2）湿热壅阻

证候：手背漫肿，微红微热，疼痛彻骨，肉腐为脓，溃脓较难，溃后，则皮肤湿烂，损筋伤骨，疮口难愈；壮热恶寒，头身疼痛；苔黄腻，脉数。

辨证：风热与湿毒搏结，位置较深，故初起皮肤手背漫肿，微红微热，日久疼痛彻骨，肉腐为脓，溃脓较难，伤筋骨，疮口难愈；热胜拒阴，则壮热恶寒；苔黄腻，脉数，均为湿热壅阻之象。

治则：清热解毒，和营化湿。

主方：五味消毒饮合仙方活命饮加减。

处方举例：当归10g，赤芍10g，金银花15g，连翘15g，蒲公英15g，天花粉10g，陈皮10g，乳香10g，没药10g，桑枝20g，生甘草10g。

（3）气血不足

证候：日久肿势不趋限局，溃出脓稀薄；神疲乏力；舌淡，苔薄，脉细。

辨证：病久气血耗伤，故肿势不趋限局；脾胃为气血生化之源，脾主肌肉，脓为气血所化，脾胃虚弱则脓水稀薄；神疲乏力，舌淡，苔薄，脉细，为气血两虚之象。

治则：调补气血。

主方：八珍汤加减。

处方举例：生黄芪 30g，党参 15g，白术 10g，茯苓 10g，当归 10g，白芍 10g，川芎 10g，陈皮 10g，谷芽 10g，金银花 10g，生甘草 10g。

加减：如出现明显怕冷、腰膝酸软，肉芽苍白等阳虚证状，可酌加肉桂 5g，炮附子 10g，鹿角胶 10g，仙灵脾 10g 等温阳补肾。

2. 其他疗法

（1）中成药

①六应丸或六神丸，成人每次 10 粒，1 日 3 次；7～12 岁，每次 5 粒，6 岁以下，每次 3 粒。适用于风热证手发背。

②蟾酥丸，每次 3～5 粒，1 日 1～2 次，陈酒或温开水送下。孕妇忌服。适用于风热证手发背。

③小金丹或犀黄丸，每次半支，每日 2 次，吞服。儿童剂量酌减。适用于湿热壅阻证手发背。

（2）验方

手背饮（《仙拈集》验方） 炙甘草 15g，土贝母 15g，半夏 4.5g，皂角刺 4.5g，炒穿山甲 4.5g，知母 4.5g，加生姜 3 片，葱白 2 根，水、酒各半煎服。功效消肿解毒，软坚溃脓，适用于湿热壅阻证手发背。

（3）外治法

①初起 外敷金黄膏或玉露膏。

②脓成 切开排脓，切开后手背应向下，并用三角巾悬吊固定。

③溃后 药线蘸八二丹引流，用金黄膏或红油膏外敷；脓净用白玉膏、生肌散收口。

（五）预后转归

手发背毒结于手背，大部分患者经治疗后病情向愈，预后较好。然病位有深浅，毒势有轻重。风热相乘者，毒聚位浅，脓溃易出，预后较好；风火与湿凝结，位深毒重难溃，每至损筋伤骨，预后较差。

（六）预防与调护

1. 加强劳动保护。
2. 患手忌持重，并用三角巾悬吊固定，手背朝下以利引流。
3. 及时治疗手部外伤，勿使毒邪从破隙而入。

二、名家医案借鉴

1. 唐汉钧医案——湿热壅阻型手发背

陈某，女，45 岁。

初诊日期：1997 年 7 月 22 日。

主诉：右手指扎伤后一周，伴右手背红肿疼痛 5 天余。

现病史：患者 1 周前右手食指不慎被木刺扎破，自行拔除木刺后，挤压后有少量出血，再外涂碘酒，未予包扎。2 日后右手背出现红肿疼痛，服用抗生素后，局部肿痛仍作，且肿势有向上蔓延趋势，外院予鱼石脂软膏外敷，静滴先锋霉素 3 天，局部肿势得以控制，自诉曾有怕冷感，胃纳较以往差，二便尚调。

查体：右手背红肿，色暗红，肤温稍高，有触痛，无波动感。舌质红，舌苔黄，脉滑。

诊断：手发背（西医：右手背部蜂窝组织炎）。

辨证：湿热壅阻。

治法：清热解毒，和营化湿。

方药：方用五味消毒饮合仙方活命饮加减。当归 12g，赤芍 9g，金银花 15g，连翘 12g，蒲公英 30g，天花粉 18g，陈皮 9g，桑枝 9g，生甘草 3g。

外治予用金黄膏外敷。患肢忌持重，并用三角巾固定。

按语：本病肿痛处无波动感，未见溃脓，故属初期。因外伤染毒，与湿火相结，凝结手背，气血壅滞，故局部红肿热痛，证属湿热壅阻，治以清热解毒，和营化湿为法，方用金银花、连翘、蒲公英以清热解毒，当归、赤芍以活血和营，陈皮以健脾化湿，天花粉以清热生津解毒，桑枝以通经活络兼以引药入上肢，配合金黄膏外敷以清热解毒消肿散结，药证相符，疗效颇佳。

［唐汉钧. 中医外科常见病证辨证思维与方法. 北京：人民卫生出版社，2007：63～64］

足 发 背

足发背是发于足背部的急性化脓性疾病。其特点是全足背高肿焮红疼痛，足心不肿。相当于西医学所说的足背部急性化脓性炎症、足背部蜂窝组织炎。

一、临证思辨与治疗

（一）病因病机

1. 湿热下注　湿热下注，气血凝结，热盛肉腐而成。
2. 外伤染毒　外伤感染毒邪，气血凝滞，瘀热互结而成。

病因病机示意图

$$\left.\begin{array}{l}\text{湿热下注}\\\text{外伤染毒}\end{array}\right\} \longrightarrow \begin{array}{l}\text{气血凝滞}\\\text{湿热蕴结}\end{array} \longrightarrow \text{热胜肉腐} \longrightarrow \text{足发背}$$

（二）诊断思维

1. 辨病思维

（1）诊断要点

①症状

a. 初起　足背红肿灼热疼痛，肿势弥漫，边界不清，活动受限。伴恶寒发热。

b. 成脓期　1 周左右化脓，肿胀明显，色紫红，灼热，有跳痛感，寒战高热，纳呆，恶心，便秘溲赤。

c. 溃后期　溃破后脓出稀薄，夹有血水，皮肤湿烂。全身症状也随之减轻。

②体征

初起足背红肿弥漫，灼热疼痛，边界不清，影响活动。病情进一步发展则迅速增大化脓，皮肤灼热，患处拒按，肿块中央渐软，按之有波动应指感。脓肿成熟时，可自行破溃出脓，或手术切开排脓。

③辅助检查

a. 血常规检查提示血白细胞总数及中性粒细胞比例均增高。

b. 脓液细菌培养及药敏试验有助于确定致病菌种类，可针对性地选择抗生素。

（2）鉴别诊断

本病需与丹毒相鉴别：

足背部蜂窝组织炎与足背部丹毒鉴别表

	足背部蜂窝组织炎	足背部丹毒
皮肤改变	肤色潮红	肤色鲜红
肿胀	肿胀明显，高出周围皮肤	无明显高肿
边界	不清楚	清楚
化脓	易化脓	不易化脓
复发史	常无	常有

2. 辨证思维

足发背特点是全足背高肿焮红疼痛，足心不肿。其发病与湿热壅阻，气血凝滞有关。故其基本病机为湿热下注，气血瘀滞。基本证型为湿热下注证。临床应根据疾病发展不同阶段的病机特点，辨证有所侧重。一般而言，病之初，辨证为湿热下注证；病之中，成脓期，火毒炽盛，热盛肉腐；病之后期，注意气血阴液损耗。

（三）治则思维

内治：①基本治疗原则为清热利湿解毒。②一般而言，病之初，宜清热解毒，通利二便，使邪去而毒自消；病之中，宜托毒透脓；病之后期，注意气血损耗，宜补托。

外治：初起宜消肿散结，脓成宜切开并保证引流通畅。

（四）治疗方案

1. 辨证论治

湿热下注

证候：足背红肿弥漫，灼热疼痛，肉腐成脓；寒战高热，纳呆，甚至泛恶；舌红，苔黄腻，脉象滑数。

辨证：湿热火毒结聚，足背部红肿弥漫，灼热疼痛；热盛拒阴，故恶寒发热；湿热所作，故纳呆，泛恶，苔黄腻，脉滑数。

治则：清热解毒，和营利湿。

主方：五神汤加减。

处方举例：当归 10g，赤芍 10g，牡丹皮 10g，薏苡仁 30g，土茯苓 30g，黄柏 10g，泽泻 10g，金银花 15g，牛膝 15g。

加减：若已成脓，加皂角刺 10g，穿山甲 10g 托毒排脓。

2. 其他疗法

（1）中成药 参照"手发背"。

（2）验方

木瓜槟榔散（《疮疡经验全书》验方） 槟榔 15g，木瓜 12g，紫苏 10g，陈皮 6g，生甘草 6g，木香 6g，当归 6g，赤芍 10g，共研为细末。每服4～6g；或每次 15～20g，水煎服。功效疏风祛湿，破滞行瘀，解毒消肿，适用于湿热下注证足发背。

（3）外治法

①初起 外敷金黄膏。

②脓成 切开排脓。

③溃后 九一丹药线引流，用金黄膏或红油膏外敷。脓净用白玉膏、生肌散收口。

（五）预后转归

大部分患者经治疗后病情向愈，预后较好。其毒邪表浅，溃脓较快者为轻；毒邪较深，溃脓较迟者为重。

（六）预防与调护

1. 患足忌行走。

2. 抬高患肢，并使患足侧位放置，以利引流。

3. 有筋瘤者，脓毒净后宜绑缚。

4. 足部外伤，应及时治疗。

二、名家医案借鉴

1. 唐汉钧医案——湿热下注型足发背

朱某，男，35 岁。

初诊日期：2002 年 6 月 5 日。

主诉：左足背红肿疼痛 3 天余。

现病史：患者 3 日前出现左足背红肿疼痛，未曾就医，后肿势加剧，昨日起自服阿莫西林胶囊，症情未缓，否认发热，胃纳尚可，二便尚调。发病前有劳累史。

查体：左足背前 2/3 处红肿，色暗红，边界不清，肤温高，触痛明显，无波动感。舌质偏红，舌苔薄黄，脉滑。

诊断：足发背（西医：左足背蜂窝组织炎）。

辨证：湿热下注。

治法：清热解毒，和营利湿。

方药：方用五神汤加减。当归 15g，赤芍 12g，牡丹皮 12g，赤茯苓 15g，紫花地丁 30g，车前子 18g（包煎），黄柏 15g，泽泻 12g，金银花 12g，牛膝 9g，生甘草 3g。水煎服。

外敷金黄膏。患足忌行走，抬高患肢，并使患足侧位放置。

按语：足发背的基本病机为湿热下注，以清热利湿解毒为治疗大法，方中用银花以清热解毒，茯苓、泽泻、车前子以清热利湿，配黄柏以清下焦湿热，在此基础上，一般可加用活血通络之品以加速肿痛的消退，故加当归、赤芍、牡丹皮以凉血活血解毒，牛膝活血通络，兼以引药下行，如此药证相符，收效甚好。

［唐汉钧. 中医外科常见病证辨证思路与方法. 北京：人民卫生出版社，2007：66］

（洪志明　黎杰运）

第五节 有头疽

　　有头疽是发生于肌肤间的急性化脓性疾病。好发于项后、背部等皮肤厚韧之处，多见于中老年人及消渴病患者，其特点是初起皮肤上即有粟粒样脓头，焮热红肿胀痛，迅速向深部及周围扩散，脓头相继增多，溃烂后状如莲蓬、蜂窝，范围常超过 9～12cm，大者可在 30cm 以上，容易发生内陷。相当于西医学所说的痈。

一、临证思辨与治疗

（一）病因病机

1. 外因　外感风温、湿热邪毒，以致气血运行失常，凝聚肌表而成。

2. 脏腑蕴毒

（1）情志内伤致肝脾郁结，气郁化火。

（2）或房室不节，恣欲伤肾，劳伤精气，真阴亏损，相火蹈灼。

（3）或恋食膏粱厚味，脾胃运化失常，湿热火毒内生。

以上各条均能导致脏腑蕴毒，与外来湿热相合而发本病。

病因病机示意图

```
外感风温 ┐
脏腑蕴毒 ├─→ 内外合邪 ─→ 热胜肉腐，   ─→ 气血凝聚肌表，
湿热火毒 ┘              发为有头疽      郁而化热
```

（二）诊断思维

1. 辨病思维

（1）诊断要点

①症状

a. 初期　局部红肿结块，肿块上有粟粒状脓头，作痒作痛，可向周

围扩散，伴有恶寒发热，头痛，食欲不振等明显的全身症状，历时约近1周。

b. 溃脓期　疮面腐烂形似蜂窝，其面积大小不一，伴高热口渴，便秘溲赤，如脓液畅泄，腐肉脱落，红肿热痛逐渐减轻，全身症状也会减轻。

c. 收口期　脓腐渐尽，新肉生长，肉色红活，以后逐渐收口而愈。少数病例，亦有腐肉虽脱，但新肉生长迟缓者。

②体征

初期可见在红肿热痛的肿块上有多个脓头；溃脓期可见肿块增大，从中心开始化脓溃烂，状如蜂窝或莲蓬，其后坏死皮肉逐渐脱落，红肿热痛逐渐减轻；收口期可见脓液减少，新肉生长，逐渐愈合。

③辅助检查

a. 血常规检查　白细胞总数及中性粒细胞比例增高。

b. 脓液细菌培养及药敏试验有助于确定致病菌种类，可针对性地选择抗生素。

c. B超检查有助于脓肿形成的诊断。

（2）鉴别诊断

本病需与急性毛囊炎相鉴别

痈与毛囊炎鉴别表

	急性毛囊炎	痈
部位	一个毛囊及其所属皮脂腺，颈、头、面、背	多个相邻毛囊及其所属皮脂腺或汗腺，颈、背
致病菌	金黄色葡萄球菌，表皮葡萄球菌	金黄色葡萄球菌
临床表现	小结节→脓栓，一般无全身症状	紫红色区→破溃，全身症状重

2. 辨证思维

有头疽发病与风、温、湿、热、脏腑蕴毒、气血凝滞及阴虚或气虚关系最为密切。故临证宜首辨证候虚实，次辨虚证主次。

一般局部红肿高突，灼热疼痛，根脚收束，迅速化脓脱腐，脓出黄稠者为实证，伴发热、口渴、尿赤、舌苔黄，脉数有力者为火毒凝结证，伴全身壮热、朝轻暮重、胸闷呕恶，舌苔白腻或黄腻，脉濡数者为湿热壅滞证。

而肿势平塌，根脚散漫，脓腐难化，脓水稀少者为虚证。

阴虚者常见肿势平塌，根脚散漫，皮色紫滞，脓腐难化，脓水稀少或带血水，疼痛剧烈，伴发热烦躁，口干唇燥、饮食少思、大便燥结、小便短赤，舌质红，苔黄燥，脉细数。

气血亏虚者常见肿势平塌，根脚散漫，皮色灰暗不泽，化脓迟缓，腐肉难脱，脓液稀少，色带灰绿，闷肿胀痛，容易形成空腔；伴身热不扬、小便频数、口渴喜热饮、精神萎靡、面色少华，舌质淡红，苔白或微黄，脉数无力。

（三）治则思维

内治：按初起、溃脓期、收口期三个阶段，分别采用和营解毒、清热利湿、托里解毒、调补气血之法，谨防疽毒内陷。实证以和营解毒、清热利湿，虚证以扶正托里为大法。

外治：初起应用箍围聚肿药，溃脓期应用提脓祛腐药，收口期应用生肌敛疮药，并选用切开法、药线法、拖线法、垫棉法等，以透脓达邪，促进疮口愈合。

（四）治疗方案

1. 辨证论治

（1）火毒凝结

证候：每多见于中壮年正实邪盛者。局部红肿高突，灼热疼痛，根脚收束，脓液稠黄，能迅速化脓脱腐；全身发热，口渴，尿赤；苔黄，脉数有力。

辨证：火毒凝聚肌肤，故局部红赤灼热；邪热壅聚，经络阻隔，气血凝滞，故疼痛；气血充实，能约束毒邪，故疮形高突，根脚收束；气血充足，故脓液稠黄，能迅速化脓脱腐；发热，口渴，苔黄，脉数者，皆为实热证之象。

治则：清热泻火，和营托毒。

主方：黄连解毒汤合仙方活命饮加减。

处方举例：当归 10g，赤芍 15g，丹参 15g，金银花 15g，连翘 15g，紫花地丁 15g，黄芩 10g，陈皮 10g，象贝母 10g，穿山甲 10g，皂角刺

10g，生甘草 10g。

加减：如恶寒发热，加荆芥 10g，防风 10g 祛风解毒；便秘者，加生大黄 10g，枳实 10g 泻热通腑；溲赤者，加泽泻 10g，车前子 10g 清热利湿。

（2）湿热壅滞

证候：局部症状与火毒凝结相同。全身壮热，朝轻暮重，胸闷呕恶；苔白腻或黄腻，脉濡数。

辨证：全身壮热，朝轻暮重，胸闷呕恶，苔白腻或黄腻，脉濡数，为湿热火毒内蕴之象。

治则：清热化湿，和营托毒。

主方：仙方活命饮加减。

处方举例：当归 10g，赤芍 15g，丹参 15g，金银花 15g，连翘 15g，蒲公英 15g，紫花地丁 15g，黄连 5g，陈皮 10g，象贝母 10g，生甘草 10g。

加减：如胸闷呕恶者，加藿香 10g，佩兰 10g，厚朴 10g 芳香化湿。

（3）阴虚火炽

证候：多见于消渴病患者。肿势平塌，根脚散漫，皮色紫滞，脓腐难化，脓水稀少或带血水，疼痛剧烈；全身发热烦躁，口渴多饮，饮食少思，大便燥结，小便短赤；舌红，苔黄燥，脉细弦数。

辨证：正气不足，阴液亏损，火毒炽盛，正不胜邪，不能令毒外出，故肿势平塌，根盘散漫；气虚不能成形，血虚不能华其色，气血虚，无以酝酿成脓托毒外出，故疮色紫滞，脓腐难化，脓水稀少或带血水；水亏火炽，火毒蕴结更盛，故疼痛剧烈；全身发热烦躁，口渴多饮，便秘溲赤，舌红，苔黄燥，脉细弦数，均为火毒炽盛伤耗阴液之象。

治则：滋阴生津，清热托毒。

主方：竹叶黄芪汤加减。

处方举例：生地黄 15g，麦冬 15g，白芍 10g，天花粉 15g，石斛 10g，生黄芪 20g，当归 10g，竹叶 10g，生石膏 30g，黄连 5g，紫花地丁 15g，金银花 15g，皂角刺 10g，生甘草 10g。

（4）气虚毒滞

证候：多见于年迈体虚、气血不足患者。肿势平塌，根脚散漫，皮色灰暗不泽，化脓迟缓，腐肉难脱，脓液稀少，色带灰绿，闷肿胀痛，易成空腔；高热，或身热不扬，小便频数，口渴喜热饮，精神萎靡，面色少华；舌淡红，苔白或微黄，脉数无力。

辨证：气虚不能托毒外出，故疮形漫肿平塌；血亏不能外荣皮毛，故疮色灰暗不泽；正虚不能与邪气抗争，故微痛或不痛；阳虚不能化脓载毒外出，故化脓迟缓，腐肉难脱，或疮口呈空壳；由于阳气不足，邪随寒化，故发热不高，大便溏薄，小便频数。

治则：扶正托毒。

主方：八珍汤合仙方活命饮加减。

处方举例：生黄芪 30g，党参 20g，白术 15g，茯苓 10g，当归 10g，白芍 10g，桔梗 10g，皂角刺 10g，金银花 15g，生甘草 10g。

（5）气血两虚

证候：脓水稀薄，疮面新肉不生，新肌色淡、淡红而不鲜或暗红，愈合缓慢；伴面色㿠白，神疲乏力，纳差食少；舌淡胖，苔少，脉沉细无力。

辨证：脾胃为气血生化之源，脾主肌肉，脓为气血所化，脾胃虚弱则生肌无力而愈合缓慢，脓水稀薄，疮面新肉不生，新肌色淡、淡红而不鲜或暗红；面色㿠白，神疲乏力，纳差食少，舌淡胖，苔少，脉沉细无力，为脾失健运、气血两虚之象。

治则：气血双补。

主方：十全大补汤加减。

处方举例：生黄芪 30g，党参 20g，白术 15g，茯苓 10g，当归 10g，白芍 10g，川芎 10g，陈皮 10g，谷芽 20g，金银花 10g，生甘草 10g，肉桂 5g，熟地黄 10g。

2. 其他疗法

（1）中成药

①六应丸或六神丸，成人每次 10 粒，1 日 3 次；7～12 岁，每次 5 粒，6 岁以下，每次 3 粒，适用于火毒凝结证或湿热壅滞证有头疽。

②蟾酥丸，每次 3～5 粒，1 日 1～2 次，陈酒或温开水送下。孕妇忌服。适用于火毒凝结证或湿热壅滞证有头疽。

③清解片，每次 5 片，1 日 2 次。适用于火毒凝结证或湿热壅滞证有

头疽。

④小金丹，每次半支，每日 2 次，吞服。儿童剂量酌减。适用于各证型有头疽。

（2）验方

蒲公英清热合剂（江苏省苏州市中医院外科方致和验方）蒲公英30g，紫花地丁 30g，金银花 15g，皂角刺 10g，蚤休 12g，连翘 12g，牡丹皮 12g，赤芍 12g，生甘草 6g。水煎服。功效清热消肿托毒，适用于火毒凝结证有头疽。

（3）外治法

①初起　火毒凝结证、湿热壅滞证用金黄膏或千捶膏外敷；阴虚火炽证、气虚毒滞证用冲和膏外敷。

②溃脓期　八二丹涂疮口，脓水稀薄而带灰绿色者改用七三丹，外敷金黄膏；若脓腐阻塞疮口，脓液蓄积，引流不畅，可用药线蘸五五丹或八二丹插入多个疮口，蚀脓引流；若疮肿有明显波动感，可作十字形切开手术；如大块坏死组织难以脱尽，可蚕蚀清创；脓腐大部脱落，疮面渐洁，改用九一丹外涂，外敷红油膏。

③收口期　疮面脓腐已净，新肉渐生，以生肌散涂疮口，外敷白玉膏。若疮口有空腔，皮肤与新肉一时不能黏合者，可用垫棉法，加压包扎；如无效，则应采取手术扩创。

④鲜菊花叶适量，红糖少许，或鲜蒲公英 60g，或芙蓉花适量，红糖、赤小豆适量，捣烂，外敷患处；或煎汤，冷敷患处。

（五）预后转归

在一般情况下，发于项背部的病情较重，不易透脓，内陷变证多见；发于四肢部的病情较轻，容易透脓，内陷变证少见。不过病情的轻重、顺逆、陷与不陷，与热毒的轻重、气血的盛衰、年龄的大小有密切的关系。

（六）预防与调护

1. 外敷药膏应紧贴患部，涂药宜散布均匀。

2. 疮周皮肤经常保持清洁，可用 2%～10% 黄柏溶液或生理盐水洗涤拭净，以免并发脓水浸淫。

3. 切忌挤压，患在项部者，可用四头带包扎；患在上肢者，宜用三角巾悬吊；患在下肢者，宜抬高患肢，并减少行动。

4. 高热时应卧床休息，多饮开水。

5. 初起时，食宜清淡，忌食鱼腥、辛辣等刺激发物，以及甜腻食物。程钟龄曰："凡病中设有挟风寒者，即宜断去荤腥、油腻，微服散药。"溃后期，则须营养之物。又云："大抵将息，痈肿不可缺少滋味，以血肉能生血肉也。然又不宜过多，使肉气胜谷气，更忌生冷滞气之物，恐反伤脾胃耳。"

6. 伴消渴病者，及时治疗消渴病，给予消渴病饮食；虚证气血两虚毒滞难化者，可适当增加营养食品，如鸡、肉类等。

7. 保持精神愉快，严防恼怒，避免房事。《疮疡经验全书》云："此证切忌怒气、行房，犯之不治。"

8. 宜避风邪。王肯堂云："勿冒风寒，大寒与大热当避。"《疡医大全》："若一经外风袭入，漫肿，头目壅肿，根脚必硬，不可不慎。"

9. 若背疽，睡时宜侧卧。薛立斋云："凡患背疮，切忌仰卧，若仰卧，则疮陷矣。"

二、名家医案借鉴

1. 唐汉钧医案——湿热壅滞型有头疽

秦某，男，76岁。

初诊日期：1988年7月12日。

主诉：腰部皮肤红肿疼痛化脓伴发热一周余。

现病史：1周前腰部出现一红肿结块，中央有粟粒样脓头，痒痛微作，次日红肿增大明显，速去外院就诊，外敷千捶膏，症状未有缓解，随后出现39～40℃高热2日，又静滴头孢拉定2日，身热渐退，但红肿范围进一步扩大，中央脓头增多。现转治我院。患者有糖尿病史，平时服用达美康。

查体：腰部正中一红肿结块约12cm×8cm，中央高起上有白色粟粒样脓头十数枚，脓出不畅，按之质硬，肤温高，触痛不甚，舌质红，舌苔薄腻，脉濡。

诊断：有头疽（西医：腰部痈）。

辨证：湿热壅滞。

治法：清热利湿，和营托毒。

方药：苍术12g，黄柏12g，生薏苡仁12g，金银花10g，鹿衔草30g，白花蛇舌草30g，紫花地丁15g，生地黄15g，赤芍10g，牡丹皮10g，丹参30g，生黄芪30g，皂角刺10g，制大黄10g，生甘草9g。

外用：金黄膏、九一丹、5号药线。

继续口服降糖药控制血糖。

3周后红肿略有缩小，中央高突变软，有波动感，但脓出不畅。在局麻下行"十"字形切开扩创术，术后九一丹棉嵌，金黄膏外敷。又2周后，腰部红肿渐平，疮面脓腐十去七八，舌质红，舌苔白腻，脉濡。中药内服前方去苍术、黄柏，加太子参30g，白术15g，茯苓15g。外用逐步替换成生肌散、红油膏。又随症加减治疗2周，病愈收口。

按语：此患者由于在外院已应用大量抗生素，虽然全身感染情况得到迅速控制，但造成局部疽毒内伏，僵而难化，成脓期延长。由于病位在下，当用仙方活命饮合二妙丸，加金银花、鹿衔草、紫花地丁清热利湿，和营托毒；以黄芪、皂角刺透脓外出；生地黄、牡丹皮、丹参凉血活血化僵肿。外用5号药线蘸九一丹插入每个脓头以利提脓外出，同时加强降血糖治疗。3周后，僵肿逐渐软化，中央脓熟，再行切开扩创排脓术，毒随脓出而外泄，顺证用药，则疮敛病愈。

［唐汉钧. 中医外科常见病证辨证思路与方法. 北京：人民卫生出版社，2007：72～73］

2. 王瑞麟医案——火毒凝结型有头疽

周某，男，36岁。

初诊日期：1984年3月29日。

主诉：项后肿痛2天。

现病史：初觉项后有一小肿块，局部发热。当即到医务室，按炎症给予青霉素肌内注射，不见好转，肿势加重，大如鸡卵，张口痛剧，局部发热痛重。全身乏力，伴寒战发热，食欲减退，故来找中医诊治。

查体：精神尚可，颈部活动受限，项后偏右侧见4cm×4cm×2.5cm大肿块高起，中有一粟粒大小脓头，皮色不红，触之硬实发热，疼痛。

诊断：有头疽（西医：颈后部痈）。

辨证：火毒凝结。

方药：菊羌饮加减。菊花 30g，连翘 30g，当归 20g，赤芍 30g，蒲公英 100g，金银花 60g，生地黄 25g，玄参 25g，薏苡仁 50g，车前子 30g 包煎，黄连 15g，黄柏 15g，甘草 10g。水煎服。

外用金黄散膏外敷。

上药服 1 剂后症状减轻，颈部活动较前舒适。又服 2 剂后局部和全身症状消失，留一小硬节，大便日行 1 次。照上方 3 剂收功。

按语：本例因发病急速，肿热较快，属阳、热、实证，拟菊羌饮加减。方药以清热解毒为主，金银花、连翘、蒲公英清热解毒；菊花清散风热；生地黄、当归、赤芍、玄参活血凉血；黄连、黄柏清热泻火；薏苡仁、车前子清热利湿。有头疽属疮疡重症，又易内陷，治疗必须得当，方可得心应手。

[贺菊乔，刘丽芳. 外科病名家医案·妙方解析. 北京：人民军医出版社，2007：30～31]

3. 单苍桂医案——毒热凝滞挟有气虚型有头疽

陈某，男，60 岁。

主诉：头后部疔疮后出现头皮肿痛化脓半月余。

现病史：半月前脑后发际右侧生疔，当时并未介意。5 天后，肿痛日渐剧增，在某医院治疗未效。现来我处就诊。刻下：自述头后部剧烈疼痛，昼夜不解，精神萎靡，纳谷不香，大便干结，三日未行。

查体：头后部肿势蔓延，约有 24cm×12cm 大小，疮顶将溃，脓栓未脱，状如蜂窝，脉虚数，舌质红，苔薄黄。

诊断：有头疽（西医：头后部痈）。

辨证：毒热壅滞，夹有气虚。

治法：托里败毒。

方药：托里消毒散加减。黄芪、金银花各 15g，当归、玄参、连翘、浙贝母、火麻仁各 10g，黄芩、皂角刺各 6g，砂仁 2.4g（后下）。另加服犀黄丸，每次 3g，每日 2 次。

局部用提脓散药线，插入脓栓引流，外盖鲫鱼膏，周围敷消炎膏。

二诊：服药 5 剂后，脓毒大泄，脓液稠厚，疮形红活，在其边缘新肉隐现，精神转佳。惟其夜间多汗，唇干舌燥，脉虚细，此乃阴虚。治宜扶正育阴，佐以托毒法。

　　处方：生地黄、玄参、麦冬、党参、连翘、浮小麦各 10g，黄芪 15g，黄芩、甘草各 3g，大枣 3 枚。疮面外涂提脓散，外盖黄连膏，每日 1 次。

　　三诊：续服 5 剂，汗止，疮面剪去腐肉甚多，肿势已消，有部分新肉生长。但由于年高精亏，以致虚火上炎，致使发生口舌生疮，故予清心、降火、滋阴法。

　　处方：生地黄、玄参、石斛、金银花、连翘、竹叶各 10g，麦冬 6g，甘草、通草各 3g。

　　另用绿袍散吹拂在口舌生疮处，日 4 次；疮面有脓部位点提脓散，其他部位外涂九一丹，外盖黄连膏，日 1 次。

　　四诊：腐肉尽脱，新肉红活如珠，口舌破烂已趋见好，均属佳兆。治宜扶正托毒，兼清解法。

　　处方：金银花、黄芪各 12g，党参、当归、茯苓、薏苡仁各 10g，白术 6g，黄芩、甘草各 5g。

　　局部用九一丹，外盖黄连膏，日 1 次。

　　按上方治疗 28 天后，内症和疮面俱平。

　　按语：本病例为生疔后，未及时处理而发为脑疽。剧烈疼痛，昼夜不解，乃火毒炽盛之象。但患者精神萎靡，纳谷不香，脉虚数，皆为气衰之象，无力托毒外出，故疮难脓成而溃，此时最易生内陷之变证，治疗当速以托里败毒为法。内服方中以金银花、连翘、浙贝母、黄芩清热解毒；佐以当归、玄参活血；皂角刺消肿溃脓；以黄芪、砂仁扶正托毒：以使脓聚早熟。加服之犀黄丸具有清热解毒、和营消肿之功，外用提脓药线以引流未脱之脓栓，鲫鱼膏、消炎膏可解毒消肿。二诊后因脓毒大泄而见阴亏之象，故以生地黄、玄参、麦冬养阴生液；黄芩、连翘清解余热；黄芪、党参扶正托毒；因见夜汗多而以浮小麦乃敛汗护阴。5 剂后汗止而病去大半，但三诊后见口舌生疮等虚火上炎表现，故应滋阴降火为主以清解余热。黄连膏以黄连粉加凡士林调和而成，具有清热解毒之效。综观治疗始末，扶正托毒之法贯穿前后，是以素虚之人，患疮证后应重视扶正之法，一味清解，非但不能驱邪外出，反而使正气更损，变证丛生而生危候。

　　［贺菊乔，刘丽芳. 外科病名家医案·妙方解析. 北京：人民军医出版社，2007：31～32］

4. 施梓桥医案——湿热上壅型发背疽

何某，女，45 岁。

初诊日期：1977 年 8 月 18 日。

主诉：左背部皮肤红肿溃破流脓 8 天余。

现病史：疽发 8 天，生于背部左侧，属足太阳膀胱经。患处未溃先腐，未脓先溃，头穿多日，形如蜂房，平塌漫肿，根脚散漫（约 8cm×10cm）脓水不多，发热不高，纳可，便通。

查体：舌质偏红，苔薄黄腻，脉象小弦。

诊断：发背疽（西医：左背部痈）。

辨证：湿热上壅，夹有气虚。

治法：和营清热托毒。

方药：当归 9g，丹参 9g，赤芍 9g，黄柏 9g，黄连粉 1.8g（分吞），焦山栀 9g，牡丹皮 9g，生黄芪 9g，生甘草 4.5g，赤苓 12g。4 剂。水煎服。

外用：九一丹涂于疮面，外敷如意膏，每天换药 2 次。

二诊：邪势尚未稳定，疮形平塌散大（12cm×15cm），头多如蜂窝，肿硬木痛脓少，发热朝轻暮重，手足冷而不温，脉细数无力舌质淡润，苔白微厚，显系正气不足之候，深恐内陷之变，治以补托，清热解毒。

处方：生黄芪 15g，当归 9g，丹参 9g，白芷 6g，皂角刺 6g，赤芍 9g，牡丹皮 9g，茯苓 9g，黄柏 9g，黄连 4.5g，紫花地丁 12g。3 剂，水煎服。

外用：同前。

三诊：投扶正祛邪之剂，疮形高耸，脓水渐增，肿硬木痛缓和，舌苔化薄，惟肢冷脉细，正气不足，邪毒尚盛，须防正不胜邪之变，再以扶正，佐以解毒。

处方：生黄芪 15g，党参 12g，当归 12g，丹参 12g，山慈姑 6g，赤芍 6g，白芷 9g，皂角刺 9g，牡丹皮 9g，黄连 4.5g，黄柏 9g。水煎服。

外用：同前。

四诊：发背疽新腐见分，脓出颇多，根脚收缩，肿痛缓和，热已退净，舌苔见化，脉象有力，正气渐复，毒从脓泄，惟食少而纳谷不香，此系痛苦缠身，脾胃受裁之兼拟调胃清解。

处方：制苍术 9g，白术 10g，茯苓 12g，生、熟薏苡仁各 15g，生甘草 4.5g，佩兰 9g，丹参 9g，牡丹皮 9g，炒黄芩 9g，黄柏 9g。水煎服。

外用：九一丹涂于疮面，外敷红油膏，每日调换 2 次。

五诊：腐肉已脱，新肌见生，肿消痛息，胃纳已佳，正复毒化，诚属佳兆，仍以调扶脾胃，辅清余邪。

处方：炒苍术、炒白术各 9g，川石斛 12g，北沙参 12g，茯苓 12g，生甘草 4.5g，金银花 9g，黄柏 9g，黄芩等 9g。水煎服。

外用：九一丹涂于疮面，外敷三味膏，每日调换 1 次。

按语：左发背，经属太阳膀胱。盖膀胱之脉起于巅顶，循项两旁，顺下而行，乃与疮毒交会下流，故疮多平塌；又太阳膀胱主司寒水，其质多冷多沉，故疮患于此多难起发，形色多难红活，坚硬难溃，又易旁流。本例初诊已见正气不足故投以当归、黄芪滋助气血，促其起发。待二诊时，势仍平塌，为防内陷，再以扶正托毒直至四诊，毒从脓泄，正气渐复，重以调扶脾胃，气血得以化生，正盛疮乃敛矣。

［贺菊乔，刘丽芳. 外科病名家医案·妙方解析. 北京：人民军医出版社，2007：35～36］

5. 朱仁康医案——气血虚弱，正虚邪陷型偏脑疽

赵某，女，66 岁。

初诊日期：1956 年 11 月 9 日。

主诉：颈后部皮肤肿痛糜烂流水 9 天。

现病史：述 9 天前项后偏右起米粒大疮头，始痒后痛，肿块日增，平塌不起，颈项转侧不利，饮食不思，精神萎顿。

查体：项后右侧可见手掌大肿块，漫肿坚硬，皮色不红，疮不高突，中间脓孔痕集，犹如蜂窝，但渗血水而无疑。痛苦病容，呻吟不语，脉沉细弱，舌淡苔薄白，体温 38.2℃。

诊断：偏脑疽（西医：痈）。

辨证：气血虚弱，正虚邪陷。

治法：理气和营，补卫托毒。

方药：黄芪 15g，当归 12g，赤芍 10g，远志 9g，浙贝母 9g，炒甲珠 9g，皂角刺 10g。1 剂。水煎服。

二诊：症由情志郁结所起，且在邪势鸥张之候，正不胜邪，疮不高突，尚有毒陷之虑，还当托里消肿。

方药：生黄芪 15g，羌活、独活各 10g，炒远志 9g，当归 10g，浙贝母 9g，茯苓 10g，炙甲片 9g，皂角刺 10g。2 剂，水煎服。

三诊：补正托毒之后，脓毒透泄，肿痛俱减，热势盛，精神振。

处方：仍宗前方加赤芍、忍冬藤、重楼。

外用祛腐生肌药。

服上方 5 剂后病情痊愈。

按语：此病例为偏脑疽，正虚邪陷。正虚无力，不能抗邪，口至疽毒内陷，已是溃脓期，但不能腐脓透毒，以至浑身不适，发热不退。治宜补托并进，二诊之后肿痛减，脓毒透泄，方加用忍冬藤、重楼、赤芍凉血活血，清热解毒排脓。连服 8 剂而脑疽即愈。

［中国中医研究院广安门医院. 朱仁康临床经验集. 北京：人民卫生出版社，2005：25～26］

6. 赵尚华医案——阴津不足，火毒炽盛证有头疽

樊某，男，54 岁。

初诊日期：1978 年 10 月 7 日。

主诉：颈后部疖肿后出现周围皮肤肿痛流脓 1 月余。

现病史：1 个多月前，后项部生 3 个疖肿，疼痛剧烈，颈部活动受限，经某职工医院治疗，先用青霉素、链霉素不效，后用红霉素亦不效。现来我处诊治，诉饮食减少，口干心烦。

查体：后项部偏左脑疽已切开，疮口约 5cm×2cm 大小，疮面紫滞不鲜，四周嫩红肿硬，脓液稀少，触痛明显。面色苍白憔悴，饮舌红而干，无苔，脉细弱。

诊断：有头疽（西医：颈后部痈）。

辨证：阴津不足，火毒炽盛。

治法：滋阴凉血，清热解毒。

方药：生地黄 15g，玄参 12g，牡丹皮 10g，赤芍 30g，金银花 30g，紫草 12g，生黄芪 30g，生甘草 10g，桔梗 10g，当归 15g，蒲公英 30g，每日 1 剂，水煎服。

外涂九一丹，上以太乙膏盖贴。隔日换药 1 次。

二诊：上方服 4 剂，患者疼痛显著减轻，心烦止，伤口略小，有 4cm×2cm，脓色黄而稀，四周红肿硬结基本消散，只有疮口右下方略肿。舌红苔光，脉细弱。

方药：上方去紫草，加党参 10g，减赤芍为 10g。每日 1 剂，水煎服。外治同上。

三诊：上方服药 5 剂，肿消痛定，腐脱新生，疮色好转，但脓液尚非厚润，舌苔黄，脉弱。拟补养消毒为主。

方药：生黄芪 45g，当归 30g，金银花 30g，甘草 10g，熟地黄 10g，赤芍 20g，党参 10g，白术 20g，连翘 12g。每日 1 剂，水煎服。

外敷生肌散，后敷生肌象皮膏。

调理治疗 2 周余，于 11 月上旬，伤口封好，面色转红润，痊愈。

按语：有头疽由于生于项后，皮坚肉厚，不易排脓透毒，容易内陷，引致全身性感染。本案又加之杂用抗生素，开刀过早，使患者疼痛加剧，心烦口干，舌红苔光，脉细，有内陷之虞。故急用养阴解毒之重剂，扭转病机，尔后用四妙汤加味调理补养而得痊愈。

[贺菊乔，刘丽芳. 外科病名家医案·妙方解析. 北京：人民军医出版社，2007：37～38]

（洪志明　黎杰运）

第六节　无头疽

附 骨 疽

附骨疽是一种毒气深居、附着于骨的化脓性疾病。多见于儿童，好发于四肢长骨，发病急骤，常以寒战、高热始，局部胖肿，附筋着骨，推之不移，疼痛彻骨，溃后脓水淋漓，不易收口，可成窦道，损伤筋骨。相当于西医学所说的急、慢性化脓性骨髓炎。

一、临证思辨与治疗

（一）病因病机

1. 余毒湿热　因疔疮、有头疽、疮疖等化脓性炎症以及伤寒、天花、麻疹、猩红热等病后毒邪未清，湿热内盛，其毒深窜入里，留于筋骨，或皮肤黏膜的毒邪乘虚入于血络，使经脉被阻，气血不和，血凝毒聚而成。

2. 外来伤害　外来伤害，尤其是局部骨骼损伤或骨科手术，复又感受毒邪，瘀血化热，邪热蕴蒸，以致经络阻塞、凝滞筋骨为患。

3. 外感风寒湿邪　体虚之人，卫气不固，或因露卧风冷，或因浴后乘凉，以致风寒湿邪乘虚侵袭，久蕴不解，阻于筋骨之间，气不宣行，阴血凝滞而成。

病因病机示意图

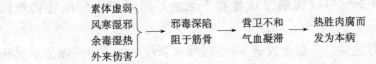

（二）诊断思维

1. 辨病思维

（1）诊断要点

①症状及体征

a. 初期　起病急骤，先有全身不适，寒战，继而高热达 39℃～40℃，口干小便黄赤。局部患肢持续剧痛，疼痛彻骨，一二日内即不能活动，而后出现皮肤微红、微热，胖肿，骨胀明显，若在大腿部则红肿不易发现，但用手指深压有凹陷的指纹可见，病变的骨端有深压痛和叩击痛。若见高热烦躁，神昏谵语等，则为并发内陷，可有生命危险。

b. 成脓期　成脓期化脓时间约在得病后 3～4 周之间，局部焮红胖肿，骨胀明显，全身高热持续不退。约发病 4 周，才能发现死骨。

c. 溃后期　溃后脓出初多稠厚，渐转稀薄，淋沥不尽，不易收口而形成窦道，患处可触及骨骼粗大，高低不平，以药线或探针探之，常可触到粗糙的朽骨，此时即转为慢性。以后常反复发作，大多数病例均有一个或数个不易愈合的窦道，窦口凹陷，窦口周围常并发湿疮、脓疱以及色素沉着。必待朽骨出尽以后，疮口才能愈合，故其病程缓慢，可延长数年之久。

②辅助检查

a. 血常规检查　白细胞总数及中性粒细胞比例明显增高。

b. 血培养、脓液细菌培养及药敏试验有助于确定致病菌种类，可针对性地选择抗生素。

c. X线检查　起病14天内的X线检查往往无异常发现，早期的X线表现为层状骨膜反应与干骺端骨质疏松。微小的骨脓肿合并成较大脓肿时可出现骺区散在性虫蛀样骨破坏，并向髓腔扩展，密质变薄，并依次出现内层与外层不规则。后期可出现死骨，小死骨表现为密度增高阴影，位于脓腔内，与周围骨质完全游离，大死骨可为整段骨坏死，密度增高而无骨小梁结构可见。少数病例有病理性骨折。

d. CT检查　可以提前发现骨膜下脓肿，但对细小的脓肿仍难以显示。

e. 核素骨显像　一般于发病48小时即有阳性结果，但只能显示出病变的部位，不能作出定性诊断，因此该项检查只具有早期间接帮助诊断的价值。

f. MRI检查　根据MRI的异常信号，可以早期发现局限于骨内的炎性病灶，并能观察病灶的范围，病灶内炎性水肿的程度和有无脓肿形成，有早期诊断价值。

（2）鉴别诊断

本病需与骨与关节结核、肌肉深部脓肿、风湿性关节炎相鉴别：

化脓性骨髓炎与骨与关节结核、肌肉深部脓肿、风湿性关节炎鉴别表

	化脓性骨髓炎	骨与关节结核	肌肉深部脓肿	风湿性关节炎
发病部位	好发于四肢长骨	好发于骨与关节之间	好发于肌肉丰厚处	常波及多处关节肿痛
病程	较长	较长	较短	病程长
化脓时间	患病后3～4周	患病后6～12个月以上	患病后2周	不化脓
脓液性状	脓出多稠厚，渐转稀薄	脓液稀薄如痰，夹有败絮样物	脓出多稠厚	无
预后	可转变成慢性，或形成窦道	可造成残废	容易痊愈，不留后遗症	日久可出现肌肉萎缩，关节变形

2. 辨证思维

（1）初期（湿热瘀阻）

初起时患肢疼痛彻骨，不能活动，继则局部胖肿，皮色不变，按之灼热，伴有寒战高热，舌苔黄，脉数等全身症状，考虑为湿热瘀阻；部分患者明显恶寒，而患肢筋骨隐隐酸痛，不红不热，胖肿和骨胀均不明显，舌苔白腻，脉紧数或迟紧，则考虑为外感风寒湿邪证。

本期重点症状为患肢疼痛彻骨，不能活动，伴有寒战高热。局部体征为有明显的骨压痛和患肢叩击痛。

（2）成脓期（热毒炽盛）

起病约1～2周后，患肢胖肿，疼痛剧烈，皮肤焮红，灼热，内已酿脓，常伴有高热持续不退，苔黄腻，脉洪数。

本期重点症状为患肢胖肿，皮肤焮红，灼热，高热持续不退。局部体征为患肢胖肿，局部皮肤焮红，灼热。

（3）溃破期（脓毒蚀骨，气血亏虚）

溃后脓水淋漓，久则形成窦道，患肢肌肉萎缩，可摸到粗大的骨骼。伴有乏力，神疲，头昏，心悸，低热；苔薄，脉濡细等全身症状。

本期重点症状为溃后脓水淋漓，久则形成窦道，可摸到粗大的骨骼。局部体征为窦道形成，以探针检查常可触到粗糙朽骨。

（三）治则思维

内治：以清热解毒、化湿和营为大法。病之初期属湿热瘀阻证或外感风寒湿邪证，以清热利湿解毒、和营化瘀或温经散寒、祛风化湿为主；病之中期为成脓期，火毒炽盛，热盛肉腐，属热毒炽盛证，治以凉血清热解毒为主；病之后期余毒湿热凝注骨骼，蚀筋伤骨，辨证为脓毒蚀骨证，治宜补益肝肾、扶正祛邪以及调补气血、托里排脓等法。

外治：初期宜夹板固定；脓熟后早期切开排脓，形成漏宜用腐蚀药或手术治疗；脓尽则用生肌长肉之品治疗，有空腔或疮口深者加垫棉压迫疗法。

（四）治疗方案

1. 辨证论治

（1）湿热瘀阻

证候：除寒战高热等症状外，患肢疼痛彻骨，不能活动，继则局部胖肿，皮色不变，按之灼热，有明显的骨压痛和患肢叩击痛；舌苔黄，脉数。

辨证 湿热邪气内盛，故寒战高热，苔黄，脉数；毒邪深窜入里，留于筋骨，损筋伤骨，故患肢疼痛彻骨，不能活动；湿热毒聚，筋脉阻塞，气血凝滞，故局部胖肿，按之灼热，有明显的骨压痛和患肢叩击痛。

治则：清热化湿，行瘀通络。

主方：仙方活命饮合五神汤加减。

处方举例：当归10g，赤芍15g，金银花15g，蒲公英15g，板蓝根15g，象贝母10g，茯苓10g，连翘15g，生甘草10g。

加减：如有损伤史，加桃仁10g，红花10g活血祛瘀；热毒重，加黄连10g，黄柏10g，山栀10g清热解毒；神志不清者，加犀角地黄汤，或安宫牛黄丸1粒，每日3次，或紫雪丹0.5g，分2次吞服。

（2）外感风寒湿

证候：初起恶寒发热或无寒热；患肢筋骨隐隐酸痛，不红不热，胖肿和骨胀均不明显，有的痛如锥刺，患肢不能屈伸转动，舌苔白腻，脉紧数或迟紧；继则疼痛日益加重，胖肿和骨胀明显，皮色泛红，舌苔转黄腻，脉滑数。

辨证：风寒湿邪凝滞，气血阻滞，内阻筋骨，故仅觉患处隐隐酸痛，局部皮色如常，不红不热；病灶发于深里骨髓，感觉迟钝，故骨内虽有病变，而胖肿和骨胀不明显；以其关节病损发展，故继则关节活动障碍；久则化热，邪热蕴蒸，故疼痛日益加重，胖肿和骨胀明显，皮色泛红，苔转黄腻，脉滑数。

治则：温经散寒，祛风化湿。

主方：独活寄生汤加减。

处方举例：当归10g，独活10g，桑寄生10g，秦艽10g，桂枝10g，赤芍10g，牛膝10g，茯苓10g，防己10g，生甘草10g。

加减：如有寒热者，加荆芥10g，防风10g祛风解表；体虚者，加党参10g，杜仲10g益气扶正；患在上肢，加羌活10g，姜黄10g祛风胜湿；已化热者，加生黄芪10g，皂角刺10g，穿山甲10g托毒排脓，去桂枝、细辛。

（3）热毒炽盛

证候：起病约1～2周后，高热持续不退；患肢胖肿，疼痛剧烈，皮肤焮红，灼热，内已酿脓，舌苔黄腻，脉洪数。

辨证：火热壅盛，热胜腐肉，肉腐为脓，则见疼痛剧烈，皮肤焮红，灼热，伴发热持续不退等症状。

治则：清热化湿，和营托毒。

主方：黄连解毒汤合仙方活命饮加减。

处方举例：生地黄10g，赤芍15g，牡丹皮10g，水牛角30g，金银花15g，紫草15g，象贝10g，茯苓10g，黄柏10g，牛膝15g，丝瓜络10g，紫花地丁15g，桑枝15g。

（4）脓毒蚀骨

证候：溃后急性症状缓解，脓水淋漓，久则形成窦道；患肢肌肉萎缩，可摸到粗大的骨骼，以探针检查常可触到粗糙朽骨；可伴乏力，神疲，头昏，心悸，低热；舌苔薄，脉濡细。

辨证：邪着于筋骨，脓毒深藏，蚀损骨骼，故脓水淋漓，久则形成窦道，可摸到粗大的粗糙朽骨；毒之化必由脓，脓之来必由气血，脾胃为气血生化之源，脾主肌肉，脾胃虚弱则患肢肌肉萎缩；神疲乏力，舌苔薄，脉濡细，为气血两虚之象。

治则：调补气血，清化余毒。

主方：八珍汤加减。

处方举例：黄芪30g，党参15g，白术15g，茯苓15g，白芍10g，川芎10g，熟地黄20g，川续断15g，补骨脂15g，皂角刺10g，桔梗10g，白芷10g，金银花10g，紫花地丁10g，生甘草10g。

2. 其他疗法

（1）中成药

①小金片或小金丹，每次4片，1日2次，适用于各证型附骨疽。

②清热消炎片或抗炎灵片，每次8片，每日3次。适用于湿热瘀阻证或热毒炽盛证附骨疽。

③牛黄解毒片，每次2片，每日2次。适用于湿热瘀阻证或热毒炽盛证附骨疽。

（2）验方

①附骨汤（《仙拈集》验方）　黄芪、当归、牛蒡子、肉桂、白芷、甘草、麻黄、杜仲、牛膝、黄柏各10g。水煎温服。功效散寒止痛，适用

于风寒湿邪证附骨疽。

②附骨内托散（安徽中医学院附属医院宋一同等验方）党参12g，黄芪12g，当归12g，制乳香12g，没药12g，炮穿山甲12g，木香12g，陈皮12g，川芎6g，炙甘草6g，大枣6g，白芍10g，焦白术10g，茯苓10g，金银花9g，紫花地丁9g，蒲公英30g。水煎服。功效清热解毒，活血化瘀，托里透脓，主治脓毒蚀骨证附骨疽。

（3）外治法

①初起　金黄膏或玉露膏外敷，患肢用夹板固定，以减少疼痛和防止病理性骨折。

②脓成　早期切开引流。

③溃后　用药线蘸七三丹或八二丹引流，红油膏或冲和膏盖贴；脓尽改用生肌散、白玉膏。

④窦道形成　千金散或五五丹药线腐蚀，疮口扩大后改用八二丹药线，太乙膏或红油膏盖贴；若窦道经久不敛，死骨不能自动排出者，也可作手术清创；若触及死骨松动者，可用镊子钳出。此外，慢性期如无死骨存在，脓液转为黏稠液体时，则应及时停用药线，即使疮口仍较深，也不必再用药线，否则不易收口。若有空腔或疮口较深时，可用垫棉法压迫，促使疮口愈合。

（五）预后转归

大部分患者经治疗后病情向愈，预后较好。若累及关节，则可造成残废。若有发热烦躁，神昏谵语等，则为并发内陷，可有生命危险。

（六）预防与调护

1. 加强锻炼，增加饮食营养，禁食鱼腥发物及辛辣之品。

2. 积极治疗原发病。

3. 急性期卧床休息，患肢抬高并用夹板制动，避免活动，防止骨折和毒邪扩散。

4. 慢性期，避免负重及跌跤，防止骨折。

5. 病治愈后，须继续服药3～个月，以防其复发。

二、名家医案借鉴

1. 许履和医案——湿热瘀阻证附骨疽

王某，男，35岁。

初诊日期：1977年6月7日。

主诉：左上臂疼痛肿胀3月余。

现病史：患者于3个月前持重后，当夜觉左上肢隐隐酸痛，后则逐渐加重，并现肿胀，曾在某医院摄片2次，经骨外科会诊，怀疑肱骨恶性病变，防其发展，建议截肢。来我院伤科就诊，内外并治两旬，亦无动静，故又转入我科治疗。经过40余天，病情时轻时重，请许老诊治，此时左肱骨中段外侧明显肿胀，肿连臑部，轻按柔软，重按坚硬，疼痛彻骨，皮色不变，灼热异常，入夜则热势加重，口中干。

查体：脉滑数，苔白腻。

检查：X片示：左肱骨中段可见骨髓腔内有不规则之骨质密度降低区，显示有骨质破坏，骨皮质未见明显增厚，骨膜可见明显反应，呈不规则改变。血象：白细胞$9.4×10^9$/L，中性粒细胞61％，淋巴细胞39％；血沉36mm/h。

诊断：附骨疽（西医：①左侧肱骨骨髓炎；②排除恶性病变）。

辨证：湿热瘀阻。

治法：清热利湿，活血解毒。

方药：仙方活命饮合小金丹内服，并配合外治。

①金银花、藤各15g，防风4.5g，白芷4.5g，当归9g，陈皮4.5g，六一散（包）15g，土贝母9g，天花粉9g，炙乳香、没药各4.5g，炒穿山甲4.5g，皂角刺9g，赤芍、苓各9g。

②小金丹，每服1粒，1日2次。

③金黄膏，敷左上臂，1日1换。

内外并治7天，患处肿痛大减，肤热已退，惟坚硬依然，仍以原法处理。经过1个月，肿痛退尽，肌肉柔和，已能向外伸展，惟屈曲尚感微痛，此时停服水药，单服小金丹1粒，1日2次，以巩固疗效。3个月后摄片复查，左肱骨骨髓炎已基本痊愈。

按语：根据临床所见，骨疽之生，并非限于阴寒一端。跌仆损伤，感受毒邪，邪瘀交并，是其主因。它如病后余毒未尽，或湿热内蕴，流走筋骨，气血不和，皆可形成本病。此案即为损伤而兼有湿热内蕴者。湿为阴邪，旺于阴时，故身热夜重；口中干，脉滑数，为湿邪化热之征；至于局部症状，虽然皮色不变，但按之灼热，与阴寒之证显然有别；其外形色白不红者，是病深在骨，热象不能显露于外也。治从化瘀通络，清热利湿着手，方取活命饮加减。热毒盛者，又可配用五神汤及黄连解毒汤。

[唐汉钧. 中医外科常见病证辨证思路与方法. 北京：人民卫生出版社，2007：110～111]

2. 余鹤龄医案——热毒炽盛证附骨疽

李某，男，47岁。

初诊日期：1991年9月25日。

主诉：右髂嵴处酸痛25天，伴不规则发热15天，持续高热5天。

现病史：患者少年时患化脓性骨髓炎，曾于1963年和1971年两次手术治疗。本次发病由于工作劳累，先感右髂嵴酸痛伴畏寒发热，经某医院门诊治疗，使用螺旋霉素片剂和青霉素针剂等药物，发热及酸痛曾一度好转，但数日后复发高热，局部酸痛明显加重，经用静滴氨苄青霉素18g，病不见减，于9月23日转入某省级医院诊治，以发热待查收入住院部治疗。入院后经肌注新型青霉素、氨苄青霉素等西药及内服中药五味消毒饮加减方，仍持续高热不退，现来我处诊治。现症见：发热，体温39.5℃，患者体形消瘦，面赤气粗，身热烦躁，口渴欲冷饮，汗出，纳差，尿赤。

查体：舌质红尖部光剥，舌苔根部黄燥，脉洪数。右髂嵴部陈旧手术瘢痕处有手掌大潮红块，压痛及叩击痛明显。

检查：血检白细胞计数为21.7×10^9/L，中性粒细胞65%。血沉为23mm/h血培养尚未出报告。X线平片见右髂嵴骨质模糊，有破坏现象。

诊断：附骨疽（西医：慢性骨髓炎急性发作）。

辨证：热毒炽盛，兼有阴虚。

治法：清热解毒，养阴护液。

方药：生石膏30g（先煎），知母10g，北沙参20g，淡竹叶12g，香白芷9g，京赤芍10g，大麦冬15g，黑玄参15g，川牛膝10g。水煎服。

二诊：服上药2剂后，体温下降至38℃左右，口渴好转，但仍纳谷不香，舌质红，苔薄黄，舌尖仍有光剥。右髂嵴部位红肿明显，灼热拒按。患者发热虽缓解但毒邪亢盛。拟和营托毒，清解热毒。

方药：当归尾 8g，京赤芍 10g，川雅连 8g，蒲公英 20g，金银花 15g，大连翘 15g，北沙参 30g，金石斛 15g，皂角刺 10g，白术 10g，神曲 10g，生甘草 6g。水煎服。

并取鲜芙蓉叶捣烂外敷红肿部位。

三诊：患者体温正常，精神好转，饮食有味，二便平，舌红尖部镜面缩小，脉平。检查右髂嵴部位红肿热痛大减，但仍有压痛。

方药：当归 6g，京赤芍 10g，蒲公英 15g，紫花地丁 10g，川雅连 10g，丝瓜络 8g，川牛膝 8g，北沙参 20g，大麦冬 15g，金石斛 15g，生甘草 6g。4 剂，水煎服。

局部继续外敷鲜芙蓉叶。

经 21 天治疗，患者自觉情况良好，局部红肿热痛全部消失，舌质淡红无光剥，脉缓。病已治愈，嘱患者出院后多休息，并定期复查。

按语：本例附骨疽当属热毒猖獗，患者持续高热不退，局部病灶红肿热痛扩展迅速之际，患者阴液已显亏虚之象。用攻补兼施，直折其势，既力除亢盛之热毒，又急补亏虚之阴液。继予清除毒邪为主攻方向，采用清热解毒、活血透毒、养阴托毒等解毒并治的方法，使病情迅速好转，缩短了病期，获得了消散的最佳效果。

另外，静脉输液、口服、局部外敷等多途径给药，为迅速清除热毒之邪提供了有力的保证。

[邵桂娥. 余鹤龄外科医案 2 则. 江西中医药杂志，1992，22（6）：6～7]

3. 曲学英医案——湿热下注，气血双亏证附骨疽

任某，男，18 岁。

初诊日期：1991 年 4 月 25 日。

主诉：右小腿胫前处肿痛流脓 1 月余。

现病史：患者 11 岁时曾患右胫骨急性化脓性骨髓炎，在我处住院 2 个月治愈。1991 年 3 月，因感冒未及时治疗而复发，至某专科医院治疗。手术后疮口肿痛加重，高热不退。曾用青霉素、氨苄青霉素、先锋霉素 20 天未见好转，而转我院治疗。入院时，面色苍白，疲乏无力，自汗不止，口干渴不多饮。

查体：疮口为开放性，脓液色黄，质稀量多，有腥臭味，洗净疮口可见肉芽红绛水肿。舌质红，苔黄厚腻，脉滑数，体温 39.3℃。

　　检查：血常规提示：白细胞 18×10^9/L，中性粒细胞 0.85。

　　诊断：附骨疽（西医：右胫骨急性化脓性骨髓炎）。

　　辨证：湿热下注，气血双亏。

　　治法：清热解毒，燥湿排脓，扶正托毒。

　　方药：四妙散合四妙汤加味。黄柏 15g，苍术 15g，薏苡仁 20g，牛膝 10g，生黄芪 30g，当归 10g，金银花 30g，连翘 15g，蒲公英 30g，党参 15g，野菊花 15g，木通 10g，生甘草 6g。每日 1 剂，水煎 2 次，早、午、晚 3 次分服。

　　复诊：上方服 3 剂后，体温降至 37.8℃。又服 3 剂后，体温降至 37.2℃，白细胞 11×10^9/L，中性粒细胞 0.72，脓液减少，患处肿痛减轻。服完 10 剂后，体温 36.6℃，白细胞 8.0×10^9/L，中性粒细胞 70%，脓液明显减少，疮周肿消过半已不疼痛，肉芽鲜红。上方加减服 18 剂后已无脓液，肉芽红活。改服益气补血、活血通络、补肝益肾之剂。至 6 月 18 日疮口结痂愈合。X 线摄片示：骨质无明显炎症反应，半年后恢复工作。随访半年，未见复发。

　　按语：附骨疽是一种毒气深沉附着于骨深部的脓疡，为难治病症之一。中医认为：该病多因疔、疖、痈，毒热内窜；或跌打损伤，筋脉伤损，复感毒邪所致。毒热深窜入里，留著筋骨，致经络受阻，气血凝滞，毒热之邪腐筋蚀骨，蕴郁成脓。《黄帝内经·刺节真邪论》说："邪之人于身也深，寒与热相搏，久留而内著，寒胜其热，则骨痛肉枯，热胜其寒，则烂肉腐肌为脓，内伤骨为骨蚀。"较好地论述了附骨疽的病机。由此可见外感毒邪，入里化热，蕴郁成脓，腐筋蚀骨，为该病的主要病机。故其治疗当以清热解毒、托里排毒为主。热毒清解，脓腐排净，则邪去正安。采用清热燥湿、通经排脓的四妙散与清热解毒、扶正托毒的四妙汤合方。二方合用，共奏清热解毒、通经排脓、扶正托毒之功。用以清除热毒之邪，排除脓腐之物。使其邪去正安，腐去新生。由于紧扣病机，故临床疗效满意。然而毒邪虽去，脓腐虽清，但正气已虚，气血双亏，筋骨失养，病损组织尚未修复。故应紧上方之后，改服益气养血、活血通络、强壮筋骨之剂。使其气血充盛，经脉通畅，筋骨得养，机体康复，其病乃愈。

　　　　[曲学英，张军．八妙汤治疗附骨疽疗效观察．山西中医，1995，26（6）：20～22]

环 跳 疽

环跳疽是一种发生于环跳穴（髋关节）的急性化脓性疾病。好发于儿童，发病急骤，局部漫肿疼痛，影响关节屈伸，溃而难敛，易成残疾，全身症状严重。相当于西医学所说的化脓性髋关节炎。

一、临证思辨与治疗

（一）病因病机

1. 基本同"附骨疽"。
2. 还可直接由关节附近外伤感染毒邪，或附骨疽脓毒流注关节而发生。

（二）诊断思维

1. 辨病思维

（1）诊断要点

①症状和体征

a. 初期 来势较急，初即恶寒壮热，髋关节处筋骨隐痛，皮色不变，活动受限；继则疼痛加剧，不能屈伸，臀部外突，大腿略向外翻。

b. 成脓期 皮肤灼热，皮色微红，疼痛剧烈，关节屈曲漫肿上延腰胯，下及大腿，壮热持续，按之有波动感者，为内已成脓，化脓约在得病后1～3月间。

c. 溃后期 脓出初黄稠，后稀薄，但因损骨，多不易愈合。可使关节畸形、僵硬，不能活动，或造成脱位等。

②辅助检查

a. 血常规检查 白细胞总数及中性粒细胞比例明显增高。

b. 血培养、关节腔穿刺液细菌培养及药敏试验有助于确定致病菌种类，可针对性地选择抗生素。

c. X线摄片在发病早期仅可见关节周围软组织肿胀，后期可见关节软骨破坏，关节间隙变窄，骨质有脱钙现象。

（2）鉴别诊断

本病需与臀部肌肉脓肿、髂窝脓肿相鉴别：

化脓性髋关节炎与臀部肌肉脓肿、髂窝脓肿鉴别表

	化脓性髋关节炎	臀部肌肉脓肿	髂窝脓肿
发病部位	病在髋关节腔	病在臀部肌肉	病在髂部软组织
起病情况	起病急	起病急	起病急
化脓时间	患病后 1～3 个月	患病后 2 周	患病后 1 个月
患肢姿势	臀部外突，大腿略向外旋，患肢不能伸直或屈曲	不影响患肢屈曲	患肢屈而难伸，大腿略向内翻
预后	易成残废	愈后不损伤筋骨	愈后大多无残废

2. 辨证思维

（1）初期（湿热蕴阻）

可见关节肿胀、微痛，继则疼痛加剧，局部皮肤红热。伴有寒战发热，头痛，口干，溲赤等全身症状。

本期的重点症状是关节肿胀，疼痛，伴有寒战发热。局部体征为局部皮肤红热，关节疼痛不能屈伸，臀部外突，大腿略向外翻。

（2）成脓期（热毒炽盛）

可见关节肿胀，疼痛剧烈，屈伸不利，皮肤焮红、灼热。伴有壮热口渴，小便短赤，大便秘结，全身不适等全身症状。

本期重点症状为疼痛剧烈，关节屈伸不利，高热持续不退。局部体征为局部皮肤红肿热痛明显，按之可有波动感，关节活动受限。

（3）溃后期（正虚邪恋）

顺证患者病情可逐渐痊愈，患肢疮口逐渐愈合，关节活动可逐渐恢复正常，而部分患者恢复欠佳，可出现关节挛缩，肌肉萎废，伸屈困难，或僵硬不能活动，疮口脓出稀薄，持久不愈等表现，同时伴消瘦、神疲、乏力等全身症状。

（三）治则思维

内治：治疗贵在早，以清热解毒、化湿和营为大法。病之初期属湿热蕴阻证，以清热利湿解毒、和营化瘀为主；病之中期火毒炽盛，热盛肉腐，属热毒炽盛证，治以凉血清热解毒为主；病之后期多为气虚血滞证，治宜补益肝肾、扶正祛邪以及调补气血、托里排脓等法治疗。

外治：初期宜夹板固定或皮肤牵引；脓熟宜早期切开排脓，形成漏者用腐蚀药或手术治疗；脓尽则用生肌长肉之品，有空腔或疮口深者加垫棉压迫疗法。

（四）治疗方案

1. 辨证论治

（1）湿热蕴阻

证候：关节肿胀、微痛，继则疼痛加剧，局部皮肤红热；伴寒战发热，头痛，口干，溲赤；舌红，苔黄腻，脉滑数。

辨证：湿热内盛，故局部皮肤红热，伴寒战高热，舌红，苔黄腻，脉滑数；毒邪深窜入里，留于筋骨骨节，损筋伤骨，筋脉阻塞，气血凝滞，故关节肿胀、微痛，继则疼痛加剧。

治则：清热解毒化湿，活血通络。

主方：黄连解毒汤合五神汤加减。

处方举例：忍冬藤20g，白茅根20g，生山栀15g，金银花15g，茯苓15g，赤芍15g，车前子15g（另包），紫花地丁10g，牛膝10g，黄柏10g，黄连6g，生甘草6g。

（2）热毒炽盛

证候：关节肿胀，疼痛剧烈，屈伸不利，皮肤焮红、灼热；伴壮热口渴，小便短赤，大便秘结，全身不适；舌红，苔黄，脉滑数。

辨证：火热壅盛，热胜腐肉，肉腐为脓，则见皮肤焮红、灼热，关节肿胀，疼痛剧烈，屈伸不利；壮热口渴，便秘溲赤，舌红，苔黄，脉滑数为热毒蕴结之象。

治则：解毒泄热，通里。

主方：黄连解毒汤加减。

处方举例：生石膏15g，黄芩15g，山栀15g，大青叶15g，赤芍15g，连翘15g，金银花15g，蒲公英15g，黄柏10g，生大黄10g，元明粉10g（冲服），黄连6g，甘草6g，竹叶6g。

（3）气虚血滞

证候：可有关节挛缩，肌肉萎废，伸屈困难，或僵硬不能活动，疮口脓出稀薄；伴消瘦、神疲、乏力；舌淡暗，苔白，脉沉细。

辨证：素体正气不足，肝脾肾亏损，肝虚则筋络失养，脾虚则肌肉不实，肾衰则骨髓不充，故关节可有挛缩，肌肉萎废，伸屈困难，或僵硬不能活动；脾胃为气血生化之源，脾主肌肉，脓为气血所化，脾胃虚弱则生肌无力而脓水稀薄，疮口不愈；消瘦、神疲、乏力，舌淡暗，苔白，脉沉细，为气血两虚之象。

治则：益气化瘀，通经活络。

主方：补阳还五汤加减。

处方举例：生黄芪 30g，忍冬藤 20g，鸡血藤 20g，当归尾 15g，赤芍 15g，伸筋草 15g，桃仁 10g，地龙 10g，川芎 10g，红花 10g，甘草 6g，肉桂 5g。

在初期及化脓期中，如有寒热者，加荆芥 10g，防风 10g 祛风解表；脓已成者，加黄芪 15g、皂角刺 10g，穿山甲 10g 托毒排脓。

2. 其他疗法

（1）中成药

①牛黄解毒片，每次 2 片，每日 2 次。适用于湿热蕴阻证或热毒炽盛证环跳疽。

②小金丹，每次半支，每日 2 次。适用于各证型环跳疽。

（2）验方

通络活血方（《朱仁康临床经验集》验方）加减：黄芪 20g，赤芍、丝瓜络各 15g，王不留行、当归尾、桃仁、香附、泽兰、牛膝各 10g，红花、甘草各 6g。水煎服。功用：活血祛瘀，通经活络。适用于气虚血血瘀证环跳疽。

（3）外治法

①初期及成脓期　外敷金黄膏、玉露膏，或金黄散、玉露散冷开水调敷。

②溃后　用七三丹或八二丹药线引流。可作关节灌洗，用生理盐水加入升丹少许，用注射器或导尿管灌人病变关节，冲洗脓腔，每日 1 次。

（五）预后转归

大部分患者经治疗后病情向愈，预后较好。若失治，误治，则可造成残废。若有发热烦躁，神昏谵语等，则为并发内陷，可有生命危险。

（六）预防与调护

1. 加强锻炼，增加饮食营养，禁食鱼腥发物及辛辣醇酒之品。
2. 积极治疗原发病。
3. 急性期卧床休息，患肢抬高并用夹板制动，避免活动，防止骨折和毒邪扩散。
4. 慢性期，避免负重及跌跤，防止骨折，尽早进行功能锻炼。

二、名家医案借鉴

1. 梁月波医案——寒湿阻络，气血瘀阻证环跳疽

赵某，男，25 岁。

初诊日期：1910 年 6 月。

主诉：右侧环跳穴处肿痛半月余。

现病史：患者右侧环跳穴处初觉肿胀疼痛，皮色如常，身体逐渐衰弱。半月余，痛势渐剧如刺。乃去医院就医。经外科医师检查，诊为骨髓炎，建议住院进行高位截肢，患者拒绝手术，乃来求医。患者身体瘦弱，乏力，右侧环跳穴处肿胀，筋骨剧痛。

查体：右侧环跳穴处肿胀，按之疼痛明显，舌苔白，脉滑缓。

诊断：环跳疽（西医：右侧化脓性髋关节炎）。

辨证：寒湿阻络，气滞血凝，脉络瘀阻。

治法：益气散湿、温经通络之法治之。

方药：内托羌活汤加减，服 20 剂，并用活血消肿膏外敷。

方药：羌活 9g，黄芪 12g，肉桂 5g，白术 10g，茯苓 10g，薏苡仁 12g，独活 10g，乳香 10g，赤芍 10g，红花 10g。水煎餐前服。

二诊：患者经治疗月余，体质仍虚弱，纳少、乏力，右侧环跳穴肿处微红，但痛势已减轻。脉缓滑，舌苔白。邪气已衰，正气虚弱。原方加减续服，外用药同前。

方药：黄芪加至30g，肉桂加至10g，加牛膝10g继服。

三诊：患者气短、乏力、纳少。患侧肿处肉腐渐溃脓，疮口逐渐扩大，长达45cm（1尺5寸），宽18cm（6寸），疮口新肉红润。脉缓，舌苔白。易香贝养荣汤加减，以温补、托里、排脓。外涂生肌玉红膏，疮口用棉纸封固。

方药：贝母9g，人参10g，茯苓10g，陈皮9g，熟地黄10g，当归10g，白芍9g，白术10g，桔梗6g，黄芪30g，肉桂g，大枣10g。

患处瘢痕表皮与骨部浅表愈合。曾两次复查，证明已康复。

按语：此患者就医时，证属寒湿阻络，气滞血凝，脉络瘀阻，当以益气散湿，温经通络。之后，脓肿形成，予重用黄芪以托毒排脓，祛腐生肌；然久病，气血渐虚，当以气血双补，托里排脓治之，此治附骨疽之正法。

［贺菊乔，刘丽芳. 外科病名家医案·妙方解析. 北京：人民军医出版社，2007：98～99］

（洪志明　黎杰运）

第七节　流　注

流注是发于肌肉深部的转移性多发性脓肿。其特点是好发于四肢、躯干肌肉丰厚处的深部，发病急骤，局部漫肿疼痛，皮色如常，容易走窜，每此处未愈他处又起，溃后易敛。相当于西医学所说的脓血症、多发性转移性肌肉深部脓肿、髂窝部脓肿。

一、临证思辨与治疗

（一）病因病机

1. 正气不足　正虚是本病形成的重要因素。正气不充，邪毒流窜血络，使经络阻隔，气血凝滞，着而为患。

2. 感染邪毒

（1）余毒：因先患疔疮、疖、痈，强行挤压或过早切开，或其他热病失于诊治，火热之毒窜入血分，流于经络，稽留于肌肉之中而发余毒流注。

（2）暑湿：夏秋季节感受暑湿，暑毒湿热客于营卫，阻于肌肉，致使气血凝滞而成暑湿流注。

（3）瘀血：跌打损伤，瘀血停留，或产后瘀露停滞，经络为之壅滞而成瘀血流注。

除上述流注的病因外，还可由会阴、肛门、外阴、下肢破损或生疮疖，或附近脏器染毒，邪毒流窜，以致余毒、暑湿、湿热结聚，气血凝滞而成。

病因病机示意图

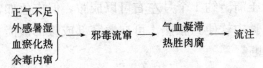

（二）诊断思维

1. 辨病思维

（1）诊断要点

①症状

a. 初起　先在四肢近端或躯干部有一处或数处肌肉疼痛，漫肿，微热而皮色不变。约2～3天后，肿胀焮热疼痛日趋明显，并可触及肿块。伴有寒战高热、头痛头胀、周身关节疼痛、食欲不振等全身症状。

b. 脓成　肿块增大，疼痛加剧，约2周左右肿块中央微红而热，按之有波动感。兼见高热不退，时时汗出，口渴欲饮。

c. 溃后　脓出黄稠或白黏脓水，随之肿硬疼痛渐消，约经2周左右，脓尽疮口愈合。身热渐退，食欲增加。

②体征

初起时可见四肢或躯干一处或数处肌肉漫肿，肤温稍高而肤色不变，2～3日后局部可触及肿块，伴明显疼痛；病情进一步发展可见肿块增大，中央处微红而热，按之有波动感；局部穿刺抽吸有脓，脓肿成熟时，可自行破溃出脓，或手术切开排脓。

③辅助检查

a. 血常规检查 血白细胞总数及中性粒细胞比例可增高。

b. 脓液细菌培养或血培养及药敏试验有助于确定致病菌种类，可针对性地选择抗生素。

c. B超检查 可明确是否成脓及脓腔的位置、大小。

④髂窝部脓肿 发于髂窝部肌肉深处，多见于儿童。初起患侧大腿突然拘挛不适，步履呈跛行，伴恶寒发热，头痛，无汗或微汗，纳呆倦怠。2～3日后局部疼痛，大腿即向上收缩，略向内收，不能伸直，妨碍行走，但膝关节仍能伸屈，倘用手将患肢拉直，则可引起剧烈疼痛，痛牵腰部，腹部前突，脊柱似弓状。约7～10天左右，在髂窝部可触到一长圆形肿块，质较硬，有压痛。约1个月左右可以成脓，但皮色如常，按之波动感亦不甚明显，但觉中软便为脓熟。可在髂窝部或腰部破溃。

（2）鉴别诊断

髂窝脓肿、臀部脓肿、髋关节结核、化脓性髋关节炎疾病需相互鉴别：

髂窝脓肿、臀部脓肿、髋关节结核与化脓性髋关节炎鉴别表

	化脓性髋关节炎	臀部脓肿	髋关节结核	髂窝脓肿
发病部位	病在髋关节腔	病在臀部肌肉	病在髋关节腔	病在髂部软组织
起病情况	起病急	起病急	起病慢	起病急
化脓时间	患病后1～3个月	患病后2周	患病后6～12个月	患病后1个月
患肢姿势	臀部外突，大腿略向外旋，患肢不能伸直或屈曲	不影响患肢屈曲	患肢伸而难屈，后难以屈伸及内外旋转，患肢先长后短	患肢屈而难伸，大腿略向内翻
预后	易成残废	愈后不损伤筋骨	易成残废	愈后大多无残废

2. 辨证思维

流注的特点是发病急骤，局部漫肿疼痛，皮色如常，容易走窜，每此处未愈他处又起，溃后易敛。其发病与暑、湿、痰、热、毒、瘀血、正虚密切相关。而患者正气不充，导致卫表不固，气血不和，御邪无力，为本证发病的主要内在因素。其基本病机为正虚邪凑，邪毒壅滞，气血凝滞而

随阻随生。临床根据其具体发病季节、部位的不同以及患者体质差异而致所兼夹之病邪有所差异，疾病发展不同阶段病理特点，辨证又有所侧重。一般而言，发于夏秋季节者，辨证为暑湿交阻证；有疮疖疔现病史者，辨证为余毒攻窜证；有外伤史或产后瘀露引起者，辨证为瘀血凝滞证。

（三）治则思维

内治：①流注发病与暑、湿、痰、热、毒、瘀血、正虚密切相关，而患者正气不充，导致卫表不固，气血不和，御邪无力，为本证发病的主要内在因素。故其基本病机为正虚邪凑，邪毒壅滞，气血凝滞而随阻随生，治疗总宜清热解毒，和营通络之法。②再根据其具体发病季节、部位的不同以及患者体质差异而致所兼夹之病邪有所差异，疾病发展不同阶段病理特点，治疗又有所侧重。一般而言，初起以祛邪为主，根据证候的表现，又宜适当配以疏解表邪、清暑益气、理气祛痰、益气健脾等法灵活应用，以促其内消；中期毒已结聚而不能及时成脓者，则应托毒透脓，助以祛邪为治；溃后应尽排脓腐，投以托毒排脓、清解余邪之剂，溃后忌用峻补，宜投以托毒排脓，清解余邪之剂，使邪祛而正安，杜绝因余毒未尽而流窜多发之源。

外治：初起外敷清凉或温煦的消肿活血之品，以图内消；溃后可按溃疡常规外治法处理。

（四）治疗方案

1. 辨证论治

（1）余毒攻窜

证候：发病前有疔疮、痈、疖等现病史，局部漫肿疼痛；全身伴有壮热，口渴，甚则神昏谵语；舌苔黄，脉洪数。

辨证：疮疖疔乃火毒引起，火毒炽盛，入于营分，流注肌肉之中，故局部漫肿疼痛；火毒炽盛，故壮热，口渴，甚则神昏谵语，苔黄，脉洪数。

治则：清热解毒，凉血通络。

主方：黄连解毒汤合犀角地黄汤加减。

处方举例：黄连5g，黄芩10g，黄柏10g，山栀10g，生地黄15g，牡丹皮 10g，赤芍 15g，紫花地丁 15g，金银花 15g，连翘 15g，生甘草 10g。

加减：如脓成者，加当归 10g，皂角刺 10g，穿山甲 10g，去鲜生地黄；神昏谵语者，加安宫牛黄丸化服，或紫雪散吞服；胸胁疼痛、咳喘痰血者，加象贝母 10g，天花粉 10g，鲜竹沥 10g，鲜茅根 30g，鲜芦根 30g。

（2）暑湿交阻

证候：多发于夏秋之间，局部漫肿疼痛；初起伴恶寒发热，头胀，胸闷呕恶，周身骨节酸痛，或胸部有白痦；舌苔白腻，脉滑数。

辨证：暑为阳邪，暑毒湿热郁阻皮肤，经络阻塞，故局部肿胀，灼热疼痛；暑多挟湿，故发热，胸闷呕恶，周身骨节酸痛，胸部布白痦；苔白腻，脉滑数，均为湿热蕴结之象。

治则：解毒清暑化湿。

主方：清暑汤加减。

处方举例：荆芥 10g，牛蒡子 10g，大豆黄卷 10g，鲜藿香 10g，鲜佩兰 10g，陈皮 10g，茯苓 10g，薏苡仁 10g，桑枝 10g，金银花 10g，连翘 10g，六一散 10g。

醒消丸。加减：如有肿块者，加当归 10g，赤芍 10g，丹参 10g；热重者，加金银花 15g，连翘 15g，紫花地丁 15g；脓成者，加当归 10g，赤芍 10g，牡丹皮 10g，皂角刺 10g，穿山甲 10g。

（3）瘀血凝滞

证候：劳伤筋脉诱发者多发于四肢内侧，跌打损伤诱发者多发于伤处，局部漫肿疼痛，皮色微红，或呈青紫，溃后脓液中央夹有瘀血块；妇女产后恶露停滞而成者多发于小腹及大腿等处，发病较缓，初起一般无全身症状或全身症状较轻，化脓时出现高热；舌苔薄白或黄腻，脉涩或数。

辨证：瘀血凝滞，化生火热，走窜筋脉，故局部漫肿疼痛，皮色微红，或呈青紫，溃后脓液中央夹有瘀血块；苔薄白或黄腻，脉涩或数，为瘀热之征。

治则：和营活血，祛瘀通络。

主方：活血散瘀汤加减。

处方举例：当归 10g，赤芍 15g，桃仁 10g，苏木 10g，丹参 15g，蒲公英 30g，枳壳 10g。

加减：如劳伤筋脉者，加金银花 10g，黄柏 10g，薏苡仁 10g 等；跌打损伤者，加参三七 10g；产后瘀阻者，加制香附 10g，益母草 10g，红花 10g 等；有表证者，加荆芥 10g，熟牛蒡子 10g，防风 10g；发于下肢和髂窝部的，加苍术 10g，薏苡仁 10g；脓成者，加穿山甲 10g，皂角刺 10g。

2. 其他疗法

（1）中成药

①小金丹，每次 1/2 支，每日 2 次。适用于各证型流注。

②犀黄丸，每次 1/2 支，每日 2 次。适用于各证型流注。

（2）验方

①顾氏流注方（上海中医学院附属龙华医院外科顾伯华验方）　鲜生地黄 30g，赤芍 9g，牡丹皮 9g，黄连 6g，金银花 15g，连翘 30g，紫花地丁 30g，黄芩 9g，生大黄 9g（后下），生甘草 3g，雄黄粉 0.3g（吞）。水煎服。功效凉血解毒，清热消肿，适用于余毒攻窜证流注。

②荆防流注方（江苏省苏州市中医院外科黄礼验方）　荆芥 10g，防风 10g，羌活 6g，红花 6g，桃仁 10g，连翘 10g，当归 12g，赤芍 15g，金银花 15g，炙蜈蚣 2 条，全蝎 5 只，水煎服。功效疏风散邪，和营通络，清热化湿，适用暑湿交阻，瘀血凝滞证流注。

（3）外治法

①初期　肿而无块的，用金黄膏或玉露膏外敷；肿而有块者，用太乙膏掺红灵丹贴之。

②脓成　宜切开引流。

③溃后　先用八二丹、药线引流，脓净改用生肌散，均以红油膏或太乙膏盖贴，可加垫棉压迫法。

④若多处相互串联贯通者，可用绷带缠缚患部，或将串连贯通处彻底切开，以加速疮口愈合。

（4）其他疗法

髂窝流注愈后功能障碍者，宜帮助患者作适当的下肢伸屈功能锻炼，或橡皮膏牵引。锻炼之法，在病情痊愈或完全收口 2 周后，令患者坐椅上，取直径 8cm 左右的圆筒或酒瓶或竹筒置于地上，患足踏在瓶上，来回滚动，初起每次半小时，以后逐渐增加至 1 小时，1 日 2～3 次，每次 20～30 分钟，轻者 1 月，重者 2 月，患肢即可恢复正常功能。

（五）预后转归

大部分患者经治疗后病情向愈，预后较好。溃脓后身热不退者，为正虚邪恋，可能为续发之象，病情较重。发生于髂窝部者，若溃后脓水淋沥，日久不敛，可因损骨而造成残废。

（六）预防与调护

1. 及时正确处理疔、疖、痈及皮肤破损等。

2. 绝对卧床休息，多饮开水或西瓜汁。热退而肿块未消时，仍需卧床休息以免反复，如强力走动，仍可使病情反复，更有酿脓之变。

3. 注意加强营养，忌食鱼腥、辛辣刺激性食物，宜食清淡易消化饮食。

4. 髂窝流注愈后功能障碍者，宜帮助患者作适当的下肢伸屈功能锻炼，或橡皮膏牵引。锻炼之法，在病情痊愈或完全收口 2 周后，令患者坐椅上，取直径 8cm 左右的圆筒或酒瓶或竹筒置于地上，患足踏在瓶上，来回滚动，初起每次半小时，以后逐渐增加至 1 小时，1 日 2～3 次，每次 20～30 分钟，轻者 1 月，重者 2 月，患肢即可恢复正常功能。

二、名家医案借鉴

1. 顾伯华医案——余毒攻窜，气血凝滞型流注

张某，女，17 岁。

初诊日期：1964 年 9 月 1 日。

主诉：背肿疖肿挤破后出现全身多处肿块伴疼痛发热 1 周余。

现病史：于 1 周前，背部发生一小疖肿，微痛，自己挑破挤压出脓，次日即发寒热，续则右肩胛、两大腿、左臂、颈部，先后出现多个肿块，疼痛较甚。寒热持续不退（38℃以上），朝轻暮重。大便干结，三日一行。曾注射青霉素，病情未减。

检查：血常规：白细胞 12.2×10^9/L，中性粒细胞 81%。

诊断：流注（西医：全身多处肌间脓肿）。

辨证：余毒攻窜，气血凝滞。

治法：清热解毒，凉血活血。

方药：生地黄 15g，赤芍 12g，金银花 12g，黄芩 10g，黄连 6g，山栀 10g，半枝莲 12g，玄参 10g，干甘草 6g，雄黄粉 1g。

外用金黄膏。

二诊：4 天后，病情基本控制，体温在 39℃左右。在原方基础上，加用黄连素 800mg。3 天后，体温下降到 37.6℃以下，白细胞 $5.6×10^9/L$，身上肿块除大腿下段两处尚有疼痛，余均不疼痛，趋向消散、吸收。局部做切开排脓，得脓液 50ml 左右。开刀溃出脓后，内服和营清解为主中药。

方药：丹参 12g，当归 12g，赤芍 10g，防己 9g，牛膝 10g，黄柏 10g，忍冬藤 12g，蒲公英 12g，甘草 6g。

外用二宝丹，药线引流。共治疗 31 天局部疮口完全愈合，功能锻炼 2 天出院，步履已恢复正常。

按语：此为背部生疖，处理不当，致使暑热毒邪走散，入于营血，流窜肌肉之间，经络阻隔，气血凝滞而成流注，当以凉血清热解毒之剂。二诊时，患者强行用力，而致脓毒继续扩散，应及时切开排脓。

［贺菊乔，刘丽芳. 外科病名家医案·妙方解析. 北京：人民军医出版社，2007：109～110］

2. 顾伯华医案——余毒攻窜，湿热蕴结型流注

王某，女，19 岁。

初诊日期：1974 年 4 月 22 日。

主诉：左足外伤 1 周，出现左下肢肿痛及右腰背、臀部肿块伴疼痛发热 3 天余。

现病史：1 周前，左足中趾因劳动时裂伤继发感染，3 天后右足内踝处红肿疼痛，4 天后左足背红肿疼痛，伴有高热 39～39.5℃，大便不畅，小便短赤，咽干唇燥。

查体：两腹股沟可触及蚕豆大小淋巴结。右腰背和臀部各有两处肿块，不红略肿，压痛。左足从趾到足背、足底均红肿灼热，明显压痛。右足踝内侧漫肿，边界不清，焮红灼热疼痛。左足中趾末节有 1cm×0.5cm 外伤感染已结痂。苔薄，舌红，脉细数。

诊断：流注（西医：①右腰背部、臀部肌间脓肿；②左足部蜂窝组织炎）。

辨证：余毒攻窜，湿热蕴结。

治法：清热解毒，凉血活血。

方药：生地黄 12g，赤芍 12g，金银花 15g，黄芩 10g，紫花地丁 12g，穿山甲 8g，蒲公英 12g，半枝莲 15g，大黄 9g，车前子 9g，生甘草 6g。

外用金黄散。

二诊：上方服用 7 剂后，发热已退至 37.5℃，多处肿块已退，仅有轻度压痛。苔黄腻，舌质红，脉细数。拟和营清热、利湿通络。

方药：当归 12g，赤芍 10g，丹参 10g，生地黄 12g，苦地丁 12g，四季青 10g，苍术 10g，黄柏 10g，虎杖 12g，忍冬藤 12g，丝瓜络 12g。

治疗 22 天，肌肉深部脓肿基本消退。

按语：流注多处，肿块焮红灼热疼痛，伴有高热，大便不畅，小便短赤，咽干唇燥，苔薄，舌红，脉细数。有毒势内陷之虑，以清热解毒为主，经治之后，热毒渐退，当以和营清热、利湿通络。

［贺菊乔，刘丽芳. 外科病名家医案·妙方解析. 北京：人民军医出版社，2007：110～111］

3. 赵炳南医案——热毒蕴结，气血凝滞型流注

王某，男，34 岁。

初诊日期：1971 年 11 月 30 日。

主诉：右臀部肿痛 20 余天。

现病史：20 多天以前因感冒发热，注射退热针后体温已降，第 2 天开始臀部打针部位疼痛、肿胀，体温又升高至 38℃ 以上，压痛明显，食纳不佳、乏力，口干思饮水，大便干燥，小便黄少。

查体：右侧臀部外上方局限性肿起，稍高出皮面，范围为 8cm×9cm，皮肤微热、微红，压痛明显，未见明显波动，右上方近骶骨处亦有压痛。脉象：细数，苔薄白而燥。

诊断：右臀肌肉深部流注（西医：脓肿）。

辨证：热毒蕴结，气血凝滞。

治法：清热解毒，活血消肿。

方药：五味消毒饮加减。金银花 15g，紫花地丁 15g，连翘 12g，当归 9g，赤芍 9g，鬼箭羽 9g，牛膝 9g，蒲公英 30g，人工牛黄散 1.5g（冲服）。日一剂，水煎服。

外用铁箍散软膏敷于患处。（铁箍散膏：生胆南星 30g，生半夏 30g，生乌药 30g，肥白芷 30g，南白蔹 30g，土贝母 30g，南薄荷 30g，川黄柏

30g，川大黄 30g，广姜黄 30g，枯黄芩 30g，猪牙皂 30g，荆芥穗 30g，蜂蜜 900g。制法：每 30g 药粉加 60g 蜂蜜调匀即成。）

二诊：服上方 2 剂后，体温逐渐下降至正常，局部疼痛也减轻，近 3 天来停药后，体温又升高至 38℃，但肿块明显缩小至 2cm×3cm，仍有轻度压痛。又按前方加天花粉、芦根、藿香、佩兰及人工牛黄。服药 3 剂后，体温恢复正常。局部仍有疼痛，食纳好转，按前法重用活血透达之品。

处方：金银花 30g，连翘 30g，蒲公英 30g，赤芍 9g，鬼箭羽 15g，酒大黄 9g，皂角刺 9g，白英 9g。日一剂，水煎服。

三诊：合并上呼吸道感染，体温升至 38.2℃，咳嗽，胸痛，恶心，纳差，脉浮数，舌苔白腻，舌质红。胸透证实为急性气管炎，本着急则治其标的原则，拟以宣肺解表、清热解毒为法。

处方：金银花 30g，连翘 15g，薄荷 6g，杏仁 9g，桔梗 6g，赤芍 9g，桑叶 9g，菊花 9g，生石膏 30g，人工牛黄 1.5g（冲服）。日一剂，水煎服。

服药 3 剂后，昨日起热退，局部仍有轻度压痛，皮肤颜色已恢复正常，肿胀已消失。仍用清热解毒，活血散结之药。共服药 27 剂，病愈。

按语：本病是因感冒发热注射退热针引起的局部肿胀疼痛，疑是针头消毒不严，毒邪自针孔而入阻于肌肉深部而发。考虑先因感冒致正气不足（抵抗力降低是其发病的重要原因之一）。由于本病是发生于臀部肌肉丰厚的深处，局部漫肿、微热、微红等，故均属流注之征象。发病后因属早期且化热不甚，又治之得法，使之未进入化脓期肿块即得以消散。治疗时，除针对病因采用清热解毒法外，尤其针对其局部病机而选有鬼箭羽、皂角刺、赤芍等有效的活血消肿药，从而使之未成脓即得以消散。

[北京中医医院. 赵炳南临床经验集. 北京：人民卫生出版社，2006：97～99]

4. 赵炳南医案——毒热炽盛、气血瘀滞证流注

程某，女，10 岁。

初诊日期：1972 年 2 月 4 日。

主诉：右侧肩背部肿块疼痛，发热 20 余天。

现病史：患儿于 20 余天前开始发热，逐渐发现右侧肩背部肿起一包块，长圆形，硬有压痛，包块逐渐增大如鸭蛋样，发热持续不退. 上午

38.5C左右，下午可达39℃以上，食欲不振，口干喜冷饮，疲倦无力，夜间睡眠不安，易出汗，二便尚正常，曾多处（包括头、胸、四肢骨骼）X线摄片，均未见骨质异常，诊为"多发性转移性脓肿"。现来我处诊治。

查体：体温38.5℃，神清，患儿面色白，重病容，营养发育一般。心、肺未见异常，肝脾未触及。皮肤、巩膜未见黄染，未见皮肤出血点，右侧背部肩胛骨与胸椎间有8cm×8cm肿块，边缘整齐，长轴与脊柱平行，表皮不红，局部温度较周围为高，触之较硬，无明显波动，有明显压痛。舌苔薄黄，舌质红。脉弦滑稍数。白细胞计数24.7×10⁹/L，中性粒细胞85%，淋巴细胞15%。

诊断：流注（西医：多发性转移性脓肿）。

辨证：毒热炽盛、气血瘀滞。

治法：清热解毒，活血透脓。

方药：金银花30g，蒲公英30g，紫花地丁15g，大青叶30g，赤芍9g，牡丹皮9g，皂角刺9g，生地黄12g，酒大黄6g，天花粉9g，生石膏30g，野菊花30g。另服犀黄丸15g，每次服15粒，早、晚各1次。

外用铁箍散软膏。

二诊：服上方3剂后，体温已降，仅有低热，最高不超过38℃。口仍干，局部疼痛稍减，复查白细胞计数已降至15.3×10⁹/L。上方去生石膏加桃仁9g，鲜石斛30g，继服3剂。

三诊：服上方6剂后，体温已恢复正常，白细胞计数8.2×10⁹/L，中性粒细胞58%，肿块已见明显缩小。继服7剂。2月21日背部肿块明显缩小，约6cm×3cm，稍可推动，压痛不明显，质地较硬，毒热已减，气血壅滞亦见疏通，故重用活血破瘀软坚，佐以清热以解余毒。

处方：金银花30g，蒲公英30g，大青叶30g，野菊花30g，牡丹皮9g，三棱9g，莪术9g，天花粉12g，石斛15g，陈皮9g。另服犀黄丸、每次15粒，及散结灵早、晚各4片。

经治疗19天，全身症状已消失，食纳好，无任何自觉症状，局部仅后遗黄豆粒样大硬结，停药观察。随访1年余，未再复发。

按语：本病患者虽然局部肿痛不明显，皮色不红，病程也较长，但与一般所谓之疽截然不同，应当属于阳证范围，因而称为"瘟毒流注"。所谓"瘟"者有蕴藏深处的意思；"毒"者热毒、火毒。因而说明深部脓肿是由于毒热之邪，蕴藏流注于肌肉深处，腐蚀筋肉而成脓。所以在治疗上用解毒活血散结的药物。在治法上以整体为主，重用解毒之剂，并配合使用犀黄丸以加强活血清热散结之功。毒热缓解后，阴分受伤，局部肿胀坚硬，继以清热解毒，佐以天花粉、萆薢养阴软坚散结；三棱、莪术软坚破瘀；陈皮和胃气、助中焦，不但避免过用苦寒，又能理气升阳，气行则血行，气血调和正气乃复而病愈。

[北京中医医院. 赵炳南临床经验集. 北京：人民卫生出版社，2006：99～101]

5. 黄振鸣医案——暑湿交阻证流注

陈某，女，19 岁。

初诊日期：1982 年 8 月 10 日。

主诉：全身多发皮下肿块半疼痛发热 3 周余。

现病史：患者左肩疼痛 3 周，不久痛处出现肿块如鹅蛋大，继之同侧腋窝肿胀如李子大，皮色如常，按痛，伴恶寒发热，头痛，胸闷呕恶。大便结，小便黄赤。

查体：体温 39℃，右背部肿块 5cm×5cm×2cm，左腰及肋部肿块各有 6cm×5cm×3cm，皮色不变，边界不清，扪之灼热，有压痛。舌质红，苔白腻，脉滑数。

检查：白细胞 $12×10^9/L$，中性粒细胞 0.81%，淋巴细胞 0.19%。

诊断：流注（西医：多发性脓肿）。

辨证：暑湿交阻。

治法：清暑化湿、和营通络。

方药：薏苡仁 30g，冬瓜仁 30g，泽兰 12g，佛手 12g，滑石 18g，炒穿山甲 12g（先煎），皂角刺 9g，山稔根 30g，积雪草 30g，板蓝根 30g。每日水煎服 1 剂。

外用 201 消炎水调如意金黄散，冷敷肿痛处。

经内外并治 10 天后，体温恢复正常，全身症状基本消失，局部肿块消失，其病告愈。

按语：本例患者属于"暑湿流注"，由于夏秋之间，经烈日暴晒，先受暑湿，外邪内束，客于营卫之间，阻于肌肉之内而成。治疗上应掌握"已消为贵"的治则。清暑化湿，软坚消肿，暑湿自解，肿胀则消。"流注"一病，由于发病原因不同，审因施治，必须从整体出发，掌握祛邪与扶正的原则，运用好消、托、补三法。阳毒宜攻，阴毒宜补托，有脓必排，早期宜内消，这是取得疗效的关键。

［贺菊乔，刘丽芳. 外科病名家医案·妙方解析. 北京：人民军医出版社，2007：113～114］

（洪志明　黎杰运）

第八节　发　颐

发颐是热病后余毒结于颐颌间引起的急性化脓性疾病。其特点是常发生于热病后期，多一侧发病，颐颌部肿胀疼痛，张口受限，全身症状明显，重者可发生内陷。相当于西医学所说的化脓性腮腺炎。

一、临证思辨与治疗

（一）病因病机

1. 余毒内蕴　伤寒或温病后汗出不畅，以致余邪热毒未能外达，结聚于少阳、阳明之络，气血凝滞，腐肉为脓而成。

2. 胃热上壅　饮食不节，恣食膏粱厚味，火毒内生，胃火积聚上攻，蕴络而发。

病因病机示意图

伤寒或温病后，余毒内蕴
饮食不节，胃热上壅　｝ ⟶ 气血凝滞 ⟶ 热胜肉腐 ⟶ 发颐

（二）诊断思维

1. 辨病思维

（1）诊断要点

①症状

a. 初起　下颌角处发生疼痛及紧张感，轻微肿胀，形如结核，张口稍感困难。继则肿胀逐渐显著，并延及耳之前后，以耳垂下部最着。有轻

度发热。

b. 脓成　发病后7～10天左右，腮腺部疼痛加剧，呈跳痛性。严重时可伴有高热口渴等全身症状，甚则出现痰涌气粗，烦躁不安，神昏谵语等表现。

c. 溃后　若不及时切开，脓肿可在颐颌部或口腔黏膜或向外耳道溃破，脓出臭秽。

②体征

a. 初起　如压迫局部，在上颌第2臼齿相对的颊黏膜腮腺导管开口处有黏稠的分泌物溢出，唾液分泌大为减少，并可出现暂时性口眼㖞斜之症。

b. 脓成　皮色发红，肿胀更甚，肿势可波及同侧眼睑、颊部、颈部等处，压痛明显，按压局部有波动感，同时腮腺导管开口处能挤出混浊黄稠脓性分泌物。

c. 溃后　脓肿可在颐颌部或口腔黏膜或向外耳道溃破，脓出臭秽。

③辅助检查

血常规检查：白细胞总数及中性粒细胞比例可升高。

（2）鉴别诊断

本病需与流行性腮腺炎相鉴别

急性化脓性腮腺炎与流行性腮腺炎鉴别表

	急性化脓性腮腺炎	流行性腮腺炎
发病人群	多发于成年人	多发于5～15岁儿童
诱因	多见于伤寒、温病等热性病后，大手术后或体质虚弱者	常有本病接触史
传染性	无	有
部位	多数是单侧	多为双侧
红肿痛	色红，肿胀可延及耳之前后，疼痛明显	色白漫肿，酸多痛少
化脓	会	不会
并发症	蜂窝组织炎	脑膜脑炎、睾丸炎、胰腺炎

2. 辨证思维

（1）初期（热毒蕴结期）

颐颌之间结块疼痛，张口不利是最早的临床有现，同时伴有身热恶寒，溲短赤，口干渴，大便干等全身症状。

　　本期重点掌握的症状为颐颌之间结块疼痛，张口不利，身热恶寒。局部体征为腮腺导管开口处常出现红肿，压迫局部有黏稠的分泌物溢出。

　　（2）成脓（毒盛酿脓期）

　　颐颌间结肿，疼痛日增，肿势甚至延及面颊和颈项，焮红灼热，张口困难，可伴有高热口渴等全身症状，甚则出现痰涌气粗，烦躁不安，神昏谵语等热毒内陷的表现。

　　本期重点掌握的症状为疼痛日增，肿势弥漫，焮红灼热。局部体征为肿块按之有波动感，腮腺导管开口处能挤出脓性分泌物。

　　（3）溃破期（溃脓期）

　　自溃或切开排脓后均为本时期，大多患者脓出转向愈合（顺证）。

　　亦有部分患者可有数月以至数年的反复发作病史；发作时颐颌部肿痛，触之似有条索状物，进食时更为明显，但进食后又逐渐减轻；早晨起床后挤压腮腺部，腮腺导管开口处有黏稠的涎液或脓液溢出，形成余毒不清之表现。

　　（三）治则思维

　　内治：发颐基本病机为热毒蕴结、气血凝滞，总以清热解毒为法。一般初起宜消，在表在经者以疏解为要，治以辛凉，佐以苦寒，使邪毒从外而解，切不可骤用苦寒，反致难化；在里在脏腑者宜清解为主，用寒凉通里之品，使邪有出路；毒陷入营，则宜清心开窍、凉营泄热；溃后应注意清解余毒，并分别阴阳以调之，视其气血而补之。

　　外治：及至脓成，宜及时切开排脓，以免形成热毒内陷之变。

　　（四）治疗方案

1. 辨证论治

　　（1）热毒蕴结

　　证候：颐颌之间结块疼痛，张口不利，继则肿痛渐增，检查腮腺导管开口处常出现红肿，压迫局部有黏稠的分泌物溢出；身热恶寒，溲短赤，口干渴，大便干；舌苔薄腻，脉弦数。

　　治则：清热解毒。

主方：普济消毒饮加减。

处方举例：牛蒡子 10g，黄芩 10g，黄连 5g，蒲公英 30g，象贝母 10g，桔梗 10g，忍冬藤 30g，板蓝根 15g，赤芍 15g，僵蚕 10g，连翘 15g，莱菔子 15g。

加减：如漫肿不散者，加海藻 10g；热甚者，加生山栀 10g，生石膏 30g（打碎）；便秘者，加瓜蒌仁 20g（打）、生大黄 10g（后下）、枳实 10g；恶寒高热而易于动风者，加钩藤 10g。

（2）毒盛酿脓

证候：颐颌间结肿，疼痛日增，甚至肿势延及面颊和颈项，焮红灼热，张口困难，继之酿脓应指，腮腺导管开口处能挤出脓性分泌物；高热口渴；舌苔黄腻，脉弦数。

治则：清热解毒透脓。

主方：普济消毒饮加减。

处方举例：黄连 5g，黄芩 10g，山栀 10g，金银花 15g，连翘 15g，生地黄 10g，桔梗 10g，皂角刺 15g，炙穿山甲 10g，僵蚕 10g，生甘草 5g。

加减：如便秘者，加生大黄 15g。

（3）热毒内陷

证候：颐颌间肿块多平塌散漫，肿势延及面颊和颈项，焮，红灼热，疼痛剧烈，汤水难咽；壮热口渴，痰涌气粗，烦躁不安，甚至神昏谵语；舌质红绛，舌苔少而干，脉弦数。

治法：清营解毒，化痰泄热，养阴生津。

主方：清营汤合安宫牛黄丸加减。

处方举例：生地黄 10g，麦冬 10g，玄参 15g，石斛 10g，牡丹皮 10g，黄连 5g，赤芍 15g，竹叶 10g，金银花 15g，胆南星 10g，僵蚕 10g，地龙 10g，安宫牛黄丸 1 丸（化吞）。

（4）余毒未清

证候：病程日久，患者多有数月以至数年的反复发作病史；发作时颐颌部肿痛，触之似有条索状物，进食时更为明显，但进食后又逐渐减轻；在两次发作的间歇期患者口内常有臭味，早晨起床后挤压腮腺部，腮腺导管开口处有黏稠的涎液或脓液溢出；舌苔薄黄或腻，脉滑。

治则：清脾泻热，化痰散结。

主方：泻黄散加减。

处方举例：山栀 10g，苍术 10g，黄芩 10g，金银花 10g，连翘 10g，竹茹 10g，生石膏 25g，夏枯草 15g，王不留行子 10g，玄参 15g，黄药子 10g，莪术 10g，芦根 15g。

加减：如伴有阳痿者，加鹿角粉 1.5g，1 日 2 次，吞服。

2. 其他疗法

（1）中成药

①板蓝根冲剂，每次 1 包，1 日 3 次，口服。适用于各证型发颐。

②银黄片，每次 4 片，1 日 4 次，口服。适用于各证型发颐。

（2）验方

①连翘败毒饮（《伤寒全生集》验方）连翘、山栀、羌活、玄参、防风、柴胡、桔梗、升麻、川芎、当归、黄芩、白芍、牛蒡子各 10g，红花 5g，薄荷 3g。水煎服。功效：清热解毒，疏风消肿，适用于热毒蕴结证发颐。

②发颐方（《中医外科秘方全书》验方）：牛蒡子 12g，僵蚕 12g，蝉衣 6g，金银花、连翘 15g，半枝莲 15g，紫花地丁 15g，黄芩 9g，海藻 15g，忍冬藤 15g，路路通 12g，羌活 9g，板蓝根 15g，生甘草 6g。水煎服。功效：清热解毒透脓，适用于毒盛酿脓证发颐。

（3）外治法

①初起　金黄膏或玉露膏外敷，撒红灵丹外敷，1～2 日调换 1 次。

②脓成　及早切开排脓。

③溃后　先用八二丹药线引流，外敷金黄膏；口腔黏膜出脓处用青吹口散外搽，每天 4～5 次。脓尽后改用生肌散、红油膏。

（4）针刺疗法

①毫针疗法　取穴角孙、翳风、颊车、合谷、风池、液门、肩井、外关、曲池、丰隆。热毒内陷证，加十宣、大锥、水沟，均用提插捻转泻法，中强刺激，留针 15～30 分钟，每日 1～2 次。

②耳针疗法　取腮腺区、面颊、神门、皮质下、内分泌、耳轮穴，可针刺或药物籽按压，每日 1 次。

③阿是穴法　取阿是穴（耳垂下 3 分，患侧的下颌角与耳垂连线的正中点处）周围提插捻转泻法，轻者不留针，重者留针 20 分钟。

（5）灸法

灯芯灸法：用灯芯草蘸植物油点燃，迅速触点患侧角孙穴，以发出清脆爆竹声为准，每日灸 1～2 次。或触点虎口下手背窝处，左患治右，右患治左。

（五）预后转归

大部分患者经治疗后病情向愈，预后较好。若失治、误治，可出现走黄，危及生命。

（六）预防与调护

1. 给予流质或半流质饮食，避免酸性饮食及辛辣刺激之品。

2. 热病后、大手术后，注意保持口腔清洁，经常用漱口方，或板蓝根 30g，煎汤待温或等渗盐水漱口。

3. 保持大便通畅。

4. 病久反复发作者，常食酸性食物，或以乌梅咀嚼，急性发作时暂停。亦可作腮腺部按摩。

二、名家医案借鉴

1. 唐汉钧医案——热毒蕴结证发颐

邹某，女，45 岁。

初诊日期：2001 年 6 月 4 日。

主诉：左腮部肿痛 3 日余。

现病史：左腮部肿痛 3 日，张口困难，影响进食，自觉口腔内左颊黏膜处有咸味液体排出，无发热，夜寐欠安，大便偏干，2 日一行，小便色黄。

查体：左侧耳垂下腮颌区肿胀，皮色淡红，肤温略高，边界不清，中央质硬，有压痛。口腔左侧颊黏膜上腮腺导管开口处红肿，按压腮部可见有脓性分泌物排出。舌质红，舌苔腻，脉细数。

诊断：发颐（西医：急性化脓性腮腺炎）。

辨证：热毒蕴结。

治法：清热解毒，化痰散结。

方药：全瓜蒌12g，金银花12g，连翘9g，黄芩12g，苦丁茶12g，象贝母9g，桔梗6g，莱菔子9g，生黄芪30g，皂角刺9g，玄参9g，生甘草6g。

外敷金黄膏，并用一枝黄花漱口液于饭前饭后漱口。

治疗4日，肿消痛止，局部留有硬块，偶有隐痛，进食恢复正常。再进原方7剂，继续应用一枝黄花漱口液。

按语：腮部急性红肿热痛，属风温之邪侵入少阳、阳明，热与痰结而生肿块。方用全瓜蒌、金银花、连翘、黄芩、苦丁茶等以清头部之风热；象贝母、桔梗、莱菔子相配可宣肺理气化痰；黄芪配皂角刺能透脓托毒外出；玄参能清热生津。采用一枝黄花漱口液，既可清洁口腔，又能减轻导管口红肿，以利脓液排出。内外配合，疾病向愈。若劳累或体虚容易复发。

[唐汉钧. 中医外科常见病证辨证思路与方法. 北京：人民卫生出版社，2007：86~87]

2. 黎文德医案——余毒未清，正虚邪恋证发颐

王某，男，46岁。

初诊日期：1977年10月29日。

主诉：左腮部肿痛反复发作3年余。

现病史：患者自述3年来每年左腮部肿痛2~3次，于10月11日在四川医学院附属口腔医院经X线摄片确诊为"慢性化脓性腮腺炎"。患者不愿意注射抗生素，要求中医治疗。现恶寒发热，头痛无汗，咳嗽有痰，面黄水肿。

查体：左耳下前方肿大，波及左眼，左眼睁开困难，睁时小于右眼，舌质浮胖有齿印，苔厚白滑，脉浮紧。

诊断：发颐（西医：慢性化脓性腮腺炎）。

辨证：余毒未清，正虚邪恋。

治法：扶正祛邪，解毒散结。

方药：人参败毒散加减。党参、黄芪、柴胡、前胡各15g，独活、桔梗、昆布各12g，金银花30g，荆芥9g，甘草9g。水煎服。

二诊：述服上方2剂后，左腮腺肿大已有缩小。原方去荆芥，加活血逐瘀、软坚散结之品。

处方：党参 30g，黄芪 24g，柴胡、前胡、薄荷、甘草、枳壳、昆布、桃仁各 9g，羌活、独活、玄参、陈皮、茯苓、牡蛎、桔梗各 12g，红花 3g。

三诊：服上方 2 剂，左腮部肿痛已消，舌边齿印消失，苔不厚，脉和缓。再加健脾扶正，清热解毒药以防复发。

处方：党参、黄芪各 30g，白术、白花蛇舌草、玄参、当归各 12g，茯苓、藿香、赤芍、昆布各 15g，广木香、红花、川芎、半枝莲、砂仁各 9g。

再服 2 剂后病愈。随访半年未复发。

按语：慢性化脓性腮腺炎常发生于感冒、急性上呼吸道感染病、较大手术、外伤及心情不舒等原因之后，机体抵抗力降低，从而导致细菌感染所致。慢性化脓性腮腺炎属中医"发颐"范畴。本病多由伤寒、温病汗出不畅以致余邪热毒未能外达，邪入少阳，经脉壅滞，气血流行受阻、郁久成结，故耳下腮颊漫肿坚硬。足少阳胆经与足厥阴肝经相表里，情志不舒，肝气郁结，郁久化热，循经上犯，气血受损，脉络瘀阻，气血凝聚于腮颊亦可致成。对本病治疗，一般主张清热解毒散结，而作者认为，本病的治疗应考虑其人正气已虚又感受邪毒的病机，治疗上应注意扶正祛邪，而人参败毒散"培其正气，败其邪毒"正合此病病机，故在临床上能取得较好疗效。

［黎文德. 人参败毒散治疗慢性化脓性腮腺炎 36 例. 成都中医药大学学报，1997，20（2）：38］

（洪志明 黎杰运）

第九节 丹 毒

丹毒是皮肤突然发红，色如丹涂脂染的急性化脓性疾病。其特点是：起病突然，恶寒发热，局部皮肤突然变赤，色如丹涂脂染，焮热肿胀，迅速扩大，发无定处，数日内可逐渐痊愈。根据其发病部位的不同又有不同的名称，如生于躯干者，称内发丹毒；发于头面部者，称抱头火丹；发于下肢者，名流火、腿游风；新生儿多生于臀部，称赤游丹毒。相当于西医学所说的急性网状淋巴管炎。

一、临证思辨与治疗

（一）病因病机

1. **血分热毒**　素体血分有热，外受火毒，热毒蕴结，郁阻肌肤而发。
2. **破损染毒**　肌肤破损（如鼻腔黏膜、耳道皮肤或头皮破伤，皮肤擦伤，脚湿气糜烂，毒虫咬伤，臁疮等），毒邪乘隙侵入而成。

病因病机示意图

内因：血分有热 ⎞
　　　　　　　 ⎬ → 湿热火毒　→　郁阻　→　丹毒
外因：肌肤破损 ⎠ 　　相搏　　　　肌肤

（二）诊断思维

1. 辨病思维

（1）诊断要点

①症状　发病急骤，初起往往先有恶寒发热、头痛骨楚、胃纳不香、便秘溲赤，苔薄白或薄黄，舌质红，脉洪数或滑数等全身症状。继则局部皮肤见小片红斑，迅速蔓延成大片鲜红斑，略高出皮肤表面，边界清楚。

②体征　皮肤见小片红斑，迅速蔓延成大片鲜红斑，略高出皮肤表面，边界清楚，压之皮肤红色稍退，放手后立即恢复，若热重出现紫斑时，则压之不退色。患部表面紧张光亮，摸之灼手，肿胀、触痛明显。

病情严重者，红肿处可伴发紫癜、瘀点、瘀斑、水疱，偶有化脓或皮肤坏死。患处附近淋巴结可发生肿痛。

③辅助检查

血常规检查：白细胞总数及中性粒细胞比例明显增高。

（2）鉴别诊断

本病需与急性蜂窝组织炎相鉴别

丹毒与急性蜂窝组织炎鉴别表

类别		丹毒	急性蜂窝组织炎
致病菌		β-溶血性链球菌	金黄色葡萄球菌、溶血性链球菌
侵犯部位		面部、小腿等处的皮肤淋巴管	全身多处皮下组织
局部症状	红	鲜红，色如涂丹，中间转淡，边界清楚	暗红，中间明显，周围较淡，边缘不清楚
	肿	边缘略高于正常	肿势超过炎症范围，中间明显，常有组织坏死
	痛	灼热样痛	持续性胀痛，有时跳痛
复发史		常有	无

2. 辨证思维

（1）风热毒蕴

头面部皮肤焮红灼热，肿胀疼痛，甚则发生水疱，眼泡肿胀难睁。可伴有恶寒发热，头痛等全身症状。

本型重点掌握的症状为头面部皮肤焮红灼热，肿胀疼痛。局部体征为头面部皮肤红斑，略高出皮肤表面，边界清楚，压之色退，放手后立即恢复，甚则发生水疱，眼泡肿胀难睁。

（2）肝脾湿火

胸腹腰胯部皮肤红肿蔓延，摸之灼手，肿胀触痛。可伴有口干口苦，恶寒发热，头痛等全身症状。

本型重点掌握的症状为胸腹腰胯部皮肤红肿热痛。局部体征为胸腹腰胯部皮肤红斑，略高出皮肤表面，边界清楚，压之色退，放手后立即恢复。

（3）湿热毒蕴

下肢皮肤红赤肿胀，灼热疼痛，或见水疱、紫斑，甚至结毒化脓或皮肤坏死。可伴轻度发热，胃纳不香等全身症状。

本型重点掌握的症状为下肢部皮肤红肿热痛。局部体征为胸腹腰胯部皮肤红斑，略高出皮肤表面，边界清楚，压之色退，放手后立即恢复。

（4）胎火蕴毒

发生于新生儿，多见臀部，局部红肿灼热，常呈游走性。可伴壮热烦躁，甚则神昏谵语，恶心呕吐等全身症状。

本型重点掌握的症状新生儿臀部等处皮肤红肿热痛。局部体征为局部红肿灼热，常呈游走性。

（三）治则思维

内治：①本病基本病机为血热火毒，以凉血清热、解毒化瘀为基本原则。②临床根据发病部位的不同，施治又有所区别，发于头面者，需兼散风清火；发于胸腹腰胯者，需兼清肝泻脾；发于下肢者，需兼利湿清热。

外治：在内服的同时应结合外敷、熏洗、砭镰等外治法。

（四）治疗方案

1. 辨证论治

（1）风热毒蕴

证候：发于头面部，皮肤焮红灼热，肿胀疼痛，甚则发生水疱，眼泡肿胀难睁；伴恶寒发热，头痛；舌质红，舌苔薄黄，脉浮数。

辨证：风热毒邪犯上，与血分热邪蕴结，郁阻肌肤，故见头面部皮肤焮红灼热，甚则发生水疱；经络阻塞，气血不畅，故皮肤肿胀疼痛，甚则眼泡肿胀难睁，或伴头痛；风热毒邪与正气相争，故见恶寒发热；舌红，苔薄黄，脉浮数，为邪热尚在表之象。

治则：疏风清热解毒。

主方：普济消毒饮加减。

处方举例：薄荷 10g（后下），牛蒡子 10g，黄芩 10g，黄连 5g，板蓝根 30g，金银花 15g，连翘 15g，生山栀 10g，赤芍 15g，牡丹皮 10g，僵蚕 10g，生甘草 5g。

加减：如大便干结者，加生大黄 10g，芒硝 10g 以泻下通腑；咽痛者，加生地黄 10g，玄参 10g。

（2）肝脾湿火

证候：发于胸腹腰胯部，皮肤红肿蔓延，摸之灼手，肿胀胁痛；伴口干口苦；舌质红，舌苔黄腻，脉弦滑数。

辨证：肝脾湿热郁而化火，郁于胸腹腰胯部肌肤，经络阻塞，故见局部皮肤红肿蔓延，摸之灼手，肿胀触痛；肝经湿火内蕴，疏泄失职，胆气上滋而口苦；热邪伤津则见口干；舌红，苔黄腻，脉弦滑数，为肝脾湿火之象。

治则：清肝泻火利湿。

主方：柴胡清肝汤、龙胆泻肝汤或化斑解毒汤加减。

处方举例：柴胡 10g，黄芩 10g，生山栀 10g，龙胆草 10g，生地黄 10g，牡丹皮 10g，赤芍 15g，金银花 15g，连翘 15g，车前子 10g（包煎），生甘草 5g。

（3）湿热毒蕴

证候：发于下肢，局部红赤肿胀、灼热疼痛，或见水疱、紫斑，甚至结毒化脓或皮肤坏死；可伴轻度发热，胃纳不香；舌质红，舌苔黄腻，脉滑数。反复发作可形成大脚风。

辨证：湿热下达，复感外邪，湿热毒邪瘀结于下肢，郁阻肌肤，经络阻塞，故局部红赤肿胀、灼热疼痛，或见水疱、紫斑；热毒邪盛，腐化肌肉，甚者可至结毒化脓或皮肤坏死；湿邪中阻，故见胃纳不香；舌红，苔黄腻，脉滑数，为湿热蕴结之象。湿性黏滞，与热胶结，故易反复发作。

治则：利湿清热解毒。

主方：五神汤合萆薢渗湿汤加减。

处方举例：金银花 15g，连翘 15g，紫花地丁 15g，牡丹皮 10g，赤芍 15g，川牛膝 15g，茯苓 10g，车前子 10g（包煎），萆薢 10g，薏苡仁 30g，黄柏 10g，木通 10g，虎杖 10g。

加减：如肿胀甚，或形成大脚风者，加赤小豆 15g，丝瓜络 10g，鸡血藤 15g 以利湿通络。

（4）胎火蕴毒

证候：发生于新生儿，多见于臀部，局部红肿灼热，常呈游走性；或伴壮热烦躁，甚则神昏谵语、恶心呕吐。

辨证：胎火蕴毒，与气血搏结，故见局部皮肤红肿灼热；火毒入于心包，心神受扰，故可伴壮热烦躁，甚则神昏谵语；邪热侵扰脾胃，胃失和降，故恶心呕吐。

治则：凉血清热解毒。

主方：犀角地黄汤合黄连解毒汤加减。

处方举例：水牛角 15g，生地黄 10g，牡丹皮 10g，赤芍 10g，紫花地丁 10g，黄连 5g，黄芩 10g，黄柏 10g，生山栀 10g，金银花 15g，连翘 15g，生甘草 5g。

加减：如壮热烦躁，甚则神昏谵语者，加服安宫牛黄丸或紫雪丹以清心开窍；阴虚而舌质绛、舌苔光者，加玄参 15g，麦冬 15g，石斛 15g 以滋阴清热。

2. 其他疗法

（1）中成药

梅花点舌丹，每次 2～4 粒，每日 3 次，开水冲服。适用于各证型丹毒。

（2）验方

①加味凉血利湿汤（《赵炳南临床经验集》验方）金银花 30g，蒲公英 24g，紫花地丁 30g，大青叶 30g，黄柏 9g，牛膝 9g，生石膏 30g，水煎服。功效：凉血解毒，利湿清热，主治丹毒急性期。

②升麻散（《太平圣惠方》验方）升麻 7.5g，黄芩 6g，川大黄 6g，川朴硝 7.5g，麦门冬 22.5g，葛根 22.5g，上药捣为粗散。每服 3g，以水 100ml，煎至 50ml，去渣温服，不计时候，根据年龄大小加减用量。功效：散热泻火，解毒消肿，主治小儿所有丹毒及遍身壮热烦躁等症。

（3）外治法

①外敷用玉露散或金黄散，以冷开水或鲜丝瓜叶捣汁或金银花露调敷。并时时湿润之。或鲜荷叶、鲜蒲公英、鲜地丁全草、鲜马齿苋、鲜冬青树叶、绿豆芽菜等捣烂湿敷，干后调换，或以冷开水保持湿润。

②有皮肤坏死者，一般不做手术。若流火结毒成脓者，可在坏死部分作小切口引流，外涂九一丹，敷红油膏。

（4）砭镰法

患处消毒后，用七星针或三棱针叩刺患部皮肤，放血泄毒，或配合拔火罐，令出恶血，任其自流，待自止后，外敷红灵丹、玉露膏。此法只适宜于下肢复发性丹毒，禁用于抱头火丹、赤游丹患者。

（五）预后转归

大部分患者经治疗后病情向愈，预后较好。发于下肢者，常因原发病灶的存在，愈后易反复发作，久可形成大脚风。新生儿及年老体弱的患者，治疗不当或调护不慎易致毒邪内陷，而致危证。丹毒皮损由四肢或头面走向胸腹者，为逆证。

(六) 预防与调护

1. 患者应卧床休息，多饮水，床边隔离。

2. 流火患者应抬高患肢 30°～40°。

3. 有肌肤破损者，应及时治疗，以免感染毒邪。

4. 因脚湿气致下肢复发性丹毒的患者，应彻底治愈脚湿气，以减少复发。

5. 已形成大腿风者，每天在起床时可用绷带缠缚，松紧适度；亦可用医用弹力护套绷缚。

6. 毒邪内攻者，宜半流质饮食。

7. 颜面部丹毒，戒除挖耳、挖鼻等恶习。

8. 本病常在多走、多站及劳累后复发，应尽量避免。

二、名家医案借鉴

1. 赵炳南医案——毒热炽盛，阴虚火热型丹毒

王某，男，64 岁。

初诊日期：1965 年 3 月 11 日。

主诉：额面部皮肤红肿疼痛起水疱 10 天余。

现病史：患者于 10 余天前开始发冷发热，前额部两侧眼皮红肿，鼻梁部肿胀，中央起水疱，有少量渗出液。胸闷恶心，咽痛不欲进食，大便 2 天未解，小便短赤。诊为颜面丹毒，吃药打针，体温稍降，但面部红肿未消。

查体：体温 38℃，颜面前额部两侧眼睑及鼻梁部皮肤红肿，颜面鲜红有灼热感，鼻梁中央部有多数小水疱，有些水疱破溃，糜烂结痂。舌质红绛，舌苔黄腻，脉洪数有力。

检查：白细胞计数 $14.6×10^9$/L，中性粒细胞 87%，淋巴细胞 13%。

诊断：抱头火丹（西医：颜面部丹毒）。

辨证：毒热炽盛，阴虚火热。

治法：清热解毒，佐以凉血护阴。

方药：金银花 24g，蒲公英 15g，紫花地丁 15g，大青叶 12g，板蓝根

18g，赤芍 9g，鲜茅根 30g，焦山栀 9g，桔梗 4.5g，大黄 9g，黄芩 9g，竹茹 9g，滑石块 9g。

外用祛毒药粉（马齿苋 10g，薄荷 3g，红花 3g，大黄 3g，紫花地丁 30g，雄黄 3g，败酱草 30g，赤芍 24g，生石膏 24g，绿豆粉 45g，白及 6g，血竭 6g，冰片 3g），研匀温水调敷

二诊：大便已通，胸闷已解，体温 38.8℃，白细胞计数 1.6×10^9/L。

处方：前方去大黄、滑石块，加玄参 18g，川黄连 6g。

三诊：体温 37.7℃，心烦、恶心已止，食欲好转，面部红肿已见消退，水疱干燥，结痂。

四诊：颜面部红肿全部消退，惟有两耳前后部位作痛，口渴思饮水，舌苔白黄，舌质红，脉弦滑，再以清热解毒，佐以养阴理血之法。

处方：连翘 9g，菊花 9g，蒲公英 9g，焦山栀 9g，金银花 9g，龙胆草 5g，紫草 9g，生地黄 30g，紫花地丁 9g，黄芩 6g，赤芍 9g，牡丹皮 9g。

五诊：服上方后症状全除，白细胞计数恢复正常，临床治愈。

按语：此案以热毒为重，阴液已伤故咽痛胸闷，而湿邪不盛，初诊重投清热解毒之剂，恐其入于血分而致生变数，少佐凉血护阴之品，并以药粉外敷内外合治，用大黄可通解大便，另取其可清热解毒之功效。复诊时诸症已去大半，见其大便已通，湿邪不盛，故去大黄，滑石，加玄参、川黄连以清余热。至四诊后阴液耗伤，余热未清，仍以清热解毒，养阴理血为法，五诊时则诸症皆去。

[北京中医医院. 赵炳南临床经验集. 北京：人民卫生出版社，2006：63～64]

2. 顾伯华医案——湿热下注，血热蕴毒型丹毒

医案王某，男，54 岁。

初诊日期：1964 年 7 月 17 日。

主诉：左小腿红肿疼痛痛 4 天余。

现病史：患者于 1964 年 7 月 13 日晨，突然形寒发热，头痛泛恶，周身骨节酸楚，左小腿焮红肿胀疼痛，不能步履。以往亦有同样发现病史，于 1961 年，1962 年各发作 2 次，1964 年 4 月亦曾发作过 1 次。

查体：体温 39.5℃，脉搏 100 次/分钟，呼吸 22 次/分钟，血压 17.3/10.1kPa（130/76mmHg）。呈急性病容，烦躁不安，神志清楚。舌苔黄腻，舌质红，脉数。肺部听诊呼吸音粗糙，心前区有 Ⅱ 级柔和吹风样

收缩期杂音，心律规则，腹部柔软，肝脾未触及，四肢关节无畸形，病理反射阴性。局部：左小腿部明显肿胀，并有大片红斑，边界清楚，范围15cm×20cm大小，压之退色。在红斑上并有粟米大小出血点，部分密集成片按之不退色。左腹股沟淋巴结肿大2cm×2cm大小，压痛明显。两足趾间皮色发白，有轻度脱屑。

检查：白细胞总数$13.5×10^9/L$，中性粒细胞78％，淋巴细胞22％，凝血时间3分10秒，出血时间2分30秒，血小板计数$11×10^9/L$。

诊断：丹毒（西医：①下肢丹毒；②紫癜；③足癣）。

辨证：湿热下注，血热蕴毒。

治法：凉血清热，解毒利湿。

方药：鲜生地黄一两，牡丹皮三钱，京赤芍三钱，金银花六钱，净连翘六钱，黄柏三钱，生薏苡仁四钱，紫草五钱，粉萆薢四钱，生大黄三钱（后下），川牛膝三钱。

外敷：玉露膏。

二诊：服药后次日体温退至37.5℃，小腿部红肿退去1/3，出血点由紫红转淡。再以原方连服2剂后，第3日体温退至正常，潮红及出血点颜色更淡，压痛减轻，已能下床活动。但下肢仍有肿胀。

处方：原方去鲜生地黄、金银花，连翘改为四钱。

连服3剂，痊愈出院。

按语：此例为足癣处理不慎致湿热毒邪上攻于小腿所致，热毒内盛，血热迫血妄行而在红斑上出现出血点，从诸症判断热毒已入血分，故投以大剂量生地黄以凉血，且用鲜药以加强疗效，与其他清热活血利湿药物合用，2服后即见症状减轻；恐大剂鲜生地黄过凉伤脾胃之气，二诊去之，较前热毒已大减，亦少投苦寒之金银花、连翘，更服3剂而愈。

[贺菊乔，刘丽芳. 外科病名家医案·妙方解析. 北京：人民军医出版社，2007：133～134]

3. 王占玺医案——热毒入血，久郁化热型丹毒

张某，女，50岁。

初诊日期：1966年2月9日。

主诉：左下肢皮肤红肿疼痛反复发作28年，再发加重2月余。

现病史：患者已有慢性丹毒现病史28年余。缘于1938年河北发洪水时被蚊咬伤，搔破皮肤，经常下水感染，继之左小腿患丹毒，虽经治疗未

能治愈，每年均有 3～4 次急性发作，不发作时局部皮肤发硬尚可走路，发作则红肿加剧，疼痛较甚不能行动。患腿下垂则跳痛，近 2 个月来又有急性发作，上述症状又重，经用磺胺剂、青霉素、链霉素、土霉素等治疗均未获效。曾经北京某某医院和某某医院多方会诊均诊为"慢性丹毒"，但治疗不效。

查体：舌质暗紫，脉象沉涩，左大腿下 1/3 以下均有出血斑，且紫红肿胀，杂有小指大结节，触之较健康皮肤为热，且有压痛，左小腿较右侧为粗。

诊断：丹毒（西医：左下肢慢性丹毒）。

辨证：热毒入血，久郁化热。

治法：清热凉血为主，佐以解毒活血。

方药：犀角地黄汤加减。广角粉 12g（分冲），鲜生地黄 45g，赤芍、白芍各 10g，牡丹皮 10g，白茅根 30g，金银花 25g，紫花地丁 30g，牛膝 12g，大青叶 12g，板蓝根 12g，红花 6g，川黄连 3g 每日 1 剂，水煎服。

二诊：药进 6 剂后左下肢疼痛消失，只有热感，腿肿渐消，鲜红色红肿处颜色变暗，下肢皮肤有明显皱纹，舌脉同前。

前方加皂角刺 3g 以加强软坚化结。每日 1 剂，水煎服。

外用：山栀 24g，红花 12g，血竭 12g 共为细末，以白酒调涂患处。

三诊：左小腿又渐消肿，胀感减轻，疼痛消失未发。上方续服。

四诊：又服 12 剂后，患肢痛胀消失，唯有活动时不甚灵活，肿已减轻，左小腿 1/3 处结节消失，舌质暗减轻，脉之涩象亦减轻，而基本痊愈。予以初诊汤剂易为水丸善后。

1967 年 3 月 3 日随访：因 1 年前治愈后诸症状消失而自动停治，且恢复工作 1 年未发。患侧下腿稍有陈旧性色素沉着，两下腿粗细相近。此后又于 1967 年 10 月 20 日随访，自恢复后未发。

按语：此例慢性丹毒已 28 年之久，所用方剂为清热凉血、解毒活血之剂，并虑及病程过久而加用软坚之皂角刺等，且配合外治法而收全功。若为急性者，可用五味消毒饮、栀子金花汤、仙方活命饮等加减治之。

［贺菊乔，刘丽芳. 外科病名家医案·妙方解析. 北京：人民军医出版社，2007：139～140］

4. 房芝萱医案——湿热下注，火毒攻心型丹毒

应某，女，37 岁。

初诊日期：1972 年 4 月 27 日。

主诉：左小腿及足背红肿疼痛 3 天余。

现病史：患者前天左足背及左小腿红肿胀痛，局部发热，行走时疼痛加剧；口渴，思冷饮，不思食，时而呕逆，尿短赤，大便 3 日未行，伴有发热。既往无类似现病史。

查体：体温 39℃，呈昏睡状态，问之不语，表情痛苦，面赤唇焦；左足背及左小腿下 1/3 皮色红赤，形如云片，略肿，局部扪之灼手。脉弦数有力，舌尖红，苔黄。

诊断：丹毒（西医：左小腿丹毒）。

辨证：湿热下注，火毒攻心。

治法：清热利湿，解毒护心。

方药：金银花 24g，蒲公英 24g，大青叶 10g，连翘 18g，黄连 6g，生山栀 10g，当归尾 10g，赤芍 10g，车前子 10g（包煎），生地黄 20g，猪苓 10g，灯芯炭 10g，薄荷 3g，大黄 10g（包），绿豆衣 10g，陈皮 6g。

每日 2 剂，每 6 小时服 1 次。

另用梅花点舌丹，每次 1 丸，每 4 小时 1 次。

外用：外敷雄黄软膏，每日 2 次。

二诊：服上方 3 剂，神志清，呕逆已止，疼痛减轻，大便已通，稍能进食，局部皮肤赤红变浅，体温渐退至 37℃。舌苔薄黄，脉弦略数，依前方加减。

处方：金银花 20g，蒲公英 25g，连翘 20g，赤芍 10g，当归 10g，生山栀 10g，猪苓 10g，大黄 3g，车前子 10g（包煎），牛膝 10g，甘草 3g，生地黄 15g，黄芩 10g，黄连 3g。

每日 1 付半，每 8 小时服药 1 次。

外用：外敷芙蓉软膏，1 日 2 次。

三诊：一切恢复正常，左足及左小腿皮色亦恢复正常。嘱继续按前方服药 4 剂，每日 1 剂，以巩固疗效，随访 4 年，未再复发。

按语：此病例为左腿丹毒。由湿热下注，凝阻气血，湿热与瘀血交结而发小腿红肿；热毒炽盛，无从外泄，内陷心营，故高热，呈昏睡状态。治疗以清热利湿，凉血解毒为法，以五神汤加味，配合梅花点舌丹清心开窍，三诊即恢复正常，得到根治。避免了反复发作的弊病及转为大脚风的后果。

[贺菊乔，刘丽芳. 外科病名家医案·妙方解析. 北京：人民军医出版社，2007：140～141]

（洪志明　黎杰运）

第十节　走黄与内陷

走　黄

　　走黄是由于疔疮火毒炽盛，早期失治，毒势未能及时控制，走散入营，内攻脏腑而引起的一种全身性危急疾病。其特点是疮顶忽然凹陷，色黑无脓，肿势迅速扩散，伴见心烦作躁、神识昏愦等七恶证。相当于西医学所说的脓毒血症。

一、临证思辨与治疗

（一）病因病机

　　1. 生疔之后，早期失治，毒势不得控制，火毒走散入营，内攻脏腑。

　　2. 挤压碰伤，过早切开，疔毒虽未鸥张，每得以直入营血，内攻脏腑。

　　3. 误食辛热及酒肉鱼腥等发物，辛热助其火势，荤腥生湿动火，促使疔毒发散，入营入血，内攻脏腑。清《医门补要》："误食荤腥，即动火助痰，闭毒不出……是为走黄"。

　　4. 艾灸疮头等，更增火毒，逼毒内攻。《外科正宗》说："凡见是疮，便加艾灸，殊不知头乃诸阳之首，……再加艾灸，火益其势，逼毒内攻，反为倒陷走黄之症作矣"。

　　5. 房事或梦遗损气，肾气亏损，正气不足，可致疔毒走散，四畔红赤，渐散开阔，护场消失，而入于营血，四散经络，客于脏腑而成。

病因病机示意图

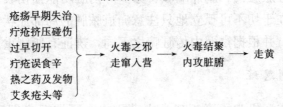

疮疡早期失治
疔疮挤压碰伤
过早切开　　　　　火毒之邪　　火毒结聚
疔疮误食辛　　→　走窜入营　→　内攻脏腑　→　走黄
热之药及发物
艾灸疮头等

（二）诊断思维

1. 辨病思维

（1）诊断要点

①症状

原患之疔疮忽然疮顶陷黑无脓，肿势散漫，迅速向四周扩散，边界不清，皮色转为暗红。可伴有明显的高热、头痛、烦躁、胸闷、四肢酸软无力等全身症状。甚则可见腹胸斑疹隐隐、神志昏迷、痉厥、腹胀腹泻、胸痛喘咳、尿少等内脏功能损伤表现。

②体征

疔疮忽然疮顶陷黑无脓，肿势散漫，迅速向四周扩散，边界不清，皮色转为暗红。

③辅助检查

a. 血常规检查　白细胞总数及中性粒细胞比例明显增高。

b. 血培养、脓液细菌培养及药敏试验有助于确定致病菌种类，可针对性地选择抗生素。

c. 肺部 X 片、心电图、肝脾肾 B 超以及肝肾功能等检查，有助于判断内脏损伤程度。

（2）鉴别诊断

走黄是疔疮因感染控制不力而出现全身性感染、毒血症、败血症、脓毒败血症的表现。无特殊性鉴别诊断。

2. 辨证思维

走黄由疔疮火毒炽盛，走散入血，内攻脏腑所致。局部可见原发病灶忽然疮顶陷黑无脓，肿势散漫，迅速向周围扩散，边界不清，皮色转为暗红。可伴有寒战高热，头痛，烦躁，胸闷，甚则可见腹胸斑疹隐隐、神志昏迷、痉厥、腹胀腹泻、胸痛喘咳、尿少等内脏功能损伤表现。

临证重点在于切不可孤立地只注意痈疽脓肿的局部症状，而要着眼于全身症状变化，并根据毒邪内传脏腑之不同，辨证有所侧重。

（三）治则思维

内治：基本病机为火毒炽盛，入营入血。可按温病纲要及时进行救治，急投重剂清热、解毒、凉血之品，并根据疾病发展不同阶段的病机特点或毒邪内传脏腑不同详细辨证，选方随症应变，或清热解毒，或清营透邪，或凉血滋阴，或开窍定神。

外治：主要是处理原发病灶，可参照"疔疮"。

（四）治疗方案

1. 辨证论治

毒盛入血

证候：局部症状一般多为在原发病灶处忽然疮顶陷黑无脓，肿势散漫，迅速向周围扩散，边界不清，失去护场，皮色转为暗红。全身有寒战、高热（多数在39℃以上），头痛，烦躁，胸闷，四肢酸软无力，舌质红绛，舌苔多黄燥，脉洪数或弦滑数。或伴恶心呕吐，口渴喜饮，便秘腹胀或腹泻；或伴肢体拘急，骨节肌肉疼痛，或并发附骨疽、流注等；或伴身发瘀斑、风疹块、黄疸等；甚至神志昏迷，吃语谵妄，咳嗽气喘，咳吐痰血，胁肋疼痛，发痉发厥等。

辨证：寒战、高热，舌质红绛，苔多黄燥，脉洪数或弦滑数，为火毒炽盛之证；疔毒直入心营，火热扰乱神明，故见神志昏糊，烦躁，谵语；入于营血则迫血妄行，外溢孙络，发斑发疹；心主血脉，疔毒随血流注，则发为流注、附骨疽；心移热于小肠，则见血尿；火毒入肺，肺气失宣，故胸闷气急；肺失清肃，发为咳嗽；咳伤肺络，则为咯血；灼伤肺津，金实不鸣，则声嘶咽干；火毒传肝，热极动风，肝主筋，故四肢抽搐，角弓反张；肝开窍于目，则两目上视；火毒传脾，浊气上于，敝脘闷、呕恶；热移大肠，则便秘或腹泻，湿热交蒸，则发黄疸；火毒入肾，热灼阴伤，肾阴干涸，不能上注于目，则目暗睛露；热邪壅遏，阳气郁而不伸，则四肢厥冷；壮火伤及肾气，则膀胱失约，小便不禁。

治则：凉血清热解毒。

主方：五味消毒饮、黄连解毒汤、犀角地黄汤三方合并加减。

处方举例：生地黄 15g，紫花地丁 15g，野菊花 15g，金银花 15g，半枝莲 15g，草河车 15g，连翘 15g，赤芍 15g，牡丹皮 10g，黄连 10g，生甘草 10g。

加减：如出现神识昏糊，加紫雪丹或安宫牛黄丸；咳吐痰血，加象贝母 10g，天花粉 10g，藕节炭 10g，鲜茅根 15g；咳喘，另加鲜竹沥 10g（炖温冲服）；大便溏泻，加地榆炭 10g，黄芩炭 10g，金银花改用银花炭；大便秘结，舌苔黄腻，脉滑数有力，加生大黄 10g（后下）、元明粉 10g（分冲）；呕吐口渴，加竹叶 10g，生石膏 30g（打碎）、生山栀 10g；阴液损伤，加鲜石斛 15g，玄参 15g，麦冬 15g；痉厥，加羚羊角 1~3g（可用山羊角代，磨粉冲服）、钩藤 10g（后下）、龙齿 30g（先煎）、茯神 10g；并发黄疸，加生大黄 10g（后下）、生山栀 10g，茵陈 15g；并发流注、附骨疽，参照各病章节治疗。

2. 其他疗法

（1）中成药

①安宫牛黄丸，1~2 粒调服，每 6 小时 1 粒。适用于疔疮走黄，神昏谵语者。

②小金丹，1 支，每日 2 次，适用于毒盛入血型走黄。

③犀黄丸，1 支，每日 2 次，适用于毒盛入血型走黄。

（2）验方

①顾氏经验方（《顾伯华外科经集》验方）紫花地丁 15g，野菊花 9g，金银花 9g，连翘 9g，黄连 3g，黄芩 9g，山栀 9g，生地黄 9g，牡丹皮 9g，赤芍 9g，生甘草 3g，半枝莲 9g，草河车 9g，水牛角 15g。水煎服。功效：清热解毒，凉血活血。主治疔疮走黄，血分有热。

②解毒清营汤（《皮肤病中医诊疗简编》验方）生地炭 30g，蒲公英 30g，沙参 30g，石斛 15g，银花炭 20g，连翘 15g，生玳瑁 9g，绿豆衣 60g，白茅根 30g。水煎服。功效：清营解毒，主治疔疮走黄，血分有热，局部暗红疼痛，发热恶寒者。

（3）外治法

①疮顶陷黑处用八二丹，外敷金黄膏，四周用金黄散或玉露散冷开水调制以箍围，并以冷水保持湿润。

②其他参照原发疔疮外治法。

（五）预后转归

大部分患者经及时积极治疗后病情向愈，预后较好；若失治，误治，可危及生命。

（六）预防与调护

1. 疔疮，尤其颜面部疔疮切忌挤压、碰伤、过早切开、艾灸，患病后及时正确处理。

2. 绝对卧床休息，并固定患肢。

3. 壮热恶寒无汗者，勿使袒露胸腹和当风受凉；壮热无恶寒，头昏烦躁，气急脉数者，头部可用冰袋降温；壮热汗多口渴，渴喜冷饮，可给芭蕉根汁或菊花叶汁加凉开水冲饮，或给以西瓜汁，应大量饮水。

4. 饮食宜清淡，忌荤腥发物及甜腻之品，视病情酌给予素半流质或素普食。

5. 局部换药应强调不能挤脓，务使创伤得到休息。

6. 避免情志抑郁或急躁易怒，禁房事。

二、名家医案借鉴

1. 陈大舜医案——热毒炽盛，气营两燔型走黄

蔡某，男，21 岁。

初诊日期：1971 年 11 月 16 日。

主诉：右侧上唇疔疮漫肿不聚，高热 5 天。

现病史：患者于 5 天前上唇右侧起一粟粒样小硬块，麻痒作胀，微感疼痛，至某卫生院治疗 1 次不效，用过土霉素，病情有增无减。入院时面部肿胀剧烈，右颌尤甚，肿势已延及同侧眼睑，口开合受妨，疮形溃破无脓，根脚散漫不聚，皮肤微红灼热，胀痛相兼，身热壮盛，夜寐不宁，大便 3 日未行。既往体健，无烟酒嗜好。

查体：体温 40℃，脉搏 108 次/分钟，呼吸 28 次/分钟，血压 14.9/9.33kPa（112/70mmHg）。神清合作，呈急性病容。唇肿胀向外突出，状如猪嘴，言语不利，局部溃破无脓。右颌及颜面肿胀，延及右侧眼睑水肿，皮色微红，触之疼痛，颈项活动自如。颌下淋巴结肿大，左右各一枚，大如鸽卵，质软可移。心律齐，无杂音，肺无异常。腹平软，肝脾未触及。其他未见异常。

检查：血象：白细胞总数 $14 \times 10^9/L$，中性粒细胞 86％，淋巴细胞 9％，大单核细胞 5％，血培养结果：金黄色葡萄球菌生长，凝固酶反应阳性。舌苔薄腻黄白相兼，脉象洪数。

诊断：疔疮走黄（西医：败血症）。

辨证：热毒炽盛，气营两燔。

治法：解毒泻火，清泄气营。

方药：黄连 8g，黄柏 10g，山栀 10g，黄芩 10g，生石膏 12g，知母 10g，天花粉 10g，金银花 15g，生地黄 12g，大黄 10g。水煎服。

外用如意金黄散敷贴。

二诊：病势仍不减轻，身热依然不退，夜间尤甚，偶有糊语，口渴引饮，咽喉干痛，大便转稀溏色深热臭，小便黄赤短少，舌星点，无脓外泄，胀痛较甚。病情盘旋高峰，火毒之邪陷入心营，改用清营凉血解毒救急，以犀角地黄汤为主治之。

处方：犀角 9g，生地黄 30g，牡丹皮 15g，赤芍 15g，黄连 6g，黄柏 9g，黄芩 9g，黑山栀 12g，金银花 30g，连翘 30g，紫花地丁 30g，重楼 15g，生大黄 9g。水煎服。

三诊：经上治疗 6 天，病势显见好转，身热渐退，夜寐得安，舌苔黄转淡质红，脉转软数，疮口脓泄较多，局部肿势渐退，后仍改用黄连解毒汤加减 6 剂，身热退净，肿势大减，右颌部肿痛基本消退，唇部疮口腐肉渐脱，新肉渐生。但因病久正虚，又经迭服苦寒之剂，胃气因而受损，患者服药后出现恶心、呕吐现象，故去大苦大寒之味（如黄芩、黄连、黄柏、大黄、山栀等），参以益脾和胃之药（如半夏、陈皮、竹茹、甘草等）调治，配合外敷而渐获痊愈。出院时血象正常，血培养阴性。

按语：此病例病情危重，属营分热毒炽盛，故用犀角地黄汤配合黄连解毒汤凉血清热解毒。犀角地黄汤出自唐代孙思邈的《千金方》，历代医家均以本方作为清营凉血解毒之要方而广泛应用于临床。

［贺菊乔，刘丽芳. 外科病名家医案·妙方解析. 北京：人民军医出版社，2007：52～53］

内　陷

　　内陷是指除疔疮以外的其他疮疡，因正气内虚，火毒炽盛，导致正不胜邪，毒不外泄，反陷入里，客于营血，内传脏腑的一种危急疾病。其特点是疮顶忽然凹陷，或溃疡脓腐未净而忽然干枯无脓，或红活疮面忽而光白板亮，同时伴邪盛热极或正虚邪盛或阴阳两竭的全身证候。根据病变不同阶段的临床表现分为三种，发生于有头疽的一至二候毒盛期的称火陷；二至三候溃脓期的称干陷；四候收口期的称虚陷。相当于西医学所说的全身性感染、毒血症、败血症、脓毒败血症。

一、临证思辨与治疗

（一）病因病机

　　1. 阴虚毒炽，内陷入里　阴液不足，火毒炽盛，复因挤压疮口，或治疗不当或失时，以致正不胜邪，毒邪客于营血，内犯脏腑而成火陷。
　　2. 正虚毒陷，内闭外脱　气血两亏，正不胜邪，不能酿化为脓，载毒外泄，以致正愈虚，毒愈盛，从而形成干陷。
　　3. 阴阳两竭　毒邪衰退，气血大伤，脾气不复，肾阳亦衰，导致生化乏源，阴阳两竭，从而余邪走窜入营，形成虚陷。

病因病机示意图

正气内虚　　　　正不胜邪　　　客于营血
　　　　　　＞　　　　　　　　　　　　　　　　　→　内陷
火毒炽盛　　　　邪陷入里　　　内犯脏腑

（二）诊断思维

1. 辨病思维

（1）诊断要点

①症状

　　a. 火陷　局部疮顶不高，根盘散漫，疮色紫滞，疮口干枯无脓，灼热剧痛；并出现壮热口渴，便秘溲赤，烦躁不安，神昏谵语等全身症状。

b. 干陷　局部脓腐不透，疮口中央糜烂，脓少而薄，疮色灰暗，肿势平塌，散漫不聚，闷胀疼痛或微痛。并出现发热或恶寒，神疲，食少，自汗，胁痛，神昏谵语，气息粗促等全身症状。

c. 虚陷　局部肿势已退，疮口腐肉已尽，而脓水稀薄色灰，或偶带绿色，新肉不生，状如镜面，光白板亮，不知疼痛。并出现虚热不退，形神萎顿，纳食日减，或有腹痛泄泻，自汗肢冷，气息低促，旋即陷入昏迷厥脱等全身症状。

②体征

常可见疮顶不高或陷下，肿势平塌，散漫不聚，疮色紫滞或晦暗，疮面脓少或干枯无脓，脓水灰薄或偶带绿色，腐肉虽脱而疮面忽变光白板亮，新肉难生，局部灼热剧痛或闷胀疼痛或不痛。

③辅助检查

a. 血常规检查　白细胞总数及中性粒细胞比例明显增高。

b. 血培养、脓液细菌培养及药敏试验有助于确定致病菌种类，可针对性地选择抗生素。

c. 胸部 X 片、心电图、肝脾肾 B 超以及肝肾功能等检查，有助于判断内脏损伤程度。

（2）鉴别诊断

内陷是指凡是除疔疮以外的其他体表感染性疾病，因感染控制不力而出现全身性感染、毒血症、败血症、脓毒败血症的表现。无特殊性鉴别诊断。

2. 辨证思维

（1）邪盛热极

多见于疽证一至二候的毒盛期，局部疮顶不高，根盘散漫，疮色紫滞，疮口干枯无脓，灼热剧痛；全身出现壮热口渴，便秘溲赤，烦躁不安，神昏谵语，或胁肋偶有隐痛。

本型重点掌握的症状为多见于疽证一至二候的毒盛期，局部疮顶忽然不高，并出现壮热口渴，烦躁不安，神昏谵语等表现。局部体征为疮顶不高，根盘散漫，疮色紫滞，疮口干枯无脓。

（2）正虚邪盛

多见于疽证溃脓期，局部脓腐不透，疮口中央糜烂，脓少而薄，疮色灰暗，肿势平塌，散漫不聚，闷胀疼痛或微痛。全身出现发热或恶寒，神疲，食少，自汗，胁痛，神昏谵语，气息粗促；或体温反而不高，肢冷，大便溏薄，小便频数。

本型重点掌握的症状为多见于疽证二至三候的溃脓期，局部脓腐不透，脓少而薄，疮色灰暗。局部体征为脓少而薄，疮色灰暗，肿势平塌，散漫不聚。

（3）脾肾阳衰

多见于疽证的收口期。局部肿势已退，疮口腐肉已尽，而脓水稀薄色灰，或偶带绿色，新肉不生，状如镜面，光白板亮，不知疼痛。全身出现虚热不退，形神萎顿，纳食日减，或有腹痛泄泻，自汗肢冷，气息低促，旋即陷入昏迷厥脱。

本型重点症状为多见于疽证的收口期，腐肉已尽而新肉不生，形神萎顿，甚则陷入昏迷厥脱。局部体征为局部肿势已退，疮口腐肉已尽而脓水稀薄色灰，或偶带绿色，新肉不生，状如镜面，光白板亮。

（4）阴伤胃败

局部症状同脾肾阳衰证。

本型重点掌握的症状为出现口舌生糜，纳少口干；舌质红绛，舌光如镜，脉象细数等阴虚表现。

（三）治则思维

内治：内陷基本证型为邪盛正衰，以扶正达邪、祛邪安正为基本大法。并审邪正之消长，随症治之。火陷证当凉血清热解毒为主，并顾护阴津；干陷证当补养气血、托毒透邪；虚陷证当温补脾肾或生津养胃。病情危重者宜中西医结合救治。

外治：参照"有头疽"。

（四）治疗方案

1. 辨证论治

（1）邪盛热极

证候：多见于火陷证、疽证1、2候的毒盛期。局部疮顶不高，根盘散漫，疮色紫滞，疮口干枯无脓，灼热剧痛；全身出现壮热口渴，便秘溲赤，烦躁不安，神昏谵语，或胁肋偶有隐痛；舌质红绛，苔黄腻或黄糙，脉洪数、滑数或弦数。

辨证：正气不足，火毒炽盛，正不胜邪，不能令毒外出，故疮顶不高，根盘散漫；气虚不能成形，血虚不能华其色，气血虚无以酝酿成脓托毒外出，故疮色紫滞，疮口干枯无脓；火毒炽盛，毒邪传心，故烦躁不安，神昏谵语；壮热口渴，便秘溲赤，苔黄腻或黄糙，舌质红绛，脉洪数、滑数或弦数，均为火毒炽盛之象。

治则：凉血清热解毒，养阴清心开窍。

主方：清营汤合黄连解毒汤、安宫牛黄丸加减。

处方举例：生地黄 15g，玄参 15g，赤芍 15g，牡丹皮 10g，黄连 10g，黄芩 10g，山栀 10g，金银花 15g，连翘 15g，紫花地丁 15g，生甘草 10g，安宫牛黄丸 1 丸。

加减：如神昏谵语，加牛黄清心丸或紫雪丹以清心解毒；咳吐痰血，宜加鲜茅根 30g，鲜芦根 30g 清热凉血；痰多不畅，加竹沥频服化痰宣肺；痰红且腥或带脓痰，宜加石膏 30g，沙参 15g，浙贝 10g，鱼腥草 30g 以清肺养阴；发痉抽搐，轻者加石决明 15g，钩藤 10g，白芍 10g，牡蛎 15g 等，重者当用蜈蚣二条、全蝎 5g，羚羊角 1g 研粉冲服以平肝熄风；胸闷、纳呆、呕恶、苔厚且腻，宜加陈皮 10g，半夏 10g，苍术 10g，川厚朴 10g 以健脾醒胃；如腹胀满燥结，则当用大黄粉 10g，风化硝 10g，枳实 10g 等以通里泻实；如便溏纳呆，加山楂 10g，麦芽、谷芽各 10g，神曲 10g 以调理胃气；便溏甚者，用黄芩炭 10g 以泻火止泻；尿少，加竹叶 10g，滑石 10g，赤苓 10g 以利尿泄热；尿闭，加琥珀（研末）5g 以活血散瘀、利尿通淋；尿血，加大小蓟各 10g，侧柏叶 10g 以清热止血；口渴甚者，加麦冬 10g，天花粉 10g 以养阴生津；并发黄疸，加绵茵陈 15g，山栀 10g，柏皮 10g 等以利湿清热；若发生突然寒颤、高热、厥冷，此为热极生寒，热深厥深，为内热壅遏，阳气郁而不伸所致，宜清泄里热、宣通郁阳，用桂枝白虎汤。

（2）正虚邪盛

证候：多见于干陷证、疽证 2、3 候的溃脓期。局部脓腐不适，疮口中央糜烂，脓少而薄，疮色灰暗，肿势平塌，散漫不聚，闷胀疼痛或微痛；全身出现发热或恶寒，神疲，食少，自汗胁痛，神昏谵语，气息粗促；舌质淡红，苔黄腻或灰腻，脉象虚数。或体温反而不高，肢冷，大便溏薄，小便频数；舌质淡，苔灰腻，脉沉细等。

辨证：气血两虚，无以酝酿成脓托毒外出，同时气虚不能成形，血虚不能华其色，故脓少而薄，疮色灰暗，肿势平塌，散漫不聚；毒邪内传心肺，故神昏谵语，气息粗促；神疲，食少，舌质淡红，脉象虚数；或肢冷，大便溏薄，小便频数，舌质淡，脉沉细等，均为气血大衰，脏腑败坏之征。

治则：补养气血，托毒透邪，佐以清心安神。

主方：托里消毒散、安宫牛黄丸加减。

处方举例：党参15g，生白术15g，生黄芪20g，当归15g，白芍10g，川芎10g，桔梗10g，茯苓10g，皂角刺10g，炙穿山甲10g，生甘草10g，安宫牛黄丸1丸。

（3）脾肾阳衰

证候：多见于虚陷证、疽证4候的收口期。局部肿势已退，疮口腐肉已尽，而脓水稀薄色灰，或偶带绿色，新肉不生，状如镜面，光白板亮，不知疼痛；全身出现虚热不退，形神萎顿，纳食日减，或有腹痛便泄，自汗肢冷，气息低促；舌质淡红，苔薄白或无苔，脉沉细或虚大无力等，旋即陷入昏迷厥脱。

辨证：毒邪衰退，气血大伤，故肿势退，腐肉尽，但脓水稀薄，新肉不生，状如镜面，光白板亮，不知疼痛；脾阳不振，运化失职，无以化生精微，故形神萎顿，纳食日减，或有腹痛便泄，苔薄白或无苔，舌质淡红，脉沉细或虚大无力等；孤阳欲脱，故见自汗肢冷，气息低促，甚而厥脱。

治则：温补脾肾。

主方：附子理中汤加减。

处方举例：熟附子10g（先煎），干姜10g，党参20g，茯苓10g，白术10g，炙黄芪30g，炙甘草10g，陈皮10g，山药15g，谷芽15g，麦芽15g。

加减：如自汗肢冷，加肉桂10g；昏迷厥脱，加高丽参10g（另煎服）、龙骨30g（先煎）、牡蛎30g（先煎）。

（4）阴伤胃败

证候：局部症状同脾肾阳衰证；口舌生糜，纳少口干；舌质红绛，舌光如镜，脉象细数等。

辨证：火毒炽盛，耗伤阴津，故口干，舌质红绛，舌光如镜，脉象细数；阴损及阳，脾阳衰败，湿浊上泛，故纳少，口舌生糜。

治则：生津益胃。

主方：益胃汤加减。

处方举例：沙参 15g，麦冬 15g，生地黄 15g，玉竹 15g，天花粉 15g，野蔷薇花 10g，枇杷叶 10g（去毛包），炙甘草 10g，石斛 10g。

2. 其他疗法

（1）中成药　参照"走黄"。

（2）验方　护心透脓汤（《中医外科临证精要》验方）：生绿豆 100g，乳香 10g，朱砂 3g（另包冲服），元明粉 10g，党参 30g，穿山甲 3g，当归 10g，生黄芪 20g，皂角刺 6g，木通 10g。水煎服。功用护心解毒，托里透脓。适用于火陷夹有正虚之内陷。

（3）外治法　参照"有头疽"。

（4）其他疗法　参照"走黄"。

（五）预后转归

本病可见于有头疽及疮疡其他疾病的不同阶段，属危重之证。相比较而言，火陷发生在疾病的初起阶段，邪盛热极，预后较佳；干陷发生在溃脓阶段，正虚邪盛，预后次之；虚陷发生在收口阶段，正虚邪衰，阴阳两竭，预后最差。

（六）预防与调护

1. 本病症状危重，因此医护人员应严密观察病情变化，病室保持安静、清洁。

2. 本病患者均发高热，应注意病室通风凉爽，但不可当风受凉。

3. 病人性情烦躁时，护理人员要多加安慰，保证病员充分休息和睡眠，亲友探视应加以控制。

4. 换药时，禁止挤脓。

5. 饮食方面，火陷忌烟、酒、鱼、肉荤腥、辛辣性刺激食品，干陷宜增加营养，虚陷宜甘香开胃饮食。

二、名家医案借鉴

1. 顾伯华医案——火陷证

同某，男，63 岁。

初诊日期：1980 年 5 月 27 日。

主诉：项后患头疽 12 天。

现病史：初起呈粟米样脓头，继则红肿，迅速扩大，疼痛日加，曾在外院用庆大霉素、四环素 1 周。

查体：体温 38.4℃，自溃脓少，肿势日展，今已上至枕骨，下抵大椎，旁及两耳矣。中央结块大约 12cm×12cm，边界不清，坚硬紫滞，疮顶平塌，溃如蜂窝，无脓，舌苔黄腻，脉弦数。

检查：血白细胞总数 $22×10^9$/L，中性粒细胞 82%；脓液培养有金黄色葡萄球菌生长。尿糖阴性。

诊断：火陷（西医：痈并发脓毒血症）。

辨证：邪热炽盛，脏腑蕴毒，正气不足。

治法：益气和营，清热托毒。

处方：生黄芪 12g，当归 12g，党参 12g，皂角刺 9g，赤芍 9g，金银花 9g，野菊花 9g，制大黄 9g，半枝莲 30g，蒲公英 30g。

并以中药鹿衔草提出的有效成分鹿蹄草素 400mg，加入葡萄糖液中静脉滴注，每天 1 次，连用 20 天。

外敷八二丹、金黄膏。

二诊：用药半月后，体温恢复正常，血白细胞总数下降至 $9.8×10^9$/L，中性粒细胞 75%。纳谷渐增，二便自调，疮口渐隆，腐肉松动将脱，疮周红活，脓水较多，但清稀不稠。舌苔薄腻，脉滑。此邪热渐清、脏腑蕴毒渐泄之际，气血不支之象，防成干陷，仍以益气养荣，清化托毒之法，40 日后而敛。

[唐汉钧. 中医外科常见病证辨证思维与方法. 北京：人民卫生出版社，2007：55～26]

2. 房芝萱医案——虚陷证

南某，女，68 岁。

初诊日期：1974 年 8 月 8 日。

主诉：左背部肿痛1个月，加重5天余。

现病史：1月前，左背上侧长一小疖，轻痒，未作治疗，六七天后局部肿胀疼痛，怕冷发热。经吃药打针，疼痛无好转。十几天来局部肿大，疼痛难忍，不能直腰，又经治疗，仍未见效，自觉刀割样跳痛，食欲不振，夜卧不安。近5天来，突然肿消，平塌不起，疼痛减轻，并自感麻木发沉，时而昏睡，伴有轻度呕逆；大便溏稀，1日2～3次；尿少，虚汗不止。

查体：体温35.8℃，颜面苍白，气息微弱，左侧上背部漫肿18cm×20cm大小，疮顶脓头，形如蜂窝，色灰暗。舌苔薄白，舌质淡，脉沉伏。

诊断：背痈内陷（西医：痈并发脓毒血症）。

辨证：痈毒内陷，正不胜邪。

治法：活血解毒，回阳救逆。

方药：附子理中汤加味。附子9g，干姜9g，鹿角胶9g，肉桂9g，党参18g，白芥子9g，生黄芪24g，当归尾9g，炒穿山甲15g，赤芍9g，金银花30g，连翘18g，甘草5g。水煎服。

外用铁箍散软膏外敷，每日换药1次。

二诊：按前方服药3剂后，症状如故。接前方继续服药5剂。外用药同前。

三诊：疮顶面渐凸起，疮周红活，有轻压痛，疮顶孔道渗出自色稀脓。体温36.5℃，气息仍弱，脉象沉细。上方去金银花、连翘，加白术12g，茯苓15g，升麻9g继续服用。

四诊：按前方服药7剂后，精神好转，食欲稍增，二便正常；局部疼痛加重，影响睡眠，疮顶凸起，根盘收缩，蜂窝形孔道出脓不畅；舌苔薄白，脉沉细。治以活血解毒，托里排脓，佐以回阳。

处方：白芷12g，桔梗12g，甘草3g，生黄芪3g，党参3g，茯苓15g，白术12g，金银花3g，连翘18g，肉桂9g，当归尾9g，赤芍9g，白芥子9g，在局麻下剪开部分孔道，清除腐肉烂筋，再用甲字提毒粉棉捻插入，外贴痈疽膏。

五诊：疼痛略减，疮口脓量增多，脓色黄白而稠，疮底仍有腐肉烂筋。拟以补托为法。

处方：生黄芪30g，党参24g，炒穿山甲12g，茯苓12g，白术12g，白芷 9g，桔梗 9g，皂角刺 9g，当归尾 9g，赤芍 9g，陈皮 6g，甘草 3g。继续清除疮底腐肉烂筋，并将孔道完全剪开，用甲字提毒粉棉捻，插至疮底，外贴痈疽膏。

六诊：精神好，食欲及二便正常，疼痛消失，睡眠尚安。疮底见浅，脓少。内服药改为每早服八珍丸 2 丸，每晚服人参养荣丸 2 丸。外用甲字提毒粉，外贴痈疽膏。曾配合疏肝理气、开胃导滞之剂，治其标象。经治疗 1 个月余，诸症消失。

按语：患者证属"上搭手"，原为阳证，但由于正气不足，痈毒内陷，故见疮形平塌，体温不高，脉象沉伏，由阳证转为阴证。治疗时应急以回阳救逆为法。方中附子、干姜、肉桂、白芥子、鹿角胶回阳散寒，生黄芪、党参双补气血，当归尾、赤芍活血，金银花、连翘、甘草和中解毒，另用炒穿山甲攻托，令疮起发，这一点是值得重视的。经回阳通脉治疗后，疮顶逐渐突起，疮周灰暗转为红活，并感疼痛，说明已开始由阴转阳。患者气息仍弱，故守法再在前方的基础上加大生芪、党参用量，另加茯苓、白术健脾升麻引药上行。四诊时已基本上转为阳证，故去附子、干姜等温热药物，又因出脓不畅，疼痛加重，故用白芷、桔梗、甘草排脓，金银花、连翘解毒。配合手术疏通脓道，并用穿山甲、皂角刺内托排脓，继以补法收功。

［贺菊乔，刘丽芳. 外科病名家医案·妙方解析. 北京：人民军医出版社，2007：145～147］

（洪志明　黎杰运）

第十一节　瘰　疬

瘰疬是一种发生于颈项部的慢性化脓性疾病。多见于儿童或青年，好发于颈部及耳后，病程进展缓慢。初起结核如豆，皮色不变，无疼痛，逐渐增大窜生，相互融合成串，成脓时皮色转为暗红，溃后脓水清稀，夹有败絮状物质，此愈彼溃，经久难敛，形成窦道，愈合后形成凹陷性瘢痕。相当于西医学所说的颈部淋巴结结核。

一、临证思辨与治疗

(一) 病因病机

1. **肝气郁结**　忧思忿怒，情志不畅，肝气郁结，气郁伤脾，脾失健运，痰湿内生，结于颈项；后期肝郁化火，下铄肾阴，灼津为痰，痰火凝结而成。

2. **肺肾阴亏**　肺肾阴亏，以致阴虚火旺，肺津不能输布，灼津为痰，痰火凝结而形成本病。

3. **禀赋不足**　先天不足，禀赋薄弱，失之于父母年老体弱，精血不旺；或妊娠期失于调摄，生后未及时补养，精血素亏，而邪毒易于侵入而发病。

4. **痨虫侵袭**　素体虚弱，气血不足，外受痨虫，结于颈项部而得病。

病因病机示意图

$$
\left.\begin{array}{l}
肝气郁结 \longrightarrow 脾失健运 \longrightarrow 痰湿内生 \\
肺肾阴亏 \longrightarrow 阴虚火旺 \longrightarrow 灼津为痰 \\
素体虚弱
\end{array}\right\}
\longrightarrow
\left.\begin{array}{l}
痰火凝结 \\
痨虫侵袭
\end{array}\right\}
\longrightarrow 结于颈项 \longrightarrow 瘰疬
$$

(二) 诊断思维

1. 辨病思维

(1) 诊断要点

①症状

a. 初期　颈部一侧或双侧，结块肿大如豆粒，一个或数个不等。皮色不变，按之坚实；推之能动，不热不痛。多无全身症状。

b. 中期　结核增大，皮核粘连。相邻的结核可互相融合成块，推之不动，也可数个融合成块，渐感疼痛。如皮色渐转暗红，按之微热及微有波动感者为内脓已成。可有轻微发热，食欲不振，全身乏力等。

c. 后期　切开或自溃破后，脓水清稀，夹有败絮样物，疮口呈潜行性空腔，疮面肉色灰白，四周皮肤紫暗，可形成窦道。可有潮热骨蒸、咳嗽、盗汗等肺肾阴亏之证；或面色少华，精神倦怠，头晕，失眠，经闭等气血两亏之证；或腹胀便溏，形瘦纳呆等脾虚失健之证。如脓水转厚，肉芽转成鲜红色，则将愈。

②体征

初期颈部结块肿大如豆粒，一个或数个不等。皮色不变，按之坚实，推之能动，不热不痛。中期结块增大，皮核粘连。有的相邻的结核可互相融合成块，推之不动，也可数个融合成块，皮色渐转暗红，按之微热及微有波动感者为内脓已成。后期自行溃破或切开排脓后，脓水清稀，夹有败絮样物，疮口呈潜行性空腔，疮面肉色灰白，四周皮肤紫暗，可形成窦道。

③辅助检查

a. 血常规检查　提示血白细胞总数和血红蛋白降低，有混合感染时，白细胞总数及淋巴细胞数比例增高。

b. 结核菌素试验　常呈阳性。

c. 局部脓液涂片检查　可找到结核杆菌。

d. 胸片　提示有肺结核表现。

（2）鉴别诊断

本病需与颈部化脓性淋巴结炎、急性淋巴结炎、颈部转移癌相鉴别。

颈部淋巴结核与颈部化脓性淋巴结炎、急性淋巴结炎、颈部转移癌鉴别表

	颈部淋巴结核	颈部化脓性淋巴结炎	急性淋巴结炎	颈部转移癌
发病部位	颈部，耳之前后	颈部，耳之前后	颈部，耳之前后	颈部，耳之前后
起病情况	起病缓慢	起病甚快	起病或快或慢	生长迅速
化脓情况	化脓慢	化脓快	很少化脓	可有溃烂，但不化脓
发热情况	低热或潮热	可有高热	一般不发热	可有低热
预后	病程迁延，易成瘘	易脓，易溃，易敛	肿痛易消	难以痊愈，可危及生命

2. 辨证思维

瘰疬病因虽有外感淫邪，内伤情志，禀赋不足，并由痰火或痰湿结于颈项而发，但其根源于脏腑。故痰为标，脏腑虚实为本。初病，气血不虚，病邪在表在经，属实；久病者，气血亏耗，病邪在里在脏，属虚。故临床应根据疾病发展不同阶段的病机特点，患者正气的盛衰，热毒之轻重，辨证有所侧重。实证多属气滞痰凝证，多见于瘰疬初期，肿块坚实，无明显全身症状；虚证多属阴虚火旺证或气血两虚证，可有潮热骨蒸、咳嗽、盗汗等肺肾阴亏之证；或面色少华，精神倦怠，头晕，失眠，经闭等气血两亏之证；或腹胀便溏，形瘦纳呆等脾虚失健之证。

（三）治则思维

内治：瘰疬发病与肝郁脾虚、肺肾阴亏关系密切，但因有标本虚实之异，故临床施治应根据疾病发展不同阶段的病机特点。患者正气的盛衰，热毒之轻重，治疗有所差异，但总以扶正祛邪为大法。初起在表在经者，患者正气不虚，先其所因，"急则治其标"，以祛邪为主，庶望消散于无形，以疏肝养血、健脾化痰为法；在里在脏者，"缓则治其本"，多以滋肾补肺为法。体质不虚者，适其所因，坚者削之，留者攻之，务求邪去而不伤正；虚中挟实者，祛邪固正，俾使病气衰去而正安；气血不足，正气已虚者，以扶正为主，寓攻于补，解其痰结。此正谓"间者并行，甚者独行"之意。

外治：初期宜外敷温经活血、散寒化痰之品；脓熟宜切开排脓；后期宜尽量暴露疮面，应用含汞（升丹）浓度较高的提脓祛腐药，如七三丹、八二丹或千金散，以提脓祛腐；脓尽则用生肌之药，形成窦道者用腐蚀药，形成漏管者则需作扩创或挂线手术。

（四）治疗方案

1. 辨证论治

（1）气滞痰凝

证候：多见于瘰疬初期，肿块坚实；无明显全身症状；舌苔黄腻，脉弦滑。

辨证：肝气郁结，气郁生痰，或脾失健运，聚湿生痰，故肿块坚实；苔黄腻，脉弦滑为痰湿搏结之象。

治则：疏肝理气，化痰散结。

主方：逍遥散合二陈汤加减。

处方举例：柴胡 10g，当归 10g，赤芍、白芍各 15g，夏枯草 15g，海藻 10g，陈皮 10g，半夏 10g，百部 10g，黄芩 10g，丹参 15g，炙甘草 5g。

加减：若肝火偏盛者，加黄芩 10g，山栀 10g。

（2）阴虚火旺

证候：核块逐渐增大，皮核相连，皮色转暗红；午后潮热，夜间盗汗；舌质红，舌苔少，脉细数。

辨证：痰湿蕴阻，久而化火，或肝肾阴虚，化火炼液成痰，故核块逐渐增大，皮核相连，皮色转暗红；阴虚火旺，故午后潮热，夜间盗汗，舌红，少苔，脉细数。

治则：滋阴降火。

主方：六味地黄丸合清骨散加减。

处方举例：生地黄 15g，山药 10g，山茱萸 10g，茯苓 10g，南沙参 10g，麦冬 10g，地骨皮 10g，生牡蛎 30g，百部 10g，黄芩 10g，丹参 15g。

加减：若见咳嗽者，加象贝母 10g，海蛤壳 10g。

（3）气血两虚

证候：疮口脓出清稀，夹有败絮样物；形体消瘦，精神倦怠，面色无华；舌质淡，舌苔薄，脉细。

病机分析：溃后日久，气血亏耗，故疮口脓水清稀；气虚则形体消瘦，精神倦怠；血虚则面色无华；舌淡质嫩，苔薄，脉细均为气血两虚之象。

治则：益气养血。

主方：香贝养营汤加减。

处方举例：党参 15g，白术 15g，茯苓 10g，炙甘草 5g，当归 10g，白芍 10g，熟地黄 15g，川芎 10g，香附 10g，象贝母 10g。

加减：若见脾虚失运表现者，加木香 10g，砂仁 10g。

2. 其他疗法

（1）中成药

小金丹或小金片，每次 4 片，每日 3 次，吞服。适用于各证型瘰疬。

（2）验方

①回阳软坚汤（《赵炳南临床经验录》验方）　上肉桂 3～9g，白芥子 9～15g，炮姜 6～12g，熟地黄 15～30g，白僵蚕 6～12g，橘红、三棱各 9～15g，麻黄 3～6g，莪术 9～15g，全丝瓜 6～15g。水煎服。功效：回阳软坚，温化痰湿。适用于气滞痰凝证瘰疬。

②柴胡牛黄汤（广西南宁地区医院凌朝光验方）　　柴胡 10g，白芍 15g，七叶一枝花 10g，牛黄 3g（冲服），麝香 200mg（冲服）。水煎服。功效：解毒，化痰，散结，消瘰。适用于瘰疬初、中期未溃破者。

③鸡蛋方（广东省湛江医学院附属医院周廖验方）　　斑蝥 16 只（去头足翅），炮穿山甲粉 6g，白芷粉 3g，鸡蛋 4 只，肥猪肉 100g，以上为 1 次剂量。用法：先将鸡蛋各打开一小孔，去蛋清留蛋黄；将穿山甲、白芷粉均分 4 等份，分别放入 4 只蛋内拌混，再于每只蛋内放入斑蝥 4 只，用纸封口，放入碗内（封口向上），隔水蒸 30 分钟后取出打破蛋壳，去斑蝥，用肥肉汤将蛋送服。3 天服 1 次，服到瘰疬消散后停药。小儿剂量酌减（7～10 岁用半量）。孕妇忌服。体虚者慎用。功效：行瘀消肿，攻毒散结。适用于瘰疬未溃破者。

（3）外治法

①初期　外敷冲和膏或阳和解凝膏掺黑退消。

②脓成期　外敷冲和膏，如脓成未熟，改用千捶膏。脓熟宜切开排脓，创口宜大，或作十字形切口，以充分引流。

③溃后期已溃者一般先用五五丹或七三丹，次用八二丹药线引流，或药棉嵌入疮口，外敷红油膏或冲和膏；肉芽鲜红，脓腐已尽时，改用生肌散、白玉膏；若创面肉芽高突，可先用千金散棉嵌，待胬肉平整后改用生肌散、白玉膏；如有空腔或窦道时，可用千金散药线，也可用扩创或挂线手术。

（4）其他疗法

①毫针疗法　直接刺入肿大的淋巴结，配以肝俞、膈俞，每日 1 次，中等强度刺激；但对已化脓者不宜应用。

②挑治疗法　适用于瘰疬初期。患者取正坐位或俯卧位均可，在第六至第九胸椎旁开 1.5 寸，根据循行路线，寻找阳性反应点（在肩胛下方、脊柱两旁寻找发现略高于皮肤、色红、压之不退色的即是）、肝俞、膈俞、肺俞、胆俞、脾俞、肾俞。消毒后，三棱针刺入挑之出血，并作左右或上下划拨 4～5 次，5～7 日 1 次，5 次为 1 个疗程。

③拔核疗法　适用于结核较小，日久不能内消，体质较好者。用白降丹粉少许掺于太乙膏上，或白降丹粉与米饭捣和，捏成绿豆大扁形敷于肿核处，外盖太乙膏，每 3 天换药 1 次（第二天最痛，第三天即不痛），儿

童约 7 天、成人约 10 天即可将核拔出。待结核脱落后，可用生肌散、白玉膏。白降丹有很强的刺激性，用时有剧痛，使用时必须严格掌握适应症。对结核较大而深在，或与周围组织粘连者，或年老体弱者及，或小儿均不宜使用。

（五）预后转归

预后一般良好，但常因体虚或劳累而复发，尤以产后更为多见。本病结核如延至数年，仍按之能动，且既不破溃，亦无明显增大者，其病较轻；如初起即有累累数枚，坚肿不移，并粘连在一起的，其病较重。亦有部分患者，结核未消，却已液化成脓或溃破，且可三者同时出现。

（六）预防与调护

1. 保持心情舒畅，情绪稳定，注意适当休息。
2. 节制房事，以免耗损肾阴。
3. 避免过度体力活动，注意劳逸结合。
4. 饮食增加营养，忌服发物、辛辣刺激、生痰助火、陈腐之品。
5. 积极治疗其他部位的虚痨病变。

二、名家医案借鉴

1. 顾伯华医案——肝气郁结，痰火凝滞，气血不足型瘰疬

蔡某，男，20 岁。

初诊日期：1973 年 6 月 27 日。

主诉：颈部、腋下、腹股沟等全身多处淋巴结肿大 2 月余。

现病史：两个多月来颈部、腋下、腹股沟等处淋巴结肿大，背部亦有数个皮下结节。伴有周期性高热（40℃），全身无力。曾经三家医院诊治，皆确诊为"何杰金氏病"，建议作活组织病理切片检查。病员不愿意做活检，要求中医治疗。以往无肺结核现病史。

查体：人体消瘦，面色㿠白，精神萎顿，颈部两侧、颌下、腋窝、腹股沟都有散在的蚕豆及杏仁大小的淋巴结，质地略硬，可推动，无压痛。苔薄舌淡，脉濡细。

检查：胸部摄片，提示纵隔变狭。

诊断：瘰疬（西医：何杰金氏病）。

辨证：肝气郁结，痰火凝滞，气血不足。

治法：益气养血、化痰散结、解毒软坚。

处方：党参 10g，焦白术 9g，全当归 9g，炒白芍 9g，制半夏 9g，陈皮 6g，白花蛇舌草 30g，蛇六谷（先煎）30g，蛇莓 30g，夏枯草 15g，海藻 10g，黄药子 12g。

二诊：连服上方药两个半月，淋巴结肿大已日渐缩小，只发热一次（38.5℃），3 日后自退，精神好转，体力渐复，胃纳转香，略有口干。苔薄舌淡红。前方有效。上方加玄参 12g，麦冬 10g。

三诊：前方加减服药 9 个月，淋巴结肿大消失，其他正常，体重增加。拟下方巩固疗效。

处方：党参 9g，玄参 9g，麦冬 12g，夏枯草 12g，海藻 12g，白花蛇舌草 30g，蛇六谷（先煎）30g，蛇莓 15g，土茯苓 30g。

上方药服 3 个月后，改用小金片，每次 4 片，日 3 次；党参片，每次 5 片，日 2 次。半年后随访，情况好。

按语：中医瘰疬包括西医学所说的淋巴结核和淋巴慢性炎症，本病临床诊断为何杰金氏病，虽未经病理切片证实，但按瘰疬辨治，加服一些抗癌中草药，疗程虽长，确已临床治愈，值得进一步探讨。

［唐汉钧. 中医外科常见病证辨证思路与方法. 北京：人民卫生出版社，2007：128～129］

2. 文琢之医案——气滞痰凝型瘰疬

谢某，女，29 岁。

初诊日期：1976 年 2 月 6 日。

主诉：左侧颈部包块 10 年余。

现病史：自诉约 10 年前即发现颈部包块，随情志变化可增大或缩小，曾有一处破溃经治疗数月后痊愈。

查体：左颈部淋巴结核数处，大者约 6×4cm，小者约 2×1.5cm 及黄豆大小数枚，有 2～3 个连在一起，质硬，可活动，有轻压痛，皮肤色不变。舌红，苔薄，脉弦。

检查：胸部 X 线证实肺部无结核。

诊断：瘰疬（西医：左颈部淋巴结核）。

辨证：肝郁气滞，痰凝经络。

治法：疏肝行气，消痰散结。

方药：加味消瘰丸合逍遥散加减。柴胡 10g，赤芍、白芍各 9g，当归 10g，丹参 10g，青皮 9g，玄参 9g，牡蛎 12g，浙贝母 9g，白芥子 8g，木香 6g，郁金 6g，夏枯草 10g，甘草 5g，海藻 12g，昆布 12g，水煎服。

外用冲和散。

二诊：服上方 8 剂后，自诉颈部瘰疬缩小，大者 5×4cm，小者 2×1.5cm，余症同前，仍以前方加皂角刺。再进 8 剂。外用冲和散。

三诊：服上方后瘰疬明显缩小，大者 4×3cm，小者 2×1cm，余症同前，唯经前烦躁，易生气，仍守前方加栀子花 7 枚以清肝经气分热，再进 8 剂。外用冲和散。

四诊：因与丈夫发生口角，而颈部瘰疬反而增大，大者 5×4cm，小者 2×1.5cm，仍守原方，加香附 9g 再进 8 剂。外用冲和散。

共服药 3 个月后，瘰疬完全消散，无任何不适。

按语：本病是肝郁气滞而致痰凝经络发生瘰疬，因此忧郁恼怒，对本病影响较大，治疗期间应嘱患者及家人注意配合，否则事倍而功半。

[贺菊乔，刘丽芳. 外科病名家医案·妙方解析. 北京：人民军医出版社，2007：164～165]

3. 文琢之医案——气滞痰凝，气血两亏型瘰疬

周某，女，20 岁。

初诊日期：1964 年 4 月 18 日。

主诉：颈部瘰疬多年伴左耳下溃烂 1 年余。

现病史：患者数年前即于前颈部有多处瘰疬，大小不等常数个成串，大者如青果，小者如黄豆大小约 20 粒，左耳下穿溃一处，已 1 年余不愈，伤口不痛。全身疲乏，神差，形容消瘦，夜间潮热汗出，纳差，面色无华。因求治心切，几易医治，初以结核专科之徐处诊治，外用三品一条枪取核，内服伪中丸，破费甚多。而痛苦难当，病势日重，多方打听而来我院诊治。

查体：左耳下已穿溃一处面积约 3×2cm 大小，时流清稀水，脓少，疮面色暗，四周略高，中心底已成缸口。舌红苔薄，脉弦而细。

诊断：瘰疬（西医：颈部淋巴结核）。

辨证：气郁痰凝，经隧受阻，溃久气血两伤。

治法：补益气血，舒肝行气，化痰散结。

方药：当归补血汤合逍遥散加减。生黄芪，当归，泡参，柴胡，茯苓，白术，香附，白芥子，陈皮，夏枯草，甘草，山药。日一剂，水煎服。

外治：用九一丹撒布创面，紫草油纱盖贴。

二诊：服上方8剂后，精神好转，纳食增加，余症同前，舌脉同上，仍守原方加玄参，生地黄，养阴清热除烦。

三诊：服上方8剂后，晚上潮热汗出明显减少，疮面清水减少，疮面转红，无脓，缸口沿缩小，仍宗上方再进8剂。外用九一丹撒布创面，紫草油纱盖贴。

四诊：服上方8剂后，精神如常人，纳食增加，晚上潮热已消失，疮面红活缩小至5分钱币大小，舌脉正常。惟颈部淋巴结大小20余粒不消散，治以疏肝行气，软坚散结为法，方选消瘰丸合逍遥散加减。

柴胡9g，茯苓9g，白术9g，当归12g，丹参10g，玄参10g，泡参6g，牡蛎10g，白芥子9g，郁金10g，夏枯草10g，甘草6g，海藻12g，昆布12g，水煎服。

以此方为基础，加减化裁前后治疗3个月后瘰疬完全消散，随访至今未再复发。

按语：治疗瘰疬的关键在于把握好时机，辨证论治，在溃破将愈之时，要补其气血，调和肝脾，这样才能促其愈合，常用补中益气汤，当归补血汤，归脾丸，逍遥散等。

［贺菊乔，刘丽芳. 外科病名家医案·妙方解析. 北京：人民军医出版社，2007：165～166］

（洪志明 黎杰运）

第十二节 流 痰

流痰是一种发于骨与关节间的慢性化脓性疾病。好发于儿童与青少年，其特点是起病慢，初起不红不热，漫肿酸痛，化脓迟缓，溃后脓水清稀并夹有败絮状物，不易收口，形成窦道，多数损伤筋骨，轻则形成残疾,重则成为虚劳,危及生命。可伴有潮热盗汗,神疲乏力等虚痨症状。根据发病部位的不同,将发于脊背的称鸡胸或龟背痰;发于腰椎两旁肾俞穴附近者,称肾俞虚痰;生在髋关节部的称环跳痰;发于膝部的称鹤膝痰;发于踝部的称穿拐痰等。相当于西医学所说的骨与关节结核。

一、临证思辨与治疗

(一) 病因病机

1. 先天不足、肾亏骼空　儿童多由先天不足,骨髓不充,骨骼柔嫩脆弱,若强令早坐,或闪挫折伤,以致气血失和,风寒湿挟痰浊留滞筋骨而成。

2. 后天失调、肝肾亏损　饮食失调,损伤脾胃,脾失健运,痰浊内生;成人房事不节,遗精滑泄,带下多产,以致肾亏络空,正不胜邪,风寒痰浊乘虚而入,侵袭经隧骨髓。

3. 外来伤害　跌仆损伤,或小儿强坐太早,以致气血失和,积于肌肉腠理之间,恶血不去,留于经络,日久瘀血化热,肉腐成脓而成。

4. 风寒侵袭　风寒湿痰之邪乘隙而入,导致血脉被阻,寒邪注于筋骨关节之间,不得流行,乃成本病。

病因病机示意图

先天不足
后天失养
外来损伤
风寒侵袭
} → 风寒痰浊
乘虚而入 → 留于经
隧骨髓 → 寒化为热
肉腐成脓
发为本病

(二) 诊断思维

1. 辨病思维

(1) 诊断要点

①症状

a. 初期　仅觉患处隐隐酸痛,继则关节活动障碍,动则疼痛加剧,休息后减轻,或挛曲偏枯,或痿弱不起。儿童患者常在睡眠时痛醒哭叫,俗称"夜哭"。全身反应尚不明显，或仅时有轻微寒热。

b. 成脓期　起病后半年至一年内，在原发或继发部位渐渐肿起，周旁肌肉萎缩，在病变附近或较远处形成脓肿，不红不热，此为寒化热，进入化脓阶段。如脓已成熟，则患处出现透红一点，按之应指，局部或有疼痛。身热朝轻暮重。

c. 溃后期　破溃之后，疮内时流稀脓，或夹有败絮样物质，久则疮口凹陷，周围皮色紫暗，形成漏管，不易收口。

病变部位以脊椎最多，其次为下肢髋、膝、环跳、踝，再次为上肢肩、肘、腕、指等骨关节间。

②体征

初期骨内虽有病变，而患处外形无明显变化，不红不热，亦无肿胀，成脓期可见发病部位渐渐肿起，不红不热，如脓已成熟，则患处出现透红一点，局部可有压痛并伴有波动感。破溃之后，则疮内时流稀脓，或夹有败絮样物质，易形成漏管，不易收口。

不同部位的特征

病变在颈椎部，常有斜颈畸形，患者头前倾，颈短缩，喜用双手托住下颌部，颈部旋转活动受限。

病变在胸椎部，早期脊骨疼痛和活动受限，劳累后加重，休息后减轻。后期胸前凸出，脊骨后突，肿如梅李，身体缩小，渐至背伛、背驼，而显鸡胸龟背之象，重者可有下肢瘫痪，大小便潴留或失禁，站立或行走时常以两手撑腰部或胁部尽量将头及躯干后仰，坐位时喜用手扶椅。

病变在腰椎部，脊骨突出不明显，腰部挺直如板状，其痛似折，行动不便。小儿若患此病，腰部僵直，失去正常生理前凸曲线。嘱患者从地上拾物时腰不下弯而小心地往下蹲，同时以手扶膝，起立时用手扶大腿慢慢起来；嘱患者俯卧，将其两腿向后高举时，腰部保持僵直状态与腿一齐抬起。

病变在髋关节部，发病年龄以 4～5 岁的儿童最多，早期病骸或同侧膝部内侧疼痛，多数患儿午后或晚间出现跛行，病情继续发展，髋部饱满隆起，脓肿可出现在髋关节附近或大腿外侧较远之处，脓肿穿破后，久不收口。后期腿足难以屈伸及内外旋转，患肢先长后短，大腿、臀部肌肉萎缩，站立时两侧臀肌肉不对称。

病变在膝关节部，多发于儿童及青壮年，早期仅有轻微的关节疼痛或稍有肿胀，变化甚慢。后期大小腿肌肉萎缩，尤以大腿肌肉为甚，关节肿胀明显，状如鹤膝，病腿渐渐不能屈伸。脓肿发生在膝关节周围，日久形成半脱位或膝内翻、外翻畸形，患肢较正常为短。

病变在踝关节部，患者多为青壮年或 10 岁以下儿童，多有扭伤史。踝部关节前外侧先肿胀，继而流窜至内侧，疼痛，跛行，病久小腿肌肉萎缩，足常呈下垂、内翻畸形。脓肿出现在踝骨附近。

病变在肩、肘、腕关节部，多发于成年人，早期即有明显疼痛，继而漫肿坚硬，受累肿大如梭形，脓肿出现在原发病灶附近，肿胀破溃后，流出大量脓液，有多处瘘孔互相穿通，脓水淋漓，久不收口。后期上下肌肉萎缩，关节畸形，屈伸不利。

病变在胸壁和肋骨部，多发于 30 岁以下形瘦体虚之人，初起局部色白漫肿隐痛，经 3～4 月渐渐肿起，可大如杯碗，疼痛剧烈，溃后脓水不尽，夹有败絮样物，久不收口。

③辅助检查

a. 血常规检查　提示血白细胞总数和血红蛋白降低，有混合感染时，白细胞总数及淋巴细胞数比例增高。

b. 结核菌素试验　呈阳性。

c. 局部脓液涂片检查　可找到结核杆菌。

d. 局部 X 线摄片　早期可见滑膜肿胀，有脱钙现象，后期可见骨关节面明显破坏，死骨形成。

（2）鉴别诊断

本病与慢性骨髓炎鉴别诊断见附骨疽章节，与骨瘤、腰肌劳损及筋膜炎的鉴别如下：

骨与关节结核与骨瘤、腰肌劳损及筋膜炎鉴别表

	骨与关节结核	骨瘤	腰肌劳损及筋膜炎
好发年龄	80%～90%未超过 14 岁	多见于 10～25 岁青少年	多发于青壮年，以体力劳动者多见
发病部位	好发于骨与关节间	病变多在肩关节下方或膝关节上方	腰背部肌肉
化脓时间	患病后 6～12 个月或以上	不化脓	不化脓
预后	可造成残废	可造成残废或危及生命	可迁延难愈，时作时止，但不造成残废，不危及生命

2. 辨证思维

流痰特点是起病慢，初起不红不热，漫肿酸痛，化脓迟缓，溃后脓水清稀并夹有败絮状物，溃后易成窦道，伴有虚痨症状，多损伤筋骨。其发病皆是内外因杂合而致，与风、寒、热、痰浊、瘀血、正虚密切相关。而"正"为关键。在整个过程中，病之始肾虚、寒痰交凝，损筋腐骨，虚寒是病理变化的基本；病之成又有气血不和，痰浊凝聚之实，化脓之际，寒化为热；后期常出现肝肾阴亏，阴虚火旺或气血两虚证候。故基本证型为阳虚痰凝证。

临床应根据疾病发展不同阶段的病机特点，辨证有所侧重。一般而言，病之初，辨证为阳虚痰凝证，一般外形既不红热，又不肿胀，仅感病变关节隐隐酸痛，无明显全身症状；病之中后期，寒转为热，阴转为阳，辨证为阴虚内热证，常伴有乍寒乍热，朝轻暮重；或伴有午后潮热，颧红，夜间盗汗，口燥咽干，食欲减退，或咳嗽痰血等全身症状；溃后常表现为肝肾不足证或气血两虚证，肝肾不足者常见形体消瘦，面色㿠白，畏寒，心悸，失眠，自汗盗汗；舌质淡红，舌苔白，脉细数或虚数。而气血两虚者常有面色无华，形体畏寒，心悸，失眠；舌质淡红，舌苔薄白，脉濡细或虚大的表现。

（三）治则思维

内治：①流痰是阴证、虚证、寒证、里证。其发病皆是内外因杂合，与风、寒、热、痰浊、瘀血、正虚密切相关，而"正"为关键，尤与肾亏髓空有密切关系。因肾主骨，肾强则骨强，外邪不易侵犯；反之，则骨疏，外邪易于内侵。②基本证型为阳虚痰凝证。③临床应根据疾病发展不同阶段的病机特点，治疗有所差异。本病之初，阳衰阴盛，以肾经虚寒、寒痰凝聚见证，宜补养肝肾为主，温通经络、散寒化痰为辅；及至病成，寒化为热者，阴转为阳，宜以补托，以培补肝肾为本，兼清其虚热；溃后日久，气血两损，非大补无益，壮其脾胃，以滋生化之源。

外治：初期宜固定患处，温药散之；脓成外溃之后以脱腐肉、除腐骨为上，疮有收敛可愈之望。此外，宜注意增加营养，以协助治疗。

（四）治疗方案

1. 辨证论治

（1）阳虚痰凝

证候：初起外形既不红热，又不肿胀，仅感病变关节隐隐酸痛，继则关节活动障碍，动则痛甚；全身情况无明显变化；舌质淡，舌苔薄，脉濡细。

辨证：流痰是一种慢性的纯阴证，属里、虚、寒证，故发病迟缓。以其病灶发于骨髓，感觉较迟钝，故骨内虽有病变，而初起症状并不明显，局部皮色如常，不红，皮温不热；风寒湿痰客于筋骨关节，寒凝不化，气血阻滞，经脉为病，化液为痰，痰随经走注筋脉骨空，故仅觉患处隐隐酸痛；以其关节病损发展，故继则关节活动障碍；同时由于素体肝脾肾三阴亏损，气血两虚，盖肝虚则筋络失养，脾虚则肌肉不实，肾衰则骨髓不充，故可致挛曲偏枯，或痿弱不起；因阴证具有缓和的、沉静的倾向，故全身反应尚无明显变化，或仅时发轻微寒热。

治则：补肾温经，散寒化痰。

主方：阳和汤加减。

处方举例：炙麻黄 5g，熟地黄 30g，桂枝 10g，炮姜 10g，鹿角胶或鹿角片 10g，羌活 10g，独活 10g，白芥子 10g，百部 10g，丹参 10g，炙甘草 5g。

（2）阴虚内热

证候：数月后在原发和继发部位渐渐漫肿，皮色微红；全身乍寒乍热，朝轻暮重，此为寒化为热，已进入酿脓阶段；若脓已成熟则患处出现透红一点，中有软陷，重按应指；或伴有午后潮热，颧红，夜间盗汗，口燥咽干，食欲减退，或咳嗽痰血。舌质红，舌苔少，脉细数。

辨证：凡纯阴证的病势，其来也缓，旬日匝月而无变迁，故曰日积月累，髓消故骨损；肉腐血败，寒邪化火，酿液成脓，故往往可经过半年以上病程方在原发或继发部位渐渐肿起，始觉疼痛，动辄有加；由于损骨，肉腐血败，液化成脓，而脓性沉降，如水之遇隙而入，遇壑而归也，故本病常见在原发骨关节的下方，空隙之处继发脓肿，阻于皮里膜外的肉里；全身乍寒乍热，朝轻暮重，亦为虚证里证经久不消，极阴生阳，寒化为热，酿脓之证，但不如实证表证之恶寒发热为甚为短；以其毒发深里，故虽内脓已成，而患处皮肤仅出现透红一点，甚至有皮色不变者，中有隆起软肿，重按方有应指；午后潮热，颧红，是阴不恋阳，水不济火，虚阳上亢所致；骨蒸是火旺液涸，热自内生，故其初触之不热，久之热感渐甚；盗汗是阴虚生内热，热退津液外泄而为盗汗也；或咳嗽痰血，是由于金水同源，肾水枯竭，子病及母，引起肺肾阴亏，金燥不润，肺气上逆以致咳嗽频作；肺为娇脏，阳络损伤则血上溢，故痰中带血；舌光质红，少苔，脉象细者，多是阴液已伤，虚热内燔。

治则：养阴清热托毒。

主方：六味地黄丸合清骨散加减。

处方举例：熟地黄 15g，玄参 15g，龟板 15g，丹参 10g，鳖甲 10g，青蒿 10g，知母 10g，地骨皮 10g，秦艽 10g，炙甘草 10g，百部 10g，黄芩 10g。

（3）肝肾亏虚

证候：溃脓后疮口排出稀薄脓液，或夹有败絮样物，形成窦道；若病在四肢关节，则出现患肢肌肉萎缩、畸形；病在颈、胸、腰椎者，则强直不遂，甚或下肢瘫痪不用，二便潴留或失禁；形体消瘦，面色㿠白，畏寒，心悸，失眠，自汗盗汗；舌质淡红，舌苔白，脉细数或虚数。

辨证：脓是由气血所化生，若气血充足，得温热之化，则脓液稠厚；本病为纯阴虚证，是以不能厚其脓浆，故溃出脓水清稀；气以成形，血以华色，溃久气血更衰，故久则疮口凹陷，周围皮色紫暗不泽；由于病灶深在关节，骨质破坏，脓注隙壑，是以排脓不畅，淋沥不尽，故多形成瘘管，不易收口；由于病久元气不支，加之食欲减退，生化乏源，是以身体日渐消瘦，精神日渐萎靡。

治则：补益肝肾。

主方：左归丸合香贝养营汤加减。

处方举例：熟地黄 15g，独活 10g，桑寄生 15g，枸杞子 15g，仙灵脾 15g，鹿角片 10g，骨碎补 20g，当归 10g，丹参 10g，白术 10g，山药 15g，炙甘草 5g。

加减：如盗汗不止，加黄芪 15g，浮小麦 10g，牡蛎 30g（先煎）、龙骨 30g（先煎）固敛止汗；若咳嗽痰血 10g，加南沙参 15g，麦冬 15g，百合 15g，川贝母 10g，牡丹皮 10g 等清肺化痰止血。

（4）气血两虚

证候：溃脓后面色无华，形体畏寒，心悸，失眠；舌质淡红，舌苔薄白，脉濡细或虚大。

病机分析：气以成形，血以华色，溃久气血更衰，面色无华是血虚不能华其色；形体畏寒，是阳虚不能温于全身，即《内经》所谓"阳虚则外寒"；心悸失眠，是心血不足，神不安宁，故心悸、失眠二者每每相互为因；自汗者属阳虚，腠理不固；舌淡红，苔薄白，脉细或虚大者，具有气血不足，阳气衰微，不能鼓动血液运行，以上属气血两虚之证。

治则：补气养血。

主方：十全大补汤加减。

处方举例：黄芪 30g，党参 20g，熟地黄 15g，当归 10g，川芎 10g，白芍 10g，白术 10g，茯苓 10g，肉桂 5g，炙甘草 5g，鹿角胶 10g，鸡血藤 15g。

加减：如腰脊酸痛，下肢瘫痪，加川续断 10g，杜仲 10g，狗脊 10g，菟丝子 10g，巴戟天 10g，牛膝 10g，鹿角片 10g 补肾壮腰。

2. 其他疗法

（1）中成药

①小金片或小金丹，成人每次 4 片，1 日 2 次；儿童减半，婴儿 1/3。适用于流痰未溃破者。

②芩部丹，成人每次 4 片，每日 3 次。适用于各证型流痰。

（2）验方

①熟地蜂房散（黑龙江省哈尔滨市杨景周验方）蜂房 60g，血余炭 60g，蛇蜕 20g，蝉衣 30g，僵蚕 30g，熟地黄 60g。共研细末，每次服 3g，日服 2 次，黄酒为引。

功效：补真阳，滋肾水，填骨髓，生精血。适用于肝肾亏虚证流痰。

②骨痨汤（史济柱验方）鹿角胶 3～9g，大熟地 30g，炮姜炭 3g，川桂枝 6g，白芥子 9g，嫩桑枝 30g，生甘草 9g，蓶草 30g，泽漆 30g，大枣 15g。

功效：益肾温经散寒，化痰瘀，抗痨，主治骨痨初中期及阴疽无阴虚证状者。

③五味龙虎散（片、丸）（江苏中医药验方）炙蜈蚣、全蝎、土鳖虫、参三七、血竭各等份。研细末，或制成丸，轧成片。每日 2 次，每次 1.5g。

功效：化痰解毒，散瘀活血，本方适用于流痰初、中期。

（3）外治法

①初期　回阳玉龙膏外敷，或阳和解凝膏掺桂麝散或黑退消盖贴。

②脓成　脓成应及时穿刺抽脓或切开排脓。

③溃后　先用五五丹、药线引流以提脓去腐，脓尽用生肌散；如已成漏，疮口过小，脓出不畅，则可用白降丹或千金散药线插入疮孔，以化腐蚀管；漏管袋脓者，宜进行扩创。

（4）针灸疗法

病变顶端可用灸法，百会穴或病变两旁各一寸半之相应穴位，隔姜（蒜）灸。

（五）预后转归

本病溃后而见阴虚火旺者，由于元气虚弱，内脏亏损，虚而不复，故到此阶段，则渐成疮痨，预后较差。但脾胃为促进生化之源，如能保持胃气，纳谷不减，则能化生精微，有助气血之恢复，故脾胃未败，亦有治愈的可能。凡病变在大关节的，治愈率较低；若在小关节的，则治愈率较高。

（六）预防与调护

1. 整体治疗　流痰，中医认为是患者先后天亏损、正气虚损为病之本，寒湿痰凝是病之诱因，流痰虽属外证，但俱从内生，因此整体治疗，促进患者生机旺盛，加强机体对疾病抵抗力，是治疗本病的基本原则。

2. 固定制动　生于胸、腰椎、髋关节等部位，均需睡木板床；生于肘、膝、指部者，以木板固定，并限制活动；除局部固定外，全身症状未控制时应绝对卧床休息。

3. 饮食宜忌　本病是一种慢性消耗性疾患，中医辨证大多属于肝肾不足，气血两亏，除用药物调补扶助正气外，饮食调宜，增加营养，也是一个十分重要的方面。平时宜多食富于营养的食物，如牛奶、鸡蛋、牛骨髓等；在病变进展时，忌食鱼腥、酒类及葱、花椒、大蒜等腥臊发物。

4. 节欲静养　本病为纯阴证，与内伤七情关系甚密，每多由于忧思郁结而成，郁怒可使疾病发展。故宜清心静养和精神安慰，同时节制房事，节制生育，有助于康复。

5. 预防褥疮　若并发瘫痪者，应注意经常帮助其变换体位和擦浴，预防褥疮发生。

二、名家医案借鉴

1. 许履和医案——瘀血凝聚，阴虚化热型流痰

夏某，女，23 岁。

初诊日期：1977 年 8 月 3 日。

主诉：外伤后出现右腹股沟及肛周右侧处肿块疼痛流脓 8 月余。

现病史：患者于 8 个月前跌跤后肛门右侧及右腹股沟部同时出现硬结疼痛，伴有恶寒发热，在某医院诊断为"腹股沟淋巴结炎"，注射青霉素未能见效。4 个月后因肛门右侧疼痛加重，住入某医院治疗 1 个月，疼痛减轻出院。3 个月后又因肛门右侧疼痛而再次入某医院，给予局部穿刺抽脓，1 周后创口不敛，乃出院。现来我院门诊，诉右侧腹股沟淋巴结疼痛较甚，行走不便，午后潮热，口不干。门诊收其住院。

查体：右腹股沟部至曲骨部可扪及多个肿大之淋巴结，呈串珠状，皮色不变，按之不热，触痛明显；肛门截石位 9 点钟处有一窦道，深达 6.5cm（不至肛管），流稀黄脓水。体温 37.4℃，舌尖红，苔薄白，脉数。

检查：X 线摄片示：耻骨联合处可见明显骨质破坏现象，右侧更为明显，且见 3cm×2cm 半月形骨质缺损区。血沉：45mm/h。

诊断：流痰（西医：耻骨结核）。

辨证：瘀血凝聚，阴虚化热。

治法：活血化瘀、养阴清热，并配以外治。

当归 8g，桃仁 9g，红花 3g，苏木 6g，牡丹皮 8g，忍冬藤 15g，紫花地丁 30g，青蒿 6g，鳖甲 12g，银柴胡 6g，地骨皮 9g，川续断 9g，牛膝 9g。日一剂，水煎服。

五味龙虎丸，每服 2g，每日 2 次。

拔毒药拌于纸捻上，插入肛门右侧窦道内，一日一换。

内外并治2个月，病情仍未稳定，发热高达39℃以上，午后面部升火，脉细数，舌红少苔，局部疼痛加剧，且形肿胀，遂予切开排脓，体温降至正常，曾排出死骨一块（约3cm×3cm）。仍守原法续治2个月，X线摄片示骨质破坏边缘较前清晰锐利，病灶较前好转，血沉降至正常（11mm/h），全身症状消失，疮口脓水减少。改用九一丹纸捻插入窦道。后因活动过多，阴虚潮热等症复起，控制活动后诸症又消失。一直按原法治疗，共经1年，摄片复查：耻骨上枝已有骨质增生之致密阴影，瘘管两处均亦收口。后因慢性阑尾炎而转用清肠泄热之剂，但骨结核病情一直稳定，2个月后，慢性阑尾炎亦基本告愈，乃嘱其出院。出院后参加全天工作，观察13年，未见复发。

按语：外伤之后，毒邪外侵，瘀血凝聚，久之化热伤阴蚀骨，更兼患者肾阴不足，骨骼空虚，瘀血凝滞、热毒内蕴而致骨痨。治宜扶正祛邪并重，内外合治方可收功。方中当归、桃仁、红花等药以活血化瘀，青蒿、鳖甲、地骨皮、银柴胡以养阴清热，忍冬藤、紫花地丁以清热解毒，清热透热并用，清热滋阴合方，而奏良效。

[贺菊乔，刘丽芳. 外科病名家医案·妙方解析. 北京：人民军医出版社，2007：125～126]

2. 黄振鸣医案——阳虚寒凝证流痰

姚某，女，30岁。

初诊日期：1998年7月2日。

主诉：胸脊骨突起疼痛伴活动不利20年余。

现病史：患者于1976年夏季开始，胸脊骨微突出，但无明显疼痛，尚可参加劳动。同年冬季，胸脊骨突出明显，向前弯出疼痛，下肢渐感无力，行走不便，自汗，呼吸时胸肋部有紧迫感，纳差，日渐消瘦。经某医院检查，诊断为"胸椎结核"，曾用抗痨药物治疗2年多，效果不佳，今来我院就诊，现下肢仍无力步行，不能弯腰、仰卧，腰部酸痛，且畏寒乏力，食欲不振，纳后腹胀，大便溏薄，小便清长。

查体：第8～9胸椎骨横突有压痛，第9胸椎骨以下知觉感应迟钝，胸廓、背部有凹陷，腰背弯曲及旋转活动均受限制，下肢活动不便，巴彬斯基征及哈姆征均为阳性。舌质淡红，苔薄白，脉细。

检查：X线片示：第8～9胸椎呈缺损重叠，融合处骨质疏松。

诊断：龟背痰（西医：胸椎结核）。

辨证：命门火衰，寒邪凝滞。

治法：补肾壮阳，温经散寒。

方药：附桂温消汤加减，并配合外治丹火透热疗法。

肉桂 3g，熟附子 18g，五味子 15g，熟地黄 18g，川芎 9g，当归 12g，紫河车 15g，壁虎 4 条，鹿茸茋 60g（先煎），白芥子 12g。水煎服，每日1 剂。

外治丹火透热疗法，用五虎丹座。选穴：至阳、筋缩、命门。透至患者脊椎骨部热脊感 3～5 分钟，后用消毒纱布敷盖，胶布固定 2～3 小时取下，每日 1 次。

经上述中药及丹火透热法治疗 1 个月后，症状明显好转，向外凸起的胸椎骨已见缩小，压痛减轻。共服药治疗 4 个月之多，已基本恢复正常行走。X 线片复查：第 8～9 胸椎呈不明显破坏，该部已有骨质增生，部分呈骨性融合，轮廓清晰，病灶稳定。

按语：见下例。

［贺菊乔，刘丽芳. 外科病名家医案·妙方解析. 北京：人民军医出版社，2007：126～127］

3. 黄振鸣医案——气血凝滞，阴虚化热证流痰

吴某，女，54 岁。

初诊日期：1981 年 7 月 12 日。

主诉：外伤后出现右髋部肿块伴疼痛及右髋活动不利 3 年余。

现病史：患者于 3 年前，跌伤右髋骨，经治疗而愈。1 个月后见髋关节处逐渐肿胀、疼痛、灼热，下肢无力，不能行走，低热盗汗，纳差消瘦。继而在髋关节处出现两处如鸽蛋大肿块。在某医院行 X 线片检查，诊断为"右髋关节结核"。予抗结核治疗效果欠佳，现来我处就诊。

查体：形体消瘦，面色苍白灰暗，右髋关节肿胀，右下肢功能障碍，呈半屈曲状，下肢肌肉萎缩，长度缩短约 2.5cm，不能站立，髋关节呈梭形肿胀，压痛，局部有两处鸽蛋大肿块，按之绵软，腹股沟淋巴结肿大。舌质紫黯，苔燥，脉细数微弦。

检查：白细胞 $11×10^9/L$，中性粒细胞 0.77%，淋巴细胞 0.28%，血沉 62mm/h。再次 X 线片显示：右髋关节间隙模糊变窄，髋臼有骨质破坏。

诊断：流痰（西医：右髋关节结核）。

辨证：气血凝滞，郁久化热，伤阴蚀骨。

治法：滋阴清热，引火归原，活血化瘀。

方药：六味地黄汤加减。外治丹火透热疗法，用通气丹座。

熟地黄 18g，山药 15g，山茱萸 15g，牡丹皮 12g，肉桂 3g，泽泻 12g，三七 6g（先煎），蜈蚣 3 条，土鳖虫 9g，丹参 15g。水煎服，每日 1 剂。

丹火透热疗法，用通气丹座。取穴：右髀关、天应。透至局部有灼热感为度，每次透 3～4 分钟，然后用消毒敷料敷盖，胶布固定 3 小时取下，每日 1 次。

二诊：经上内服及丹火透热疗法治疗 10 天后，局部红肿疼痛减轻，潮热盗汗消失，夜间能安睡，食欲增进。舌质淡红，苔薄白，脉沉细稍弦。治拟阴阳并补，引火归原，散寒祛痰，药用温经通阳汤加减。再配外治法。

处方：熟附子 15g，甘草 6g，肉桂 3g，壁虎 3 条，蜈蚣 3 条，鹿茸宝 60g（先煎），紫河车 12g（先煎），白芥子 9g，菟丝子 12g。水煎服，每日 1 剂。

服药近 2 个月，局部肌肉凹陷处已平，行动自如，体重增加。X 线摄片复查：骨质破坏边缘较前清晰，病灶好转。

按语：历代医家认为"流痰"是气血不足，营卫失和，劳倦过度，肾脏虚衰，骨骼空虚；加上风寒侵袭，痰浊凝滞，或因跌扑内挫，损筋伤络，致气血凝滞、积聚漫肿而成。本病"虚"为本，"实"为标。演变较为复杂，为阴寒入骨之证。肾主骨，为先天之本，命门火衰，则精气不旺，若冬无夏，气血凝滞而成流痰之患；肾水亏乏，则骨髓空虚，不能司作强技巧之职。故《素问·脉要精微论》说："不能久立，行则振掉，骨将惫矣"。所以其病在肾，其治在骨，其证属寒。当骨质病变进行过程中，或化脓期，寒从热化，其本虚标实，临床常反映出阴虚火旺的见症。其治疗大法离不开温补肾阳或滋补肾阴。

［贺菊乔，刘丽芳. 外科病名家医案·妙方解析. 北京：人民军医出版社，2007：127～128］

（洪志明 黎杰运）

第二章 瘿 病

第一节 气 瘿

气瘿是瘿病的一种，因其患部肿块柔软无痛，可随喜怒而消长，故称为气瘿。俗称"大脖子病"。见于《诸病源候论》："气瘿之状，颈下皮宽，内结突起，腤腤然亦渐大，气结所致也。"本病多见于青春期或青春期以后的女性，常见于离海较远的高原地区，尤其云贵高原和陕西、山西、宁夏等缺碘山区的居民最为常见。本病相当于西医学所说的单纯性甲状腺肿及部分地方性甲状腺肿。单纯性甲状腺肿又分为生理性甲状腺肿、多结节性甲状腺肿及先天性甲状腺肿。

一、临证思辨与治疗

（一）病因病机

1. **忧恚怒气**　由于忧恚怒气，情志内伤，肝失调达，遂使肝旺气滞，留结于结喉，积久聚而成形，故成气瘿。《诸病源候论》谓："瘿者，由忧恚气结所生……"

2. **感山岚水气**　《诸病源候论》说："诸山水黑土中出泉流者，不可久居，常食令人作瘿病，动气增患。"因居住高山地区，感受山岚瘴气，或久饮沙水，瘴气及沙水入于脉中，搏颈下而成，每因动气而增患。

3. **肾气亏虚**　由于生长发育、妊娠、产后、哺乳等，以致肾气亏虚，水不涵木，肝旺气滞，易于外邪入侵，亦能引起本病的发生。明代李梴论述气瘿成因时指出："内因为忧怒无节，气逆留滞，或肾气亏虚，邪乘经产之虚。"

病因病机示意图

忧恚怒气，肝气郁结 ⎫
感受山岚水气 ⎬ → 气滞积久 → 留结于喉 → 发为气瘿
肾气亏虚，外邪入侵 ⎭   聚而成形

　　西医学认为本病的病因可分为 3 类：①甲状腺激素原料（碘）的缺乏。②甲状腺激素需要量的激增。③甲状腺素生物合成和分泌的障碍。

（二）诊断思维

1. 辨病思维

（1）诊断要点

①症状

初起时一般全身症状不明显。若肿块肿胀过大，可呈下垂状，自觉沉重感，随喜怒而消长。进一步发展成巨大甲状腺肿，可压迫气管、食管、血管、神经等而引起各种症状：

a. 压迫气管　比较常见。自一侧压迫，可使气管向他侧移位或变弯曲；自两侧压迫，气管变扁平。由于气管内腔变窄，可致呼吸困难。

b. 压迫食管　会引起吞咽不适感；一般不会引起梗阻症状。

c. 压迫颈深部大静脉　可引起头颈部的血液回流受阻，出现颈部和胸前表浅静脉的明显扩张。

d. 压迫喉返神经　可引起声带麻痹，患者发音嘶哑。

②体征

甲状腺肿大：腺体表面较平坦，质软，皮色如常，可随吞咽动作上下移动；如肿块进行性增大，可呈下垂。

③辅助检查

a. 血清甲状腺激素（FT_3、FT_4）及促甲状腺激素（TSH）　大多正常，偶有升高或降低。

b. 甲状腺球蛋白抗体（TGAb）及甲状腺微粒体抗体（TMAb）多为阴性，若为阳性，有转化为慢性淋巴细胞性甲状腺炎可能。

c. 甲状腺摄碘率　常为逐渐增高曲线，24 小时达高峰，可受外源性 T_3 抑制，抑制率≥50%，但高碘性甲状腺肿患者的摄碘率常降低。

d. B 超检查　超声波探测可显示对称、均匀性甲状腺增大，规则，或有囊肿。

e. 颈部 X 线片　可发现甲状腺钙化灶。

（2）鉴别诊断

本病需与肉瘿相鉴别：

气瘿与肉瘿鉴别表

	气瘿	肉瘿
好发人群	缺碘山区居民最为常见。女性发病率高	好发于甲状腺功能活动较旺盛的时期，多见于青年及中年女性
触诊	柔软无核，质地柔韧	有核累累
边界	漫肿，边界不清	边界清楚
实验室检查	B超显示甲状腺弥漫性肿大或有结节和（或）囊性变	可显示实质性或囊性肿物

2. 辨证思维

颈部肿块柔软无痛，弥漫对称，可随喜怒而消长，伴四肢倦怠、气短，善太息，夜寐不安。

本病重点掌握的症状为颈前肿大，四肢倦怠、气短，善太息，夜寐不安。局部体征为颈前肿大，弥漫对称，随喜怒而消长。

（三）治则思维

内治：本病基本病机为肝郁气滞，一般以疏肝理气、化痰消肿为基本原则，而又据脾虚或肾虚的情况，适当兼以健脾益气，或温补肾阳。

外治：对于药物治疗无效，出现压迫症状、继发甲状腺功能亢进，疑有恶变，影响生活和劳动的单纯性甲状腺肿以及胸骨后的甲状腺肿，应该采用手术治疗。

（四）治疗方案

1. 辨证论治

（1）肝郁气滞

证候：颈部弥漫性肿大，边缘不清，随喜怒消长，皮色如常，质软无压痛，肿块随吞咽动作上下移动；伴急躁易怒，善太息；舌质淡红，苔薄，脉沉弦。

辨证：情志抑郁，肝失调达，遂使肝旺气滞，留结于结喉，积久聚而成形，故见颈部弥漫性肿大；情志抑郁故见善太息；肝失调达故见急躁易怒；脉沉弦为肝郁气滞之象。

治则：疏肝解郁，化痰软坚。

主方：四海舒郁汤加减。

方药：青木香 10g，陈皮 10g，海蛤粉 10g，海带 15g，海藻 15g，昆布 15g，海螵蛸 10g。水煎服，每日 1～2 剂。

加减：怀孕期或哺乳期加菟丝子、何首乌、补骨脂。

2. 其他疗法

（1）中成药

瘿瘤丸：海带 500g，海藻 120g，海浮石 120g，昆布 120g，白术 60g，陈皮 30g，广木香 30g，大黄 12g。上药共研细末，大枣肉为丸，开水送服，每次 1 丸，每日 3 次。

（2）验方

①单味药（《中医外科学》）　本病主要原因是摄碘不足而引起，故常服含碘的食物即可预防、治疗本病。如海带 50g，水煎服并吃下，每日 1 次；黄药子 15g，水煎，每日 2 次，每次 150ml 口服。

②吊兰汤（罗元恺验方）　金边吊兰（全草鲜者）3 株，蜜枣 6 枚，瘦猪肉适量，煎煮约 3 小时，佐膳作汤饮服。

③消瘿饮（选自陆德铭等主编《中医外科学》）　当归 10g，川芎 10g，赤芍 15g，丹参 12g，黄药子 12g，海藻 15g。每日 1 剂，早、午、晚 3 次煎服。

④海药散（选自陆德铭等主编《中医外科学》）　海藻（酒洗）30g，黄药子 60g，为末，以舌时时舐，以津咽下。肿块消 2/3 止药。用药期间忌厚味，戒酒色。

⑤散瘿汤（选自陆德铭等主编《中医外科学》）　海藻 9g，昆布 9g，浙贝母 9g，海浮石 9g，半夏 6g。水煎服，每日 1 剂。

（3）外治法

用消瘿膏（含生半夏、黄药子、乳香等）外敷局部，每 2 日换药 1 次，每 1 月为 1 个疗程。

（五）预后转归

1. 发生于青春发育期、妊娠期、哺乳期的生理性甲状腺肿，一般在成年或停止哺乳后能自行消退，无需药物治疗。不伴有甲状腺机能的改变。

2. 发生于缺碘流行地区的地方性甲状腺肿，早期经饮食补充碘盐或碘制剂治疗，一般经 6 个月到 1 年，甲状腺肿大可以消退。后期成为结节性甲状腺肿、结节退行性变或形成囊肿，或形成腺癌。

3. 非地区性缺碘和非青春期单纯性甲状腺肿患者多并发甲状腺功能亢进症。

4. 有地方性甲状腺肿的新生儿亦可发生甲状腺肿大，且常伴有亚临床型的克汀病及呆小病。若不及时纠正，患儿智力、身体发育障碍，造成终身残疾。

（六）预防与调护

1. 在流行地区，除改善饮水来源外，都应以碘化食盐（即每 1kg 食盐中加入 5～10mg 碘化钾）烹调食物，作为集体性预防，可服用至青春发育期以后。

2. 经常用海带或其他海产植物佐餐，尤其在青春发育期、妊娠期和哺乳期。

3. 平时保持心情舒畅，勿郁怒动气。

二、名家医案借鉴

1. 张新医案——肝郁气滞型气瘿

陈果，女，26 岁。

初诊日期：1992 年 3 月 10 日。

主诉：发现甲状腺肿大 2 年。

现病史：患者于 1990 年开始发现颈部肿大，因无自觉症状，未予治疗。此后，颈部肿块逐渐增大。近 3 个月来，自觉颈部不适，有轻度憋气感而来就诊。

查体：甲状腺肿大，质软，无结节，表面光滑；基础代谢率、T_3、T_4均在正常范围；舌质红苔白，脉弦。

诊断：气瘿（西医：单纯性甲状腺肿）。

辨证：肝郁气滞。

治法：疏肝解郁，化痰软坚。

方药：海藻 15g，海螵蛸 20g，海蛤壳 30g，昆布 15g，陈皮 12g，青皮 12g，法半夏 12g，郁金 15g，柴胡 8g，桃仁 10g，丹参 30g，水煎服，每日 1 剂。并嘱其多食海产品。

二诊：服上方 10 余剂后，症状消失，肿块已见缩小。断续服用 2 月余，其间服上方 40 余剂，甲状腺逐渐缩小至正常。

按语：本例是因居住山区，饮水缺碘所致的地方性甲状腺肿。我国早在《吕氏春秋·尽数篇》中就有"轻水所，多秃与瘿人"的记载，已经认识到了瘿的发病与饮水、地理环境的密切关系。晋代葛洪《时后备急方》开创了用昆布、海藻类药物治疗瘿病的先河。根据现代药理分析，昆布、海藻之类，都是含碘丰富的药物，服用经人体吸收后，由于甲状腺的聚碘能力很强，吸收碘化物进入甲状腺细胞，除电解质的渗透作用外，还能促进病理产物和炎症渗出物的吸收，并能使病态组织崩溃和溶解，是治疗因缺碘所致的单纯性甲状腺肿的必用之药。中医认为，此类药物多有化瘀散结之效，能消除肿块，再配以行气化瘀之品，改善甲状腺的血液循环，增强吸碘能力，故而收效。

[张新. 瘿病证治 3 则. 山东中医杂志，1992，11（6）：51]

2. 王正宇医案——肝郁气滞型气瘿

金志侃，男，45 岁。

初诊日期：1993 年 9 月 1 日。

主诉：发现甲状腺肿大 1 年。

现病史：患者 1 年前开始出现颈部肿大，无明显症状，未予治疗。近日自觉头目昏晕，喜消怒长，伴有胸部胀闷不舒，心慌手颤，声音嘶哑。

查体：颈项两侧漫肿，边界不清，皮色如常，质软不痛。舌红脉弦数。

诊断：气瘿（西医：单纯性甲状腺肿）。

辨证：肝郁气滞。

治法：疏肝解郁，化痰软坚。

方药：玄参 12g，牡蛎 18g，夏枯草 15g，生地黄 18g，赤芍 9g，沙参 9g，连翘 12g，浙贝母 9g，海藻 9g，昆布 9g，黄药子 15g，柴胡 9g，郁金 12g。水煎服，每日 1 剂。8 剂。

二诊：上方连服 8 剂，头已不昏，瘿瘤大为缩小，在原方再加入桔梗 9g。患者先后共服药五十余剂，瘿瘤消失，诸证告愈。

按语：本病属祖国医学之气瘿，临床表现以头目昏晕，颈项漫肿，胸闷不舒为特点，治疗用"甲亢汤"而愈。先生认为本病的发生与水土、情志有关，正如《诸病源候论》所说："瘿者，由忧虑气结所生，亦曰饮沙水，沙与气入于脉，搏颈下而成之。"其病因病机主要在于水土不和，七情内伤，以及正气不足，外邪入侵，导致经络、脏腑功能失调，引起气滞、血瘀、痰浊相互交结，聚于颈部而发本病。在治法上宜疏肝解郁，软坚散结，化痰消肿，佐以养心安神，柔肝敛阴。甲亢汤中，用柴胡、香附、郁金疏肝解郁；玄参、牡蛎、生地黄、贝母养阴软坚，化痰散结；海藻、昆布、夏枯草、连翘清热软坚，散结消瘀；黄药子是治疗瘿瘤的主要药物之一，味苦性平有小毒，"消瘿散结，治项下瘿气"。然本品味苦，有泻下作用，久用必引起脾胃虚弱，大便溏泻，临床运用时应佐以健脾强胃之品，以防损伤脾胃；柏子仁养心安神以治心悸；白芍养血柔肝以除手颤。全方集疏肝解郁，软坚散结，化痰消肿，柔肝敛阴，养心安神于一体，是治疗瘿病的有效方剂，特予以介绍推荐。

[蔡国良，王焕生. 王正宇甲亢汤治疗瘿病经验介绍. 陕西中医函授，1999，1 (2)：31～32]

（周文彬　古宇能）

第二节　肉　瘿

肉瘿是瘿病中较常见的一种，好发于青年女性及中年人，多发于甲状腺功能活动较旺盛的时期。其特点是颈前喉结一侧或两侧结块，柔韧而圆，如肉之团，边界清楚，能随吞咽动作而上下移动，发展缓慢。部分患者可伴发心悸、胸闷、急躁易汗、双手震颤、形体消瘦等甲状腺功能亢进症的症状。本病相当于西医学所说的甲状腺腺瘤或囊肿，属甲状腺的良性肿瘤。

一、临证思辨与治疗

（一）病因病机

1. 气滞痰凝　情志抑郁致肝失疏泄、气滞血瘀；或忧思郁怒，肝旺侮土，脾失健运，痰湿内蕴，浊气、痰湿循经凝结于颈部，而发为本病。

2. 气阴两虚　忧思郁怒，日久耗气伤阴，阴虚火旺，灼津炼痰。气、痰、瘀三者合而交结，凝滞为患。气郁、湿痰、瘀血随经而行，留注于任、督脉汇集的结喉，聚而成形，即瘿。

西医学对本病的病因认识尚不清楚，有的学者认为，甲状腺腺瘤是由甲状腺内残存的胚胎细胞发展而形成。

病因病机示意图

情志抑郁 ⎫
忧思郁怒 ⎬→ 肝失疏泄，气滞血瘀　→　气郁、湿痰、瘀血　→　肉瘿
阴虚火旺 ⎭　脾失健运，痰湿内蕴　　　随经凝结于颈部

（二）诊断思维

1. 辨病思维

（1）诊断要点

①症状

初起时常无明显不适，在肿块逐渐长大以后，可感到憋气或有压迫感，尤其是低头或仰头时更甚；若肿块增大可压迫气管移位，但很少发生呼吸困难和声带麻痹；部分患者可发生肿物突然增大，并出现局部疼痛，是因腺瘤囊内出血所造成；若肿块增大压迫血管，可使气血运行受阻而呈筋瘿之状；部分患者可伴急躁，心悸失眠，善饥，胸闷多汗。部分患者可出现多汗，手舌震颤，月经不调，体重减轻，形体消瘦，脱发，便溏等甲状腺功能亢进征象。少数患者发生癌变。

②体征

甲状腺腺瘤为单发或多发，呈圆形或椭圆形，局限在腺体内，质地较

周围组织稍韧；囊肿质地较软。肿物表面光滑，边界清楚，无压痛，能随吞咽动作上下活动，与伸舌动作无关。

③辅助检查

a. B型超声检查　超声波探测显示甲状腺内有实质性肿块，或有液性暗区。

b. 同位素[131]碘扫描　显示为温结节，囊肿多为凉结节，伴甲亢者多为热结节。

c. 血液检查　一般血清相关指标在正常范围。伴有甲状腺功能亢进者可有血清 T_3、T_4、FT_3、FT_4升高及 TSH 减低等改变。

（2）鉴别诊断

本病需与颈痈相鉴别：

肉瘿与颈痈鉴别表

	肉瘿	颈痈
好发人群	好发于青年女性	无特殊
好发部位	颈前喉结一侧或两侧	多位于颈部外侧，且多靠近颏部
皮肤颜色	肤色不变	红肿
感觉	初期无不适	疼痛，肿块变软，有应指感
全身症状	后期可见急躁，心悸失眠，善饥，胸闷多汗	伴有恶寒、发热、头痛、全身不适等症状
辅助检查	伴有甲状腺功能亢进者可有血清 T_3、T_4、FT_3、FT_4升高及 TSH 减低等改变。	血白细胞及中性粒细胞比例增高

2. 辨证思维

颈前喉结一侧或两侧结块，柔韧而圆，如肉之团，边界清楚，能随吞咽动作而上下移动，发展缓慢。部分患者可伴发心悸、胸闷、急躁易汗、双手震颤、形体消瘦等甲状腺功能亢进症的症状。

本病重点掌握的症状为颈前喉结一侧或两侧结块，发展缓慢；部分患者可伴发心悸、胸闷、急躁易汗、双手震颤、形体消瘦等甲状腺功能亢进症症状。局部的体征为颈前喉结一侧或两侧结块，呈圆形或椭圆形，局限在腺体内，质地较周围组织稍韧；囊肿质地较软；表面光滑，边界清楚，无压痛，能随吞咽动作上下活动，与伸舌动作无关。

肉瘿基本病机为肝郁气滞，正虚邪侵。若颈前肿块，表面光滑，按之不痛，随吞咽而上下活动；全身症状不明显者属气滞痰凝证；若颈部肿块柔韧，伴有急躁易怒、汗出心悸、失眠多梦、消谷善饥、形体消瘦、月经不调、手部震颤等，则应辨为气阴两虚证。

（三）治则思维

内治：以理气解郁、化痰软坚或益气养阴为主。

外治：少数肉瘿可恶变为石瘿，应早期手术切除。

（四）治疗方案

1. 辨证论治

（1）气滞痰凝

证候：颈部一侧或两侧肿块呈圆形或卵圆形，不红、不热，随吞咽动作上下移动；一般无明显全身症状，如肿块过大可有呼吸不畅或吞咽不利；苔薄腻，脉弦滑。

辨证：情志不畅，肝郁气滞，脾失健运，痰浊内生，痰气互结于颈而生肿块；苔薄腻，脉弦滑，为气滞痰凝之象。

治则：理气解郁，化痰软坚。

主方：逍遥散合海藻玉壶汤加减。

方药：海藻 15g，贝母 10g，海带 15g，川芎 10g，当归 9g，白芍 9g，柴胡 9g，茯苓 9g，白术 9g，夏枯草 10g，穿山甲 5g，郁金 10g，山慈姑 10g，甘草 4.5g。水煎服，每日 1～2 剂。

加减：肿块坚硬者加莪术、蒴藋；阴虚内热者，加银柴胡、牡丹皮、生地黄、玄参。

（2）气阴两虚

证候：颈部肿块柔韧，随吞咽动作上下移动；常伴有急躁易怒、汗出心悸、失眠多梦、消谷善饥、形体消瘦、月经不调、手部震颤等；舌红，苔薄，脉弦。

辨证：忧思郁怒，日久耗气伤阴，阴虚火旺，灼津炼痰。气、痰、瘀三者合而交结，凝滞为患，故见颈部柔韧肿块。阴虚则内热，故见汗出心悸；胃中热则腐熟作用太过，善食易饥而形体瘦；阴虚则阳亢，故见失眠多梦、急躁易怒、手部震颤。舌红，苔薄，脉弦为气阴两虚之象。

治则：益气养阴，软坚散结。

主方：生脉散合海藻玉壶汤加减。

方药：党参 10g，麦冬 15g，五味子 15g，海藻 15g，贝母 10g，陈皮 10g，海带 15g，川芎 10g，当归 10g，独活 10g，法半夏 10g，青皮 10g。水煎服，每日 1～2 剂。

加减：气阴虚甚者加黄芪、龟板、鳖甲；伴有心悸失眠者加茯神、酸枣仁、磁石；伴急躁易怒、手部震颤者加珍珠母、生石决明、钩藤；伴月经不调者加鹿角片、益母草。

2. 其他疗法

（1）中成药

①五海丸　海藻、海带各 50g，海浮石 30g，海螵蛸 30g，昆布 20g，青皮、柴胡、当归各 15g。研末，和蜜为丸，如绿豆大。每服 5g，每日 3 次。

②小金丹　白胶香 45g，草乌头 45g，五灵脂 45g，地龙 45g，马钱子（制）45g，乳香 22.5g，没药 22.5g，当归 22.5g，麝香 9g，墨炭 3.6g。各研细末，用糯米粉和糊打千捶，待融和后为丸，如芡实大。每次 1 粒，每日 2 次。

（2）验方

消瘿气瘰丸（选自陆德铭等主编《中医外科学》）　夏枯草 12g，海藻 10g，海带 12g，海螵蛸 12g，黄芩 10g，枳壳 10g。水煎服。

（3）外治法

①阳和解凝膏掺黑退消或桂麝散外敷颈部，适用于单个结节或大小经久无变化者。

②乌梅甘遂麝香糊剂　乌梅比甘遂为 2：1，共研细末，每 30g 末中加入麝香 0.05g。以醋调糊敷贴于患处，每日 1 次，连用 1～2 个月。

（4）针刺疗法

①取定喘穴，隔日针刺 1 次。

②沿甲状腺瘤周围针刺，强刺激，不留针，每日或隔日 1 次，连针 15～30 日。

③用左手将肿块提起，以粗毫针（26～28 号）快速刺结节中心，迅速出针，每日 1 次，7 次为 1 疗程。注意不要刺伤动脉。

④针刺　取合谷、内关、曲池，直刺或斜刺，隔日1次，不留针。

（五）预后转归

1. 甲状腺腺瘤单个结节经中药内服治疗逐渐缩小者，大多预后良好。
2. 部分腺瘤患者可伴有甲状腺功能亢进症，发生率约为20％。
3. 少数实质性腺瘤有恶变可能，发生率约为10％。
4. 甲状腺囊肿及少数囊内出血者预后良好，不易恶变。

（六）预防与调护

1. 保持心情舒畅，避免忧思郁怒。
2. 肿块生长较快时，宜及时检查，以排除恶变。
3. 手术患者要卧床休息，注意伤口出血，预防喉痉挛发生。

二、名家医案借鉴

1. 孙宜麒医案——气滞痰凝型肉瘿

孙某，男，44岁。

初诊日期：1975年9月18日。

主诉：前颈偏左侧圆形肿块10天。

现病史：1975年9月辽宁省盖县医院检查示：前颈偏左侧圆形肿块4.5cm×4.5cm大小，质稍硬，随吞咽可上下移动。

现症：精神忧郁，面色微赤，形体肥胖，头晕，不能低头，颈部疼痛，伴肩背痛，体温38℃，食欲不振。

查体：舌苔白，脉象弦数有力。四肢满布大小不等的牛皮癣（银屑病）。

诊断：肉瘿（西医：甲状腺腺瘤）。

辨证：气滞痰凝。

治法：理气解郁，化痰软坚。

方药：夏枯草50g，昆布、海藻、射干、连翘各20g，牡蛎35g，黄药子25g，龙胆草15g，海浮石30g。水煎服，每日1剂，2煎早晚饭后服。

二诊：服药后发热渐退，现体温正常，脉弦略数，上方继续服用。

三诊：头晕好转，颈部肿块渐软，且缩小如杏核大，继服上方观察。

四诊：头晕、颈疼及肩背痛均消失，脉弦缓，颈肿块消失，周身牛皮癣亦消。继服上方1周以巩固，后痊愈。临床症状及肿块消失，1979年11月24日随访身体健康，颈肿块已4年余未复发。

按语：本案属祖国医学肉瘿范畴。瘿瘤之疾中医文献论之甚详，然虽有五瘿六瘤之分，但往往病因病机则大同小异。如《杂病源流犀烛》谓："瘿瘤者气血凝滞，年数深远，渐长渐大之症。"又云："瘿瘤本异症也，共症皆隶五脏，其原皆由肝火，盖人动怒肝邪，血涸津孪，又感外邪搏击，故成此二症。"因此，治以理气解郁，化痰软坚之剂，则气血得以运行，经络得以疏通，而肿块得以消散或愈。

[包素珍. 肿瘤名家验案精选. 北京：人民军医出版社，2006：22～23]

2. 钱伯文医案——气阴两虚型肉瘿

叶某，女，36岁。

初诊日期：1974年9月。

主诉：甲状腺右侧有一鸽蛋大小的肿块1周。

现病史：1周前发现甲状腺右侧有一鸽蛋大小的肿块，按之质硬，表面光滑，边缘清楚，至某医院诊断为甲状腺腺瘤，需手术治疗。因有顾虑而来上海市中医医院要求中医治疗。

现症：低热不退，精神疲惫，性情急躁易怒，胃纳不佳，月经不调，经来腹胀腹痛，腰际酸痛。

查体：苔薄腻，脉细弦。

诊断：肉瘿（西医：甲状腺腺瘤）。

辨证：气阴两虚。

治法：益气养阴，软坚散结。

方药：夏枯草24g，昆布24g，海藻12g，水红花子12g，生黄芪12g，玄参12g，煅牡蛎12g，象贝母3g，炒白术9g，香附12g，蜈蚣2条。7剂。

二诊：服上方药后肿块未见改变，动则烦躁易怒，颧红肢麻。苔薄，脉弦。法以消肿软坚化痰，佐以滋阴降火。原方加牡丹皮10g，六味地黄丸12g（分吞）。7剂。

三诊：药后肿块稍有柔软，胃纳较佳，苔薄，脉弦，仍宗上意加减。原方加橘皮、叶各 6g，苦桔梗 6g，减去炒白术。14 剂。

四诊：药后烦躁易怒，颧红肢麻均有好转，肿块也稍有缩小。前方见效，再宗上意治之。原方加黄药子 12g，去香附。共 14 剂。

五诊：患者低热已退，甲状腺右侧肿块明显缩小，惟睡眠不熟。苔薄，脉弦。原方加茯苓 12g，夜交藤 24g，14 剂。后患者以原方继服 20 余剂，至 1974 年 12 月复诊时肿块基本消失。

[包素珍. 肿瘤名家验案精选. 北京：人民军医出版社，2006：23～24]

（周文彬　古宇能）

第三节　石　瘿

瘿病坚硬如石不可移动者，称为石瘿，是指甲状腺的恶性肿瘤。本病好发于 40 岁以上的中年人，多发于女性。其特点是结喉一侧或两侧结块，坚硬如石，高低不平，推之不移。故《三因极一病证方论》说："坚硬不可移者，名曰石瘿。"相当于西医学所说的甲状腺癌。

一、临证思辨与治疗

（一）病因病机

1. 由于情志内伤，肝脾气逆，痰湿内生，气滞则血瘀，瘀血与痰湿凝结，上逆于颈部而成石瘿。日久化热，热盛伤津而现阴液亏损之证。

2. 亦有肉瘿日久转化而来。

病因病机示意图

情志内伤
肝脾气逆 ⟶ 痰湿内生， ⟶ 气郁、瘀血与痰 ⟶ 石瘿
肉瘿日久 　 气滞则血瘀 　 湿凝滞于颈前

（二）诊断思维

1. 辨病思维

（1）诊断依据

①症状

初期多无明显不适。部分表现为颈前肿块疼痛，波及耳、枕、肩部，并可走窜。如肿块向四周发展，压迫气道，可引起呼吸困难；压迫食道，可使吞咽困难；影响声门则出现声音嘶哑；颈部静脉受压时，可发生颈部静脉怒张与面部浮肿；晚期可发生骨、肺、颅内等处的转移而出现骨痛、胸痛、咳嗽、咳血、头痛、复视等症状。

②体征

颈前多年存在的肿块迅速增大，质地坚硬如石，表面凹凸不平，推之不移，并可出现吞咽时移动受限。如压迫颈交感神经节，可产生 Horner 综合征。颈部静脉受压时，可发生颈部静脉怒张与面部浮肿。早期即可出现淋巴结转移，常在颈部出现硬而固定的淋巴结。

③辅助检查

a. 甲状腺同位素^{131}碘扫描　多显示为凉结节（或冷结节）。

b. MRI、CT检查　可清楚显示甲状腺肿瘤的形态、大小以及和喉头、气管、食管的关系。

c. 病理检查　甲状腺穿刺活检可确诊病变性质。病理组织类型可分为四种：乳头状癌，滤泡癌，髓样癌，未分化癌。

（2）鉴别诊断

本病需与瘿痈、肉瘿相鉴别：

石瘿与瘿痈、肉瘿鉴别表

	石瘿	瘿痈	肉瘿
病程	慢性起病，病程较长	急性发病	发病缓慢
病史	常有肉瘿史	常有呼吸道感染史	无
肿块特点	高低不平，坚硬如石，推之不移	肿大为弥漫性，边界不清，木硬	柔韧而圆，如肉之团，边界清楚，能随吞咽动作而上下移动
全身症状	早期无明显症状，晚期出现骨痛、胸痛、咳嗽、咳血、头痛、复视	恶寒发热，头痛胸闷，心烦易怒	部分患者可伴发心悸、胸闷、急躁易汗、双手振颤、形体消瘦等甲状腺功能亢进症的症状
抗炎治疗	无效	有效	无效
预后	不良	较好	大多良好

2. 辨证思维

喉结一侧或两侧结块，坚硬如石，高低不平，推之不移。石瘿晚期，可见或溃破流血水，或颈部他处发现转移性结块，或声音嘶哑；形倦体瘦。

本病重点掌握的症状为结喉一侧或两侧结块，坚硬如石，高低不平，推之不移。石瘿晚期，可见或溃破流血水，或颈部他处发现转移性结块，或声音嘶哑；形倦体瘦。

本病局部的体征为颈前多年存在的肿块迅速增大，质地坚硬如石，表面凹凸不平，推之不移，并可出现吞咽时移动受限。早期即可出现淋巴结转移，常在颈部出现硬而固定的淋巴结。

石瘿基本病因为情志内伤、肝脾气逆，痰湿内生，气滞则血瘀，瘀血与痰湿凝结，本病早期为痰瘀内结证；其病至后期，气血、阴精耗伤，多辨证为和瘀热伤阴证。

（三）治则思维

内治：本病基本病机为气滞血瘀痰凝，治以疏肝解郁、活血化瘀，化痰解毒。随病情发展，病至后期，气血耗伤，阴虚火旺，治疗当以补益气血，滋补肝肾。

外治：石瘿为恶性肿瘤，一旦确诊，宜早期手术切除。

（四）治疗方案

1. 辨证论治

（1）痰瘀内结

证候：颈部结块迅速增大，坚硬如石，高低不平，推之不移；但全身症状尚不明显；舌暗红，苔薄黄，脉弦。

辨证：情志内伤，肝失疏泄，痰毒内生，痰阻颈前，故见颈前肿块坚硬如石，高低不平，推之不移；舌暗红，苔薄黄，脉弦为痰瘀内结之象。

治则：解郁化痰，活血消坚。

主方：海藻玉壶汤合桃红四物汤加白花蛇舌草、三棱、莪术等。

方药：海藻 15g，贝母 10g，昆布 15g，青皮 10g，当归 10g，桃仁

10g，红花 5g，生地黄 15g，赤芍 10g，川芎 10g，白花蛇舌草 20g，三棱 10g，莪术 10g。水煎服，每日 1 剂。

加减：局部血瘀肿痛明显者加穿山甲，延胡索，桔梗；肿块坚硬者可加瓦楞子、生牡蛎、鸡内金增强软坚散结之功。

（2）瘀热伤阴

证候：石瘿晚期，或溃破流血水，或颈部他处发现转移性结块，或声音嘶哑；形倦体瘦；舌紫暗，或见瘀斑，脉沉涩。

辨证：久病之后，心肾阴液耗伤；阴虚火旺，肺失清肃，则声音嘶哑；久病元气大伤，故见形倦体瘦；舌紫暗有瘀斑、脉沉涩为阴液亏虚，瘀热互结之象。

治则：和营养阴。

主方：通窍活血汤合养阴清肺汤加减。

方药：赤芍 10g，川芎 10g，桃仁 10g，生姜 2 片，大枣 20g，麝香 0.1g，生地黄 15g，玄参 10g，麦冬 15g，川贝母 10g，牡丹皮 10g，白芍 15g，甘草 5g，薄荷 5g。水煎服，每日 1 剂。

加减：热毒壅盛者，可加白花蛇舌草、半枝莲、连翘、山慈姑、黄芩、白芷等；神疲乏力，气短心悸者重用黄芪、当归、太子参、柏子仁等。

2. 其他疗法

（1）中成药

①小金片　白胶香 45g，当归 7.5g，地龙 15g，马钱子 5g，五灵脂 15g，乳香 7.5g，没药 7.5g，草乌 15g，香墨 1.2g。上药打成细粉，过 100 目筛，加入淀粉、糖浆适量，将药粉倒入糖浆内，调成颗粒状，干燥后，轧片。每次 2～4 片，每日 2 次。适用于痰瘀内结型石瘿。

②五海瘿瘤丸　由海螵蛸，海藻，昆布，海蛤壳，白芷，木香，海螺，夏枯草，川芎组成。每次 9g，每日 3 次，温开水送服。适用于各型石瘿。

（2）验方

①蟾狼丸（选自陆德铭等主编《中医外科学》）　蟾酥 10g，狼毒 20g，芦荟 30g，半枝莲、半边莲各 60g。共研末，水泛为丸，如绿豆大，每次 10～30g，1 日 2～3 次。

②通气散坚汤（选自陆德铭等主编《中医外科学》）　丹参30g，川芎10g，当归12g，海藻15g，莪术10g，白英30g，胆南星9g，穿山甲10g，夏枯草15g，干蟾皮3g，龙葵15g。每日1剂，水煎服。

（3）外治法

①局部可用冲和膏、阳和解凝膏、阿魏化痰膏换药，每2～3日换药1次。

②肿块灼热疼痛者，可用生商陆根捣烂外敷。

（五）预后转归

石瘿若早期确诊，及早手术，预后尚好。如病到晚期，已有广泛转移，发生压迫症状或颈部他处发现转移性结块；或声音嘶哑，则预后不佳。病理类型不同，其预后也有差异。

（六）预防与调护

1. 肉瘿患者久治不愈，或结节迅速增大变硬，宜及早手术切除，以防恶变。

2. 减少或避免颈部放射治疗，可以预防本病的发生。

3. 保持精神舒畅，避免刺激，树立战胜疾病的信心。

4. 采用放射治疗的患者，可常服中药如生地黄、玄参、沙参、麦冬、太子参、女贞子、旱莲草、夏枯草、茯苓等以养阴清热、平肝消瘿。

二、名家医案借鉴

1. 刘嘉湘医案——瘀热伤阴型石瘿

孙某，女，54岁。

初诊日期：1987年2月。

主诉：甲状腺癌术后17年。

现病史：患者1970年因左侧甲状腺癌行手术切除，1978年8月肿瘤复发而再次手术。1983年1月出现咳嗽症状，在某院摄胸片示：两肺弥漫性粟粒状阴影，诊断为甲状腺癌术后两肺转移，间断服用中药治疗。1周前受寒后咳嗽加重而来我院就诊。

现症：咳嗽，痰多白黏、胸痛，发热。

查体：苔薄腻，舌质黯红，脉细。

诊断：石瘿（西医：甲状腺癌术后肺转移）。

辨证：瘀热伤阴。

治法：和营养阴。

方药：北沙参30g，天冬、麦冬各12g，生胆南星30g，杏仁9g，鱼腥草30g，百部12g，大叶菜30g，石见穿30g，草河车15g，瓜蒌皮15g，预知子12g，鸡内金12g。7剂。

二诊：服药7剂后咳嗽减，发热退，痰量较前减少。

三诊：在连续服药过程中，如果出现痰血加白茅根30g，茜草根30g，痰黄稠合千金苇茎汤。患者服用中药治疗后病情稳定，定期复查胸片，病灶未见扩散，疗效满意。

按语：本例为病毒久恋肺脏，其肺阴本亏，兼之复感外邪，化火伤津，灼津为痰，致使痰毒胶结难解。刘师用生胆南星与养阴清肺化痰解毒药配伍，治疗本例患者长达5年之久，未见有任何毒副反应，疗效显著。对阴虚患者，一般人忌用生胆南星，是畏其有劫阴耗液之弊。刘师认为生胆南星虽为性烈温燥之品，但与养阴清热化痰解毒药合用，则化痰而不伤阴，养阴而不碍邪。本例还提示用中药治疗，其疗程宜长，方能见效。

[邵继军. 刘嘉湘应用生南星治疗恶性肿瘤的经验. 上海中医药杂志，1994，1（1）：2]

2. 王绵之医案——气血两虚、肾气不足型石瘿

黄某，女，32岁。

初诊日期：2004年10月17日。

主诉：甲状腺冷结节，伴腰膝酸冷、疲倦，前来就诊。

现病史：患者于1998年9月行双侧巧克力囊肿剥离手术。2003年微波治疗宫颈中度糜烂后，大出血。2004年1月因胆结石、胆囊炎住院治疗，4月胆囊炎症再次发作，行胆囊切除术。2004年8月北京某医院B超检查发现：甲状腺结节，峡部冷结节0.3×0.8cm积水。目前大量脱发，腰膝酸冷，疲倦，记忆力下降，面色、心情不佳，纳佳，寐可，带可，大便不成形，咽疼，右侧扁桃体肿大。经血27天一行，每月行经提前，量少，痛经明显。

查体：舌质淡红，苔薄，左脉弦细小紧，右脉小弦缓；乳腺小叶增生。

诊断：石瘿（西医：甲状腺冷结节）。

辨证：气血两虚，肾气不足。

治则：益气补血、补肾通阳。

处方：当归10g，熟地黄10g，炒白芍10g，川芎5g，党参10g，炒白术10g，云茯苓10g，炙甘草5g，鸡内金10g，桑寄生15g，杜仲15g，川续断10g，白梅花10g，怀牛膝5g。6剂，每日1剂，水煎分2次服。

二诊（10月24日）：药后咽疼消失，音易哑，寐多，经血量少，经期长，舌质淡红，舌苔根部稍腻，左脉沉弦弱，右脉沉弱。

处方：当归10g，熟地黄10g，炒白芍10g，川芎5g，党参10g，炒白术10g，云茯苓10g，炙甘草5g，鸡内金10g，桑寄生15g，杜仲15g，川续断10g，白梅花10g，怀牛膝5g，仙灵脾5g。6剂，每日1剂，水煎分2次服。

三诊（11月7日）：药后仍两膝酸冷，但纳佳，寐可，记忆力不佳，眼酸易流泪，干涩畏光，大便不成形，舌质淡红，后厚前薄，左脉小弦细弱，右脉沉细弱。

处方：当归10g，熟地黄10g，炒白芍10g，川芎5g，党参10g，炒白术10g，云茯苓10g，炙甘草5g，鸡内金10g，桑寄生15g，杜仲15g，川续断10g，川牛膝5g，仙灵脾5g，生牡蛎（先煎）20g，白梅花10g，木瓜5g，生黄芪5g。6剂，每日1剂，水煎分2次服。

四诊（11月14日）：药后眼酸、乏力、怕冷好转，大便仍不成形，经血27～28天一行，一般行经7天，量亦不多，寐多但记不清，舌质淡红，苔薄，左脉小弦弱，右脉小细弦。

处方：当归10g，熟地黄10g，炒白芍10g，川芎5g，党参10g，炒白术10g，云茯苓10g，海藻5g，昆布5g，象贝母5g，鸡内金10g，桑寄生15g，杜仲15g，川续断10g，郁金10g，川牛膝5g，仙灵脾5g，生牡蛎（先煎）20g，合欢皮10g，白梅花10g，生黄芪5g。6剂，每日1剂，水煎分2次服。

五诊（11月21日）：药后寐多现象有所减少，腰膝酸冷减轻，经行刚完，带不多，纳佳。舌质淡红，苔薄，左脉小长弦，右脉沉小细弦弱。

处方：当归 10g，熟地黄 10g，炒白芍 10g，川芎 5g，党参 10g，炒白术 10g，云茯苓 10g，海藻 5g，昆布 5g，象贝母 5g，鸡内金 10g，桑寄生 15g，杜仲 15g，川续断 10g，郁金 10g，川牛膝 5g，仙灵脾 10g，生牡蛎（先煎）20g，合欢皮 10g，白梅花 10g，生黄芪 5g，炙远志 5g。6 剂，每日 1 剂，水煎分 2 次服。

六诊（11 月 28 日）：药后寐已减，记住一个梦，咽略痛，两膝酸冷，目干涩畏光，纳可，大便仍不成形，舌质淡红，苔薄，左脉小弦浮或稍紧，右脉小弦稍长。

处方：当归 10g，熟地黄 10g，炒白芍 10g，川芎 5g，党参 10g，炒白术 10g，云茯苓 10g，海藻 10g，昆布 10g，象贝母 5g，鸡内金 10g，郁金 10g，桑寄生 15g，杜仲 15g，川续断 10g，川牛膝 5g，仙灵脾 10g，生牡蛎（先煎）20g，合欢皮 10g，生黄芪 10g，炙远志 5g，白梅花 10g，香白芷 5g。6 剂，每日 1 剂，水煎分 2 次服。

七诊（12 月 5 日）：面部丘疹，寐可，梦仍记不清，未见咽疼，胆囊区仍疼。舌质淡红苔稍腻，舌边少苔，左脉小弦缓，右脉小细弦。

处方：当归 10g，熟地黄 10g，炒白芍 10g，川芎 5g，党参 10g，炒白术 10g，云茯苓 10g，海藻 10g，昆布 10g，象贝母 5g，鸡内金 10g，郁金 10g，桑寄生 15g，杜仲 15g，川续断 10g，川牛膝 5g，仙灵脾 10g，生牡蛎（先煎）20g，合欢皮 10g，生黄芪 10g，炙远志 5g，白梅花 10g，香白芷 10g，防风 10g。7 剂，每日 1 剂，水煎分 2 次服。

八诊（12 月 26 日）：经血 27～28 天 1 行，行 10 天，面部丘疹，寐可，有梦或能记清，胆囊区疼痛（胆囊已切除），大便日 1 行，纳佳，脾气不好，舌质淡红，苔薄，舌体稍大，左脉小弦缓，右脉小细沉。

处方：当归 10g，生地黄 10g，炒白芍 10g，川芎 5g，党参 10g，炒白术 10g，云茯苓 10g，海藻 10g，昆布 10g，象贝母 5g，鸡内金 10g，郁金 10g，桑寄生 15g，杜仲 15g，川续断 10g，仙灵脾 10g，枸杞子 10g，生牡蛎（先煎）20g，生黄芪 10g，炙远志 5g，香白芷 10g，藿香 5g，苏叶 5g。9 剂，每日 1 剂，水煎分 2 次服。

九诊（2005 年 1 月 16 日）：面部丘疹减少，大便泄泻，寐可，梦记不清，两太阳穴及前额疼痛，咽后壁淡红，舌质淡红，苔薄微腻，左脉小弦缓，右脉小弦缓。行经 7 天，伴有腹痛，经量较少。

处方：当归 10g，生地黄 10g，炒白芍 10g，川芎 5g，党参 10g，炒白术 10g，云茯苓 10g，海藻 10g，昆布 10g，象贝母 5g，鸡内金 10g，郁金 10g，桑寄生 15g，杜仲 15g，川续断 10g，仙灵脾 10g，枸杞子 10g，生黄芪 10g，炙远志 5g，香白芷 10g，苏叶 5g。6 剂，每日 1 剂，水煎分 2 次服。

2005 年 1 月 27 日北京某医院 B 超检查显示：肾积水消失；甲状腺冷结节 0.2cm×0.4cm，缩小三分之二。

按语：甲状腺冷结节常为甲状腺癌，但亦并非绝对。一般单个冷结节为恶性肿瘤的可能性较大，根据中国科学院肿瘤防治所的资料，冷结节中癌肿发现率为 54.5%。当然冷结节也不一定都是癌，其他良性疾患也可出现此图像，还应结合病史、体检和其他有关检查，综合分析才能做出临床诊断。

本病的发生由情志内伤及饮食失调所致，《济生方·瘿瘤论治》云："夫瘿瘤者，多由喜怒不节，忧思过度，而成斯疾焉。大抵人之气血，循环一身，常欲无滞留之患，调摄失宜，气凝血滞，为瘿为瘤。"甲状腺癌的治疗多从气滞、痰凝、血瘀、癌毒而论治。然病久必虚，病变晚期患者常有虚证，治当审症求因，扶正固本，切勿一味攻邪抗癌而犯虚虚之戒。

［孙光荣，鲁兆麟. 当代名老中医典型医案集·外伤科分册，北京：人民卫生出版社，2009：147］

（周文彬　古宇能）

第四节　瘿　气

瘿气是因情志内伤，阴虚气郁，使痰气互结、化火伤阴而成的一种疾病，病名首见于《医学入门》，又名瘿瘅。其特点是颈前弥漫性肿胀或肿硬结块，这类肿胀和肿块可随吞咽动作上下移动；患者可伴有消谷善饥、易怒、易出汗、眼球突出等全身症状。本病相当于西医学所说的甲状腺功能亢进症。

一、临证思辨与治疗

（一）病因病机

1. 情志内伤　长期情志抑郁或紧张，或突遭剧烈的精神创伤，致肝气郁结，失于疏泄，气机郁滞，津液输布失常，凝而化为痰浊；或气郁日久而化火，生热伤阴，炼液为痰；或肝旺乘脾，脾失健运，聚湿成痰，痰气交阻，随肝气上逆，搏结于颈前而成瘿气。

2. 感受外邪　若不慎外感，六淫邪毒经口鼻或皮毛侵入机体，内伤脏腑，生痰致瘀，结聚于颈前，也可导致本病。

3. 体质因素　素体阴虚，肝肾不足，或先天禀赋不足，加上后天调摄不当，导致肝肾阴虚，虚火妄动，煎熬津液而成痰，凝聚于颈部而成瘿气。

病因病机示意图

情志内伤
感受外邪 ｝ ——→ 生热伤阴 ——→ 炼液为痰 ——→ 瘿气
体质因素　　　　　　　　　　　结于颈喉

（二）诊断思维

1. 辨病思维

（1）诊断依据

①症状

a. 代谢　怕热、多汗、皮肤温暖湿润。不少病人伴有低热，常在38℃左右；发生甲亢危象时可出现高热。

b. 神经体统　有兴奋、紧张、易激动、多语好动、失眠、思想不集中、焦虑烦躁、多猜疑等；有时出现幻觉，甚至亚躁狂症，但也有寡言抑郁者。

c. 心血管系统　常见心悸、气促；重者可见心律失常、水肿等。

d. 甲状腺肿　颈前肿物，严重时吞咽有哽噎感。

e. 消化系统　多食易饥。由于肠蠕动增加，可出现大便次数增加或顽固性腹泻，大便不成形，含有较多不消化食物。

f. 眼部症状　眼睑浮肿、视物模糊、畏光流泪、眼部异物感等。

g. 运动系统　主要表现为肌肉软弱无力，肌萎缩；严重者可出现甲亢性周期性麻痹。

h. 生殖系统　女性患者月经减少，周期延长，甚至出现闭经。男性常出现阳痿，偶尔出现男性乳房增生。

②体征

a. 甲状腺肿　一般呈不同程度的弥漫性对称性肿大，质软，随吞咽上下移动；也可两叶不对称或分叶状肿大。由于甲状腺的血管扩张、血流量增多，甲状腺肿大伴有局部杂音和震颤，对 Graves 病的诊断有重要意义。有些患者的甲状腺呈单个或多发的结节性肿大，质地可以是中等硬度，也可以坚硬不平。

b. 心血管系统　窦性心动过速，一般每分钟 $100\sim120$ 次，静息或睡眠时心率仍快，为本病的特征之一。

c. 眼征　非浸润性突眼（又称良性突眼）占本病的大多数，一般呈双侧对称性。浸润性突眼（又称内分泌性突眼、眼肌麻痹性突眼或恶性突眼）较少见，病情较严重，可见于甲亢不明显或无高代谢症的患者中，常与甲亢同时发生，但也可出现在甲亢发生之前或甲亢缓解之后。

d. 神经系统　舌、手有细颤，腱反射活跃，反射时间缩短。

e. 皮肤及肢端病变　面部及颈部皮肤弥漫性斑状色素加深。胫前皮肤变粗增厚，呈黯紫色，渐为结节状叠起，或为树皮状，有色素沉着。罕见杵状指（趾），指骨和四肢长骨远端的骨膜下新骨形成，以及受累骨的表面软组织肿胀。

③辅助检查

a. 甲状腺功能检查　T_3、T_4增高；血清促甲状腺素（TSH）水平降低，促甲状腺激素释放激素（TRH）兴奋试验无反应。

b. 甲状腺同位素扫描　多为热结节或冷、热结节交错。

c. B 超或核素扫描　显示甲状腺肿大，但无肿瘤。

d. 甲状腺摄碘[131]率增高，且峰值前移。

（2）鉴别诊断

本病需与单纯性甲状腺肿相鉴别：

瘿气与单纯性甲状腺肿鉴别表

	瘿气（甲状腺功能亢进症）	气瘿（单纯性甲状腺肿）
好发人群	女性，尤其是 20～40 岁者	缺碘山区居民
代谢率	增高	正常
神经系统	兴奋易激动，烦躁焦虑	无明显异常
颈前肿块	伴有杂音和震颤	无异常杂音
甲状腺摄碘率	增高，高峰前移	增高，但无高峰前移
TRH 兴奋试验	缺乏反应	正常反应

2. 辨证思维

颈前弥漫性肿胀或肿硬结块，这类肿胀和肿块可随吞咽动作上下移动；患者可伴有消谷善饥、易怒、易出汗、眼球突出等全身症状。

本病重点掌握症状为颈前弥漫性肿胀或肿硬结块，肿胀和肿块可随吞咽动作上下移动；患者可伴有消谷善饥、易怒、易出汗、眼球突出等全身症状。本病局部的体征为①一般呈不同程度的弥漫性对称性肿大，质软，随吞咽上下移动；也可两叶不对称或分叶状肿大；②由于甲状腺的血管扩张、血流量增多，甲状腺肿大伴有局部杂音和震颤，对 Graves 病的诊断有重要意义；③有些患者的甲状腺呈单个或多发的结节性肿大，质地可以是中等硬度，也可以坚硬不平；④窦性心动过速，一般每分钟 100～120次，静息或睡眠时心率仍快，为本病的特征之一；⑤非浸润性突眼（又称良性突眼）等。

本病是因情志内伤，阴虚气郁，使痰气互结、化火伤阴而成的一种疾病。其表现为精神紧张，情绪不稳或易激动；或情绪低落、胸闷不舒，喜叹息；失眠，常有低热，皮肤湿温等应辨为肝郁气滞证。其表现为甲状腺肿大，形体消瘦，目干睛突，面部烘热，口干不欲饮，烦躁易怒，消谷善饥，耳鸣心悸，畏热多汗，手指震颤等，应辨为阴虚火旺，痰瘀互结证。

其表现为神疲乏力，形体消瘦，心悸气短，口干咽燥，五心烦热。舌质淡红，边有齿迹；或舌红少苔，脉细数，则应辨为气阴两虚证。

（三）治则思维

内治：中医治疗以疏肝解郁、活血祛瘀、软坚化痰散结等祛邪为主，兼以益气养阴扶正。

外治：对于重度甲亢，基础代谢率为＋60％以上，或经 1 年的正规药物治疗不能缓解，或停药后复发，或伴有压迫症状，或有恶变可能，宜行甲状腺次全切除术。

（四）治疗方案

1. 辨证论治

（1）肝郁气滞

证候：精神紧张，情绪不稳或易激动；或情绪低落、胸闷不舒，喜叹息。失眠，低热，皮肤湿温。苔黄，舌质红，脉弦数。

辨证：肝失疏泄，气机不畅故见情绪不稳，胸闷不舒，喜叹息；肝郁化火，内扰心神故见失眠、低热；日久炼液成痰，壅滞经络，结于颈部而成瘿。

治则：疏肝解郁。

主方：逍遥散加减。

方药：柴胡 12g，薄荷（后下）6g，白术、白芍、茯苓、当归各 10g，陈皮 6g，枳壳 12g，青皮 6g，甘草 3g。每日 1 剂，水煎服。

加减：若气郁较重，加用枳壳 15g，川楝子 15g，香附 15g；若化热较重，加用连翘、金银花；若心火旺，可加川黄连、莲子心；胃火炽，可加生石膏、知母、石斛；实热内结，可加生大黄、芒硝以通便泻热。

（2）阴虚火旺，痰瘀互结

证候：甲状腺肿大，形体消瘦，目干睛突，面部烘热，口干不欲饮，烦躁易怒，消谷善饥，耳鸣心悸，畏热多汗，手指震颤。舌红少苔，脉细数。

辨证：阴虚火旺，日久煎熬津液成痰，阻滞经脉发为瘀血，痰瘀互结于颈前而成瘿。

阴虚则热，故有畏热多汗、口渴、面部烘热；内有痰饮故不欲饮；胃腐熟太过故见消谷善饥；肾阴不足故见耳鸣目涩；阳亢生风故见指颤。

治则：滋阴降火，涤痰散结。

主方：知柏地黄丸和消瘰丸加减。

方药：知母 10g，黄柏 10g，山茱萸 10g，夏枯草 10g，生地黄 30g，山药 30g，墨旱莲 30g，牡蛎 30g（先煎），黄药子 5g，浙贝母 12g，茯苓 24g，玄参 15g。每日 1 剂，水煎服。

加减：若大便次数增多，加用炮姜 15g，砂仁 12g；若痰核瘀块较大，加用海浮石 15g，鳖甲 10g；若热伤气阴较重，加用太子参 20g，沙参 20g；若突眼征较明显，加用草决明 30g，夏枯草 30g，蒲公英 30g；若指颤动较重，加用僵蚕 15g，全蝎 10g。

（3）气阴两虚

证候：神疲乏力，形体消瘦，心悸气短，口干咽燥，五心烦热，甲状腺肿大。舌质淡红，边有齿迹。或舌红少苔，脉细数。

辨证：先天禀赋不足，或久病损伤气阴，导致气阴两虚。气虚故见神疲乏力，心悸气短；阴虚则热，故见口干咽燥，五心烦热。

治则：益气养阴，软坚散结。

主方：生脉饮合一贯煎加减。

方药：党参、枸杞子、浙贝母各 15g，麦门冬、沙参、生地黄、玄参各 12g，黄芪、夏枯草各 20g，煅牡蛎 30g（先煎）。每日 1 剂，水煎服。

加减：若热较盛，加用夏枯草 30g，蒲公英 30g；若气阴虚很重，加用西洋参 12g。

2. 其他疗法

（1）中成药

①龙胆泻肝丸　每次 6g，每日 2 次；治疗肝郁气滞型瘿气。

②知柏地黄丸　每次 9g，每日 2 次；治疗阴虚火旺型瘿气。

③天王补心丸　每次 9g，每日 2 次；治疗气阴两虚型瘿气。

④归脾丸　每次 1 丸，每日 2 次；治疗气虚为主的瘿气。

（2）验方

①消瘰汤（选自陆德铭等主编《中医外科学》）　玄参 12g，贝母 12g，煅牡蛎 30g。每日煎服 1 剂。

②黄药子煎（选自陆德铭等主编《中医外科学》）　黄药子 9g。每日煎服 1 剂。

③开结散（《医林集要》）　猪靥（猪的甲状腺体）46 枚（焙），沉香 6g，朱砂 49 粒（罐煅），橘红 12g，共为末。临卧冷酒徐徐服用 6g。

④穿山龙浸膏（《中药大辞典》）　每 1ml 含生药 0.5g。每次 10～20ml，每日 3 次。连服用 2～3 个月。

（3）针灸疗法

①体针　取人迎、足三里、合谷、间使等穴。肝郁痰结加肝俞、内

关；肝阳上亢加行间、太冲；阴虚火旺加肝俞、肾俞、心俞、三阴交。行平补平泻法，留针 20～30 分钟，每日或隔日 1 次，15 次为 1 疗程。

②耳针　取甲状腺、内分泌、肝、神门。每周 3 次，10 次为 1 疗程。

③艾灸　取天突、大椎、风池、天府、膻中等穴。每穴灸 10～20 分钟，每日 1 次，连灸 6 天；以后隔日 1 次，2 周为 1 疗程。

（五）预后转归

一般经过合理治疗，绝大多数患者能痊愈。但药物治疗复发率较高。若治疗不当、或反复发作，缠绵不愈，可导致严重的甲亢性心脏病，甚至心力衰竭。严重的心律失常、甲亢周期性麻痹可使患者丧失劳动能力和影响生活质量，甚至危及生命。

（六）预防与调护

1. 用碘化物防治地方性甲状腺肿时，剂量不宜过大，否则易患碘甲亢。

2. 甲亢妇女不宜受孕，早孕者尽量作人工流产，如必须保留妊娠，可用药物和手术治疗。否则有出现新生儿甲亢的可能。

3. 为预防甲状腺危象的发生，必须做到积极合理的治疗，如不要突然中断疗程，尤其在用心得安（普萘洛尔）时。症状严重或甲状腺肿大明显，先予抗甲状腺药物，待症状改善后再行放射性碘治疗；放疗后 1～2 周内要严密观察病情，不要按压甲状腺。若施行手术治疗，必须充分做好术前准备，避免过度精神紧张。

4. 突眼较重，眼睑不易闭合，易使角膜干燥或遭受异物刺激，故应戴防护眼罩。为避免强光刺激，外出时应戴茶色眼镜。

二、名家医案借鉴

1. 何炎燊医案——阴虚火旺型瘿气

袁某某，女，19 岁。

初诊日期：1989 年 5 月 1 日。

主诉：两侧甲状腺肿大 2 年。

现病史：2年前发现两侧甲状腺漫肿，西医用他巴唑、心得安等治之1年半，症状好转后停药观察。2个月后，症状再起，复用西药治疗4个月，效果不显。

现症：自觉心悸心慌，虚烦少寐，五心烦热，稍劳即自汗、咽干、口燥，气逆痰多。精神沉默忧郁，但无激动恼怒，月经延期已5个月未至。

查体：其人体瘦，肤色苍黑不泽，眼突明显。两侧甲状腺漫肿，质软平滑无压痛，扪之震手，听诊有血管性杂音，虚里（心尖部）搏动应手，隔衣两层，仍可见其搏动。脉弦滑细数（108次/分），舌质瘦敛，色深红，苔薄微黄而干。

诊断：瘿气（西医：甲状腺功能亢进症）。

辨证：阴虚火旺、痰瘀互结。

治法：滋阴降火，涤痰散结。

方药：玄参30g，生地黄25g，麦门冬15g，牡蛎30g，川贝母15g，龟甲30g，夏枯草20g，太子参20g，白芍25g，香附15g，瓜蒌仁15g。水煎2次，隔日1剂，西药仍服。

以此方为基础，随症加减一二味，连服3个月。

二诊：诸恙递减，但甲状腺肿如故，目突气逆依然，脉仍细滑数（98次/分）。于前方加莱菔子30g，穿山甲15g，王不留行20g以增强通络散结涤痰作用。

三诊：自此药效更显。再服百剂，月经至，体重增加，甲状腺肿消退一半，眼突稍减，脉仅略数（84次/分），24小时摄碘率为45%。停用西药，长期服用中药丸方：鳖甲30g，牡蛎30g，穿山甲15g，生地黄25g，山茱萸15g，山药15g，茯苓15g，牡丹皮15g，泽泻15g，玄参20g，麦门冬15g，莱菔子20g，王不留行子15g，太子参15g，竺黄12g，夏枯草15g。此乃育阴潜阳、养液涤痰散结复方，按比例增加药量，制为小丸，每服10g，日3次。

1990年恢复学业，随访3年，无复发。

按语：甲亢病因尚未完全明了，多认为与遗传、自身免疫及精神因素有关。此例西药初始有效，复发再用，疗效不理想，加服中药，疗效即显。后虽停用西药，常服中药丸方，得长期控制病情。自古有云："汤者荡也，丸者缓也。"故病之急骤者先投汤药，而慢性病则以丸剂缓治为宜。

甲亢证候，并不复杂，所见者多是痰热互结，气郁化火，耗伤气阴。此女沉静寡言，忧郁内向，并无常见之情绪激动、懊恼易怒之症，故方中未用泻火伐肝之品耳。

［何炎燊. 双乐室医集·何炎燊临床经验. 广州：广东高等教育出版社，1998：120］

2. 陈继明医案——阴虚火旺型瘿气

某女，45岁。

初诊日期：1990年3月1日。

主诉：口燥咽干1年。

现病史：患者患甲亢已1年，曾用过抗甲状腺药物治疗，症状未见改善。

现症：口燥咽干，火升烘热，心烦易怒，夜不成寐，颈部有紧缩感，嘈杂而不思多食，自汗乏力，大便溏软。

查体：诊脉虚弦而数（88次/分），苔薄，舌质红。甲状腺弥漫性肿大、质软，血管杂音（一），眼球轻度突出，基础代谢率66%。

诊断：瘿气（西医：甲状腺功能亢进症）。

辨证：阴虚火旺、痰瘀互结。

治法：滋阴降火，涤痰散结。

方药：生黄芪30g，当归10g，酒炒黄芩10g，黄连3g，盐水炒黄柏6g，生地黄30g，黛蛤散15g（包煎），玄参30g，生牡蛎30g（先煎），生白芍12g，夏枯草12g，地骨皮12g。水煎服，日1剂。10剂。

二诊：服10剂后，心烦口干、自汗便溏之症均减，夜寐转佳，精神较振。惟感胸部不畅，胃纳欠馨，颈部窒塞不舒，甲状腺肿未消。予前方去黄柏、地骨皮，加炙僵蚕10g，地龙12g，山慈姑12g，黄药子12g。

三诊：调治1月，自觉症状及体征基本消失。复查基础代谢率14%。嘱服丹栀逍遥丸，每服6g，每日2次。

1月后停药观察，随访1年，未见复发。

按语：甲亢是甲状腺激素分泌过多所造成的一种内分泌疾病，以口燥咽干，心烦易怒，嘈杂善饥，火升烘热，舌红少苔，脉象虚数等阴虚火旺的症状为主，且多伴有甲状腺肿大。一般以滋阴降火，消瘿散结为常法。但火能耗气，阴虚而兼气虚者在临床上尤为多见，往往在阴虚火旺基础上伴见倦怠乏力、纳少便溏等气虚之候，治疗必须气阴兼顾，方能合拍。临床上以《证治准绳》当归六黄汤为主，随症化裁，收效甚佳。该方以当归养阴血；生地黄、熟地黄滋阴液；黄芩、黄连、黄柏泻上、中、下三焦之火；妙在加入一味黄芪，益气以和营卫，促使水火既济，阴阳平衡。全方药少而精，集滋阴、清火、益气于一方，故为治晡热盗汗之良方。本方用于甲亢，可以结合证情佐以疏郁豁痰、行瘀散结之品，以调肝经郁结之气，疏导阳明凝聚之痰，多能达到证情递减、瘿肿消退之目的。多年来以此方治甲亢阴虚火旺证，有时虽不兼气虚，仍用黄芪入伍滋阴降火方中，亦同样取得较好的疗效。盖黄芪甘温补气益阳，取其"阳生阴长，阴复火平"之义。中医"阴阳互根"之理，寓意精深，值得探索。

［宋祖敬. 当代名医证治汇粹. 河北：河北科学技术出版社，1990：362］

3. 袁正瑶医案——气阴两虚型瘿气

盛某某，女，26 岁。

初诊日期：1981 年 8 月 27 日。

主诉：颈部变粗 6 月。

现病史：患者从半年前即发现颈部变粗，且心悸多汗，能食善饥，四肢乏力，小便微黄，大便尚调，西医诊断"甲状腺功能亢进"。患者未曾系统治疗。

现症：心悸多汗，能食善饥，四肢乏力。

查体：面色萎黄，甲状腺Ⅲ度肿大。舌质淡、苔薄白，脉象弦而缓滞。

诊断：瘿气（西医：甲状腺功能亢进症）。

辨证：气阴两虚。

治法：益气养阴、软坚散结。

方药：黄芪 10g，太子参 10g，炒枣仁 15g，薏苡仁 15g，珍珠母 30g，丝瓜络 9g，橘络 9g，鸡内金 9g，玄参 15g，牡蛎 30g，昆布 9g，通草 9g，夏枯草 9g，浙贝母 10g，海藻 15g。水煎 400ml，分 2 次温服。4 剂。

二诊：患者连服上方 4 剂，心悸已愈，颈部之瘿瘤渐消，出汗减少，体力渐增。舌质红，苔薄白，脉象沉而少弦。

三诊：患者又守方继服 5 剂，病情继续好转，颈部之瘿瘤明显缩小。舌苔薄白，脉象沉而少弦。继服前方，2 个月后随访，诸症皆愈，甲状腺完全恢复正常。

按语：黄芪益气固表止汗；太子参补中益气；炒枣仁宁心安神敛汗；薏苡仁补脾除湿，缓和拘急；珍珠母得寒水之精气坠痰拔毒；丝瓜络、橘络通经络、化痰消肿；鸡内金消水谷而化坚；玄参壮水制火，味苦而咸配牡蛎以软坚；昆布、海藻消痰结、散瘿瘤；通草清热利湿；夏枯草缓肝火、解内热、散结气；贝母清热散结。

［熊曼琪．邓兆智．内分泌科专病与风湿病中医临床诊治，北京：人民卫生出版社，2005：285］

4. 廖金标医案——气滞痰凝型瘿气

周某，男，44 岁。

主诉：患甲状腺肿大。

现病史：曾在某医院诊断为甲状腺功能亢进症，拟手术治疗，因经济原因转请中医治疗。

现症：身灼热如火烧。少汗、手挛急、心悸、头晕。

查体：右侧颈部有一肿物如鸭卵大小，触之质软不痛。舌质红有裂纹、苔黄腻，脉弦滑数。

诊断：瘿气（西医：甲状腺功能亢进）。

辨证：肝郁痰凝。

治法：治宜疏肝化痰，软坚散结。

方药：柴胡 10g，黄芩 10g，党参 12g，法半夏 10g，浙贝母 10g，玄参 10g，夏枯草 30g，紫背天葵 10g，天胡荽 15g，生甘草 6g，7 剂。

二诊：症状渐轻，身热已退，心悸、手抖改善，右颈包块稍缩小。舌质红嫩、苔薄白，脉弦数。按原方加白芥子 6g，7 剂。

三诊：右颈包块明显缩小，只有拇指大小，边缘清。心悸、手抖止。舌质红嫩、苔薄白，脉弦数。上方加海蛤粉 10g（包煎），三棱 10g，莪术 10g，谷芽、麦芽各 20g，7 剂。

四诊：右颈包块完全消失，患者未诉不适之症。复查 FT_3 6.89pmol/L，FT_4 17.03pmol/L，均已恢复正常。为巩固治疗按上方再服 7 剂。

［陶云龙．廖金标医案三则．中医杂志，2007，48（3）：215］

（周文彬　古宇能）

第五节　瘿　痈

瘿痈是瘿病中一种急性或亚急性炎症性疾患，是指甲状腺炎症性疾病。其特点是结喉两侧结块，色红灼热，疼痛肿胀，甚而化脓，常伴有发热、头痛等症状。本病相当于西医学所说的急性或亚急性甲状腺炎。

一、临证思辨与治疗

（一）病因病机

本病多因风温、风火客于肺胃，内有肝郁胃热，积热上壅，挟痰蕴结，以致气血凝滞，郁而化热而成瘿痈。

病因病机示意图

外邪客于肺胃
肝郁胃热　｝→　积热上壅
挟痰蕴结　→　气血凝滞，
郁而化热　→　发为瘿痈

（二）诊断思维

1. 辨病思维

（1）诊断要点

①症状

颈部肿块焮红灼热、疼痛，其痛可牵引至耳后枕部，活动或吞咽时疼痛加重，伴有发热，畏寒等。严重者可有气促、声嘶、吞咽困难。少数病人可出现寒战、高热，局部胀痛、跳痛而化脓。

②体征

颈部突然发生肿胀，局部焮红灼热，按之疼痛。局部胀痛、跳痛而化脓，成脓后可出现波动感。

③辅助检查

a. 血液检查　急性甲状腺炎：血白细胞总数及中性粒细胞比例增高；

摄碘率正常；血沉加快；甲状腺功能无变化。亚急性甲状腺炎：血白细胞总数轻度升高，中性粒细胞正常或稍高；血沉显著加快；大部分病人初期血清 T_3、T_4 正常或短期升高，2 周内 FT_3、FT_4 较高，自身抗体（TGAb、TMAb）阳性；部分病人甲状腺摄碘率降低，恢复期甲状腺摄碘率反跳性升高，T_3、T_4 低于正常，TSH 高于正常。

b. 甲状腺超声波　可发现有无脓肿形成。

（2）鉴别诊断

本病需与颈痈、锁喉痈相鉴别：

瘿痈与颈痈、锁喉痈鉴别表

	瘿痈	颈痈	锁喉痈
病史	多有感冒、咽痛等病史	多有乳蛾、口疳或头面疮疖或附近有皮肤黏膜破损病史	发病前有口唇、咽喉糜烂及痧痘史
发病部位	结喉两侧	颈旁两侧的颌下多发	颈前正中结喉外
肿块特点	突发肿胀，局部焮红灼热，按之疼痛	皮色渐红，肿痛灼热，易脓易溃	急性发病，颈部红肿绕喉，根脚散漫，坚硬灼热疼痛，范围较大
全身症状	伴有发热，畏寒等；严重者可有气促、声嘶、吞咽困难	伴有不同程度的恶寒发热，头痛，项强，口干等症	壮热口渴，甚气喘痰壅，发生痉厥，汤水难下，较危重
白细胞计数	稍高或较高	较高	增高明显
预后	良好	良好	出现逆证不佳

2. 辨证思维

喉结两侧结块，色红灼热，疼痛肿胀，其痛可牵至耳后枕部，活动或吞咽时疼痛加重，甚而化脓，局部按之疼痛、胀痛、跳痛，成脓后可出现波动感。常伴有恶寒发热、头痛、口渴、咽干等症状。

本病重点掌握的症状为喉结两侧结块，色红灼热，疼痛肿胀，其痛可牵至耳后枕部，活动或吞咽时疼痛加重。局部体征为喉结两侧结块，突然肿大，按之疼痛，焮红灼热，少数成脓后出现波动感。

本病若伴有恶寒发热、头痛、口渴、咽干等症状时，应辨为风热痰凝证；而肿块轻度作胀，重按才感疼痛，伴痰多，一般无全身症状时，应辨为气滞痰凝证。

（三）治则思维

内治：①本病以内治为主，宜疏肝清热、化痰散结。②早期有表证时，以疏风清热化痰法治疗能够较好地控制病情；后期肿块难消可合用活血化瘀药物，有利于肿块吸收消散。

外治：若有化脓，则需配合切开排脓等外治疗法。

（四）治疗方案

1. 辨证论治

（1）风热痰凝

证候：局部结块，疼痛明显；伴恶寒发热、头痛、口渴、咽干；苔薄黄，脉浮数或滑数。

辨证：风温、风火之邪犯上，客于肺胃，郁阻肌肤，经络阻塞，气血瘀阻，不通则痛，故见疼痛、局部结块；外邪与气血相争，故见发热，恶寒；热盛伤阴，故见口渴咽干。苔薄黄，脉浮数或滑数，为风热痰凝之象。

治则：疏风清热化痰。

主方：牛蒡解肌汤加减。

方药：牛蒡子10g，薄荷5g，荆芥10g，连翘10g，山栀10g，牡丹皮10g，石斛10g，玄参15g，夏枯草15g。日1剂，水煎服。

加减：咽痛甚者加桔梗；甲状腺肿而有块者加贝母、僵蚕。

（2）气滞痰凝

证候：肿块坚实，轻度作胀，重按才感疼痛，其痛牵引耳后枕部，或有喉间梗塞感，痰多；一般无全身症状；苔黄腻，脉弦滑。

辨证：肝郁胃热，积热上壅，日久煎液成痰，积聚而成肿块。痰饮阻滞气机，肺气升降不利，故见痰多、喉间梗塞。

治则：疏肝理气，化痰散结。

主方：柴胡疏肝散加减。

方药：柴胡10g，川芎10g，白芍10g，枳壳10g，甘草5g，陈皮10g，香附10g。日1剂，水煎服。

加减：痰阻明显加川贝母15g，瓜蒌皮15g，法半夏10g；热甚伤津加天花粉12g，生地黄10g；疼痛较重加延胡索15g，白芷10g，忍冬藤10g；甲状腺肿大明显加三棱15g，莪术15g，生牡蛎30g。

2. 其他疗法

（1）中成药

①雷公藤片　每次 10～20mg，每日 3 次，对亚急性甲状腺炎和慢性淋巴细胞性甲状腺炎均有效。

②逍遥丸　每次 6g，每日 3 次，适用于气滞痰凝型患者。

（2）验方

①干地龙末（选自陆德铭等主编《中医外科学》）　每次口服 10～30g，1 日 2～3 次，连服 7～10 天。适用于局部红肿疼痛者。

②肉桂末（选自陆德铭等主编《中医外科学》）　每次口服 5～15g，每日 2～3 次，连服 7～15 日。适用于肿痛色白者。

（3）外治法

①初期宜箍围消肿，用金黄散、四黄散、双柏散，水或蜜调糊外敷患处，或以仙人掌捣烂外敷，每日 1～2 次。肿痛色白者，用黄花米醋调糊外敷。

②瘿痈化脓，若有波动感者可切开排脓，宜循经直开，并用八二丹药线引流，金黄膏外敷。脓尽后可外敷红油膏、生肌散，以促进疮口愈合。

（五）预后转归

1. 急性甲状腺炎经内服中药及适当应用抗生素可治愈。一旦脓肿形成，则需切开引流。

2. 亚急性甲状腺炎症状较轻者无需特殊处理，一般多能吸收消散；全身症状较重，持续高热，局部压痛明显者，给予清热化痰散结中药内服或配合西药治疗可治愈。

（六）预防与调护

1. 加强体育锻炼，增强机体抵抗力，减少上呼吸道感染的发生。

2. 保持心情舒畅，忌恚怒，少食辛辣炙煿食物。

3. 病重者宜卧床休息，注意保持呼吸道通畅。

二、名家医案借鉴

1. 姜兆俊医案——风热痰凝型瘿痈

某男，43岁。

初诊日期：1998年8月2日。

主诉：颈前疼痛2个月。

现病史：患者2月前无明显原因出现颈前肿大，伴疼痛。症状逐渐加重，有轻度发热。在外院就诊，以"慢性侵袭性甲状腺炎"给予治疗，未见好转。

现症：颈前剧烈疼痛，并灼热感，可向耳枕部放射，病情严重时辗转不安，大汗淋漓。伴咽部不适、疼痛，发热38℃，纳差，二便可。

查体：颈前双侧甲状腺弥漫性肿大（Ⅲ度），以左侧明显，质硬韧，压痛明显，边界不清，随吞咽上下移动。咽部充血，颈部淋巴结肿大。苔白厚腻，脉细弦。

内分泌检查：血 T_3、TSH正常，T_4升高。

诊断：瘿痈（西医：亚甲炎急性期）。

辨证：风热痰凝。

治法：疏风清热化痰。

方药：柴胡9g，夏枯草12g，连翘15g，蒲公英30g，浙贝母9g，金银花30g，雷公藤9g，赤芍、白芍各12g，虎杖12g，生牡蛎18g，僵蚕9g，全蝎6g，生甘草6g，板蓝根15g，山慈姑6g。水煎服，日1剂。12剂。

二诊：服药12剂后，颈前疼痛明显减轻，体温降至正常，但甲状腺时有肿大，压痛。以上方去赤芍、白芍、生甘草，加黄连6g，海藻15g，昆布21g，丹参15g，威灵仙15g以加强活血通络、化痰散结作用。

三诊：继服12剂后颈前疼痛消失，双侧甲状腺逐渐缩小变软至恢复正常。停服中药，口服散结片维持1周，随访至今未复发。

［姜兆俊. 姜兆俊诊治亚急性甲状腺炎经验. 山东中医杂志，1999，18（7）：318～319］

2. 王镁医案——气滞痰凝型瘿痛

患者女，45 岁。

初诊日期：2007 年 08 月 19 日。

主诉：心悸、颈前肿痛半个月。

现病史：半月前无明显诱因出现颈前肿胀，疼痛，伴心悸，未予系统治疗。

症见：颈前肿痛，心烦易怒，多汗，睡眠不佳。

查体：甲状腺 II°肿大，触痛（＋）。心率 120 次/分钟。舌红，边有齿痕，苔白，脉数。甲状腺彩超检查结果示：甲状腺不规则性增大，不对称，其内可见多个结节样回声，强弱不均匀，界限清晰，最大可达 1.38cm×2.12cm。甲状腺功能检查：FT_3 10.69pmol/L，FT_4 41.77pmol/L，TSH 0.03mIU/L。心电图检查示：窦性心动过速。

诊断：瘿痛（西医：亚急性甲状腺炎）。

辨证：气滞痰凝、心肝火旺。

治法：疏肝理气、清热散结、活血安神。

方药：夏枯草 10g，柴胡 10g，白芍 10g，当归 10g，薄荷 6g，连翘 10g，山栀 10g，丹参 10g，茯神 10g，夜交藤 15g，阿胶 6g（烊化），浙贝母、生地黄 10g，沙参 10g。水煎服，日一剂。同时配合普萘洛尔片 10mg/次，3 次/天口服。

服药 7 剂后颈部肿痛明显减轻，睡眠好转，但自感乏力，腹泻。舌淡、边有齿痕，脉沉。心率 72 次/分钟。上方去当归、夜交藤、沙参，加黄芪 10g，白术 10g，延胡索 10g。

1 个月后颈部肿痛完全消失，睡眠明显好转，但仍腹泻。调整方药健脾止泻扶助正气，兼以活血消瘿。处方：党参 10g，茯苓 10g，白术 10g，炒薏苡仁 10g，白扁豆 10g，山药 10g，磁石 30g，夏枯草 10g，丹参 10g。

二诊：患者无自觉不适，甲状腺功能检查示：FT_3 4.06pmol/L，FT_4 9.01pmol/L，TSH 3.22mIU/L。甲状腺彩超检查结果示：未见异常。

随访 1 年未复发。

［王丽娜. 王镁教授治疗亚急性甲状腺炎经验. 中医研究，2009，22（12）：39～40］

（周文彬　古宇能）

第三章 瘤

第一节 气　瘤

气瘤是一种发于皮肤间的皮下可触及的多发性肿物。可发生于体表各处，与年龄、性别无明显关系。其特点是多发性肿块，浮浅在皮肤，瘤皮松垂，瘤体柔软，按之可瘪，纵之又起，宛如气注瘤中，皮色如常或有褐色斑为主要表现的瘤类疾病。本病相当于西医学所说的多发性神经纤维瘤和神经纤维瘤病的神经纤维瘤结节。

一、临证思辨与治疗

（一）病因病机

1. **肺气失宣**　肺主气，合皮毛，劳倦过度，肺气损伤，卫气失固，腠理不密，外为寒邪所搏，以致气滞痰凝，营卫不和，痰气凝聚于肌表，发为气瘤。

2. **脾虚痰凝**　忧思伤脾，脾土受损，母累及子，脾累及肺，以致肺气郁滞，卫气不行，痰气内生，结而不散，气结于腠理之间形成气瘤。

病因病机示意图

劳倦过度
感受外邪 $\longrightarrow$ 肺气失宣
脾虚痰凝 $\longrightarrow$ 气滞痰凝结于腠理之间形成气瘤
忧思伤脾

（二）诊断思维

1. **辨病思维**

（1）诊断要点

①症状

气瘤是一种具有家族遗传倾向的先天性疾病，多在小儿时即有皮下多发性肿块出现，青春期加重，亦常伴有某种发育上的缺陷。瘤自皮肤肿起，生长缓慢，好发于躯干，也常见于面部及四肢。瘤的大小不一，小如豆，大如拳；数目不一，少者只有几个，多的可成十上百，遍布于体表，并呈念珠状的排列。

②体征

触诊可触及肿块位于皮下，活动，既不与皮肤粘连，又不与基底组织粘连。其质地或硬或软，但多数较软，虽软但没有压缩性，可将其挤压皮下，如将物塞入小洞一样，除去压力后又复弹起。肿物可凸出于皮面，也可在皮下触及。瘤的皮色不变或色素沉着，表面光滑，没有痛感。部分头颈及四肢部的多发性气瘤可见局部皮肤、皮肤下组织水肿，过度增生、增厚、发硬而失去弹性。

③辅助检查

必要时可作 CT、MRI 和血管造影术或活组织检查等进一步了解病变情况。

（2）鉴别诊断

本病需与肉瘤、脂瘤相鉴别：

气瘤与肉瘤、脂瘤鉴别表

	气瘤	肉瘤	脂瘤
好发人群	小儿	多见于成年人	多见于青壮年
好发部位	发生于体表各处，好发于躯干，也常见于面部及四肢	大多位于皮下组织内，好发于肩、背、臀及腹壁等部位	多见于头面、臀、背等皮脂腺、汗腺丰富的部位
硬度	质地或硬或软，但多数较软	质地柔软，软如绵，肿似馒	质地坚实
活动度	活动，既不与皮肤粘连，又不与基底组织粘连	可活动，边界清楚，与皮肤无粘连	肿块为球状囊肿，基底可以推动
皮肤改变	瘤的皮色不变或色素沉着	皮色不变	皮肤常可发现一黑色皮脂腺开口小孔，挤压后可有粉渣样内容物溢出，有臭味
全身症状	无明显全身不适	全身无特殊不适	一般无明显自觉症状，染毒后可有局部红肿、疼痛、破溃流脓等，甚伴有发热、畏寒等全身症状
生长速度	生长缓慢	生长缓慢	生长缓慢，可反复发作
预后	一般预后良好	预后良好	预后良好

2. 辨证思维

多发性肿块，浮浅在皮肤，瘤皮松垂，质软，按之可瘪，纵之又起，宛如气注瘤中，皮色如常或有褐色斑。

重点掌握的症状为多发于表浅皮肤肿块，质软，按之可瘪，纵之又起，宛如气注瘤中，皮色如常或有褐色斑。局部体征为质软，按之可瘪，纵之又起，表面光滑，无触痛。

若伴有面色㿠白，倦怠无力，动则气短，自汗畏寒，痰多清稀等全身症状者，为肺气失宣证；若伴有头身困重，口淡不渴，口黏无味，腹胀便溏等全身症状者，为脾虚痰凝证。

（三）治则思维

内治：①本病基本病机为气滞痰凝，因此总的治疗原则为理气化痰散结。②临床根据病程之长短，正气之盛衰，施治又有所区别。关键是抓住一个"气"字，气郁行之，气虚补之，或兼以化痰、祛浊、化瘀。

外治：一般不需外治。

（四）治疗方案

1. 辨证论治

（1）肺气失宣

证候：气瘤初起，多发于表浅，根浮，色白，多见面色苍白，倦怠无力，动则气短，自汗畏寒，痰多清稀等全身症状；舌淡，苔薄白，脉虚弱。

辨证：肺主一身之气，主宣发肃降，若肺气失宣，则浊气滞结于皮肤内，聚而成形结成肿块；肺主皮毛，故瘤体表浅、根浮、色白；肺气虚，则面色㿠白，倦怠无力，动则气短；营卫不和，腠理不固，外邪侵袭，则见自汗畏寒、痰多清稀；舌质淡、苔薄白、脉虚弱均为肺气亏虚之象。

治则：宣调肺气，益气固表。

主方：通气散坚丸合玉屏风散加减。

方药：陈皮 6g，法半夏 6g，石菖蒲 5g，枳实 10g，桔梗 6g，贝母 9g，香附 9g，海藻 9g，茯苓 9g，黄芪 15g，白术 6g，防风 6g，甘草 3g。水煎服，每日 1 剂。

（2）脾虚痰凝

证候：气瘤多且根稍深，质软，无触痛，或得温稍舒，多见头身困重，口淡不渴，口黏无味，腹胀便溏等全身症状，舌淡，苔白腻，脉虚弱。

辨证：忧思伤脾，脾失健运，土气壅滞，痰湿内停，母病及子，痰阻肺气，肺气郁滞，卫气不行，结于腠理而成肿块，瘤体多而根稍深；痰凝而无血瘀，则瘤体质软而无触痛；痰湿郁遏，则头身困重；痰阻气机，水液运行失常，则口淡不渴，口黏无味；气机不畅，水谷不化，则腹胀便溏；舌淡、苔白腻、脉虚弱均脾虚痰凝之征。

治则：健脾解郁，化痰散结。

主方：十全流气饮加减。

方药：党参 10g，黄芪 15g，茯苓 10g，当归 6g，陈皮 6g，白术 10g，川芎 6g，熟地黄 10g，白芍 10g，肉桂 6g，炙甘草 3g。水煎服，每日1 剂。

加减：气瘤若瘤体溃破、溃疡者，可加野菊花 10g，金银花 10g，蒲公英 10g 以清热解毒。

2. 其他疗法

（1）中成药

①通气散坚丸，每次 9g，每日 3 次，饭后温开水送服。适用于病程较短者。

②小金丸，每次 1 丸，每日 2 次，饭后温开水送服。适用于病程较短者。

③新癀片，每次 4 片，每日 3 次，饭后温开水送服。适用于病程较短者。

④逍遥丸，每次 9g，每日 2 次，饭后温开水送服。适用于病程较短者。

⑤补中益气丸，每次 9g，每日 2 次，饭后温开水送服。适用于病程日久，正气亏虚较明显者。

（2）验方

①全蝎 10g，蜈蚣 7 条，钩藤 20g，槟榔 10g。共研细末，每次服 2g，白开水送服，每日服 2 次，连服 7 天。（选自中医药学高级丛书《中医外

科学》）

②穿山甲 15g，土鳖虫 30g，香附 15g。共研细末。每次服 3g，白开水送服，每日 2 次。（选自中医药学高级丛书《中医外科学》）

③莱菔子 100g。研细末。每次服 5g，白开水送服，每日 3 次。（选自中医药学高级丛书《中医外科学》）

（3）外治法

①若气瘤顶大蒂小者，可用丝线从根部结扎，使瘤体逐渐因缺血而坏死脱落。

②消瘤二反膏外搽，每日 3 次。

③瘤体溃破、溃疡，涂白降丹各半丹（白降丹、熟石膏粉等量研末混和），外盖生肌玉红膏，每日换药 1～2 次。脓腐已尽，改涂珍珠粉，外盖生肌玉红膏。

④敷贴法　用生胆南星大者 1 枚，研细末加入醋捣成膏，先以细针刺患处令气透，再以药膏敷贴；或用回阳玉龙散，醋、蜜各半调糊外敷，每日换药 1 次。

⑤若瘤体积较大，基底较宽，或发生于面部，有损面容，或发生于肢体，妨碍肢体活动，则宜手术切除。

（4）热熨疗法

取砂 500g，放在铁锅内用急火爆炒，炒热纸包，外面布包，敷患处，作持续热敷，每次 1 小时，每日 1～2 次。

（5）针灸疗法

①耳针疗法　取皮质下、心、耳尖为主穴，配以交感、肝、神门等穴，毫针法或电针法，每次选用 4～6 穴，双耳交替，每日 1～2 次。

②梅花针疗法　取华佗夹脊穴；大杼到肾俞，用梅花针叩刺，以充血渐红为度，隔日 1 次，每周 3 次。

③针刺疗法　取合谷、内关、曲池、足三里、三阴交为主穴，配以胃俞、脾俞、肾俞、太冲、太溪等穴，针法以提插捻转为基本手法，隔日 1 次，每次 30 分钟。

④艾灸疗法　点燃艾条，取大椎、身柱、神道、灵台、脾俞，温和灸，或在肿物上盘旋灸。

（五）预后转归

本病一般预后良好，可随喜怒而消长，有自愈性，也可反复发作；极少部分患者可发生恶性病变，预后较差。

（六）预防与调护

1. 调节情绪，保持心情舒畅，避免精神刺激。
2. 饮食忌食醇酒厚味、发物。
3. 患处避免挤压。
4. 如患部肿块迅速增大，应考虑恶性病变，积极进行治疗。

二、名家医案借鉴

1. 张梦侬医案——脾虚痰凝型气瘤

徐某，女，30岁。

主诉：腹壁正中发现皮肉肿块2年。

现病史：2年前发现腹壁正中皮肉肿块，按之坚硬作痛，系大小两个肿块连接重叠，大者在下，大如鸡卵；小者在上，似菱角样，其角在皮下向上突出明显，周界清楚。

查体：腹壁正中皮肉肿块，按之坚硬作痛，系大小两个肿块连接重叠，大者在下，大如鸡卵；小者在上，似菱角样，其角在皮下向上突出明显，周界清楚。舌苔白腻，脉弦滑。

诊断：气瘤（西医：神经纤维瘤）。

辨证：脾虚痰凝。

内服汤剂：制香附、炒枳实、煨三棱、煨莪术、法半夏、炒橘核（研）、旋覆花（布包）各9g，海藻、昆布、海蛤粉、牡蛎粉各15g，蒲公英24g，白花蛇舌草60g，加水煎，每日1剂。

内服丸剂：炒橘核、香附、三棱、莪术、海藻、昆布、天葵子、法半夏、牡蛎粉、炒枳实、白芥子、青黛、紫花地丁、蒲公英、蚤休各60g，夏枯草、薏苡仁各120g，白花蛇舌草240g，共为末，蜜丸如梧桐子大，每次40粒，每日3次，空腹开水送下。

服药方法：汤剂每月 10 剂，以肿块全消为度。丸剂每日按时服药，半年之后，肿块完全消失。随访 3 年，未见复发。

按语：气瘤是由于各种不同原因，致使气滞痰凝而成。若气机郁滞于肤表，则气滞络阻而形成柔软的肿块；若气机郁结于深处，则经络阻塞，气血瘀滞，而形成较为坚硬的肿块。所以不能单纯说气瘤是质地柔软按之似有气的肿物。根据病情的不同，治疗上应灵活运用不同的治疗方法。本病治疗除理气化痰外，兼以软坚散结化瘀，取得了良好的疗效。

[张梦依. 中药内服消散神经纤维瘤临床经验报道, 新中医, 1997, 37（2）：45]

2. 谢任甫医案——气瘤

彭某，女，72 岁。

初诊日期：1970 年 11 月 22 日。

主诉：右臀部包块半月。

现病史：2 月前臀部不适，不以为意，渐至坐卧困难。1 月在某医院诊断为臀部囊肿，嘱住院手术治疗，家属顾虑其年老，故就诊于中医。现臀部包块日大，坐下疼痛加重，纳少，睡眠欠佳，二便尚调。素患胃下垂 18 年。

查体：臀部肿块如鸭蛋大，焮红而肿，稍按则痛，但肿块皮肤不热。形长体瘦，面色㿠白，语声低怯。苔薄白，舌质红，舌心裂纹，脉微涩。

诊断：气瘤（西医：臀部囊肿）。

辨证：湿热壅滞，气血凝涩。

治则：软坚化痰，解毒和血，除湿散风，兼养胃阴。

处方：消毒汤加味：生牡蛎 24g，大黄 5g，当归 9g，僵蚕 9g（酒炒），醋香附 9g，山药 15g，陈皮 6g，赤芍 15g，红饭豆 24g，红花 6g，炙甘草 15g。5 剂，每日 1 剂，每次服 120ml，每日 4 次。

二诊：药后肿痛减轻，纳谷尚差，舌脉如前。上方去红花，加浙贝母、谷芽各 15g，5 剂服药如前法。

三诊：囊肿逐渐回缩，肿块续减，纳食有增，守方大黄减为 2g，继进 10 剂，每 3 日服 2 剂。

四诊：囊肿已回缩如中指头大。虽舌心裂纹减少，而舌质尚红，纳谷仍差。再拟养阴益胃，佐以软坚、化痰、散风之剂。方药如下：党参 24g，山药 24g，熟地黄 9g，当归 9g，赤芍 15g，升麻 5g，柴胡 5g，陈皮

6g，谷芽 15g，牡蛎 24g，大黄 3g，僵蚕 9g（酒炒），醋香附 9g，浙贝母 15g，炙甘草 9g，5 剂。药后肿块消失，1971 年春复查，无异常发现。1971 年底来诊，诉左臀部又发包块，不便坐卧。视之肿块如鸽蛋大，微肿压痛，以手掩上不热。再用消毒汤治之，两诊共服药 12 剂，囊肿完全消失。随访 15 年，囊肿未再复发。

按语：本症似属中医学"气瘤""臀痈""恶疮"等范畴。消毒汤方药出自《丹溪心法》，原方为大黄、牡蛎、僵蚕等份，研为蜜丸。因患者年老纳差，胃阴不足，故改丸为汤，较易吸收，并注意大黄剂量，勿使泄泻。《本草纲目》谓牡蛎软坚化痰，清热除湿，并谓以大黄引之，能消腰以下肿；《神农本草经》记录大黄有破癥瘕积聚之功；《本草从新》谓僵蚕治风化痰、散结行经，近人则谓其有抑制病毒作用；加入香附开郁理气止痛，前人用醋浸炒，更能协同消积聚；浙贝母祛痰消结；当归、赤芍、红花活血；山药、陈皮养胃；甘草、红饭豆均能消肿解毒，用量虽较重，但不损气血，不动脏腑，其功尤捷。

[马拴全. 古今名医外科医案赏析，北京：人民军医出版社，2008：155]

3. 何任医案——气瘤

边某，女，40 岁。

初诊日期：2006 年 4 月 10 日。

主诉：患者背部皮肤纤维组织细胞瘤手术后 22 个月，复发又手术 20 个月，放、化疗，右下肺有转移灶 1 个月。

现病史：2003 年发现右背部一小包块，不痛不痒，未予留意。2004 年 6 月发现包块增大，到医院门诊手术，病理检查示：背部皮肤纤维组织细胞瘤。两个月后刀疤肿大，再次去医院手术，术后病理检查示：右背部软组织多形性未分化肉瘤。手术后放疗 30 次，化疗 3 次。今年 3 月复查发现右下肺有转移灶。

查体：背部手术切口依然没有愈合，不痛，略痒，小便略黄。诊其面色少华，背部手术切口灰黯，舌红，苔白，脉濡。

诊断：气瘤（西医：背部皮肤纤维组织细胞瘤）。

辨证：痰浊流注筋骨兼气阴两虚证。

处方：自拟参芪苓蛇汤加减：党参 20g，黄芪 30g，女贞子 15g，猪苓 30g，茯苓 30g，枸杞子 20g，薏苡仁（另包）60g，猫人参 30g，白花蛇舌草 30g，当归 10g，绞股蓝 20g，神曲 10g，生甘草 10g，淮小麦 30g，大枣 30g。14 剂，煎服，每日 1 剂。

复诊：服用 14 剂后，诸症见减。又经一次化疗，白细胞偏低，舌红，苔干，脉濡。为化疗后精血耗损，酌加补精养血之品。一直协同化疗服用中药至今，肺部转移灶消失，化疗时副作用明显减轻，病情稳定。

按语：本例患者背部皮肤纤维组织细胞瘤手术后复发又手术，放、化疗，15 个月后再见右下肺有转移灶，可见病证之深重。每次化疗后血象偏低，脱发最为明显，可见精元之亏虚。故治疗以自拟参芪苓蛇汤为基础，加重补益精血之品。

[孙光荣，鲁兆麟. 当代名老中医典型医案集·外伤科分册. 北京：人民卫生出版社，2009：132]

（周文彬　古宇能）

第二节　肉　瘤

肉瘤是发于皮里膜外，因脂肪组织过度增生而形成的良性肿瘤。本病好发于成年人，可发于身体各个部位，数目不定。其临床特点是皮下肉中生肿块，软如绵，肿似馒，如肉之隆起，大如桃、拳，按之稍软，皮色不变，无痛。相当于西医学所说的脂肪瘤，而不同于西医所称的肉瘤。西医学所称的肉瘤是指发生于软组织的恶性肿瘤，如纤维肉瘤、脂肪肉瘤等。

一、临证思辨与治疗

（一）病因病机

本病多因郁滞伤脾，痰气凝结所致。

1. 脾虚痰湿　脾主肌肉，主运化，思虑过度或饮食劳倦、郁结伤脾，脾失健运，肌肉失养，脾气不行，津液聚而为痰，痰气郁结，发为肉瘤。

2. 肝郁痰凝　郁怒伤肝，肝失疏泄，气机不畅，瘀血阻滞，经脉不利，津液聚而为痰，气郁痰凝而为肉瘤。

病因病机示意图

思虑过度 ⎫
饮食劳倦 ⎬ → 郁结伤脾，脾失健运 → 津液聚而为痰， → 肉瘤
郁怒伤肝 ⎭ 　　肝失疏泄，瘀血阻滞　　气郁痰凝

（二）诊断思维

1. 辨病思维

（1）诊断要点

①症状

肉瘤可以发生在全身任何有脂肪组织的地方，女性多发，大多位于皮下组织内，好发于肩、背、臀及腹壁等部位。生长缓慢，一般无疼痛。少数病人因肿块巨大而出现面部重坠感，全身无特殊不适。

②体征

触诊肿块呈圆形或椭圆形，质地柔软，富有弹性，边界清楚，与皮肤无粘连，有时呈分叶状。有时可呈多发性，常见于四肢、胸或腹部皮下，为多个较小的圆形或卵圆形结节，质地较一般肉瘤稍硬，可伴有压痛。

③辅助检查

X线摄片可见肿物阴影，透光性较好。

（2）鉴别诊断

本病需与气瘤、脂瘤相鉴别（参照"气瘤"鉴别诊断部分）。

2. 辨证思维

皮下组织内多个肿块，软如绵，肿似馒，如肉之隆起，大如桃、拳，按之稍软，皮色不变，一般无疼痛。少数病人因肿块巨大而出现面部重坠感，全身无特殊不适。

重点掌握的症状为皮下组织内肿块，软如绵，肿似馒，如肉之隆起，大如桃、拳，皮色不变，无痛。局部体征为触诊肿块呈圆形或椭圆形，质地柔软，富有弹性，边界清楚，与皮肤无粘连，有时呈分叶状。若为多个较小的圆形或卵圆形结节，质地较一般肉瘤稍硬，可伴有压痛。

肉瘤基本病机为痰湿痰浊凝结，临床根据导致"痰浊或痰湿"这一病理产物的原因不同，在辨证上又有所区别。一般来说，长期情志不畅，郁闷不舒者，多为肝郁痰凝证；思虑过度或久伤饮食，食欲不佳，或消化不

良者，多为脾虚痰湿证。

（三）治则思维

内治：①瘤体较小者可暂行观察，不予特殊治疗。②肉瘤之多发者或有症状者，予内服药物治疗。本病多因郁滞伤脾，痰气凝结所致，故化痰理气为基本治法。③由肝气郁结所致者，需兼疏肝解郁；因脾虚运化失常所致者，宜健脾燥湿。

外治：瘤体较小者可暂行观察，较大者宜手术切除。

（四）治疗方案

1. 辨证论治

（1）脾虚痰湿

证候：瘤体较大，软如绵，肿如馒头，无触痛，喜温喜按；常伴面色萎黄，精神疲倦，气短懒言；舌淡，苔薄白，脉缓弱。

辨证：思虑过度，或饮食劳倦，郁结伤脾，脾主肌肉，主运化，脾失健运，致饮食入胃不能化生津液，湿痰内生，痰湿阻滞面不血瘀，痰气郁结，结聚不散，故瘤体较大，软如棉，肿如馒，无触痛；脾气亏虚，则局部喜温喜按；脾失健运，气血生化乏源，不能上荣于面和营养四肢，故面色萎黄，精神疲倦，气短懒言；舌淡，苔薄白，脉缓弱，为脾虚之象。

治则：健脾宽中，燥湿化痰。

主方：归脾丸合二陈汤加减。

方药：党参10g，黄芪15g，当归身5g，茯神10g，白术10g，远志5g，酸枣仁10g，木香3g，龙眼肉10g，茯苓10g，陈皮6g，法半夏6g，炙甘草5g。水煎服，每日1剂。

（2）肝郁痰凝

证候：瘤体较小，常为多发性，质地稍硬，轻度触痛；常伴精神抑郁，心烦易怒，胸闷，善太息；舌红，苔薄黄，脉弦。

辨证：精神抑郁，郁怒伤肝，肝失疏泄，气机不畅，横逆犯脾，脾失健运，痰湿内生，气郁痰凝，结聚不散阻于肌肉而发为瘤；气郁血瘀，经络阻塞不通，不通则痛，故瘤体较小，质地稍硬，轻度触痛；肝气不疏，则精神抑郁，心烦易怒；气机不畅，则胸闷，善太息；气郁日久，可以化火，则舌红、苔薄黄，脉弦主肝病。

治则：疏肝行气，解郁散结。

主方：十全流气饮加减。

方药：陈皮10g，赤苓10g，乌药6g，川芎6g，当归6g，白芍10g，香附6g，青皮6g，木香3g，生姜3片，大枣2枚，甘草3g。水煎服，每日1剂。

加减：若肉瘤生于头颈者，加藁本、桔梗；生于上肢者，加桂枝、桑枝；生于下肢者，加川牛膝、海桐皮；生于胸腹者，加枳壳、瓜蒌皮；生于腰背者，加木香、杜仲；以引药直达病所。若有热者，加金银花、连翘以清热解毒；口渴、便秘者，加生大黄、芒硝以清热通便。

2. 其他疗法

（1）中成药

①补中益气丸，每次服9g，温开水冲服，每日2次。适用于脾虚痰湿型肉瘤。

②逍遥丸，每次服6～9g，温开水冲服，每日2次。适用于肝郁痰凝型肉瘤。

③小金丸，每次1丸，温开水冲服，每日2次。适用于兼有瘀血之肉瘤。

④犀黄丸，每次3～6g，温开水冲服，每日2次。适用于兼有热毒之肉瘤。

（2）验方

①浙贝母30～60g，每日1剂，煎2次服。（选自中医药学高级丛书《中医外科学》）

②菝葜60～120g，每日1剂，煎2次服。（选自中医药学高级丛书《中医外科学》）

③僵蚕30g，陈皮15g，每日1剂，煎2次服。（选自中医药学高级丛书《中医外科学》）

④胆南星10g，白芥子15g，海浮石30g，蛇六谷30g，法半夏12g，苦参30g，每日1剂，煎2次服。（选自中医药学高级丛书《中医外科学》）

⑤内消痰核汤（徐如恩验方）：党参30g，牡蛎30g，夏枯草30g，丹参20g，海藻20g，甘草6g，羌活16g，白芥子12g，柴胡15g，姜半夏

15g，川芎 15g，炮穿山甲 9g。水煎服，每日 1 剂。

⑥菝葜 60g，蜂房 10g，重楼 30g，僵蚕 24g，生薏苡仁 60g，陈皮 15g，泽漆 15g，每日 1 剂，煎 2 次服。（选自中医药学高级丛书《中医外科学》）

（3）外治法

①可外敷阳和解凝膏掺黑退消。

②郁结伤脾证未溃之前，可外敷冲和油膏涂阳毒内消散。已溃创面，涂白降丹各半丹，外盖生肌玉红膏敷料。

③无论何型肿块都可外敷消瘤二反膏（甘遂、芫花、大戟、甘草各等份，共研细末，用醋或姜汁调敷患处）。

④二白散（生胆南星、贝母各等份，共研细末），用鸡子清和米醋调敷患处。

⑤瘤体较大或有增大者，宜手术切除。

（4）针刺疗法

①耳针疗法　取耳部肺、内分泌、睾丸、肾上腺穴，用环形耳针针刺并留针 10～20 分钟，两耳交替使用，每 3 天 1 次，1 个月为 1 疗程。

②挑治疗法　用三棱针，在脊柱旁开 1 寸，沿脊柱两侧自下而下挑治，并配合行委中穴放血治疗，每 3 天 1 次，4 周为 1 疗程。

③针刺疗法　取百合、头维，配合足三里、关元、肾俞穴，用平补平泻，留针 20～30 分钟，隔日 1 次。

④艾灸疗法　取曲池、合谷、肺俞、肾俞、足三里、三阴交。用艾卷灸，每穴灸 5～10 分钟，每日 1 次，15 天为 1 疗程。

（五）预后转归

1. 瘤体小者可逐渐增大，但部分患者瘤体增长到一定程度后可自行停止生长。

2. 多发者瘤体大小不一。增大明显者宜手术切除以明确诊断。

3. 本病多预后良好，肉瘤极少数会变为恶性。

（六）预防与调护

1. 保持心情舒畅，节制恼怒，练习静养性质的气功，使机体内环境平衡。

2. 忌食腥荤发物及辛辣醇酒刺激品，饮食宜清淡，多食新鲜蔬菜和水果。

3. 注意保护患部，免受碰伤挤压。

4. 肿块外敷药忌用对皮肤过度刺激的药物。

二、名家医案借鉴

1. 邹积英医案——肝郁痰凝型肉瘤

张某，男，36 岁，干部。

主诉：发现腰腹四肢多个皮下肿物 1 年多。

现病史：平素性情急躁，喜饮酒及食肥甘厚腻之品；1 年前发现腰腹四肢多个脂肪瘤。

查体：全身可见有 31 个脂肪瘤。以腰腹部最多，四肢次之，大者如鸡卵，小者如花生米，皮肤颜色无异常，压之不痛，质软可活动，与周围组织无粘连。舌质红，苔厚腻，脉弦滑。

诊断：肉瘤（西医：多发性皮下脂肪瘤）。

辨证：痰气郁结，瘀血停着。

治法：疏肝解郁，化痰通络，破瘀散结。

方药：（逍遥散加减）柴胡 10g，生白芍 20g，当归、川芎、茯苓、焦白术、陈皮、红花各 15g，法半夏、三棱、莪术、穿山甲、浙贝母各 10g，鸡血藤、丹参、生牡蛎各 30g。每日 1 剂，水煎服。

针灸疗法：针刺采用围刺法，取 1.5 寸针，在较大的肿瘤上、下、左、右方各刺一针，针尖朝向肿瘤基底部，有针感后留针 30 分钟，每隔 10 分钟行针 1 次，每治疗 1 个月后休息 3 天。在治疗期间，忌油腻和辛辣食品，减少烟酒，调畅情志。

二诊：方用并针刺治疗治疗 20 天后，脂肪瘤变软变小。效不更方，又治疗 30 天，较小的脂肪瘤消失，较大的脂肪瘤显著缩小。

三诊：给予逍遥丸口服 1 月，病情痊愈，随访 2 年未复发。

按语：方中逍遥散调和肝脾，桃红四物汤养血疏瘀，二陈汤和胃化痰。方用柴胡、白芍疏肝解郁；茯苓、焦白术、陈皮、半夏健脾祛湿化痰；当归、川芎、鸡血藤、丹参、红花补血活血；三棱、莪术、山甲珠、浙贝母、生牡蛎破血行气，祛瘀散结诸药配伍共奏疏肝解郁、化痰通络、破瘀散结之功效。围刺法，类于古代齐刺、扬刺、豹文刺，可以破瘀散结，通络止痛，针药并举，功效显著。另外，病人调情志，畅气机，少食肥甘厚腻亦非常重要，所谓"志闲少欲…气从以顺…美共食，任共服，乐其俗"。

[邹积英. 针药并举治疗多发性脂肪瘤 12 例. 辽宁中医杂志，2004，6 (31)：515]

2. 曹学宝医案——脾虚痰湿型肉瘤

某患，男，29 岁。

主诉：发现胸腹背及双上肢有 40 多个皮下肿物 3 年余。

现病史：3 年前发现胸腹背及双上肢有多个皮下肿物，大如栗，小如蚕豆，推之活动。因其肿物越来越多逐渐长大，故来求诊。伴见体形肥胖，嗜食肥甘，喜静恶动，平素多吐白腻痰涎，口中黏腻。

查体：胸腹背及双上肢有 40 多个皮下肿物，大如栗，小如蚕豆，推之活动。舌苔厚腻，黄白相间，脉滑。

病理切片：确诊为多发性脂肪瘤。

诊断：肉瘤（西医：多发性脂肪瘤）。

辨证：脾虚痰湿。

治法：健脾化湿，散结祛痰。

方药：（用海藻玉壶汤加减）海藻 50g，昆布 50g，香附 9g，青皮 9g，白芥子 30g，夏枯草 20g，浙贝母 12g，白茯苓 12g，皂角刺 15g，海浮石 50g（另包，先煎），加陈皮 12g，制半夏 9g。每日 1 剂，水煎分早晚 2 次饭后温服。治疗期间，嘱其忌肥甘厚味，多运动，节房事。

二诊：前后共服 82 剂，所有肿物全部消失。随访 1 年未见复发。

按语：祖国医学认为该病多由过食肥甘，饮食不节，损及脾胃，致使痰浊内生，痰气互结，留于皮下，凝而成核所致。故取海藻玉壶汤加减以化痰软坚散结治之。方中海藻、昆布、白芥子、夏枯草、浙贝母、皂角刺、海浮石化痰软坚，去瘰疬瘿瘤；白茯苓、陈皮、制半夏、青皮健脾化痰祛湿；香附行气，"气行则痰行"。诸药合用，使生痰之本得健，成痰之标得化，故收佳效。

[曹学宝. 海藻玉壶汤加减治疗脂肪瘤 13 例. 国医论坛，2008，23 (3)：5]

（周文彬　古宇能）

第三节　血　瘤

　　血瘤是因体表血络扩张、纵横丛集而形成的一种良性体表肿瘤。可发生于身体任何部位，大多数为先天性，以女性多见，多出生时即已有之，随年龄增长而增大，达到一定程度可以停止，很少发生恶变。因本病红色中含有血丝又名红丝瘤。其临床特点是病变局部色泽鲜红或暗紫，或呈局限性柔软肿块，边界不清，触之如海绵状；色红而内含血丝，破皮则血流难止。相当于西医学所说的皮肤血管瘤，包括毛细血管瘤及海绵状血管瘤。

一、临证思辨与治疗

（一）病因病机

　　1. 心火妄动　心主血脉，心属火脏。心火妄动，逼血入络，血热妄行，脉络扩张，纵横丛集成瘤。明代《薛氏医案·外科枢要》说："心裹血而主脉，……若劳役火动，阴血沸腾，外邪所搏而为肿者，其自肌肉肿起，久而有赤缕，或皮俱赤，名曰血瘤。"

　　2. 肾伏郁火　胎火妄动，引动肾中伏火，火热逼络，溢肤成瘤。《医宗金鉴·外科心法要诀》在论述血瘤时曰："此患由先天肾中伏火，精有血丝，以气相结，生子故有此疾。"

　　3. 肝经火旺　郁怒伤肝，肝气郁结，气郁化火，火逼肝血，血热妄行，离络溢肤而成血瘤。

　　西医认为血管瘤是由残余的中胚叶或血管细胞形成，属先天性疾患。

病因病机示意图

```
心火妄动 ┐    血热妄行，脉络扩张
肾伏郁火 ├─→ 胎火妄动，火热逼络 ─→ 纵横丛集溢肤成瘤
肝经火旺 ┘    气郁化火，火逼肝血
```

（二）诊断思维

1. 辨病思维

（1）诊断要点

①症状与体征

好发于婴儿和儿童。

a. 毛细血管瘤　系由浅表毛细血管增生扩张，迂曲而成。常在出生后1～2月内即发现，大部分在5岁左右可自行消失。多发于颜面、颈部。可单发，也可多发。多数表现为在表皮上突出成草莓状，界限清楚的疣状突起或呈分叶状，质软可压缩，界限清楚，大小不等，色泽由鲜红至暗紫色不等，加压时不完全褪色；另一种为鲜红斑痣，仅在皮肤上形成一个或数个大小不等、形状不一的紫红、深红或淡红色斑片，与周围皮肤界限清楚。

b. 海绵状血管瘤　肿瘤由多数充满血液的腔隙构成，为一种先天性血管错构瘤。肿瘤质地柔软，犹似海绵，常呈局限性半球形、扁平或高出皮面的隆起物，肿物有很大的压缩性，用手压迫肿瘤能压缩变小，去压后复原，可因体位下垂而充盈，或随患肢提高而缩小。好发于头颈部，也发于其他部位。在瘤内有时可扪及颗粒状的静脉石硬结，外伤后可引起出血，继发感染，形成慢性出血性溃疡。

②辅助检查

血管造影或B超检查有助于确定海绵状血管瘤的病变范围和程度。

（2）鉴别诊断

本病需与血痣相鉴别：

血瘤与血痣鉴别表

	血瘤（毛细血管瘤）	血痣
好发人群	好发于婴儿和儿童	儿童或青少年
好发部位	多发于颜面、颈部	指、趾的背面
先天性	是	不一定
数目	可单发，也可多发	多发
皮肤改变	皮肤上一个或数个大小不等、形状不一的紫红、深红或淡红色斑片，界限清楚，大小不等	紫色或暗红色
指压检查	质软可压缩，压之可褪色，抬手复原	指压其色泽和大小无明显改变。

2. 辨证思维

在出生后不久即发现局部皮肤稍突起，随之长大，病变局部色泽鲜红或暗紫，或呈局限性柔软肿块，边界不清，触之如海绵状；色红而内含血丝，破皮则血流难止。

重点掌握的症状为在出生后不久即发现局部皮肤稍突起，瘤体色泽鲜红或暗紫。局部体征为局限性柔软肿块，边界不清，触之如海绵状。

因本病的基本病机为火热内盛，迫血妄行，脉络交错，显露于肌肤。故其基本证型为血热妄行。得之于先天者，血瘤生来即有者，多为肾伏郁火；随情志变化而病情增减者，多为肝经火旺；伴口舌生疮者，多为心火妄动。

（三）治则思维

内治：①本病基本病机为火热逼血妄行，宜以清热凉血散瘀为基本治法。②按证型辨证论治：肾伏郁火者，兼以滋阴补肾；肝经火旺者，兼以疏肝清肝；心火妄动者，兼以清心火。

外治：根据瘤体大小、部位选用不同的外治法。

（四）治疗方案

1. 辨证论治

（1）心火妄动

证候：瘤体色泽鲜红，按之灼热；伴烦躁不安，易口舌生疮，面赤口渴，小便短赤，大便秘结；舌红，苔薄黄，脉数有力。

辨证：心主火脏，主血，过于劳累，可耗伤肾阴及津液，肾水不能上济心火，使心火妄动，煎熬阴血，迫血离经妄行，血不行常道，气血纵横，脉络交错，结聚成形，故瘤体色泽鲜红，按之灼热；心火妄动，扰乱心神，则烦躁不安；心火上炎，则口舌生疮，面赤口渴；热盛伤津，则小便短赤，大便秘结；舌红，苔薄黄，脉数有力，均为心火妄动之象。

治则：清心泻火，凉血散瘀。

主方：芩连二母丸合泻心汤加减。

方药：黄芩 6g，黄连 3g，知母 6g，贝母 6g，当归 3g，生地黄 10g，熟地黄 10g，蒲黄 5g，川芎 5g，大黄 3g，白芍 10g，生甘草 3g。水煎服，每日 1 剂。

加减：口舌生疮者，加玄参、淡竹叶清泻心火。

（2）肾伏郁火

证候：血瘤与生俱来，多见于颜面，瘤体表面灼热；五心烦热，潮热盗汗，发育迟缓，尿黄，大便干；舌红，苔少，脉细。

辨证：先天肾中伏火，精有血丝与气血相搏成瘤，故瘤体与生俱有；肾伏郁火，胎火旺盛，表面灼热；肾中伏火，灼伤肾阴，阴虚火旺，则五心烦热，潮热盗汗，发育迟缓；火旺灼津，津亏则小便黄，大便干；舌红，少苔，脉细数均为肾伏郁火之象。

治则：滋阴降火，凉血化瘀。

主方：凉血地黄汤合六味地黄丸加减。

方药：生地黄 10g，当归尾 6g，地榆 10g，槐花 10g，黄连 3g，天花粉 10g，熟地黄 10g，山茱萸 10g，淮山药 10g，泽泻 6g，牡丹皮 6g，甘草 3g。水煎服，每日 1 剂。

（3）肝经火旺

证候：血瘤呈痣状，或由扩张、迂回、曲折的血管构成瘤体，挤压后膨胀性较好，瘤体常因情志不遂或恼怒而发生胀痛；伴胸胁不适，咽干，小便短赤，大便秘结。舌红，苔黄且干，脉弦数或弦细数。

辨证：郁怒伤肝，疏泄太过，肝火内动，燔灼阴血，阴血沸腾走窜，溢于肌肤而成瘤；郁怒伤肝，气机不畅，则因情志不遂而发生胀痛；肝气不疏，则胸胁胀满；肝郁化火，火灼阴液，津不上承，则口苦咽干，津不濡润大肠，则大便秘结；移热于膀胱，则小便短赤；舌红，苔黄干，脉弦数或弦细数均为肝经火旺之象。

治则：清肝凉血祛瘀。

主方：凉血地黄汤合丹栀逍遥散。

方药：生地黄 10g，当归尾 6g，地榆 10g，槐花 10g，黄连 3g，天花粉 10g，牡丹皮 6g，山栀 6g，柴胡 10g，郁金 10g，枳实 10g，白芍 10g，茯苓 10g，白术 10g，甘草 3g。水煎服，每日 1 剂。

加减：血瘤若不慎挤压或擦伤而致出血者，可加三七末 5g（冲服），小蓟炭 10g，仙鹤草 10g 以止血。

2. 其他疗法

(1) 中成药

①平消片，每次 4～8 片，每日服 2～3 次。适用于各型血瘤。

②犀黄丸，每次 3～6g，每日服 2 次。适用于心火妄动型血瘤。

③大黄䗪虫丸，每次 1 丸，每日服 2 次。适用于各型血瘤。

(2) 验方

①山栀 10g，紫草 20g，乌梅 10g，地榆 15g。每日 1 剂，水煎服 2 次。（选自中医药学高级丛书《中医外科学》）

②水蛭 3g，守宫 1 条，菝葜 20g，每日 1 剂，水煎服 2 次。（选自中医药学高级丛书《中医外科学》）

(3) 外治法

①浅表小面积、非头面部及关节部位的毛细血管瘤，可予五妙水仙膏局部外敷以腐蚀瘤体。

②若不慎损伤瘤体引发出血者，可用云南白药外敷止血。若瘤体破溃染毒形成溃疡时，可用生肌玉红膏或红油膏外敷患部。另外敷清凉膏合藤黄膏，用包扎固定方法，以促其消散。每 1 日换药 1 次。

③手术疗法 海绵状血管瘤瘤体较大而局限者，经充分准备可行手术切除。

(4) 注射疗法

海绵状血管瘤可行注射硬化剂治疗。予消痔灵注射液加 1% 普鲁卡因按 1∶1 混合注入瘤体，每次用药 3～6ml，隔 1 周可重复注射。

(5) 其他局部疗法

毛细血管瘤可予液氮冷冻、浅层 X 线照射、32 磷敷贴等治疗。

(6) 针刺疗法

①耳针疗法 取趾、跟、交感、皮质下、脾、肝、心、肾、神门等穴，用毫针垂直进针，中强刺激，留针 15～20 分钟，每日 1 次。

②挑治疗法 取委中、冲阳、太冲、足三里穴，每次选 3～5 穴，用三棱针挑刺出血，亦可配合拔火罐治疗。

③针刺疗法 取大椎、身柱、命门、腰阳关、阳陵泉，施以大椎透身柱，命门透阳关，留针 1 小时，足三里、阳陵泉强刺激不留针。

④艾灸疗法 取病变局部阿是穴为主穴，配以血海、阳陵泉、三阴

交、悬钟、委中、太溪、昆仑、曲池、外关等穴，施灸 10～20 分钟，每日灸 1～3 次，10 次为 1 疗程。

（五）预后转归

1. 部分毛细血管瘤可自行退化，在数年内逐渐消失，或长到一定程度后就停止发展。

2. 海绵状血管瘤可向深部发展，侵及肌肉组织、血管及神经间隙，还可破坏骨组织和侵入骨髓腔。发生在肢体的海绵状血管瘤可并发先天性动静脉瘘，使患肢发育异常而出现巨肢症。发展广泛而巨大的海绵状血管瘤患者可因大出血而死亡。

（六）预防与调护

1. 注意保护瘤体，避免挤压或擦伤而导致出血或继发感染。

2. 忌食辛辣、醇酒、煎炸之品，以免助热动血，加重肿瘤的症状，或引起出血。

3. 节制恼怒，条达情志。

二、名家医案借鉴

1. 安伯君医案——心火妄动型血瘤

吕某，女，1 岁半。

主诉：发现右耳下腮腺部位肿块约 1 年半。

现病史：患儿出生后 3 天，发现右耳下腮腺部位有颗粒状红点数个，后红点逐渐增大，变为肿块突出于右侧耳下。

诊断：血瘤（西医：右侧淋巴管混合型血管瘤）。

辨证：心火妄动。

方药：选用安氏自制及菨散。白及 50g，莪术 30g，黄药子 20g，山慈姑 10g，七叶一枝花、五倍子、硼砂、雄黄各 5g，硇砂、青木香各 2g，血竭 3g。上药为末和匀，适量外用。用上方，沸水适量，加入白酒 10g，食醋 5g，再和上药末为糊状调敷患处，并嘱每日换药 1 次，7 天为 1 疗程。

二诊：1 疗程后肿块完全停止增长，颜色略见淡红。继用上方调敷 8 周，肿块已完全消失，皮肤与健侧无异。随访 10 年，未见复发。

[安伯君. 自制及裁散治疗淋巴管混合型血管瘤. 中医杂志，1986，10（10）：35]

2．颜德声医案——瘀热交滞凝结于络型血瘤

王某，女，19 岁。

初诊日期：1980 年 3 月 8 日。

主诉：发现左手背肿块 19 年，加重 2 年。

现病史：出生后即发现左手背有一粒芝麻大小的黑痣，满月后手背逐渐肿胀，并延及手指、前臂。近年来肿胀迅速，疼痛，不能劳动。患者因拒绝截肢而出院就诊中医。

查体：X 线片示左前臂及手背血管瘤，尺骨中下段增粗，尺桡远端脱位。舌质红，脉弦细。

诊断：血瘤（西医：血管瘤）。

辨证：瘀热交滞，凝结于络。

治法：清热化瘀，软坚消瘤。

方药：丹参、赤芍、泽兰、桃仁、王不留行子、威灵仙各 12g，生牡蛎 30g，地龙、牡丹皮各 9g，红花、炮穿山甲、丝瓜络、川芎各 6g，土鳖虫 4.5g，水蛭粉 1.5g（冲服）。水煎，头二汁服，三煎外洗。

二诊：先后服药 200 余剂，左前臂周径由原 39cm，缩小至 24cm，继续治疗数月，基本康复，可做一般劳动。

[颜德声. 清热化瘀软坚消瘤治疗血管瘤 1 例. 上海中医药杂志，1981，4（2）：25]

3．陈德俊医案——肝郁痰结热壅血瘀型血瘤

邱某，男，49 岁。

主诉：发现左侧颈部包块 5 个月。

现病史：5 个月前无意中发现左侧颈部有一包块，但不疼痛。

查体：肿块大小为 8cm×6cm×4cm，周界清楚，质中度，无压痛，经穿刺出血，脉弦而滑、舌质红，苔薄微腻。

诊断：血瘤（西医：颈部血管瘤）。

辨证：肝郁痰结，热壅血瘀。

治法：疏肝解郁，软坚化痰，清热解毒，活血化瘀。

方药：柴胡、半夏、浙贝母、玄参、金银花、杉匕仁、赤芍、猪苓、

茯苓各 15g，生牡蛎、昆布、海藻、连翘、半枝莲、半边莲、土茯苓各
30g，红花 10g。水煎服。5 剂。

二诊：5 剂后，颈部包块已缩小约 1/3，质地变软。在原方基础上，
再加皂角刺、穿山甲以增强软坚散结之力。服 2 剂后减去穿山甲。

三诊：共服上药 20 剂，包块已大消，质软。以下方做成散剂内服：
夏枯草、半边莲、半枝莲各 60g，生牡蛎 100g，昆布、海藻、桃仁、红
花、赤芍、金银花、猪苓、玄参、浙贝母各 30g，连翘 50g，甘草 10g。共
研细末，每服 10g，1 日 3 次。服散一半后，包块全部消失。

　　[陈德俊. 颈部血管瘤 1 例治愈. 四川中医，1987，12（12）：40]

4. 刘军医案——心火妄动型血瘤

患者，男，4 个月。

初诊日期：1993 年 12 月 1 日。

现病史：其母代诉，出生 3 个月后因吮乳困难，呛吐乳汁才发现舌体
右侧有一蚕豆大小，色鲜红，高出平面之赘生物，前来就诊。

诊断：血瘤（西医：毛细血管瘤）。

辨证：心火妄动。

治疗：主穴取天应穴，配穴取合谷（双）。常规消毒进针，选细毫针
斜刺毛细血管瘤正中 1 针，不留针，每周针刺 1 次，共针刺 7 次，毛细血
管瘤完全消失，无任何痕迹遗留。开始 4 次从针孔处渗出少许鲜红血液，
用棉球拭去即止，后 3 次无渗出物，此后吮乳顺畅，5 个月后复查未见
复发。

按语：毛细血管瘤与中医外科疾病中血瘤相似，为心火妄动，血瘀积
于局部，属实热证。由于病儿幼小不合作，针刺时一般选用细毫针疾进疾
出不留针，以泻其实，退其热，达到气血调和，经脉疏通之目的。根据血
管瘤面积的大小，确定天应穴针刺的针数，小者只针刺 1 针即可，大者可
针刺 2 针。针刺治愈毛细血管瘤，可能与针刺能收缩血管，增加血中纤维
蛋白原，使血管栓塞自行退化有关。

　　[刘军. 针刺治愈毛细血管瘤，1994，11（5）：23]

（周文彬　古宇能）

第四节 筋 瘤

筋瘤是体表静脉曲张交错而形成团块状的病变。本病好发于长久站立工作者及妊娠妇女，多发生在两小腿，亦可见于四肢。其临床特点为筋脉色紫、盘曲突起如蚯蚓状团块。相当于西医学所说的下肢静脉曲张。本病虽名筋瘤，实质是由于静脉壁薄弱，或静脉瓣缺陷，加之重力的作用，致使下肢浅静脉系统处于伸长、蜿蜒而曲张的状态，其柔软的团块形状似瘤而名之。

一、临证思辨与治疗

（一）病因病机

本病多因长期站立等使下肢气滞血瘀，或郁怒伤肝，血燥筋挛所致。

1. 火旺血燥　因素体虚弱，肝肾不足，肝主筋，肝藏血，血旺火燥，筋脉失养而薄弱，扩张充盈、屈曲交错成瘤。

2. 气虚血瘀　长期站立，或负重远行，或多次妊娠，劳倦伤气，行血无力，气滞血瘀，筋脉纵横，血壅于下，结成筋瘤。

3. 寒湿凝筋　因劳累或涉水淋雨，寒湿侵袭，凝结筋脉，筋挛血瘀，结块成瘤。

病因病机示意图

```
肝肾不足 ⎫         血旺火燥      筋脉失养而薄弱
劳倦伤气 ⎬ ─→ 气血亏虚 ─→ 气滞血瘀，筋脉纵横 ─→ 结成筋瘤
寒湿侵袭 ⎭         凝结筋脉      筋挛血瘀
```

（二）诊断思维

1. 辨病思维

（1）诊断要点

①症状

好发于青壮年，长久站立工作、重体力劳动者及妊娠妇女尤多见。多

发生在两小腿，亦可见于四肢。早期轻度静脉曲张，可无明显不适感。以后可逐渐加重，站立较久时出现患肢酸胀、麻木、困重和隐痛等症状。行走或平卧时减轻或消失。

②体征

患肢浅静脉盘曲成团，如蚯蚓集结，表面呈青蓝色，瘤体质地柔软，抬高患肢或向远心方向挤压，可缩小，但患肢下垂或放手倾刻充盈回复。病程长久不愈，患肢皮肤血运营养障碍，可出现患肢轻度肿胀，局部皮肤萎缩、脱屑、瘙痒、色素沉着，并可触及硬结。严重者可伴发湿疮、臁疮。

③辅助检查

超声多普勒及静脉造影可准确判断病变部位、范围及程度。

（2）鉴别诊断

本病需与血瘤、青蛇毒相鉴别：

筋瘤与血瘤、青蛇毒鉴别表

	筋瘤	血瘤	青蛇毒
好发人群	好发于青壮年，长久站立工作、重体力劳动者及妊娠妇女多见	好发于婴儿和儿童	多发于青壮年
好发部位	多发生在两小腿	多发于颜面、颈部	以四肢多见，次为胸腹壁
生长情况	患肢静脉逐渐怒张，生长较慢	常出生后即被发现，随年龄增长而长大，部分可自行消失	发病多见于筋瘤后期
肿块特征	由管径较粗的静脉曲张而成，瘤体沿主干静脉走向迂曲，状如蚯蚓；瘤体质地柔软	瘤体小如豆粒，大如拳头，形成瘤体的血管一般为丛状的血管或毛细血管	肢体浅静脉呈条索状突起、形如蚯蚓、硬而疼痛
皮肤改变	表面呈青蓝色	正常皮色或暗红或紫蓝色	色赤
自觉症状	早期无明显不适感，站立较久时出现患肢酸胀、麻木、困重等症状，行走或平卧时减轻或消失	一般无自觉症状	体表静脉疼痛，局部可触及较硬的条索状物，并有压痛
兼并症	病久者则出现患肢轻度肿胀，局部皮肤萎缩、脱屑、瘙痒、色素沉着，并可触及硬结严重者可伴发湿疮、臁疮	外伤后可引起出血，继发感染，形成慢性出血性溃疡	患处炎症消退后，可遗留色素沉着或无痛性纤维硬结

2. 辨证思维

患肢筋脉盘曲，肿胀突起，状若蚯蚓，筋脉色紫，站立较久时出现患肢酸胀、麻木、困重和隐痛等症状。站立或劳累时瘤体增大，下坠感加重；行走或平卧时减轻或消失。

重点掌握的症状为筋脉盘曲，肿胀突起，状若蚯蚓，筋脉色紫，站立较久时出现患肢酸胀、麻木、困重和隐痛。局部体征为浅静脉盘曲成团，如蚯蚓集结，表面呈青蓝色，瘤体质地柔软。

筋瘤的基本病机为气血瘀滞，筋脉屈曲。临床上根据引起本病的不同原因，辨证又有区别。因先天禀赋不足，肝肾亏虚所致者，应辨为火旺血燥证；因久站久立或多次妊娠所致者，应辨为气虚血瘀证；因受寒淋雨所致者，应辨为寒湿凝筋证。

（三）治则思维

内治：①理气活血为基本治法。②按证型不同论治，属火旺血燥之证，治宜清肝泻火、养血活血；属气虚血瘀之证，治宜补中益气，活血舒筋；属寒湿凝筋之证，治宜暖肝散寒、活血通脉。

外治：①轻症以调养为主，首选缠缚法，以改善症状，延缓病变发展。②症状加重则宜适时手术治疗，防止出现各种并发症。③已形成湿疮、臁疮者应按照相应的处理原则治疗。

（四）治疗方案

1. 辨证论治

（1）火旺血燥

证候：患肢筋脉盘曲，肿胀突起，瘤体灼热；伴五心烦热，口干欲饮；舌红，少苔，脉细数。

辨证：肝藏血，肝统筋，筋脉依赖于肝血的柔养，则屈伸功能和运行气血功能正常。因郁怒伤肝，化火灼伤阴血，筋脉失其濡养，则血燥筋挛而成瘤；由于火旺血燥，则瘤体灼热；阴虚火旺，则五心烦热；津不上承，则口干；舌红少苔，脉细数，均为火旺血燥之象。

治则：清肝泻火，养血舒筋。

主方：清肝芦荟丸合黄连阿胶汤加减。

方药：生地黄 10g，当归 6g，白芍 15g，川芎 6g，芦荟 10g，黄连 3g，黄芩 10g，牡丹皮 10g，鸡血藤 15g，川牛膝 10g，甘草 5g。水煎服，每日 1 剂。

(2) 气虚血瘀

证候：患肢筋脉盘曲，状若蚯蚓，站立或劳累时瘤体增大，下坠感加重；病体皮色淡暗或变化不大，皮温无明显升高，常伴气短乏力，脘腹胀坠，腰酸，舌体胖，舌淡，苔薄白，脉细缓无力。

辨证：久站久立，劳累过度，或多次妊娠，耗伤气血，气虚则行血无力，气血瘀滞筋脉，发为本病；久站立或劳累时伤气更甚，则瘤体增大，下坠感加重；血瘀不畅，则肢体坠胀不适及腰酸；劳倦伤气，则气短乏力；舌体胖，舌淡，苔薄白，脉细缓无力，均为气血亏虚之象。

治则：益气活血，舒经通络。

主方：补阳还五汤加减。

方药：黄芪 30g，当归尾 9g，赤芍 15g，地龙 15g，桃仁 6g，红花 10g，川芎 6g，党参 15g，甘草 3g。水煎服，每日 1 剂。

(3) 寒湿凝筋

证候：患肢筋脉盘曲，瘤色紫暗，喜暖；下肢轻度肿胀，伴形寒肢冷，口淡不渴，小便清长；舌淡，苔白腻，脉弦细。

辨证：素体卫阳不足，易感寒湿之邪，致使营卫不和，寒湿之邪结于筋脉，气滞血瘀，故瘤体紫暗、喜暖、下肢肿胀；卫阳不足，阳气不能温煦，则形寒肢冷，口淡不渴，小便清长；舌淡，苔白腻，脉弦细，均为寒湿凝滞之象。

治则：暖肝散寒，活血通脉。

主方：暖肝煎合当归四逆汤加减。

方药：肉桂 6g，小茴香 6g，乌药 10g，沉香 5g，当归 6g，枸杞子 10g，茯苓 10g，白芍 15g，桂枝 6g，细辛 3g，木通 5g，生姜 3g，川芎 5g。水煎服，每日 1 剂。

加减：若筋瘤红肿渐退，硬索状物不消，去清热之药，加重祛瘀之品，如虎杖、萹蓄、三棱、莪术等。若形成湿疮、臁疮者应积极采取相应的治疗，防止病情发展。

2. 其他疗法

（1）中成药

①丹七片（丹参、田七等药制成），每日 2 次，每次 3～5 片，饭后温开水送服。适用于各型筋瘤。

②独一味（藏药），口服，每日 3 次，每次 3 片，饭后温开水送服。适用于各型筋瘤。

③大活络丸，每次 1 丸，每日 2 次，饭后温开水送服。适用于各型筋瘤。

④补中益气丸，每次 1 丸，每日 2 次，饭后温开水送服。适用于气虚血瘀型筋瘤。

（2）验方

①苎麻根 10g，蒴藋 15g，红根草 20g。每日 1 剂，水煎加红糖、甜酒适量服。用于治疗下肢静脉曲张。（选自中医药学高级丛书《中医外科学》）

②通经活血丸，每次 4.5g，每日 2 次，用蒴藋 15g，煎汤送服，治疗下肢静脉曲张。（选自《实用中医外科学》）

③陈兴验方　白鲜皮 30g，马齿苋 30g，苦参 30g，苍术 15g，黄柏 15g。将上药用纱布包扎好，加水煎煮后，过滤去渣，趁热熏洗患处，每日 1～2 次，每次 1 小时。如有创口，熏洗后再常规换药。适用于下肢静脉曲张并发湿疹样皮炎者。

（3）外治法

①缠缚法　是治疗本病便捷而有效的疗法。适用于轻症患者，或妊娠期妇女，或体弱不能耐受手术者。可用弹力绷带或医用弹力袜，以减轻症状，延缓病变进一步发展，防止发生并发症。

②敷药法　局部条索较硬者，可用紫草消肿膏外敷；局部红肿者，选玉露膏或如意金黄散调麻油外敷；合并出血者，用桃花散敷创面；合并患部湿疮者，宜用青黛膏外涂患处。

（4）注射疗法　本法是治疗本病的姑息疗法，也可作为手术的辅助疗法。可在病变的静脉或手术剥脱不尽的曲张静脉注射硬化剂，如 5％鱼肝油酸钠等。

（5）针刺疗法

①针刺疗法　取穴血海、曲池、阿是穴，采用火针治疗，有报道疗效好。

②梅花针扣打体表阳性区，刺激皮肤经络，以调和气血、通经活络、平衡阴阳，主穴取血海。

（五）预后转归

1. 大部分患者经治疗可以痊愈或好转，预后良好。

2. 本病经过手术治疗，筋瘤消除，可以获得痊愈，但有他处再发可能。

3. 本病日久可并发湿疮、臁疮，皮肤瘙痒，浸渍糜烂，久不愈合。

4. 本病严重者筋脉怒张处受轻微外伤即可引发出血。

（六）预防与调护

1. 从事站立工作或重体力劳动者或妊娠期妇女应注意保护下肢，进行按摩和热水浸浴，以保持局部气血通畅；经常抬高患肢，以改善局部血液回流。

2. 注意保护患肢，避免外伤。

3. 伴发湿疮、臁疮者应积极治疗，防止病情发展。

4. 抬高患肢，或用弹力绷带包扎患肢。

二、名家医案借鉴

1. 李培生医案——筋瘤

万某，女，33 岁，农民。

初诊日期：2005 年 6 月 5 日。

主诉：下肢筋脉盘曲、肿胀 1 年余。

现病史：患者 1 年多前出现下肢静脉曲张，多方医治无效而就诊。诊时伴饮食及睡眠差，小便黄，大便干。

查体：患者右下肢胫骨处有一包块，发热，颜色青紫，久立则胀痛。舌质红，苔黄厚，脉弦数。

诊断：筋瘤（西医：下肢静脉曲张）。

辨证：湿热下注，气滞血瘀。

治法：清热化湿，活血化瘀。

方药：（四妙散加减）炒黄柏8g，苍术8g，牛膝10g，薏苡仁20g，木瓜8g，茯苓15g，车前子10g（包煎），丹参15g，当归8g，炒白芍10g，陈皮、橘络各8g。每日1剂，水煎服。3剂。

二诊：用药3剂后症状好转，此方加减先后服用40余剂后，上述症状基本消除。随访未见复发。

按语：下肢静脉曲张是外科常见病之一，属祖国医学"筋瘤、脉痹"范畴。多见于长期从事站立工作及重体力劳动者，尤以青壮年最为多见，以肢体肿胀、疼痛为临床特征。李老认为本病为湿热下注、气血运行不畅、瘀血阻滞经络所致。因湿性趋下，故本症以下肢为多见。所拟之方以清热化湿的四妙散为主，配以木瓜化湿疏经活络，茯苓健脾渗湿，车前子利水使湿热从小便排出，丹参、当归活血化瘀，陈皮、橘络行气化瘀利湿。诸药合用切合病机，故临床效果颇佳。

[李静. 李培生教授医案二则. 国医论坛, 2006, 21 (3): 10]

2. 李健医案——气虚血瘀型筋瘤

患者，男，61岁。

初诊日期：2000年2月18日。

主诉：双下肢静脉曲张酸胀疼痛10余年。

现病史：患者10余年前出现双下肢静脉曲张，酸胀疼痛。行走时间长后加重。

查体：双下肢静脉曲张，尤以膝盖以下为重，甚则聚积成团，触之坚硬，皮色暗。舌暗红薄，脉弦。

诊断：筋瘤（西医：下肢静脉曲张）。

辨证：劳倦伤气（气虚血瘀）。

治法：益气活血。

方药：生黄芪60g，党参30g，当归15g，丹参40g，鸡血藤30g，赤芍10g，熟地黄15g，川芎10g，生牡蛎10g，浙贝母10g，牛膝10g，甘草6g。15剂，水煎服。

二诊：服药半月即觉症减，守方1月，症状明显减轻。

三诊：上方治疗3个月后下肢静脉曲张团块明显变软，皮色变浅。

四诊：患者坚持服药半年，临床症状完全消失，双下肢静脉虽可见突起，但触之柔软，无不适，随诊 2 年未复发。

按语：方中重用补气之黄芪、党参，养血之四物汤，益气养血以鼓舞气血运行；大剂量丹参、鸡血藤活血化瘀；生牡蛎、浙贝母软坚散结；牛膝引药下行。全方益气养血，活血化痰，标本共治。下肢静脉曲张一症，虽不属疑难重症，但亦属顽症，短期难以取得疗效，临床应取得患者配合，坚持治疗，方可收功。

[李健. 下肢静脉曲张治疗经验. 吉林中医药，2001，(4)：39]

3. 马培之医案——筋瘤

沈左。

病史：心肝抑郁不遂，怒气化火，两耳气闭，耳音不聪，脉门筋结成瘤。

诊断：筋瘤。

治则：解郁舒肝。

处方：当归、白芍、蜜水炒柴胡、白蒺藜、远志、茯苓、陈皮、泽泻、牡丹皮、石决明、炙甘草、荷叶、石菖蒲。（引自：孟河马培之医案论精要）。

按语：本案为马培之治疗筋瘤验案之一。筋瘤多因怒动肝火，血燥筋挛所致。相当于腱鞘囊肿、浅表静脉瘤、静脉曲张等症。治宜清肝、养血、舒筋，亦可用手术治疗。

[马拴全. 古今名医外科医案赏析. 北京：人民军医出版社，2008：162]

（周文彬　古宇能）

第五节　脂　瘤

脂瘤是皮脂腺中皮脂潴留郁积而形成的囊肿。由于瘤体中的潴留物呈粉状故又称粉瘤。本病好发于皮脂腺、汗腺丰富的部位，如头面、项背及臀部等，多见于青壮年。肿块为球状囊肿，边界清楚，基底可以推动，瘤体生长缓慢。其临床特点是皮肤间出现圆形质软的肿块，中央有粗大毛孔，可挤出有臭味的粉渣样物。脂瘤并非体表肿瘤，相当于西医学所说的皮脂腺囊肿。

一、临证思辨与治疗

（一）病因病机

本病多因痰气凝滞于皮肤之间所致。

1. 痰气凝结 汗腺堵塞，疏于洗涤，腠理津液滞聚不散，渐以成瘤；或肝郁脾虚，运化失调，湿浊化痰，外泛肌肤，郁结不散，痰气凝结而成。

2. 痰湿化热 搔抓染毒，痰湿化热，则脂瘤红肿热痛，甚则酿脓溃破。

病因病机示意图

汗腺堵塞
肝郁脾虚 ⎫→ 腠理津液滞聚不散
搔抓染毒 ⎭   痰湿内生，痰气凝结 → 渐以成瘤
            痰湿化热   甚则热盛肉腐

（二）诊断思维

1. 辨病思维

（1）诊断要点

①症状

本病好发于青春期。多见于头面部、臀部、背部等皮脂腺、汗腺丰富的部位，生长缓慢，一般无明显自觉症状。脂瘤染毒后可有局部红肿、疼痛、破溃流脓等，甚至发生发热、畏寒、头痛等全身症状，可反复发作。

②体征

肿块呈圆形或椭圆形，小者如豆粒，大者如柑橘，边界清楚，质地坚实，或有囊性感，张力较大，与皮肤无粘连，表皮紧张，但基底活动，可推移。瘤体表面皮肤常可发现一黑色皮脂腺开口小孔，挤压后可有粉渣样内容物溢出，有臭味。

③辅助检查

血常规检查：脂瘤未染毒时白细胞计数一般正常，染毒后白细胞总数

及中性粒细胞数增加。

（2）鉴别诊断

本病需与肉瘤、气瘤相鉴别（参照"气瘤"鉴别诊断部分）。

2. 辨证思维

皮肤间出现圆形质软的肿块，中央有粗大毛孔，可挤出有臭味的粉渣样物。搔抓染毒后可有局部红肿、疼痛、破溃流脓等，甚至发生发热、畏寒、头痛等全身症状，可反复发作。

重点掌握的症状为皮肤间出现圆形质软的肿块，中央有粗大毛孔，可挤出有臭味的粉渣样物。局部体征为肿块呈圆形或椭圆形，小者如豆粒，大者如柑橘，边界清楚，质地坚实，或有囊性感，张力较大，与皮肤无粘连，表皮紧张，但基底活动，可推移。瘤体表面皮肤常可发现一黑色皮脂腺开口小孔，挤压后可有粉渣样内容物溢出，有臭味。

本病若脂瘤表皮中央有黑点，伴咽喉如有梅核堵塞感，胸膈痞闷，情志抑郁等症时，应辨为痰气凝结证；若瘤体红肿、灼热、疼痛甚至跳痛化脓，伴发热，恶寒，头痛，尿黄等症时，应辨为痰湿化热证。

（三）治则思维

内治：①本病基本病机为痰湿郁于肌肤，故化痰祛湿，软坚散结为基本治法。②属痰气凝结证，治宜理气化痰散结；属痰湿化热证，则治以清热化湿，和营解毒。

外治：①脂瘤之小如豆粒者可暂行观察，不予特殊治疗。②脂瘤较大而未染毒者宜首选手术予以完整切除。③脂瘤染毒成脓者要及时行切开引流。

（四）治疗方案

1. 辨证论治

（1）痰气凝结

证候：脂瘤表皮中央有黑点；伴咽喉如有梅核堵塞感，胸膈痞闷，情志抑郁，急躁易怒；舌淡，苔腻，脉滑。

辨证：脾失健运，水湿内停成痰，肝气不舒，气机郁结，痰气凝结，滞于皮肤之间，郁结不散，日久聚而成瘤；痰阻气机，升降失常，气机不畅，则咽喉中如有梅核堵塞，胸膈痞闷；肝气不畅，则急躁易怒；舌淡、苔腻、脉滑均为痰气凝结之象。

治则：理气化痰散结。

主方：二陈汤合四七汤加减。

方药：法半夏10g，陈皮10g，茯苓15g，苏叶10g，厚朴10g，生姜3片，大枣10g，甘草5g。水煎服，每日1剂。

（2）痰湿化热

证候：瘤体红肿、灼热、疼痛甚至跳痛化脓；伴发热，恶寒，头痛，尿黄；舌红，苔薄黄，脉数。

辨证：痰湿气结，郁久化热，复感邪毒，则瘤体色红、灼热；内外之邪蕴于肌肤，使局部气血运行不畅，故瘤体肿胀；气滞血瘀，不通则痛，故见疼痛；热胜肉腐，肉腐成脓，故作脓跳痛；邪正相争，故见发热恶寒、头痛；尿黄、舌红、苔薄黄、脉数均为化热之象。

治则：清热化湿，和营解毒。

主方：龙胆泻肝汤合仙方活命饮加减。

方药：龙胆草5g，黄芩6g，柴胡10g，山栀6g，生地黄10g，泽泻10g，车前子10g（包煎），金银花15g，白芷6g，陈皮6g，穿山甲6g，当归尾6g，浙贝母10g，天花粉15g，皂角刺10g，甘草5g。水煎服，每日1剂。

加减：在痰湿化热型脂瘤中，若汗出不畅者，加桔梗、苏叶宣肺以开腠理；食欲欠佳者，加淮山药、白术健脾以助运化。

2. 其他疗法

（1）中成药

①大黄䗪虫丸，每次1丸，每日2次。适用于痰气凝结型脂瘤。

②小金片，每次4片，每日2次。适用于痰气凝结型脂瘤。

③保和丸，每次1丸，每日2次。适用于各型脂瘤。

④山楂丸，每次1丸，每日2次。适用于各型脂瘤。

⑤消炎利胆片，每次4片，每日3次。适用于痰湿化热型脂瘤。

⑥新癀片，每次4片，每日3次。适用于痰湿化热型脂瘤。

（2）验方

茵陈10g，金钱草20g，鸡内金10g。每日1剂，水煎服。（选自中医

药学高级丛书《中医外科学》)

（3）外治法

未染毒的脂瘤，应首选手术切除。

①脂瘤染毒而未成脓者予金黄膏、玉露膏外敷。

②脂瘤染毒成脓者，应作十字切开引流，清除皮脂、脓液，再用棉球蘸适量升丹粉或七三丹，或用稀释后的白降丹塞入腔内，化去脂瘤包囊，待囊壁被完全腐蚀，并清除坏死组织后再予生肌散生肌收口，以免复发。

（4）针刺疗法

①耳针疗法　取耳部神门、肾上腺、皮质下穴，用环形耳针针刺并留针 10～20 分钟，两耳交替使用，3 天 1 次，1 月为 1 疗程。

②挑刺疗法　取膈俞穴用三棱针点刺成品形，出血后再用火罐拔 10 分钟，使其再度出血。

③针刺疗法　取大椎、曲池、陷谷、委中穴，其中大椎、曲池、陷谷穴均直刺，用泻法，使针感向周围扩散，委中穴用三棱针放血 1～5ml，每日 1 次，或隔日 1 次。

④艾灸疗法　取夺命穴和局部灸，每日 1～2 次，15 次为 1 疗程，或对准肿块温和灸。

（五）预后转归

1. 脂瘤经保守治疗，难以奏效，经手术完整切除可获痊愈，本病预后良好。

2. 脂瘤染毒可酿脓，并伴有发热等全身症状，可反复发作，愈合后遗留疤痕。

（六）预防与调护

1. 少食肥甘、辛辣炙煿之品。

2. 注意保持皮肤清洁，勤洗澡。皮脂腺分泌旺盛者宜选用去除油脂的洗涤、护肤用品。

3. 已形成脂瘤者要防止脂瘤染毒，特别是夏季应避免抓破后染毒。

4. 注意保护患部，避免挤压碰伤。

二、名家医案借鉴

1. 王德春医案——脂瘤

王某某，女，63岁，农民。

初诊日期：1984年3月12日。

主诉：发现右侧背部有一鸭梨大肿块半年余。

现病史：半年前发现右侧背部有一鸭梨大肿块，疼痛难忍，且日渐增大，曾在当地医院诊断为皮脂腺囊肿，建议手术摘除，因惧怕而改求中医治疗。患者半年来，经常咳嗽，咯痰色白量多质滑，胸闷腹胀纳差，时有恶心，头晕头重，且性格急躁，易于生气动火，两侧胁肋时有抽痛。

查体：观其面色青黄虚浮，舌淡苔白腻稍厚，右侧肩脚骨岗上肌部位有一直径10cm，高出皮面4cm左右肿块，按之柔软，推之可动，表皮无红肿。切脉左弦滑右缓弱。

诊断：脂瘤（西医：皮脂腺囊肿）。

辨证：脾虚肝郁，痰气搏结。

治法：疏肝健脾，理气化痰。

方药：选用香贝养荣汤加减治疗，处方如下：香附12g，浙贝母30g，青皮、陈皮各10g，法半夏10g，茯苓10g，党参10g，白术10g，当归10g，赤芍、白芍各10g，炙黄芪15g，远志6g，白芥子10g，黄药子12g，山慈姑10g，炙甘草6g，水煎服，日1剂，6剂。

二诊：患者连服六剂后，肿块已消去一半，后继服此方月余，肿块全消，饮食亦增，一切正常，随访一年未复发。

按语：祖国医学认为，脂瘤乃湿痰凝滞于皮肤之间，郁结不散，日久渐聚而成。脾属土，主运化，脾气不足，水津不布，则聚而为痰，停而成饮，痰留于肺，则咳嗽咯痰；走于皮下，则为阴疽流注，瘰疬痰核。痰湿内阻，脾土受困，则肝失条达，肝气郁滞。本例患者，除有痰包外，均不同程度面色黄而不华，腹胀纳差，头晕，舌淡苔白腻，说明其病机皆有脾虚湿困之象，其胁肋胀痛，性格急躁，经行腹痛，更是肝郁之明征。香贝养荣汤以人参养荣汤为基础，意在健脾益气，加香附、贝母，更加强理气化痰之功，黄药子、山慈姑，古书记载，皆有化痰消肿之力，故随症加入，收效显著，足见祖国医学理论，自有其精妙之处。

[王德春. 香贝养荣汤治愈脂瘤壹例报道. 现代中医药，1988，4：42]

2. 张正泉医案——痰气凝结型脂瘤

陈某，男，36 岁。

初诊日期：1987 年 4 月 3 日。

主诉：发现胸部及大腿内侧有包块 1 年多。

现病史：胸部及大腿内侧有包块数十个，1 年多未愈。大者如枣核，小者如豆粒，手按有痛感，质地中等，推之不移，局部颜色如常。

查体：质地中等，推之不移，压痛（＋），局部颜色如常，舌苔白腻，脉滑。

诊断：脂瘤（西医：多发性皮下囊肿）。

辨证：痰气凝结。

治法：理气化痰散结。

方药：法半夏、玄参、生地黄、夏枯草、太子参、牡蛎、赤芍、白芍、丹参各 15g，天南星、陈皮、制香附各 10g，川芎、鸡内金各 6g，水煎服，连服 20 剂，囊肿消失而愈。

[张正泉，皮脂腺囊肿治验，四川中医，1988，13（4）：1]

3. 吴仪珍医案——血瘀气滞，寒凝经络型脂瘤

某女，30 岁。

主诉：发现前胸部数个小丘疹 3 年多。

现病史：3 年前于前胸部出现数个米粒大小的丘疹，呈红色，质硬伴疼痛。以后逐渐增多，有的渐增大后变软。

诊断：脂瘤（西医：皮脂腺瘤）。

辨证：血瘀气滞，寒凝经络。

服用中成药大黄䗪虫丸，每次 1 丸，每日 2 次，10 日为 1 个疗程，2 个疗程间隔 3～5 日。服药 2 疗程后，丘疹明显缩小；服药 3 个疗程，丘疹、结节基本消失。

[吴仪珍等，大黄䗪虫丸治愈皮脂腺囊肿 1 例，新疆中医药，1987，6（3）：29]

（周文彬　古宇能）

第六节　骨　瘤

　　骨组织发生异常的局限性肿大，形成质地坚硬的肿块，统称骨瘤。其肿块紧贴于骨，坚硬如石，又称贴骨瘤、石瘤。本病好发于青少年，男性多于女性。良性骨瘤好发于颅骨和上、下颌骨，恶性骨瘤多数发生在股骨下端和胫骨上端。其特点是骨组织的异常肿大，疙瘩垒起，坚硬如石，紧贴于骨，推之不移。相当于西医学所说的骨良性肿瘤、恶性肿瘤，属骨瘤的范畴。恶性者生长迅速，预后差；良性者生长缓慢，预后好。

一、临证思辨与治疗

（一）病因病机

　　本病总由肾虚骨空，加之感受外邪，气滞血瘀，痰浊凝聚，渐成肿块，发为本病。

　　1. 肾虚痰凝　先天禀赋不足，骨骼空虚，痰、湿、浊、毒易于乘虚而留，结成骨瘤；或恣欲损伤肾阴，虚火内亢，肾火长期郁遏，肾所主之骨气血阻滞而不畅，瘀积而成瘤；如明代《外科正宗》说："肾主骨，恣欲伤肾，肾火郁遏，骨无荣养而为肿曰骨瘤。"

　　2. 气滞血瘀　外伤后，局部骨骼气滞血瘀，正常血供不足，六淫或特殊邪毒易于内侵，凝结致病成瘤。

病因病机示意图

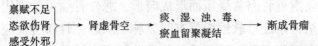

禀赋不足
恣欲伤肾　→　肾虚骨空　→　痰、湿、浊、毒、　→　渐成骨瘤
感受外邪　　　　　　　　　　　瘀血留聚凝结

（二）诊断思维

1. 辨病思维

（1）诊断要点

①症状

a. 良性骨瘤　一般无自觉症状，好发于颅骨和上、下颌骨，发展缓慢，到一定年龄多能停止发展。如肿块巨大，则出现畸形，或压迫邻近组织、器官，产生相应的症状；当肿瘤向颅腔内发展时则出现眩晕、头痛、癫痫发作等，发生于下颌骨、口腔部位时可影响舌的活动。但不发生远处转移。

b. 恶性骨瘤　多见于 10～25 岁青少年，约 75% 发生在股骨下端和胫骨上端，瘤体增大迅速，最初隐隐作痛，继则疼痛难忍，如针扎锥刺，持续不止，入夜更甚；甚至形成巨大肿块，坚硬高突，使局部皮肤青筋显露，除局部畸形、剧痛、功能障碍外，并有逐渐加重的全身症状，如逐渐消瘦、食欲不振、失眠、精神萎靡等。发生脏器或他处转移。病变发展迅速，很快危及生命。

②体征

a. 良性骨瘤　局部可摸到肿块，边界清楚，质地较硬，压痛不明显，表面皮肤无改变。

b. 恶性骨瘤　局部可摸到肿块，坚硬如石，推之不移，边界不清，压痛明显，周围肌肉发生萎缩，日久皮色紫暗，青筋暴露，有时能摸到颤动或听到血管搏动的杂音，骨质受损过多时可出现病理性骨折。

③辅助检查

a. X 线摄片　良性骨瘤见肿瘤边界清楚，与正常骨组织间有明显的分界线；无软组织阴影可见，一般无骨膜反应；骨皮质完整，肿瘤局部皮质膨胀；肿瘤附近骨骼常受压而形成畸形。恶性骨瘤见肿瘤边界不清，骨质破坏，骨结构紊乱；软组织部有明显肿块阴影，骨膜有反应；肿瘤局部密度增深，有膨胀现象；肺部或其他骨骼可能有转移病灶。

b. CT 和 MRI 检查　作此两项检查能较好地显示病变范围和骨质破坏的程度；若肿瘤穿破骨皮质，CT 和 MRI 检查也可以显示软组织被浸润的范围。

c. 血常规检查　良性骨瘤无炎症现象，其血常规检查多正常。恶性骨瘤有炎症现象，白细胞总数及中性粒细胞数增加；伴贫血时，血红蛋白下降。

d. 血沉　良性骨瘤血沉检查正常。恶性骨瘤血沉检查升高。

e. 血清生化检查　恶性骨瘤可有血清钙、磷的改变及碱性磷酸酶的增高，血清球蛋白的增多。

f. 活组织检查　确定肿瘤的性质。

（2）鉴别诊断

本病需与鹤膝痰（膝关节结核）、附骨疽相鉴别：

骨瘤（恶性）与鹤膝痰（膝关节结核）、附骨疽鉴别表

	骨瘤（恶性）	鹤膝痰（膝关节结核）	附骨疽
好发人群	10～25岁青少年	儿童及青壮年	儿童，10岁以下男孩
病史	无	伴有痨病史	有感染病灶或外伤史
起病缓急	瘤体增大迅速	起病很慢	起病急骤
好发部位	好发于股骨下端和胫骨上端	膝关节	多发于四肢长骨
肿块特征	肿块坚硬高突，紧贴于骨，推之不移，局部皮肤青筋显露	膝部关节漫肿，日久溃后流出稀薄脓液，夹有败絮样物质	局部胖肿，推之不移，溃后流脓，先稠后稀，经久不愈
疼痛特点	最初隐隐作痛，继则疼痛难忍，如针扎锥刺，入夜更甚	膝内隐隐作痛，活动受限	疼痛彻骨
全身症状	逐渐消瘦、食欲不振、失眠、精神萎靡等全身症状	全身可见午后潮热，夜寐盗汗等阴虚内热之症	全身恶寒发热
X线摄片	一般不侵及关节	软组织肿胀、骨质疏松，关节间隙可稍增宽或狭窄，晚期消失	骨影模糊或骨质破坏，甚见死骨
结核菌素试验	阴性	多数阳性	阴性
抗痨治疗	无效	有效	无效
预后	凶	多数良好，可致残废	多数较好，可致残废

2. 辨证思维

骨组织的异常肿大，疙瘩垒起，坚硬如石，紧贴于骨，推之不移。瘤体增大迅速，最初隐隐作痛，继则疼痛难忍，如针扎锥刺，持续不止，入夜更甚；甚至形成巨大肿块，坚硬高突，使局部皮肤青筋显露，除局部畸形、剧痛、功能障碍外，并有逐渐加重的全身症状，如逐渐消瘦、食欲不

振、失眠、精神萎靡等。如肿块生长较慢，质地坚硬，基底粘连不能移动，疼痛轻微或无痛。

本病重点掌握的症状为骨组织的异常肿大，瘤体增大迅速，最初隐隐作痛，继则疼痛难忍，如针扎锥刺，持续不止，入夜更甚；并有逐渐加重的全身症状，如逐渐消瘦、食欲不振、失眠、精神萎靡等。肿块生长较慢，疼痛轻微或无痛。局部的体征为骨组织的异常肿大，疙瘩垒起，坚硬如石，紧贴于骨，推之不移。

若肿块质地坚硬，生长迅速，疼痛难忍，基底粘连不能移动；常伴腰膝酸软，夜寐多梦，口干咽燥等症时应辨为肾虚痰凝证；若肿块生长较慢，质地坚硬，基底粘连不能移动，疼痛轻微或无痛；舌淡红有瘀斑，脉涩者则应辨为气血瘀滞证。

（三）治则思维

内治：本病基本病机为肾虚骨空，气血瘀滞、痰浊凝结，治以滋补肾气为本，化痰散结，活血化瘀为标。

外治：局部用黑退消掺于阳和解凝膏上贴之。恶性骨瘤或良性骨瘤逐渐增大，应手术治疗。

（四）治疗方案

1. 辨证论治

（1）肾虚痰凝

证候：肿块质地坚硬，生长迅速，疼痛难忍，基底粘连不能移动；腰膝酸软，夜寐多梦，口干咽燥；舌红，少苔，脉细弦。

辨证：先天禀赋不足，肾亏髓空，阴虚火旺，灼津为痰，痰浊凝结，而成肿块；肾阴亏虚，虚火旺盛，则腰膝酸软，夜寐多梦，口干咽燥；舌红少苔，脉细弦，主阴虚，主痛证。

治则：补肾养阴，化痰散结。

主方：六味地黄丸合十全流气饮加减。

方药：山茱萸10g，淮山药15g，茯苓10g，牡丹皮10g，泽泻10g，生地黄15g，陈皮6g，青皮6g，香附6g，木香6g，川芎9g，白花蛇舌草15g。水煎服，每日1剂。

（2）气血瘀滞

证候：肿块生长较慢，质地坚硬，基底粘连不能移动，疼痛轻微或无痛；舌淡红有瘀斑，脉涩。

辨证：久受寒湿或受外伤，气血瘀滞，日久不消，结为肿块。舌淡红有瘀斑，脉涩为气滞血瘀之象。

治则：理气活血。

主方：活血散瘀汤加减。

方药：当归6g，川芎9g，赤芍10g，苏木10g，桃仁10g，槟榔15g，牡丹皮10g，枳壳10g，瓜蒌仁15g，白花蛇舌草15g。水煎服，每日1剂。

加减：若骨瘤痛甚者，可加用延胡索3g，分两次吞服，或雄黄粉0.6g（不宜常服）、血竭粉0.6g吞服。

2. 其他疗法

（1）中成药

①小金丸，每次1丸，每日2次。适用于各型骨瘤。

②犀黄丸，每次3g，每日2次。适用于各型骨瘤。

③灵芝片，每次4片，每日3次。适用于肾虚痰凝型骨瘤。

④云南白药，每次1支，每日2次。适用于气血瘀滞型骨瘤。

（2）验方

①土鳖虫30g，补骨脂20g，骨碎补20g，小茴香30g，蜂房10g，莪术10g，蜈蚣3条。水煎服，每日1剂。（选自中医药学高级丛书《中医外科学》）

②小茴香30g，乳香20g，没药20g，王不留行子30g，穿山甲15g，七叶一枝花30g，木瓜30g。水煎服，每日1剂。（选自中医药学高级丛书《中医外科学》）

③核桃仁60g；或黑芝麻60g；或黑豆60g；或千斤拔30g。水煎服，每日1剂。（选自中医药学高级丛书《中医外科学》）

（3）外治法

①鲜商陆根捣烂，淡盐水调敷患处。

②回阳玉龙膏掺黑退消外敷患处。

③蜈蚣10g，全蝎10g，铅丹30g，斑蝥1g，白果1g，生石膏15g。

共研细末。撒在壮骨膏上，循经选穴，外敷 7 天。

④明矾 15g，生石膏 15g，天南星 1.5g，蟾酥 1.5g，铅丹 60g，砒石 2g，乳香 5g，没药 5g，炮穿山甲 10g，白芷 10g，肉桂 4.5g。上药共研细末。撒在壮骨膏上，外敷患处。

（五）预后转归

骨瘤有良性与恶性之分，良性者生长缓慢，预后良好，恶性者生长迅速，难以治愈，预后差。

（六）预防与调护

1. 注意摄生，避免肢体外伤及久住寒湿之地。
2. 骨肿瘤患者饮食宜忌辛辣、烟酒之品，少吃生葱、生蒜等刺激性食物。
3. 患病后宜尽早治疗，特别是疑为恶性者。
4. 注意休息，保护好患肢，加强营养。

二、名家医案借鉴

1. 余桂清医案——肝肾两虚夹瘀型骨瘤

陈某，女，25 岁，工人。

初诊日期：1990 年 10 月 3 日。

主诉：右下肢骨肉瘤术及化疗后 1 月余，右腿疼痛，不能直立行走 3 周。

现病史：患者因右腿胫骨肿胀，疼痛 4 个月，于 1990 年 5 月经北京某医院 X 线检查诊断为右腓骨上段骨肿物。于同年 6 月 12 日，患者在该院做切除术病理诊断为右下肢腓骨肉瘤，术后化疗 3 次，用药不详，现化疗结束，故转中医诊治。

查体：患者右脚疼痛，不能直立行走，右下肢水肿，纳差乏力，二便正常，舌淡暗，苔薄黄，脉弦滑。

诊断：骨瘤（西医：右下肢腓骨骨肉瘤石疽）。

辨证：肝肾两虚夹瘀。

治法：滋补肝肾，化瘀解毒。

处方：生黄芪 30g，生地黄 12g，熟地黄 12g，当归 9g，枸杞子 12g，女贞子 12g，杜仲 9g，桑寄生 9g，黄柏 9g，赤芍 12g，川芎 9g，丹参 9g，焦神曲 15g，白花蛇舌草 30g，15 剂，水煎服，每日 1 剂。

二诊（10 月 19 日）：患者疼痛减轻，精神好，全身乏力好转，右下肢肿胀消退，可以轻微活动，纳差，舌淡，苔白，脉细。辨证脾胃虚弱，气血不足。治以健脾养胃，益气补血。

方药：党参 12g，白术 9g，茯苓 12g，鸡内金 9g，陈皮 6g，姜半夏 9g，怀山药 12g，玉竹 9g，补骨脂 9g，菟丝子 9g，鸡血藤 15g，熟地黄 12g，麦芽 15g，谷芽 15g，15 剂，水煎服，每日 1 剂。

三诊（11 月 7 日）：患者精神好，面色红润，体质增强，疼痛消失，可行走，舌淡，苔白，脉细数，基本如常人。治以健脾补肾，强筋健骨兼以抗癌。

方药：党参 12g，白术 9g，茯苓 12g，独活 9g，补骨脂 9g，女贞子 9g，枸杞子 12g，续断 9g，桑寄生 9g，牡丹皮 9g，半枝莲 15g，焦神曲 15g，生薏苡仁 15g，水煎服，每日 1 剂。另服犀黄解毒胶囊，每次 2 粒，每日 3 次。二者交替服用 2 年余。1992 年于北京某医院复查，未发现复发、转移，至今仍工作、生活正常。

按语：骨肉瘤属中医"石疽""石痈""骨痨"等病范畴，病位在骨，其本在肾，病机主要为肾虚不能主骨生髓，以至寒湿之邪或外力损伤骨骼，气血凝滞，经络受阻，日久不化，蕴结成毒，腐蚀骨骼，邪聚成瘤。骨肉瘤的治疗应正确运用好攻与补及治标与治本的关系，在扶正固本的基础上，处理好骨疼痛、骨肿块、关节功能障碍，以及纳差、乏力等全身症状。应该说在骨肉瘤的综合治疗中，中医药对于扶助正气，增强抗病能力，改善脏腑功能，调补气血，攻伐邪毒，消除症状，减轻患者痛苦，有一定优势。

［马拴全. 古今名医外科医案赏析. 北京：人民军医出版社，2008：162］

2. 邹有林医案——骨瘤

宋某，女，36 岁。

初诊日期：1972 年 6 月。

主诉：右肩部肿胀疼痛间作 3 月，加重 1 周。

现病史：于 1972 年 3 月开始右肩部疼痛，以后逐渐加重，前臂及手指轻微活动均可使疼痛加剧，遇寒则肩痛不可忍。至同年 5 月，肩部运动完全受限，握笔写字亦感困难。

检查：X 线拍片报告"右肩关节囊内可见大小不等三处软骨骨化影"。

诊断：骨瘤（西医：右肩关节骨软骨瘤病）。

方药：青娥丸（补骨脂、秦艽、当归、杜仲各 15g，核桃仁 25g，威灵仙 50g，细辛、乌药各 5g，桂枝 10g，青木香 7.5g），水煎服，20 剂。

二诊：右肩部疼痛明显减轻，右手指已能活动，初获治效。后累计服药 100 余剂，右肩顽痛之症，终获痊愈。

[邵有林. 青娥丸治疗软骨瘤. 中医杂志，1982，6（2）：45]

3. 张先河医案——骨巨细胞瘤

某女，18 岁。

初诊日期：1983 年 12 月 5 日。

主诉：摔伤后出现右下肢膝关节及胫骨上方肿痛 20 天。

现病史：患者于 20 天前骑自行车摔倒后，致右下肢膝关节及胫骨上方肿痛。站立、行走时疼痛较剧。

查体：查其右膝关节肿胀，局部皮肤青暗，按之压痛，患肢不能站立、行走。X 线片示：右胫骨上端外侧处见多房囊样密度减低区，其内见有间隔，外侧骨皮质有断裂现象。

诊断：骨瘤（西医：右胫骨上端骨巨细胞瘤并病理性骨折）。

辨证：肾精亏虚，邪从内生，痰瘀互结。

治法：补肾填精，活血化瘀散结。

方药：丹参、黄芪各 24g，桂枝、茯苓、生乳香、没药各 9g，当归、法半夏各 12g，天花粉 18g，陈皮 10g，生牡蛎 30g，白花蛇舌草 25g，琥珀粉、象牙屑各 1g（冲），甘草 6g。水煎，每日 1 剂，分 2 次服。30 剂。

二诊：上方服 30 余剂，患处肿痛大清，已能行走。X 线拍片示：肿瘤变区内有较粗的骨嵴，其外侧及上缘原骨皮质断裂部位可见有骨质钙化，已有愈合征象。当加补肾填精之品，上方加补骨脂 15g，菟丝子 24g，每日 1 剂。又服 30 剂。

三诊：患处肿痛已消，肢体活动自如。X 线片示：4cm×3cm×3cm 囊状病变区，内见有小点状致密影，病变区局部略有膨胀，边缘尚清楚，骨皮质有部分断裂，与前片比较病区密度增高。当加重补肾填精之品，上方加熟地黄 12g，怀牛膝 15g；鹿角胶 3g（烊化），骨碎补 12g。服至 1984 年 4 月 24 日，患肢活动自如。X 线片示：病变区可见点状致密影。边界不甚清楚，胫骨前缘骨皮质略为不规则。共服药 120 余剂，达到临床治愈。

按语：骨瘤无论是良性肿瘤或恶性肿瘤的发病都与肾的关系十分密切。这是因为肾精气能主骨。主骨则能保证骨骼系统健康。肾精，包括阴精和阳气两方面。若肾阳气不足则易感受寒毒之邪，阴精不足易感热毒之邪。气滞血瘀，毒瘀日久也会耗伤肾的精气，脾肾亏损，则精血亏损，先天后天同损，更不能主骨。所以治疗骨瘤宜补肾祛邪并施，标本兼治。

[张先河. 骨巨细胞瘤治验 1 例. 山东中医杂志，1987，15（5）：24]

4. 郑翠娥医案——骨瘤

男，32 岁。

初诊日期：1995 年 6 月 10 日。

主诉：左踝内侧及下肢疼痛 1 个月。

现病史：1 个月来左踝及下肢疼痛，时重时轻，站立时疼痛明显，表面无红肿，扪之不热，压痛明显，伴面色白，乏力，嗜睡，纳可，二便调。

查体：痛苦面容，左踝及下肢压痛明显，表面无红肿，扪之不热。

实验室检查：血常规示：血红蛋白 90g/L，白细胞 6.8×10^9/L，血小板 180×10^9/L，血清碱性磷酸酶 620 单位。左踝关节 X 线平片及 ECT 诊断均为左踝部多发性骨转移瘤，瘤体大小不等。原发病灶部位不明。

诊断：骨瘤（西医：踝多发骨转移瘤）。

辨证：肾虚痰凝证。

治则：补血通阳，解毒化痰散瘀。

方药：阳和汤加减。熟地黄 30g，鹿角胶 10g（烊化），白芥子 10g，桂枝 10g，麻黄 6g，补骨脂 24g，骨碎补 24g，白花蛇舌草 30g，半枝莲 30g，细辛 6g，杭白芍 25g，威灵仙 15g，全蝎 6g，蜈蚣 2 条（研末冲服），甘草 5g。水煎服，日 1 剂。6 剂。

二诊：6 剂后疼痛明显减轻。

三诊：24 剂后疼痛完全消失，未配合西医治疗。1996 年 5 月全身

ECT 检查肿块未见增大及扩散。

按语：扶正祛邪是治疗的关键，主要治则为温阳补血，化痰通瘀解毒。根据骨肿瘤正虚邪实的病机特点，治疗上应采用扶正祛邪的治疗方法，扶正以温阳补血为主，祛邪以化痰通络，解毒化瘀为主，代表方剂为阳和汤加减。方中重用熟地黄温补营血；鹿角胶为血肉有情之品，能生精补髓，养血助阳，强壮筋骨；桂枝温通经脉；麻黄、白芥子通阳散滞而消痰结，合用使血脉宣通；白花蛇舌草、半枝莲解毒散瘀，全蝎、蜈蚣活血通络，药理研究证明四药均具有较强的抗肿瘤作用；补骨脂、骨碎补平补肾阳，强壮筋骨，增强骨骼抗病能力；威灵仙其性善走，温经散寒；细辛芳香走窜，温通经络；杭白芍养血敛阴，配甘草酸甘缓急共治疼痛。由于以上药物的合理配伍，临床才取得了满意的疗效。

[郑翠娥. 阳和汤加减治疗骨肿瘤. 山东中医杂志，1998，17（2）]

（周文彬　古宇能）

第四章 岩

第一节 舌 菌

舌菌是发生于舌部的恶性肿瘤，因其形状如菌，故名舌菌。本病好发于舌中段边缘部，其次是舌根、舌下、舌尖，高发病年龄为 40～60 岁，男性稍多于女性。其临床特点是：初起为突出舌体的肿物，形似豆粒，按之坚硬，逐渐增大，继而溃烂，形成高低不平坚硬的溃疡，疼痛难忍，妨碍饮食、言语，恶性度高；日久延及颈颔，结核坚硬疼痛，预后不佳。本病相当于西医学所说的舌癌，是口腔颌面部常见的恶性肿瘤。

一、临证思辨与治疗

(一) 病因病机

1. 情志不遂 《医宗金鉴》言："盖舌本属心，舌边属脾，因心绪烦扰则生火，思虑伤脾则气郁，郁甚而成斯疾。"舌为心之苗窍，脾脉络于舌旁。若情志有所不遂，心绪烦扰或思虑伤脾，心脾火毒内生，循经上炎结于舌部则可发为本病。

2. 局部刺激 口腔卫生不佳；或有长期吸烟史；或不整齐的坏牙，不合适的假牙、牙托等长期刺激局部亦有引发本病的可能。

3. 岩毒侵袭 外感岩毒，瘀结于舌，久之发为舌菌。

病因病机示意图

情志不遂
局部刺激 } → 痰火渐生 → 火毒痰瘀互结于舌 → 形成岩肿
岩毒侵袭 } 　　经络阻塞

（二）诊断思维

1. 辨病思维

（1）诊断要点

①症状

a. 初期　初起在舌部生一硬结，形如豆粒，开始硬而不痛，偶有轻微刺激性疼痛。

b. 进展期　进而肿块长大如菌，硬结溃烂，疼痛逐渐加重。由于舌活动不便利，可致进食及言语困难。

c. 晚期　因继发感染，舌根部肿瘤常常发生剧烈疼痛，并有流涎、口臭等症状。患病日久，常出现疲倦乏力、心悸气短等症状。

②体征

a. 初期　局部舌黏膜稍有增厚，无其他明显体征。

b. 进展期　病情进一步发展则形成一稍高凸的硬结，初如豆，次如菌，头大蒂小，渐渐增大，糜烂破溃，长期不愈，以致红烂掀肿。或若泛莲，或如鸡冠，流涎臭秽。若再怒气冲激，可致崩裂而出血不止。

c. 晚期　病变侵犯口底或累及全舌时，则舌处于完全固定状态，开口困难。常常并发组织坏死、出血。出现淋巴转移时则可触及颌下淋巴结及颈淋巴结肿大。由于进食不足，加之疾病的消耗，身体日渐瘦弱。

③辅助检查

a. 活体组织检查　可确定病变性质。舌癌以中分化或高分化鳞状细胞癌居多，舌根部还有一部分属于涎腺和淋巴组织来源，有时亦发生淋巴上皮癌及未分化癌。

b. 影像学检查　包括CT、磁共振。舌癌影像学检查的目的在于了解肿瘤的侵犯范围及有无淋巴结或远处转移，在显示舌癌及向周围软组织扩散和淋巴结转移方面，MRI优于CT，而CT则较好地显示骨质受侵。应根据临床症状选择不同的影像手段。

（2）鉴别诊断

本病需与舌疮、舌疗、血瘤相鉴别：

舌菌与舌疔、血瘤鉴别表

	舌菌	舌疔	血瘤
好发人群	发病年龄为 40～60 岁。男性稍多于女性	多见于老年人	婴幼儿时发现
好发部位	舌肌各部位均可见，晚期侵犯上颌窦	好发于舌侧缘	好发于唇、颊、舌等部位
舌头溃疡	有	有	无
硬块	有	无实质性硬结	瘤体质软
颈淋巴结	晚期可有淋巴结转移	无淋巴结转移	无淋巴结转移
全身症状	身体瘦弱，日渐衰败	无明显症状	无明显症状
预后	不良	较好	较好

2. 辨证思维

初起为突出舌体的肿物，形似豆粒，按之坚硬，逐渐增大；继而溃烂，形成高低不平坚硬的溃疡，疼痛难忍，妨碍饮食、言语，恶性程度高；日久延及颈颌，结核坚硬疼痛。患病日久，常出现疲倦乏力、心悸气短等症状。

本病重点掌握的症状为初起为突出舌体的肿物，形似豆粒，按之坚硬，逐渐增大；继而溃烂，形成高低不平坚硬的溃疡，疼痛难忍，妨碍饮食、言语，恶性程度高；日久延及颈颌，结核坚硬疼痛。患病日久，常出现疲倦乏力、心悸气短等症状。局部的体征为舌体的肿物，形似豆粒，按之坚硬，逐渐增大；日久延及颈颌，结核坚硬疼痛。

本病舌部变厚，或有硬结，或有溃疡，疼痛难忍，伴有心烦失眠，口渴、尿黄，则辨为心脾郁火证；若舌体岩肿不断增大，可见糜烂，边缘不整，凸起坚硬，味臭难闻，伴有发热口渴，便秘、尿黄，则辨为火毒炽盛证；若舌体溃烂，边缘隆起，易于出血，剧痛难忍，伴午后潮热者应辨为阴虚火旺证；病变晚期，可见舌体溃烂，翻花出血，甚则透舌穿腮，饮食难下，身体瘦弱，唇淡舌白，面色无华，则属气血两虚证。

（三）治则思维

目前舌菌的治疗是以手术治疗为主的综合治疗。总之对于舌癌的治疗，应根据患者的年龄、肿瘤期别、生长部位、肿瘤的临床类型选择不同的治疗方案，进行不同治疗方式的贯序治疗。中医则依据病期的不同，分别采用祛邪、补虚为主的治则，运用清热解毒、化痰散结、滋阴降火、调补气血等方法治疗本病。

（四）治疗方案

1. 辨证论治

（1）心脾郁火

证候：舌部变厚，或有硬结，或有溃疡，疼痛难忍；伴有心烦失眠，口渴尿黄；舌红苔黄，脉弦数。

辨证：心脾之火循经上升于舌，经脉阻塞，气血瘀滞，痰毒瘀血互结而成舌边肿物；心脾之郁火内炽则口渴；热胜肉腐则舌体溃烂；热扰心神故心烦失眠；心与小肠相表里，心火下移小肠，则尿黄；苔黄、脉数为心脾之火内炽之象。

治则：清火解毒，化痰散结。

主方：导赤散加味。

方药：木通 10g，生地黄 15g，生甘草 5g，竹叶 15g，黄连 5g，僵蚕 5g，陈皮 10g，海藻 15g，山豆根 10g。水煎服，每日 1～2 剂。

加减：疼痛甚者，加乳香、没药各 10g 以活血止痛；大便干结者，加生大黄、川厚朴各 10g 以通便泄热。

（2）火毒炽盛

证候：舌体岩肿不断增大，可见糜烂，边缘不整，凸起坚硬，味臭难闻；伴有发热、口渴，尿黄，便秘；舌苔黄腻，脉滑数。

辨证：火毒炽盛，热盛肉腐，故见舌体糜烂，味臭难闻；热毒内聚脏腑而见发热；火热伤津故见口渴、便秘；热移小肠故见尿黄；舌体坚硬，为痰瘀互结于舌体，阻塞经络所致；苔黄腻，脉滑数均为火毒炽盛之象。

治则：清泻火毒。

主方：黄连解毒汤加味。

方药：黄连 5g，黄芩 10g，黄柏 10g，山栀 10g，山慈姑 5g，半枝莲 20g，土茯苓 20g，陈皮 10g。水煎服，每日 1～2 剂。

加减：溃疡出血者，加仙鹤草 30g、地榆 10g 以止血。

（3）阴虚火旺

证候：舌体溃烂，边缘隆起，易于出血，剧痛难忍，午后潮热，舌质红无苔，脉细数。

辨证：毒邪蕴结日久，伤津耗气；津液不足故见舌体干裂溃烂；阴不制阳故见午后潮热；舌质红无苔，脉细数为阴虚火旺之象。

治则：滋阴降火。

主方：知柏地黄汤加减。

方药：知母 10g，黄柏 10g，生地黄 10g，山药 15g，山茱萸 10g，牡丹皮 10g，茯苓 15g，泽泻 10g。

加减：口干甚者，加知母 10g、玄参 15g 以滋阴降火。

（4）气血两虚

证候：舌体溃烂，甚则透舌穿腮，饮食难下，身体瘦弱，面色无华，唇舌淡红，脉沉细无力。

辨证：病至晚期，由于岩毒侵蚀舌体，饮食难下，气血生化无源，从而出现体质消瘦，面色无华，唇舌淡红，脉细无力等气血不足之证。

治则：调补气血。

主方：归脾汤加减。

方药：人参 10g，茯神 15g，白术 15g，黄芪 15g，当归 10g，酸枣仁 10g，龙眼肉 10g，甘草 5g，远志 10g，木香 10g。

加减：纳呆气短，夜寐不安者加白术、当归各 10g 及茯神 15g 以健脾安神；颈及颌下肿痛甚者，加夏枯草 30g、海藻 15g 以加强散结之力。

2. 其他疗法

（1）中成药

①蟾酥丸 每次 3～5 粒，每日 2 次。适用于各型舌菌。

②梅花点舌丹 每次 1 丸，每日 2 次。适用于各型舌菌。

③肿节风片 每次 4 片，每日 3 次。适用于各型舌菌。

（2）验方

①舌疬灵汤（《现代中医肿瘤学》） 黄芪 30g，党参、丹参、半枝莲各 15g，连翘、蒲公英各 12g，山慈姑、山甲珠、藕节、金银花、鸡内金、菟丝子、枸杞子各 10g，当归、川芎 9g，三七、陈皮、砂仁（后下）、黄连各 6g，甘草 3g，每日 1 剂，水煎，分 2 次温服。本方补气益血，主治

气血两亏证之舌癌。

　　②敌癌丸（《现代中医肿瘤学》）　　白花蛇舌草60g，穿心莲60g，虎杖60g，紫金牛60g，山栀60g，急性子15g，水蛭15g，徐长卿30g，韩信草30g，蟾酥16g，壁虎16条，蜈蚣16条。以上各药共研细末，用猪胆汁调成糊状，再加葶苈粉适量水泛制成丸，如绿豆大小，每次10g，每日3次。

　　③丹皮黄柏方（《现代中医肿瘤学》）　　白花蛇舌草30g，赤芍25g，麦冬、羊蹄根各15g，牡丹皮、黄柏、山栀、马尾、黄连各9g，龙胆草6g。每日1剂，水煎分2次温服。具有清热泻火之功效，主治火毒炽盛之证。

　　④漱口方（《现代中医肿瘤学》）　　由山豆根、龙葵、草河车煎汤去渣，代水含漱，每天3～4次，适用于各类舌菌。

　　(3) 外治法

　　①初起　宜解毒消肿，化痰散结，可用玉枢丹醋调外敷，每日2～3次。

　　②脓成期　溃烂宜清热解毒，止痛消肿。一般可用青吹口散或锡类散搽敷。

　　③溃后期　出血不止外敷云南白药（成药），或用蒲黄炭、芦荟、马勃等份，研细外用。

　　(4) 针灸疗法

　　①体针　取合谷、承浆、地仓、内庭、天突、翳风、内关、足三里、太冲、心俞、脾俞、颊车、下关等穴。每次3～4次个穴，补泻兼施，每日1次，每次留针20～30分钟。

　　②耳穴　取心、脾、肾、内分泌、舌、肾上腺、面颊等，每次取2～4个穴，每日1次每次留针30分钟，行较强刺激。或每次埋针3～5天，2～3天后再行第二次埋针。亦可用王不留行籽，胶布固定于穴位上，并反复按压。

（五）预后转归

　　1. 本病属恶性肿瘤，预后不佳。

　　2. 病变早晚与预后关系密切，Ⅰ、Ⅱ期患者3、5、10年生存率明显高于Ⅲ、Ⅳ期患者。

3. 生长部位与预后的关系中，舌体癌的局部控制率明显高于舌根癌，3、5、10年生存率也明显高于舌根癌。

4. 颈部淋巴结转移者其生存率明显低于无颈淋巴结转移者；病例类型中高分化癌的预后明显高于中分化癌与低分化癌。

（六）预防与调护

1. 注意口腔卫生，纠正不适合的假牙及牙托等，对口腔溃疡、白斑等癌前病变及时治疗。

2. 戒烟，戒酒，忌辛辣刺激之品。

3. 局部外用药物，粉剂宜细，以免刺激。

4. 注意观察病情，随时作出适当处理，以防并发症发生。

5. 饮食调养 有报道用藏青果、鲜石榴、鲜乌梅，每日各样1枚，分别口含嚼化，连续服用。放疗时可食用甘蔗、苹果、香蕉、菠萝等。化疗时可常食用扁豆、莲子、山药、龙须菜、薯蓣、鸡子黄粥等作为本病的辅助治疗。

二、名家医案借鉴

1. 王泽时医案——心脾火郁型舌菌

冯柱英，女，63岁。

初诊日期：1967年9月4日。

主诉：右侧舌部溃烂2年，发现肿块4月。

现病史：2年前出现右侧舌缘溃烂，未予重视。4月前发现溃疡周围出现肿块，吃饭时稍痛。一直未系统医治。

现症：肿块疼痛，吃饭时明显。

查体：右侧舌缘溃疡面约1.5×0.8cm，肿块隆起呈杨梅状。脉象细。

病理：1967年8月杭州肿瘤医院病理报告右侧舌缘鳞状细胞癌Ⅰ～Ⅱ级。

诊断：舌菌（西医：舌癌）。

辨证：心脾郁火。

治法：清火解毒，化痰散结。

方药：北沙参 10g，生地黄、当归、川石斛、虎杖各 15g，半枝莲、白花蛇舌草、水杨梅根、香谷芽各 30g，甘草 9g。水煎服，每日 1 剂。15 剂。

二诊：上方服半月，舌缘糜烂好转。

三诊：继之配合放疗 1 疗程，再服上方 3 个月，舌缘糜烂已敛，肿块消失。患者于 1971 年因心肌梗死突然死亡。

［包素珍. 肿瘤名家验案精选. 北京：人民军医出版社，2006：20］

2. 王玉章医案——气血两虚型舌菌

某男，44 岁。

初诊日期：1993 年 4 月。

主诉：舌部肿物伴剧痛 3 个月。

现病史：患者 3 月前发现舌部两侧边缘有如米粒大小，未予重视，后逐渐增至黄豆大小并糜烂。

现症：身体消瘦，气短乏力，面色萎黄，动则出汗。

查体：舌质淡，脉沉细无力。舌部两侧边缘肿物，质地坚硬，一侧肿物已破溃糜烂，有少许出血，舌伸缩受限，不能进食。

诊断：舌菌（西医：舌癌）。

辨证：气血两虚。

治法：调补气血。

方药：云茯苓，白术，南北沙参，当归，生地黄、熟地黄，黄芩，金银花，玄参，川贝母，白花蛇舌草，草河车，土茯苓。水煎服，每日 1 剂。局部以云南白药扑撒于出血之溃烂面，每日 1 次。

二诊：用药半月，溃烂面干燥，出血减少，疼痛减轻。

三诊：用药 1 月，溃破处结痂，肿块变软，但仍偶有疼痛，上方去黄芩，加党参、黄芪。

四诊：再服 1 个月，肿块明显缩小，疼痛已止，面色转润泽，气短乏力消失，精神转佳。继而给予犀黄丸、补中益气汤善后。

服药 50 日后，舌部仅可触及粟米大小肿物，其他症状悉除。

按语：舌癌患者常由于疼痛进食减少，且疼痛耗气伤血，患者表现出全身虚弱的征象，加快了疾病的发展。本案医者抓住舌癌发展的主要矛

盾，以云南白药局部用药，缓解疼痛和出血，配合补益气血，解毒散结之
剂而取得疗效。

［王玉章. 舌癌辨治. 北京中医，1993，（4）：63～64］

3. 谷铭三医案——火毒炽盛型舌菌

王某，男，50岁。

初诊日期：1992年12月25日。

主诉：腔颊部纤维肉瘤术后6月。

现病史：患者因口腔右颊部纤维肉瘤于1992年6月先后3次手术，
至8月末再次进行扩大切除术。术中冰冻病理切片示：原手术疤痕区黏膜
下及肌组织可见肿瘤浸润，诊断为纤维肉瘤。

症见：张口困难不能进食，只能用导管吸食流质。刀口部位疼痛。

查体：口腔内侧大面积溃疡，分泌浓汁，气味恶臭。舌质暗红，脉
细数。

诊断：舌菌（西医：口腔右颊部纤维肉瘤）。

辨证：火毒炽盛。

方药：西洋参5g（先煎），生地黄10g，天冬15g，半枝莲15g，石见
穿15g，白花蛇舌草20g，三棱15g，莪术15g，虎杖15g，生薏苡仁25g，
丹参20g，小白花蛇1条，炙鳖甲15g（捣，先煎），败酱草20g，连翘
20g。上方辨证加减，患者坚持服用近200余剂，诸症明显好转。

二诊（1993年7月22日）：患者刀口肿胀基本消失，进食时轻微疼
痛，口腔内的溃疡面明显缩小，有少量分泌物，仍有轻度口臭，脉沉缓。

处方：西洋参5g（先煎），生地黄15g，天冬15g，半枝莲15g，莪术
15g，虎杖15g，生薏苡仁30g，灵芝10g，丹参20g，小白花蛇1条，枸
杞子20g，浙贝母10g，龟板胶10g（烊化）。

三诊（1994年5月5日）：患者坚持服用上方的加减方至今，面部刀
口挛缩好转，肿胀消失，无明显疼痛，溃疡愈合，未再复发。饮食及睡眠
大有好转，体力增强，脉缓。用八珍汤加灵芝、郁金、浙贝母、蜀羊泉、
丹参、生薏苡仁、半枝莲打蜜丸，坚持服用，善后治疗。

［谷言芳. 谷铭三治疗肿瘤经验集. 上海：上海科学技术出版社，2002（2）：125］

（周文彬　古宇能）

第二节 茧 唇

茧唇是发生于唇部的癌肿，因其厚硬，皮肤皱裂如蚕茧而得名。本病多见于下唇，为无痛性局限性硬结，或如乳头及蕈状突起，溃后翻花如杨梅，久不愈合。本病相当于西医学所说的唇癌，发病率约占口腔肿瘤的第3位。

一、临证思辨与治疗

（一）病因病机

本病的发生和发展与心、脾胃、肝、肾等脏腑功能失常有密切关系。

1. 心脾火毒　脾开窍于口，其华在唇。思虑太过，则使心火内炽，移热于脾经，挟脾之郁结湿浊循经上升，结于唇部，致使唇部气血瘀滞，火毒湿浊相互搏结而成茧唇。

2. 脾胃实热　胃与脾互为表里，足阳明胃经环绕口唇，故脾胃失常均可影响口唇。若过食肥甘厚腻及辛辣炙煿之品，或过饮醇酒，以致脾胃壅积化热，火毒内生，灼津为痰，痰随火行，留注于唇，湿热痰浊结为肿块。

3. 阴虚火旺　肝肾精血受损，阴虚不能潜阳，阴虚火旺，相火上炎，炼液成痰，虚火痰毒循经蕴结于唇而发为本病。

4. 不良刺激　长期的局部慢性刺激，如烟热火毒、烟斗积毒或局部长期使用劣质化妆品，或唇部湿疹、口唇白斑等均可诱发本病。

病因病机示意图

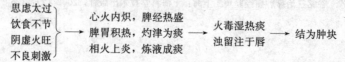

（二）诊断思维

1. 辨病思维

（1）诊断要点

①症状

a. 初期或中期　唇部局限性硬结，渐渐增大，多无疼痛，全身症状不明显。

b. 晚期　肿块破溃，时流恶臭血水，痛如火燎，张口进食困难，伴倦怠乏力，五心烦热，两颧潮红。

②体征

a. 初起　唇部结块如豆（多见于下唇），似乳头、蕈状，逐渐增大，妨碍进食。

b. 中期　结块溃破，成为溃疡，周围呈堤状，底部发硬，内似菜花。其形态不一，边缘不整，高低不平，时有恶臭血水渗出。溃疡表面常复以痂皮，久不愈合。

c. 后期　患者颌下及颏下淋巴结肿大固定，常为癌肿转移之征象。

③辅助检查

病检：肿物活体组织病理检查与溃疡或糜烂面的印片细胞学检查显示绝大多数为高分化鳞状细胞癌，有资料表明达 85％ 以上，具有此病理类型的唇癌多发生于下唇；其次为基底细胞癌；此外，还有少许腺样囊性癌、恶性黑色素瘤、混合恶性瘤、纤维肉瘤等。

（2）鉴别诊断

本病需与白斑、慢性唇炎鉴别：

茧唇与白斑、慢性唇炎鉴别表

	茧唇	白斑	慢性唇炎
好发人群	老年前期、老年期，尤其男性	各类人群	各类人群
好发部位	上唇、下唇、口角	唇各个部位	好发于下唇
病理	可发现各类癌细胞	上皮高度增生与过度角化	炎症细胞浸润
颈淋巴结	晚期可有淋巴转移	无淋巴结转移	无淋巴结转移
全身症状	身体瘦弱，日渐衰败	无明显症状	无明显症状
预后	不良	较好	较好

2. 辨证思维

好发于下唇无痛性局限性硬结，或如乳头及蕈状突起，溃后翻花如杨梅，久不愈合，发展至晚期肿块破溃，时流恶臭血水，痛如火燎，张口进食困难，伴倦怠乏力，五心烦热，两颧潮红。

本病重点掌握的症状为下唇无痛性局限性硬结，或如乳头及蕈状突起，溃后翻花如杨梅，久不愈合，发展至晚期肿块破溃，时流恶臭血水，痛如火燎，张口进食困难，伴倦怠乏力，五心烦热，两颧潮红。局部的体征为下唇无痛性局限性硬结，或如乳头及蕈状突起，溃后翻花如杨梅，后期患者颌下及颏下淋巴结肿大固定，常为癌肿转移之征象。

本病的基本病机是脾胃积火结聚，其基本证型为热证。但随病程长短的不同有实热、虚火之分，病程不长者，多见实火；如心脾火毒证和脾胃实热证。病程日久者，火热之邪耗灼阴精而多见阴虚火旺证，此时常见消渴之症。

（三）治则思维

外治：早期发现、早期诊断、早期治疗是获得成功的基础，应争取早期手术治疗。

内治：应用中医辨证治疗，分清虚实，虚则宜补，实则宜泻，或攻补兼施，切不可滥用苦寒之品，以免损伤脾胃而致病变加剧。

（四）治疗方案

1. 辨证论治

（1）心脾火毒

证候：下唇部肿胀坚硬，结多层痂皮，形如蚕茧，溃烂后渗流血水，疼痛较剧，张口困难；伴口渴、尿黄、心烦，失眠；舌质红，苔黄，脉细而数。

辨证：心火移热于脾经，脾火内炽，火盛生痰，痰火循经上行于舌，经络阻塞，气血瘀滞而成唇部肿块；积热伤津，不能上润，则口渴，结多层痂皮；热扰心神故见心烦失眠；心火下移于小肠故见尿黄。舌红，苔黄，脉数均为心脾热盛之征。

治则：清火解毒，养阴生津。

主方：清凉甘露饮加减。

方药：水牛角 15g，黄芩 10g，生地黄 15g，麦冬 10g，石斛 10g，枇杷叶 10g，牡蛎 20g，夏枯草 10g，莪术 10g，山栀 10g，土茯苓 10g，僵蚕 5g，半枝莲 15g。水煎服，每日 1～2 剂。

加减：若肿块焮红疼痛，热毒偏胜，甚或流脓血汁者，可加土茯苓、野菊花各 30g，山栀 10g。

(2) 脾胃实热

证候：唇红缘肿块增大迅速，口唇红肿燥裂，灼热疼痛；伴面赤口渴，大便秘结，小便黄而短少；舌质红，苔黄燥，脉滑数。

辨证：过食炙煿厚味和辛辣助火之物，脾胃受损，积火上注于唇，经络阻塞，气血结聚，故口唇坚硬而肿，灼热疼痛；热盛伤津，唇失濡润，则干燥而皲裂，妨碍正常饮食；火为阳邪，其性炎上，故见面部红赤；脾胃热盛，肠燥津枯，则传导失职而见大便秘结；舌红苔黄燥，脉滑数均为脏腑实热之象。

治则：通腑泄热，解毒化瘀。

主方：凉膈散合清胃散加减。

方药：连翘 10g，酒大黄 10g，芒硝 5g，山栀 10g，黄芩 10g，薄荷 5g，甘草 5g，半枝莲 20g，僵蚕 10g，射干 10g，七叶一枝花 10g，川贝母 8g，夏枯草 15g。水煎服，每日 1～2 剂。

加减：若脾阴不足者，可用沙参麦冬汤加味：沙参、麦冬、玉竹、生扁豆各 12g，冬桑叶、西洋参各 10g，甘草 6g，山药 15g，天花粉、白花蛇舌草、山慈姑、半枝莲各 20g。

(3) 阴虚火旺

证候：肿块溃烂呈菜花状，疮面色紫暗不鲜，时流血水，痛如火燎；伴倦怠乏力，五心烦热，两颧潮红；舌红，少苔或无苔，脉细数。

辨证：病至晚期，肿块虽溃但火毒不减。病久则正气已衰，病由实转为虚，而见时流血水，久不收口；阴虚火旺则见五心烦热，两颧潮红，口干咽燥；久病元气大伤故见形体羸瘦；舌红少苔，脉细数皆为阴虚火炽之象，病至此已属危重，久之可导致消渴，甚至阴阳俱衰，预后凶险。

治则：滋阴降火，凉血解毒。

主方：知柏地黄汤加减。

方药：知母 10g，黄柏 10g，生地黄 15g，山茱萸 10g，淮山药 10g，牡丹皮 10g，茯苓 20g，泽泻 10g，石斛 10g，天花粉 15g，紫草 5g。水煎服，每日 1～2 剂。

加减：唇癌肿块坚硬者，加浙贝、生牡蛎各 20g，海藻、昆布各 15g；若肿痛厉害，舌紫暗有明显瘀斑点者，加土鳖虫、水蛭各 3～6g，全蝎 5g，露蜂房 10g。

2. 其他疗法

（1）中成药

①犀黄丸　牛黄、麝香、乳香、没药组成，每瓶装 3g，约 10 粒，每次服 3g，每日 2 次，温开水或黄酒送服。功效解毒化瘀，适用于唇癌心脾火毒型。

②六神丸　由麝香、牛黄、冰片、珍珠、蟾酥、雄黄组成，炼成丸剂。每服 5～10 粒。

日服 2～3 次，小儿酌减。功效解毒化瘀，适用于唇癌心脾火毒型。

③梅花点舌丹　由乳香、没药、硼砂、熊胆、冰片、雄黄、葶苈子、血竭、沉香、珍珠、牛黄、麝香、朱砂、制蟾酥、白梅花、生石决明组成，每次 3 丸，舌下含化，徐徐咽之。

④扶正消瘤片　人参、三七、蚤休、狼毒、薏苡仁、穿山甲、蜈蚣、黄药子、仙鹤草、牛黄、黄芪、鹿角胶、硼砂、紫河车等。每次 4 片，每天 3 次。功效补气解毒，化痰消瘤。

⑤小金丹　白胶香、草乌、五灵脂、地龙、番木鳖、乳香、没药、当归。每次 1 支，每天 3 次。功效解毒化瘀。

（2）验方

①蟾酥丸（《现代中医肿瘤学》）　乳香、没药、雄黄、蟾酥各 180g，蜗牛 60g，血竭 20g，朱砂 10g，胆矾、轻粉、寒水石各 6g，牛黄、冰片、麝香各 3g，蜈蚣 30g，共研细末，水泛为丸。每服 5～10 粒，早晚各 1 次。

②鱼腥草蜜丸（《现代中医肿瘤学》）　鱼腥草（研粉）500g，蜂蜜适量，做成蜜丸，每次服 10g，每日 2 次，14 日为 1 疗程。适用于口唇白斑周围发红，毒热明显者。

③五虎膏（《现代中医肿瘤学》）　番木鳖、蜈蚣、天花粉、细辛、蒲

黄、紫草、穿山甲、白芷等药制膏涂敷唇癌病灶，每日 2～3 次。

④青吹口散（《现代中医肿瘤学》） 煅石膏、煅人中白各 9g，煅硼砂 18g，青黛、冰片各 3g，黄连、黄柏各 3g。研极细末，用油调敷唇癌患处。

（3）外治法

①皮癌净 由砒石、指甲、头发、大枣（去核）、碱发面组成，外用。粉末直接敷于肿瘤面，或用膏剂涂抹患处，每日或隔日 1 次。功效解毒化浊，适用于唇癌有创面者。

②蟾酥丸加醋研磨后外敷患部。

③牛黄皮黛散 人工牛黄、青黛、冰硼散各 10g，朴硝 9g。上药研成细粉过筛，每次用器具或卷纸筒少许药粉吹撒在患处，每日可用多次。适用于口腔肿瘤、红肿、溃破或流血水者。

④珍珠散 由硼砂、雄黄、川黄连、儿茶、人中白、冰片、薄荷叶、黄柏、大破珠子组成，适量外吹患处。功效解毒化浊，适用于唇癌有创面者。

⑤黛珍粉 青黛 18g，生寒水石、珍珠丹（豆腐制）各 9g，西瓜霜、生硼砂、硇砂（炙）各 6g，牛黄 2.4g，冰片 1.5g。上药共为细末，用时吹入少许至患处。适用于唇癌肿块溃烂者。

⑥芙蓉散 木芙蓉（晒干）、五倍子、大黄各 30g，生明矾、藤黄各 9g，麝香 0.9g，冰片 0.6g。上药共为细末，用醋调成糊状涂患处，中央留孔如豆大，药干再涂醋。适用于唇癌各期。

⑦蛇蜂膏 蛇蜕、露蜂房、头发、大畜毛、蛴螬各 20g。上药共烧灰，猪脂油调，擦患处。适用于唇癌各期。

（4）按摩疗法

可取足阳明胃经、足太阴脾经等循经推拿按摩，或按此经有关穴位进行按摩，以便增强疗效。推拿按摩对扶正固本有一定治疗意义。

（5）针刺疗法

可根据唇癌之不同临床表现特征而辨证取穴；针刺手法可补可泻，或平补平泻，亦以临床辨证为依据，如瘀毒壅阻型者当泻，阴虚火旺者当补。常用穴位可选足三里、解溪、内庭、三阴交、阳陵泉、合谷等。

（五）预后转归

本病预后不良，在后期出现消渴之症，尤属难治。

（六）预防与调护

1. 注意口腔卫生，坚持早、晚及饭后漱口刷牙。可选用复方硼砂漱口水漱口。

2. 注意饮食调养，忌烟戒酒。以不需要过多咀嚼、易消化、富营养的食物为佳。

3. 不宜过食炙煿、辛辣、肥甘之物。

4. 避免长期直接遭受日光暴晒。

5. 积极治疗唇部良性病变，如白斑、皲裂、角化增生、乳头状瘤等，以防恶变。

6. 一旦唇黏膜白斑粗糙，增厚，或出现裂口，即应做活检以明确诊断，尽早作出相应治疗处理。

二、名家医案借鉴

1. 贾堃医案——心脾火毒型茧唇

屈某，男，57 岁。

初诊日期：1985 年 3 月 20 日。

主诉：下唇发现包块 1 年。

现病史：1 年前发现下唇包块，压之坚痛，可活动，压时疼痛，食纳正常，二便调。于 1984 年 10 月 12 日手术切除，继之放疗，包块溃烂，病理诊断为"下唇疣状癌"。近来，又发现局部包块，2cm×3cm 大，质硬，不能活动，有压痛，张口困难，其他尚未发现异常。

现症：局部包块有压痛，张口困难。

查体：下唇包块 2cm×3cm 大，质硬，不能活动，有压痛。舌红，舌苔白，脉弦细。

病理：下唇疣状癌。

诊断：茧唇（西医：唇癌）。

辨证：心脾火毒证。

治法：润燥生津，清热凉血。

方药：重楼 10g，山豆根 10g，瓦楞子 30g，露蜂房 10g，野菊花 30g，料姜石 60g。一剂药煎两遍，合在一起。分 2 次服，连服 12 剂。同时服用平消片 10 瓶，每次 8 片，每日 3 次，开水送服。

二诊：药后，包块缩小。进食时，口唇仍发硬，二便调。上方加蜈蚣两条，乌蛇 10g，土鳖虫 10g。煎服法同上。平消片继续服。

三至四诊：左唇角肿块仍坚硬，张口困难。左颌下淋巴结肿大，咽喉吞咽物时作痛，左乳房有小包块，左胯疼痛，重时反射之包块痛。方加土贝母 10g。继续服 6 剂，煎服法同前。同时服用金星散（糖衣片）5 瓶，每次 2 片，1 日 3 次，开水送服。

五诊：肿块仍大，张口困难，二便调，其他好转。上方加龙胆草 10g。继续服 6 剂。煎服法同前。金星散继服。

六诊：口角局部仍有肿块，唇表面溃疡，张口仍困难，有时痛。3 月 20 日方加土贝母 15g，继续服 6 剂，煎服法同前。金星散 5 瓶，每次服 2 片，每日 3 次。

七诊：药后，肿块缩小，疼痛减轻，张口稍好，纳可。但有时口干。上方继续服 6 剂，煎服法同前。金星散（片）继续服。

八至九诊：自觉身体消瘦，食欲、食纳均好，周围淋巴结未触及，下唇包块及唇溃疡，均已消除。上方继续服 6 剂。金星散（片）5 瓶。每次服 2 片，1 日 3 次。

十至十六诊：取中药 60 余剂，金星散（片）13 瓶。服药后一切正常。

1993 年 3 月 23 日，因其妻哮喘，陪同来诊，见其身体健壮。

按语：金星散系贾老所创，由郁金香 20g，白矾 20g，火硝 20g，重楼 20g，蟾酥 3g，红硇砂 6g，鸡蛋壳 30g，料姜石 30g，仙鹤草 30g，天南星 30g，共研细粉，每次服 1～6g，1 日 3 次，开水送下。具有攻坚破积、清热解毒、理气止痛、养血健脾、降逆镇冲、强心滋补等作用。

[包素珍. 肿瘤名家验案精选. 北京：人民军医出版社，2006：16～17]

2. 王玉章医案——脾胃实热下型茧唇

某男，63 岁。

初诊日期：1987 年 5 月 16 日。

主诉：下唇糜烂滋水半年余。

现病史：半年前患者偶然发现下唇部肿胀，后自行破溃糜烂流水。遂往当地医院诊治，经治疗略有好转。口唇肿胀糜烂加重，触之易出血。逐转院诊治，经病理检查，诊断为"唇癌"，但未予处理及治疗。后患者前往北京中医医院王玉章教授处求治。

现症：下唇溃疡疼痛，其他一般情况良好，纳食正常，二便调和。

查体：下唇糜烂，结痂，形如茧壳，坚硬、溃疡面积大小 1cm×0.6cm，边缘高低不平，易出血。舌苔白腻、脉沉细。

诊断：茧唇（西医：唇癌）。

辨证：脾胃实热证。

治法：通腑泄热，解毒化瘀。

方药：土茯苓 30g，地骨皮 15g，赤芍 10g，金银花 30g，血余炭 15g，泽泻 10g，龙胆草 10g，白茅根 30g，牡丹皮 10g，生甘草 10g，白花蛇舌草 30g。水煎服。外用黄连膏涂于溃破之处，每日换药 3～4 次。

二诊：服上方 30 付后，局部溃疡逐渐缩小，约 0.5cm×0.3cm，下唇稍大，基底部硬，表面有少量滋水渗出。舌脉同前，治遵前法。上方去泽泻 10g，加黄芩 10g。外用药物同前。

三诊：服药 14 付后，患者局部溃疡逐渐缩小，约 0.3cm×0.2cm，基底较前变软，下唇微微肿胀，舌苔白腻，脉沉缓。治疗遵前法，方药如下：金银花 15g，土茯苓 30g，丹参 15g，地骨皮 15g，血余炭 15g，白花蛇舌草 30g，半枝莲 30g，白茅根 30g，泽泻 10g，血余炭 15g，牡丹皮 10g。外用药物同。

四诊：服药 45 付后，下唇溃疡完全愈合，仅局部微微发紧，唇色正常，纳食尚可，二便调和。舌脉同前。治疗遵前法。嘱继服上方 30 付，每隔一日服药 1 剂。

五诊：局部伤口已愈合牢固，唇肿消失，皮色正常，无任何不适感。至今未复发。

［刘伟胜. 肿瘤科专病中医临床诊治. 北京：人民卫生出版社，2005：135～136］

（周文彬　古宇能）

第三节 失 荣

　　失荣是发生于颈部及耳之前后的岩肿，因本病发展至后期导致气血亏乏，面容憔悴，形体消瘦，状如树木之失去活力，枝枯皮焦，故名失荣。本病有原发的和其他器官或脏腑的癌症转移而发生的，故其病情较复杂，是我国南方常见的恶性肿瘤。其临床特点有颈部肿物，坚硬如石，推之不移，皮色不变，溃后疮口凹凸不平，但流血水而无脓，疼痛彻心，身体逐渐消瘦。本病相当于西医学所说的颈部原发性恶性肿瘤和颈部淋巴结转移癌。

一、临证思辨与治疗

（一）病因病机

　　1. 正气亏虚　是失荣发生的根本原因。《外科正宗》认为是"损伤中气"；《疡科心得集》认为是"营亏络枯"；《张氏医通》认为是"营气内夺，……病由内生"。多数医家认识到失荣发生的原因是正气亏虚，这和中医肿瘤学总结之基本理论——邪之所凑其气必虚是一致的。

　　2. 肝气郁结　《医宗金鉴》和《外科真诠》均认为是"由忧思、恚怒、气郁、血逆与火凝结而成"；《马培之外科医案》谓其成因是"抑郁伤肝……经气郁结"。鼻咽又称顽颗，颈项与顽颗均为肝经循行之处。如忧思郁怒，则肝失条达，气机不舒，气滞则血瘀，经道阻滞，从而致颈项肿块出现。

　　3. 脾虚痰凝　若脾虚运化失司，水湿津液凝聚为痰，痰瘀脏毒凝结于少阳、阳明之络而发为失荣。

病因病机示意图

```
正气亏虚，感受邪毒
情志不畅，肝气郁结 }→ 气滞血瘀痰凝 → 经道阻滞 → 颈项肿块
脾虚失司，凝聚成痰
```

（二）诊断思维

1. 辨病思维

（1）诊断要点

①症状

a. 早期　常表现涕血，尤以晨起时多见。常出现鼻腔分泌物增多、耳鸣、听力减退及耳内闷塞感。70%患者有头痛，多表现为以一侧为重的偏头痛，少数为颅顶枕后或颈项痛。

b. 中晚期　颈部肿块一般无疼痛，但合并感染时可有压痛。癌肿溃破时肿痛可波及面部、胸部、肩背部。肿瘤侵及脑神经则出现不同范围的麻痹，如面部蚂蚁感或麻木，张口困难，肿瘤侵至眶内或侵及颅底、眶尖眼外肌支配神经还可导致复视。

②体征

a. 早期　颈部两侧生一肿核，顶突根深，坚硬如石，推之不移，皮色不变。

b. 中晚期　肿块体积增大，数量增多，融合成团块或联结成串，表面不平，固定不移。日久癌肿溃破，疮面渗流血水，高低不平，形似翻花状。形体逐渐消瘦，渐渐不支，终至气血衰竭而至不救。由他处癌肿蔓延而来者，可兼见原发疾患之症状。

③辅助检查

a. 鼻咽镜检查　这是临床上最常用的方法，对诊断鼻咽癌极为重要。凡疑为鼻咽癌的患者，都必须用鼻咽镜反复仔细检查鼻咽部可疑之处。如见鼻咽部黏膜充血、轻度糜烂、溃疡、黏膜粗糙、变色、水肿、鼻咽壁塌陷、双侧不对称等异常情况，均应作进一步检查。

b. 脱落细胞学检查　有直接涂抹法和负压吸引法等，简便易行。用棉杆擦拭、刮匙及尼龙刷采集细胞的阳性率分别为88%、92%及92.4%，可补充活检的不足，特别是对病灶小，采取组织较困难者，较易获阳性结果。

c. 鼻咽部活检　经鼻腔或经口腔径路取活检。如一次活检阴性，不能轻率排除鼻咽癌。临床可疑时须再活检，部分患者经多次活检后始能确诊。

d. X线检查　常规采用鼻咽侧位片与颅底片,可见软组织肿块突入鼻腔或呈弥漫性增厚,鼻咽腔有不同程度狭窄以及颅底骨质被破坏的情况。

e. CT检查　CT可显示鼻咽局部小的软组织隆起,能帮助确定活检方向和位置,有利于早期诊断。CT可发现鼻咽癌因上述改变造成的早期占位征象如肌肉增厚、咽隐窝闭塞或消失、咽鼓管咽口后唇隆起变厚、堵塞。此外,CT还可发现颅底片或鼻咽侧位片不能察觉的癌肿侵犯咽旁间隙所造成的软组织密度块影、咽旁各组肌肉间脂肪层及脂肪间隙消失等征象。

f. 咽荧光素染色检查　利用鼻咽癌吸收荧光素比正常组织多的特点,口服10%荧光素10ml,服后1~3小时检查;或静脉注射10%荧光素钠,注入5~10分钟后观察。将紫外线照射鼻咽部,在暗室内进行检查。正常黏膜呈紫蓝色,癌肿则呈深黄色或淡黄色。

g. 病毒血清学检测　目前普遍应用的是以免疫酶法检测EB病毒的IgA/VCA和IgA/EA抗体滴度。前者敏感性高,特异性较低;而后者恰与之相反。故对疑及鼻咽癌者宜同时进行两种抗体的用于临床病情的监测。

(2) 鉴别诊断

本病需与腺样体增殖、鼻咽部良性肿瘤相鉴别:

失荣与腺样体增殖、鼻咽部良性肿瘤鉴别

	失荣	腺样体增殖	鼻咽部良性肿瘤
好发人群	广东、湖南等中国南方地区	幼儿、青少年腺样体质者	无特殊
涕血	有	无	无
颈部肿块	有	无	好发于项前部
全身症状	常伴有头痛、耳鸣、复视、面部麻木等症状	无	易引起鼻出血
预后	不良	好	好

2. 辨证思维

颈部肿物,坚硬如石,推之不移,皮色不变,溃后疮口凹凸不平,形似翻花状,但流血水而无脓,疼痛彻心,身体逐渐消瘦,终至气血衰竭而至不救。中晚期肿块体积增大,数量增多,融合成团块或联结成串，表面不平，固定不移。由他处癌肿蔓延而来者，可兼见原发疾患之症状。

本病重点掌握的症状为颈部肿物，溃后疮口凹凸不平，形似翻花状，但流血水而无脓，疼痛彻心，身体逐渐消瘦，终至气血衰竭而至不救。局部体征为颈部肿物，坚硬如石，推之不移，皮色不变，溃后疮口凹凸不平，形似翻花状，但流血水而无脓，身体逐渐消瘦。

失荣的主要病机是肝气郁结、痰毒瘀血互结、气血亏损。临床上应根据病程的长短、局部是否发红溃破、形体瘦弱的情况来进行辨证。病程较短、病常因痰结、气郁而发，多见实证。如患部皮色暗红微热，伴胸闷胁痛、心烦口苦等症属气郁痰结证；若颈部肿块坚硬，不痛不胀，尚可推动，患部初起皮色如常，以后可呈橘皮样变；伴畏寒肢冷，纳呆便溏者属阴毒结聚证；若颈部肿块迅速增大，中央变软，周围坚硬，溃破后渗流血水，状如翻花，伴疼痛，发热，消瘦者属瘀毒化热证。病程长、长期渗流脓血，不能愈合，疮面苍白水肿，肉芽高低不平，胬肉翻花；伴低热、乏力、消瘦等，多因痰瘀互结、损伤气血而见，应属气血两亏证。

（三）治则思维

本病以放疗、化疗或手术治疗为主，配合中医辨证论治。益气和营，解毒化痰散结为中医治疗失荣的基本方法。

（四）治疗方案

1. 辨证论治

（1）气郁痰结

证候：颈部或耳前、耳后有坚硬之肿块，肿块较大，聚结成团，与周围组织粘连而固定，有轻度刺痛或胀痛，颈项有牵扯感，活动转侧不利，患部皮色暗红微热；伴胸闷胁痛、心烦口苦等症；舌质红，苔微黄，脉弦滑。

辨证：肝气郁结，痰浊凝聚，阻塞经络，故颈部结块坚硬如石，推之不移；两胁为肝经循行部位，肝气不舒，故胸闷、两胁痛、心烦；舌质红，苔微黄，脉弦滑为气郁痰结之象。

治则：理气解郁，化痰散结。

主方：化痰开郁方（经验方）。

方药：玄参10g，牡蛎20g，夏枯草10g，天竺黄10g，川贝母10g，胆南星10g，柴胡9g，青皮10g，荔枝核10g，橘核10g，鹿衔草10g，半枝莲20g，射干5g。水煎服，每日1～2剂。

加减：口干、咽燥者加天花粉养阴生津；胃脘不舒者，加砂仁、石斛等益气和中；头晕、乏力者加红参以大补元气。

（2）阴毒结聚

证候：颈部肿块坚硬，不痛不胀，尚可推动，患部初起皮色如常，以后可呈橘皮样变；伴畏寒肢冷，纳呆便溏；舌质淡，苔白腻，脉沉细或弦细。

辨证：阴毒凝结不散，阻隔经络，故颈部肿块坚硬；痰阻气机，阳气不能外达肌肤，故见畏寒肢冷；阴盛则阳病，脾阳受损故见纳呆便溏；舌质淡，苔白腻，脉细为阴毒结聚之象。

治则：温阳散寒，化痰散结。

治法：阳和汤加减。

方药：麻黄5g，熟地黄15g，白芥子5g，炮姜炭5g，甘草5g，肉桂10g，鹿角胶10g（烊化），天南星10g，夏枯草10g，皂角刺10g。水煎服，每日1～2剂。

加减：胃虚寒者，加大枣、黄芪、砂仁益气和胃，酌减白茅根、元参、麦冬、天冬、生地黄；头痛者，加川芎、独活、防风、白芷活血止痛，酌减白花蛇舌草、白茅根、元参。

（3）瘀毒化热

证候：颈部癌肿迁延日久，肿块迅速增大，中央变软，周围坚硬，溃破后渗流血水，状如翻花，并向四周漫肿，范围可波及面部、胸部、肩背等处；伴疼痛，发热，消瘦，头颈活动受限；舌质红，苔黄，脉数。

辨证：痰凝血瘀日久，郁而化热，故见发热；热甚则肉腐，故岩肿溃破渗流血水。正气日虚，故形体逐日消瘦。舌质红，苔黄，脉数为瘀毒化热之象。

治则：清热解毒，化痰散瘀。

主方：五味消毒饮合化坚二陈丸加减。

方药：金银花 20g，野菊花 20g，紫花地丁 15g，天葵 15g，蒲公英 15g，半夏 10g，陈皮 10g，茯苓 15g，甘草 5g，黄连 5g，僵蚕 5g。水煎服，每日 1～2 剂。

加减：阴虚口干者，加沙参、麦冬、石斛等养阴生津；气血不足者，加党参、当归、熟地黄、鸡血藤益气养血；出现鼻衄者，加三七粉、血余炭收敛止血；发热者，加黄芩、青蒿、连翘以退热；便秘者，加干瓜蒌、麻仁、大黄润肠通便；食欲不振者，加麦芽、山楂、五味子。

（4）气血两亏

证候：颈部肿块溃破后，长期渗流脓血，不能愈合，疮面苍白水肿，肉芽高低不平，胬肉翻花；伴低热、乏力、消瘦等；舌质淡，苔白或无苔，脉沉细。

辨证：失荣病久，正虚邪恋，毒聚反甚，故溃疡不能愈合；气血不足故疮面苍白水肿，乏力；形体失养故消瘦。舌质淡，苔白或无苔，脉沉细为气血两亏之象。

治则：补益气血，解毒化瘀。

主方：八珍汤合四妙勇安汤加减。

方药：人参 10g，白术 15g，茯苓 15g，甘草 5g，熟地黄 15g，当归 10g，川芎 10g，白芍 10g，玄参 10g，金银花 15g。水煎服，每日 1～2 剂。

加减：白细胞降低者，加枸杞子、生黄芪、鸡血藤养血活血，酌减白茅根、元参、麦冬、天冬。

2. 其他疗法

（1）中成药

①犀黄丸　每服 3～6g，每日 3 次。

②小金丹　白胶香 45g，草乌头 45g，五灵脂 45g，地龙 45g，马钱子（制）45g，乳香（去油）22.5g，当归身 22.5g，麝香 9g，墨炭 3.6g，各研细末，用糯米粉和糊打千捶，待融合后，为丸，如芡实大，每料约 250 粒左右。用法：每服 1 丸，每日 2 次，陈酒送下。孕妇禁用。

（2）验方

①山土合剂（《中医外科学》）　土茯苓 30g，山豆根 30g，露蜂房 15g，龙葵 15g，生黄芪 30g，板蓝根 30g，白花蛇舌草 30g，玄参 20g，生

牡蛎 15g，土贝母 10g，夏枯草 10g，生甘草 10g。水煎服。

②鼻咽灵（《现代中医肿瘤学》）　　由山豆根、麦冬、半枝莲、大叶菜、白花蛇舌草、天花粉组成。上药加工成片剂，每次 4 片，每日 4 次，15 日为一疗程。适用于鼻咽癌放疗后患者，不仅能减轻放疗的毒副反应和后遗症，同时也具有预防复发、转移和延长生存期的远期疗效。

③黄蚁丹（《现代中医肿瘤学》）　　将雄黄 25g，硼砂 30g，蜈蚣 50条，共研细末，炼蜜为丸，梧桐子大，分 1 月服。每日 2 次，吞服。本方具有化痰、解毒、消肿之功。

④玉枢丹（《现代中医肿瘤学》）　　药物组成为麝香、冰片、山慈姑、雄黄、千金子霜、红大戟、朱砂、五倍子。具有化痰开窍、避秽解毒、消肿止痛之功效。适用于鼻咽癌辨证属痰热壅盛者。本药为水丸，每瓶60g。每次 1.5g，日 2 次，温开水送服。

⑤犀黄丸（《现代中医肿瘤学》）　　药物组成为牛黄、麝香、乳香、没药、黄米饭。具有清热解毒，活血消肿的功效，对于痰火互结的鼻咽癌较为适宜。本药为糊丸，每瓶装 3g，每次 3g，日 2 次，温开水或黄酒送服。

⑥喉症散（《现代中医肿瘤学》）　　由青黛、生石膏、象牙屑、人中白、元明粉、青果炭、天花粉、硼砂、冰片组成。上药研细末为散外涂，适用于鼻咽癌放疗后口腔腐疡者，具有解毒祛腐功能。

⑦鼻咽癌滴鼻剂（《现代中医肿瘤学》）　　将硇砂与醋制成 15%～20%硇砂滴鼻剂，每日 3～4 次滴鼻，每疗程为 2～3 个月，有清热解毒散结之效。适用于鼻咽癌放疗后。

（3）外治法

①早期颈部硬肿为气郁痰结证者，可外贴太乙膏；或外敷天仙子膏，取天仙子 50g，用醋、蜜各半调敷，每日暮换 1 次。

②早期颈部硬肿若为阴毒结聚者，可外贴阳和解凝膏或冲和膏。

③岩肿溃破胬肉翻花者，可用白降丹涂于疮面，其上敷太乙膏。若溃久气血衰败，疮面不鲜，可用神灯照法，疮面涂阴毒内消散，外敷阳和解凝膏。

④金银黄柏散　由金银花、鱼脑石各 9g，黄柏、硼砂各 6g，冰片0.5g 组成，具有清热解毒化痰之功，适用于鼻咽癌分泌物较多又有腐臭者。

⑤蒲公英敷剂 由新鲜蒲公英、生地黄、侧柏叶各 30g 组成，具有清热解毒之功效。

⑥山豆根粉 山豆根 15g。将药浓煎去渣，加三香精、糖精少许。使用时，以之吹鼻，每日 3 次。适用于失荣症见肿块热痛者。

（4）食疗

蜗牛瘦肉汤：取蜗牛（连壳）洗净，用开水烫死，挑出蜗牛肉 60g（干品 20g），再用清水洗净，猪瘦肉 90g 洗净切粒。一齐放入锅内，加清水适量，文火煮沸 10 分钟即可服用。

（5）针刺疗法

①体针法 取巨髎透四白、合谷、支沟穴。常规皮肤消毒，快速进针，达到穴位深度，产生酸、麻、胀感，中等度刺激，留针 5～10 分钟，日 1 次，5 日 1 疗程。

②耳穴针 取上颌透额，肾上腺透内鼻，神门透交感，中等度刺激，留针 2 分钟。体针与耳针交替进行。疼痛剧烈时，体针耳针并行。

（五）预后转归

如发现颈部肿块，及时明确诊断，适时适度采取有效的治疗措施，可能延缓病变进展。但因本病属癌之晚期，系传统的四大绝症之一，故大多预后不良。《医宗金鉴》论曰："终属败证，但不可弃而不治……然亦不过苟延岁月而已"；《马培之外科医案》论曰："已入沉疴，势难挽救，姑念远来，拟方延岁月而已"；《张氏医通》论曰"乃百死一生之证，是以不立方论，良有以也"。古代医家对失荣预后的认识已与现代认识完全一致。

（六）预防与调护

1. 患者宜保持心情舒畅，减少精神刺激。

2. 患部禁忌艾灸、针刺、外涂腐蚀药和切开。

3. 用皮癌净后分泌物应及时擦净，注意此药不要敷于正常皮肤上。

4. 膏药敷贴肿物时宜紧贴，且大于肿块范围。

5. 疮面出血时，应敷止血药物，并以纱布压迫止血。随时观察出血是否停止。

6. 宜吃新鲜食物，不吃腌制食物，鸡、鸭、鱼、虾、辛辣刺激品宜忌口。

二、名家医案借鉴

1. 何炎焱医案——瘀毒化热型失荣

周某，男，63 岁。

初诊日期：1979 年 8 月 5 日。

主诉：颈部肿大 3 月。

现病史：患者 1979 年夏患鼻咽癌，病情急剧恶化，广州某院诊断为晚期，已失去放疗、化疗机会，诊断为不治，只能存活 3 个月左右。故求助于中医。

现症：消瘦憔悴，卧床不起，语声重浊不清，左耳失聪，头痛不已，心烦口渴，咽喉不利，仅进稀粥。

查体：脉洪大而数，舌质暗红，苔黄厚而干。左颊颞部肿大溃烂，时流秽水，眼睑下垂，鼻塞不通，时流浊涕带血，耳下胸锁乳突肌有肿物坚硬如石。

诊断：失荣（西医：鼻咽癌）。

辨证：瘀毒化热。

治法：清热解毒，化痰散瘀。

方药：野菊花 30g，金银花 30g，蒲公英 30g，紫花地丁 30g，甘草 10g，西洋参 15g，麦门冬 20g，玄参 20g，川贝母 15g，牡蛎 30g，白花蛇舌草 30g，蚤休 30g，半枝莲 30g，水五大碗煎成一碗半，1 日分多次频服。

二诊：病人服 3 剂，头痛减轻，鼻血亦少，夜睡稍安，是药得小效，原方再服 7 剂。

三诊：吞咽流畅，能食软饭。但神气消沉，语声低微，大便溏稀，脉更数而空豁，可知阴气消亡，大剂汤药不能久用，乃拟一丸方：

黄芪 200g，白术 150g，茯苓 180g，龟板 250g，鳖甲 200g，牡蛎 200g，穿山甲 200g，天门冬 200g，麦门冬 200g，生地黄 200g，熟地黄 150g，玄参 200g，夏枯草 200g，白花蛇舌草 300g，蚤休 250g，半枝莲

200g，丹参 200g，甘草 150g。用大锅，加水浸过药面，煎两次，去渣，文火煎之使稠，再入下药：西洋参 250g，紫背天葵 150g，川贝母 200g，三七 150g，玳瑁 150g，天然牛黄 10g，熊胆 10g，麝香 5g，珍珠末 20g，共为细末，另备淮山药粉适量，将药末与上述药液和匀，再加淮山药粉捣成软糕状，搓为小丸，每服 6g，每日 3 服。服完 1 剂，再作 1 剂。

又根据天气变化，脉舌症状，间服清补平和汤药，病情日好，半年后，能步行，与亲友搓麻将为乐，存活 3 年 8 个月而终。

[贾立群. 现代名中医肿瘤科绝技. 北京：科学技术文献出版社，2002：76~77]

2. 朱可勤医案——气郁痰结型失荣

徐某，女，58 岁。

初诊日期：1993 年 9 月 24 日。

主诉：左颈肿块 5 月。

现病史：患者于 1993 年 4 月发现左颈有一鸽蛋大小肿物，皮色不变，不痛不痒，质硬，自觉无不适。同年 8 月 21 日在某医院肿瘤科疑诊为鼻咽癌左颈部转移。近日肿块增大故来就诊。

现症：颈部肿块，吞咽困难，咽痛，头颞痛，心烦口苦，大便三日未行。

查体：左颈肿胀，皮色正常，左颈胸锁乳突肌中下段可扪及一大核桃大小肿块，表面凹凸不平，边界清楚，质硬，压之不痛，不随吞咽动作而上下移动。舌淡红，苔薄黄，脉弦滑。

诊断：失荣（西医：鼻咽癌颈淋巴结转移）。

辨证：气郁痰结。

治法：理气解郁，化痰散结。

方药：黄药子、海浮石各 15g，海藻、昆布、浙贝、预知子各 10g，夏枯草 30g，青皮、乌药各 6g，当归 9g，川芎 6g，制大黄 10g。水煎服。

二诊：服完 4 剂，肿块有所缩小，诸症减轻，纳食可。原方加生甘草 5g，续服 20 剂。

三诊：左颈肿块消失，自觉无不适。嘱购蜂皇浆每日服 50g，连服半月以资巩固。

按语：失荣多因肝气怫郁而发。治疗以软坚散结、理气祛痰为大法。本案用海藻、昆布、海浮石、浙贝软坚散结；青皮、乌药、夏枯草疏肝理气散结；重用黄药子散结；当归、川芎、制大黄活血化瘀。全方共奏软坚散结、理气化瘀之功。气畅，痰化，瘀消，结散而获痊愈。

[朱可勤."失荣"治验.浙江中医学院学报，1995，19（4）：4]

（周文彬 古宇能）

第四节 乳 岩

乳岩是指乳房部的恶性肿瘤。是女性最常见的恶性肿瘤之一，无生育史或无哺乳史的妇女，月经过早来潮或绝经期愈晚的妇女，以及有乳腺癌家族史的妇女发病率相对较高。儿童也有患乳岩的，国内曾有报道最小为3岁的女孩患该病。男子也有发生，但较少见。其特点是乳房部出现无痛、无热、皮色不变而质地坚硬的肿块，推之不移，表面不光滑，凹凸不平，或乳头溢血。晚期溃烂，凹如泛莲。本病相当于西医学所说的乳腺癌。

一、临证思辨与治疗

（一）病因病机

乳岩的发病机理有以下几个方面：

1. 情志失调 女子以肝为先天，肝主疏泄，性喜条达而恶抑郁，肝属木，克脾土，七情所伤，所愿不遂，肝失调达，气机不畅，气郁则血凝；肝郁克犯脾土，脾运失常，痰湿内生，肝脾两伤，经络阻塞，痰瘀互结于乳房而发病。如明《外科正宗·乳痈论》曰："乳房，阳明胃经所司；乳头，厥阴肝经所属……忧郁伤肝，思虑伤脾，积想在心，所愿不得志者，致经络痞涩，聚结成核。"

2. 饮食失节 久嗜厚味炙煿则湿热蕴结脾胃，化生痰浊，随气流窜，结于乳中，阻塞经络，气血不行，日久成岩。

3. 冲任不调 冲为血海，任主胞胎，冲任之脉隶属于肝肾。冲任失调则气血失和，月经不行，气郁血瘀，阻塞经络，结于乳中而成乳岩。乳岩多发于绝经期前后，故与冲任失调有密切关系。

此外，在经气虚弱的情况下，感受风寒之气，阻塞经络，气滞血瘀，日久停痰结瘀，亦可导致乳岩。如《诸病源候论·石痈候》曰："有下于乳者，其经虚，为风寒气客之，则血涩结，……但结核如石。"

病因病机示意图

情志失调
饮食失节
冲任不调   →   肝脾两伤，痰湿   →   经络阻塞   →   痰瘀互结发为乳岩
感受外邪   内生，气郁血瘀

（二）诊断思维

1. 辨病思维

（1）诊断要点

①症状

a. 初期　一般类型乳腺癌初期多无明显自觉症状；炎性癌则起病急骤，皮肤肿胀发热；湿疹样癌患者常常感到病变皮肤奇痒，或有轻微灼痛。

b. 中期　伴见乳房肿块不同程度的疼痛。

c. 晚期　出现咳嗽、骨骼（如椎骨）剧痛等相应症状。病久者，因长期消耗，可见全身乏力。

②体征

a. 初期　患乳内有单发的小肿块，坚硬如石，边界不清，表面不光滑，不易推动，常与皮肤粘连，出现病灶中心酒窝征，个别可伴乳头溢液；炎性癌则可见乳房迅速增大，皮肤水肿充血，发红或紫红色；湿疹样癌则像慢性湿疮，乳头和乳晕的皮肤发红，轻度糜烂，有浆液渗出，有时覆盖着黄褐色的鳞屑状痂皮。病变皮肤甚硬，与周围分界清楚。

b. 中期　肿块渐渐增大，皮肤可呈橘皮样水肿、变色；病变周围可出现散在的小肿块，状如堆粟；乳头内缩或抬高，偶可见到皮肤溃疡。

c. 晚期　局部溃烂，边缘不整，或深如岩穴，或凸若泛莲，时流污浊血水，恶臭难闻。癌肿转移至腋下及锁骨上时，可触及散在、数目少、

质硬无痛的结核，以后渐大，互相粘连，融合成团。逐渐出现形体消瘦、面色苍白、憔悴等恶病质貌。

③辅助检查

a. 钼靶 X 线摄片　可见致密的肿块阴影，大小比实际触诊的要小，形状不规则，边缘呈现毛刺状或结节状，密度不均匀，可有细小成堆的钙化点，常伴血管影增多增粗，乳头回缩，乳房皮肤增厚或凹陷。

b. B超检查　可见实质性占位病变，形状不规则，边缘不齐，光点不均匀，血流有改变。

c. 近红外线乳腺扫描检查　利用血红蛋白对红外线的吸收形成暗影来检查乳腺。由于癌组织及周围血管丰富，血红蛋白含量相对增多，吸收红外光后形成不同灰度的暗影，同时可以看到肿块内及外周血管丰富，血管粗大，迂曲，数量增多，出现中断、十字征等图像来进行诊断，其准确率可达 90％左右。

d. 液晶热图检查　利用肿瘤细胞代谢快，无糖酵解产生的热量较周围组织高，因而在肿块部位显示热区。该图像大于肿块，边缘不齐，同时也可以见到增粗、迂曲、数量和分支增多的异常血管图形。但热图像对于较小肿瘤检出率低，假阳性及假阴性较多。

e. 细胞学检查　对有乳头溢液的病例，可将液体作涂片细胞学检查，对早期管内癌有乳头排液者阳性率为 50％，有时尚未有肿瘤可扪及前已可被检查出。乳头糜烂怀疑 Paget 病时可作糜烂部位的刮片或印片进行细胞学检查，阳性率为 70％～80％。

f. 细针吸取细胞学检查　是利用癌细胞黏着力低的特点，将肿瘤细胞吸出做图片，其准确率较高。

g. 组织学检查　明确诊断必须做活组织检查，除非肿瘤很大，一般均以作切除活检为好。

h. 免疫学、血清学及其他诊断　乳腺癌敏感性高、特异性强的生物标志物仍在研究寻找中。癌胚抗原（CEA）对乳腺癌作用主要在于疗效判定及随访观察。在某些乳腺癌患者中降钙素、铁蛋白值升高。

（2）鉴别诊断

本病需与乳核、乳癖相鉴别：

乳岩与乳核、乳癖鉴别表

	乳岩	乳核	乳癖
好发年龄	40～60 岁多见	20～30 岁多见	30～45 岁多见
肿胀特点	多为单个,形状不规则,边缘不清楚,质地硬或不均匀,生长速度较快。患乳迅速增大,肿胀明显特殊的暗红或紫红色,毛孔深陷,	大多为单个,也可有多个,圆形或卵圆形,边缘清楚,表面光滑,质地坚实,生长比较缓慢。	常为多个,双侧乳房散在分布,形状多样,可片状、结节、条索,边缘清或不清,质地软或韧或有囊性感
疼痛	少数病例有疼痛	无	明显胀痛,多有周期性或与情绪变化有关
与皮肤及周围组织粘连情况	极易粘连,皮肤呈"酒窝"征或"橘皮样变"	无粘连	无粘连
活动度	早期可活动中期及晚期肿块固定	好,用手推动时有滑脱感	可活动
淋巴结肿大	同侧腋窝淋巴结肿大,质硬,活动度差	无	无
预后	差	良好	良好

2. 辨证思维

乳房部出现无痛、无热、皮色不变而质地坚硬的肿块,推之不移,表面不光滑,凹凸不平,或乳头溢血;晚期溃烂,凹如泛莲。一般类型乳腺癌初期多无明显自觉症状;炎性癌则起病急骤,皮肤肿胀发热;湿疹样癌患者常常感到病变皮肤奇痒,或有轻微灼痛;中期伴见乳房肿块不同程度的疼痛;晚期出现咳嗽、骨骼（如椎骨）剧痛等相应症状,病久者,因长期消耗,可见全身乏力。

本病重点掌握的症状为乳房部出现肿块,推之不移或乳头溢血;晚期溃烂,凹如泛莲。炎性癌则起病急骤,皮肤肿胀发热;湿疹样癌患者常常感到病变皮肤奇痒,或有轻微灼痛;中期伴见乳房肿块不同程度的疼痛。

局部的体征为:乳房部出现无痛、无热、皮色不变而质地坚硬的肿块,推之不移,表面不光滑,凹凸不平,或乳头溢血;皮肤呈"酒窝"征或"橘皮样变",晚期溃烂,凹如泛莲。

乳岩的基本病机是肝气郁结,气滞血瘀,痰阻乳络而发病,故其基本证型为肝郁痰凝证,本证主要兼症为精神忧郁,或性情急躁,胸闷胁胀,或伴经前乳房作胀,或少腹作胀。临床上有因绝经或未生育的妇女易发生乳岩病,故又可见到冲任失调证。在岩证的晚期,因染毒化火或气血阴津的损伤,而常出现正虚毒炽证,因手术或放化疗后食欲不振,神疲肢软,恶心欲吐，肢肿倦怠而见脾虚胃弱证；若因癌肿晚期或手术、放化疗后，病人形体消瘦，面色萎黄或苍白，头晕目眩，神疲乏力，少气懒言则属气血两亏证。因此辨证时应注意月经生育史和病程的长短。

(三) 治则思维

手术治疗是乳腺癌的主要治疗手段之一，辅以中医辨证论治。初期疏肝和脾为主，后期则以补养气血为主，不主张使用"行气破血"之品。乳岩的治疗，如病属早期，正气未衰，治则重在祛邪；若正气受损，则在祛邪的同时兼以扶正；如病之晚期，正气虚弱，不任攻伐，当以扶正为主，稍佐祛邪，这是治疗本病的基本原则。

(四) 治疗方案

1. 辨证论治

(1) 肝郁痰凝

证候：乳房部肿块皮色不变，质硬而边界不清；情志抑郁，或性情急躁，胸闷胁胀，或伴经前乳房作胀或少腹作胀；苔薄，脉弦。

辨证：乳房属脾胃，乳头属肝胆。若平时七情所伤，意愿不遂，可致肝郁不舒，则气滞不畅，日久发为血瘀。肝气不舒则影响脾的运化功能，脾运失常，痰浊内生。痰瘀互结于乳房成块而为岩。两胁为肝经循行部位，肝气不舒，则胸闷胁胀，而时有串痛；苔薄，脉弦为肝郁痰凝之象。

治则：疏肝解郁，化痰散结。

主方：神效瓜蒌散合开郁散加减。

方药：当归 10g，白芍 15g，柴胡 9g，茯苓 10g，白术 10g，甘草 5g，生姜 5g，胆南星 10g，姜半夏 10g，全瓜蒌 10g。水煎服，每日 1～2 剂。

加减：心烦易怒，头晕目眩者，加牡丹皮、山栀以清肝火。

(2) 冲任失调

证候：乳房结块坚硬；经期紊乱，经前期乳房胀痛；舌淡，苔薄，脉弦细。

辨证：冲任为气血之海，冲任失调，也可引起脏腑及乳房的生理功能紊乱而发生乳岩结块；冲任失调，肝失条达，故见经前期乳房胀痛、经期紊乱。舌淡，苔薄，脉弦细为肝肾亏损，冲任失调之象。

治则：调摄冲任，理气散结。

主方：二仙汤合开郁散加减。

方药：仙茅 10g，仙灵脾 10g，当归 10g，巴戟天 10g，黄柏 10g，知母 5g，白芍 15g，柴胡 9g，茯苓 10g，白术 10g，白芥子 5g。水煎服，每日 1～2 剂。

加减：肿块质硬，腋下有肿块者，加白花蛇舌草、僵蚕、石见穿抗癌消肿；局部皮肤破溃，流脓渗血发烧者，加血余炭、蜂房、金银花、连翘解毒凉血；破溃翻花，流脓恶臭者，加薏苡仁、土茯苓、仙鹤草清热祛湿；气虚体弱者，加黄芪、太子参益气扶正。

（3）正虚毒炽

证候：乳房肿块扩大，溃后愈坚，渗流血水，不痛或剧痛；精神萎靡，面色晦暗或苍白，饮食少进，心悸失眠；舌紫或有瘀斑，苔黄，脉弱无力。

辨证：病期久，肿块渐渐增大增多而根益深，故溃后愈坚；肝郁气滞，久而化火，火毒蕴结，故肿块疼痛；火盛蚀肉，故溃烂后渗流血水；火毒炽甚，热扰心神，故见心悸失眠；热毒伤血络故见舌紫有瘀斑。苔黄，脉弱无力为正虚毒炽之象。

治则：调补气血，清热解毒。

主方：八珍汤加减。

方药：人参 10g，白术 10g，茯苓 10g，甘草 5g，熟地黄 15g，当归 10g，川芎 15g，赤芍 15g，半枝莲 20g，白花蛇舌草 20g，石见穿 10g。水煎服，每日 1～2 剂。

加减：破溃翻花，流脓恶臭者，加薏苡仁、土茯苓、仙鹤草清热祛湿；气虚体弱者，加黄芪、太子参益气扶正。

（4）脾虚胃弱

证候：手术或放化疗后食欲不振，神疲肢软，恶心欲吐，肢肿倦怠；舌淡，苔薄，脉细弱。

辨证：因手术或放化疗损伤脾胃，脾运化失常故食欲不振。胃失和降故恶心欲吐。水谷精微生成不足故神疲肢软，肢肿倦怠。舌淡，苔薄，脉细弱均为脾虚胃弱之象。

治则：健脾和胃。

主方：参苓白术散或理中汤加减。

方药：人参 10g，白术 15g，茯苓 10g，白扁豆 10g，陈皮 10g，淮山药 15g，莲子 15g，砂仁 5g，薏苡仁 20g。水煎服，每日 1～2 剂。

加减：失眠甚者，加远志、茯神、炒枣仁养心安神。

（5）气血两亏

证候：形体消瘦，面色萎黄或苍白，头晕目眩，神疲乏力，少气懒言；术后切口皮瓣坏死糜烂，时流渗液，皮肤灰白，腐肉色暗不鲜；舌质淡，苔薄白，脉沉细。

辨证：本证亦为晚期表现。元气大伤，故见形体消瘦，面色萎黄或苍白；气血不足故见头晕目眩，神疲乏力，少气懒言；正虚故见术口难以愈合。舌质淡，苔薄白，脉沉细为气血亏虚之象。

治则：补益气血，宁心安神。

主方：人参养荣汤加味。

方药：人参 10g，黄芪 10g，五味子 10g，熟地黄 10g，肉桂 5g，当归 10g，白术 15g，茯苓 10g，甘草 5g。水煎服，每日 1～2 剂。

加减：痛甚者，加乳香、没药祛瘀止痛；红肿、血水淋漓者，加草河车、凤尾草、鹿衔草、紫草、蒲公英、醒消丸清热凉血；失眠甚者，加远志、茯神、炒枣仁养心安神。

2. 其他疗法

（1）中成药

①犀黄丸　每次 1 丸，1 日 2 次，黄酒适量或温开水送服。

②醒消丸　每次 1 丸，1 日 2 次，黄酒适量送服。

③小金丹　每次 1～2 丸，日服 2 次，黄酒适量送服。

（2）验方

①生蟹壳数 10 个，置瓦上焙干研末，黄酒送下，每次 2g，每日 2～3 次。（选自陆德铭等主编《中医外科学》）

②狼毒 500g，大枣 500g，共煮，去狼毒，食大枣，每次 5 个，每日 2～3 次。（选自陆德铭等主编《中医外科学》）

③养血益肾汤　党参、黄芪各 30g，熟地黄 20g，当归、巴戟天、补骨脂各 15g，白术、枸杞子、女贞子各 12g，茯苓、紫河车、菟丝子各 10g，甘草 6g。水煎服，每日 1 剂，分 2 次服。具有益气养血，补益肝肾

作用。(选自陆德铭等主编《中医外科学》)

　　(3) 外治法

　　①初起　宜化痰散结,活血消肿,阿魏化痞膏外贴。

　　②溃后　宜提毒祛腐,以海浮散或水蚰散外敷,以消毒纱布盖贴,待疮口四边裂缝,腐肉自行脱落后,改换生肌玉红膏以生肌长肉。

　　③芙蓉泽兰膏　芙蓉叶、泽兰叶、黄柏、黄芩、黄连、大黄各50g,冰片6g。上药除冰片外共研细末,入冰片6g,用凡士林调成20%软膏,外涂于患处。适用于乳腺癌伴感染者。

　　④蟾雄膏　大黄100g,乳香、没药、血竭各50g,蟾酥、雄黄、冰片、铅丹、朴硝各30g,硇砂10g,麝香1.0g,共研细末,用米醋或温开水或猪胆汁调成糊状,摊在油纸上(或将粉末撒在芙蓉膏药面上)贴敷患处,日换1次。

　　(4) 针刺疗法

　　①体针

　　主穴:肩井、膺窗、乳根、膻中、上脘、大椎、心俞、脾俞、肺俞、膈俞、肩贞、少泽、三阴交。

　　配穴:肩外俞、秉风、附分、魄户、神堂、胆俞、意舍。

　　方法:毫针刺,平补平泻法,或加灸,每日一次。

　　②穴位注射疗法

　　穴位:心俞、居髎、复溜,疼痛加肝俞。

　　方法:凡是有舌红、脉数等热象者选用白花舌蛇草注射液;凡见舌淡脉细等虚象者选用复方当归注射液;中药注射液每次2~4ml,分别注射2~4个穴位,隔天注射一次,10次为1疗程。

　　(五) 预后转归

　　1. 本病属恶性肿瘤,预后欠佳。

　　2. 综合患者全身及局部情况,尤其是年龄、肿瘤临床及病理分期、激素受体状况等进行预后分析。

　　3. 晚期或局部晚期患者在积极治疗下也有带瘤生存的可能。

（六）预防与调护

1. 心情舒畅，积极开展体育锻炼，以增强体质。

2. 积极开展卫生宣教工作，普及防癌知识。

3. 推广和普及定期自我乳房检查，是提高早期乳腺癌发现率的有效方法。

4. 局部忌重压、忌艾灸和针刺及外涂腐蚀药。

二、名家医案借鉴

1. 那显臣医案——肝郁痰凝型乳岩

患者，女，52岁。

初诊日期：1966年7月17日。

主诉：右乳房硬结1年。

现病史：患者1965年7月发现右侧乳房外上方有个硬核，如手指肚大，略能活动，质地坚硬，不光滑，皮色如常，稍有痛感，对它未予理睬。1966年3月，硬核已如鸡蛋，隐隐作痛，去佳木斯医学院附属医院检查，确诊为"乳腺癌"，劝其手术治疗，因本人惧怕手术，采用化疗3个月，效果不佳，要求用中药治疗。

现症：胸闷，易怒，气短，头晕，纳谷不香。脉沉弦数，舌质淡红，边尖有散在瘀点，苔白腻。

检查：其右侧乳房外上方60mm×50mm×30mm包块，质地坚硬，凸凹不平，表面皮肤呈橘皮状，乳头内陷、固定，右腋下淋巴结肿大20mm×20mm×10mm，面色灰黄。

诊断：乳岩（西医：乳腺癌）。

辨证：肝郁痰凝。

治法：疏肝解郁，化痰散结。

方药：当归15g，白芍15g，柴胡10g，茯苓12g，白术12g，香附15g，青皮10g，黄芪20g，丹参20g，党参15g，薄荷5g，陈皮15g，甘草10g。水煎服。每日1剂。

二诊：服上方14剂，胸闷气短等症已明显减轻，食量增加，精神状态好。改投犀黄丸加味：天然牛黄 6g，麝香 4g，制乳香 100g，制没药 100g，三七 50g，穿山甲珠 75g，莪术 200g，猴枣 6g，青皮 200g，夏枯草 200g，山慈姑 100g，炒僵蚕 75g。共研细末，蜜丸重 9g，每日早晚各服 1 丸。

三诊：近日发现乳房肿块表面逐渐变成深灰色，并且自昨日起，沿肿边缘 1 周裂开一道缝，现在缝深约 2mm，不出血。嘱其继续服犀黄丸，再投当归补血汤：黄芪 30g，当归 20g，加龙葵 30g，半枝莲 30g，每日 1 剂，水煎服。

四诊（10 月 18 日）：乳腺癌周边裂缝已深达 15mm，出现腐尸恶臭味，距 3 米远可闻及。腋下淋巴结肿也缩小至 10mm×15mm×5mm。继续服犀黄丸和当归补血汤，黄芪量加至 50g，当归 30g。

五诊：今日门诊换药时，乳房肿块全部脱落出来，肿块 5mm×40mm×27mm，表面呈灰褐色，质地坚硬，有一种恶臭的腐尸味。乳房的不规则的圆坑内，颜色粉红，不出血，全部是肉芽组织，继续服犀黄丸和当归补血汤，疮口用雷夫奴尔油纱条填塞，每日换 1 次。

六诊：疮口已平复，腋下淋巴结肿亦未触及。面有光泽，精神状态良好，饮食正常，尚有心烦不寐，嘱其再服人参归脾丸，用龙葵、半枝莲煎汤送服 3 个月。

经 1967、1969、1970、1972 年多次追访，一切良好，双侧乳房对称，无肿块。

按语：该患早年丧偶，情志不遂，恚怒忧思，肝气郁结，脾失健运，以致无形之气郁与有形之痰浊相互交凝结滞乳中。该病治疗分 3 个阶段：首用逍遥散以疏通气机，破其积聚，加黄芪、党参扶正，青皮、香附理气，陈皮祛痰健脾，丹参、莪术理气活血祛瘀。用药 14 剂，气郁得解，当主攻其乳腺癌，始用加味犀黄丸（加味犀黄丸）、犀黄丸（西黄丸）（牛黄、麝香、乳香、没药）出自《外科全生集》，主治乳岩、瘰疬、痰咳等，是疮家清热解毒之名方。加猴枣更助其清热解毒之力。《药物出品辨》谓"猴枣犹如牛之生黄，狗之生宝，故治效亦相类也。猴枣为治热痰最灵捷之圣药"，加三七活血化瘀，山慈姑、莪术、青皮、穿山甲珠消瘀、散结、解毒，夏枯草、僵蚕清热软坚化痰。服用中药期加服当归补血汤补益气血以扶正祛邪，更加龙葵、半枝莲以增抗癌作用。在后期的治疗中，出现心烦不寐之症，加服人参健脾丸，养心健脾，益气补血以善其后。

［那显臣. 犀黄丸加味治疗乳腺癌 1 例. 中国中医药信息杂志, 1998, 5 (5): 39］

2. 陆德铭医案——气血两亏型乳岩

宗某，女，40 岁。

初诊日期：1995 年 9 月 20 日。

主诉：乳腺癌术后 5 年。

患者于 1990 年发现右乳房硬结，在外院诊断为"乳腺癌"。1990 年 4 月 3 日作"右乳腺癌扩大根治术"，病理报告为浸润性导管癌，腋下淋巴结 1/12 (＋)，EB、PPt 均为阳性，术后曾做正规放、化疗。1995 年始，自觉左侧肩关节疼痛，3 月在上海市第六人民医院做骨扫描（ECT 检查号 60354）发现：左肩锁关节、第 3 腰椎处存在局灶性放射性浓聚，诊断为乳腺癌多处骨转移。采用同位素治疗后，骨痛仍时有发生。

现症：神疲乏力，面色不华，左肩关节处骨痛，左上肢多处疼痛，腰膝酸楚，口干欲饮，二便尚调，夜寐欠安。

查体：脉濡，舌淡苔薄，有裂纹，边有齿痕。

病理：浸润性导管癌，腋下淋巴结 1/12 (＋)，EB、PPt 均为阳性。

骨扫描（ECT 检查号 60354）：左肩锁关节、第 3 腰椎处存在局灶性放射性浓聚。

诊断：乳岩（西医：乳腺癌术后骨转移）。

辨证：气血两亏。

治法：补益气血，宁心安神。

方药：生黄芪 60g，党参 30g，白术 9g，茯苓 12g，南沙参 15g，枸杞子 15g，玄参 12g，仙灵脾 15g，山茱萸 9g，肉苁蓉 12g，补骨脂 12g，菟丝子 12g，鳖甲 15g（先煎），生薏苡仁 12g，蛇六谷 30g，藤梨根 30g，蜂房 12g，石见穿 30g，莪术 30g。水煎服。每日 1 剂。

二诊：经治 1 周，患者胃无不适，腰酸减轻，脉濡细，舌苔薄黄腻、根剥。治则同前。前方加大蛇六谷用量，改用 60g，另加炙龟甲 15g，鹿角片 12g 等血肉有情之品，以补肾壮骨托毒。

三诊：又治 10 周，患者肩关节骨痛已消，精神振，食欲可，脉濡，苔薄黄。1996 年 12 月 ECT 复查显示：转移灶较前明显减轻。

四诊（1997 年 10 月）：患者出现干咳、胸痛，经 CT 检查发现肺部结节性转移病灶。在前法治疗基础上加北沙参 15g，天冬、麦冬各 9g，加强润肺功能，加用白芥子 9g，葶苈子 9g 以去皮里膜外之痰。

五诊：经治 2 周，患者胸痛减轻，仍有轻度咳嗽。蜂房用量加大到 18g，再加制胆南星 30g，蜈蚣 2 条，以加强癌毒消解之功。

六诊（1999 年 4 月 14 日）：仍面色不华，无骨痛、胸痛，时有乏力，干咳，精神尚振，食欲佳，睡眠好，近期的 ECT（编号同上）复查显示肩锁关节转移灶消失，第 3 腰椎亦有减轻。CT 复查表明肺转移灶稳定。

[徐振晔. 中医治疗恶性肿瘤. 北京：人民卫生出版社，2007：158]

3. 焦中华医案——正虚毒炽型乳岩

陈某，女，61 岁。

初诊日期：2008 年 11 月 10 日。

主诉：乳腺癌术后 4 年，双肺、骨转移 8 月。

现病史：患者 4 年前因"左乳包块 3 月"在外院诊断为乳腺癌，予手术切除，术后病理不详，未行放疗，化疗 2 周期。8 月前因咳嗽、右肋痛，复查 CT、ECT 示：双肺多发转移、骨转移。再行化疗 6 周期，疗效不明显。故来门诊就诊。

现症：咳嗽重，咳痰少，不发热，不咳血，右肋痛，纳眠可，二便调。

查体：神志清，左锁骨上可及 1 个 1.0×1.0cm 淋巴结，质硬。双肺呼吸音低，未闻及干湿性调，舌质偏红，苔薄白，脉弦细。

辅助检查：血常规：WBC5.6×10^9/L。

诊断：乳岩（西医：左乳腺癌术后双肺、骨转移）。

辨证：瘀毒阻络。

治法：活血化瘀，解毒散结。

方药：（化积方加减）漏芦 30g，白芷 15g，清半夏 12g，蒲公英 30g，石见穿 12g，生黄芪 30g，炒白术 15g，云茯苓 20g，炮穿山甲 12g，蜈蚣 2 条，桂枝 12g，僵蚕 12g，炒杏仁 9g，炙麻黄 9g，桔梗 12g，黄芩 12g，甘草 6g，水煎服日一剂，连服 7 剂。

二诊（11 月 25 日）：服药妥，仍咳嗽，咳少量白痰，无痰血，无胸闷，右肋痛较前减轻，纳眠可，二便调，舌质红，苔薄黄，脉弦细。方药：上方加陈皮 12g，元胡 12g，水煎服日一剂，连服 7 剂。

三诊（12月9日）：服药后咳嗽减轻，痰少，右肋隐痛，纳眠可，二便调，舌质偏红，苔少，脉细。方药：上方减黄芩加麦冬20g，杭白芍20g，芦根30g，水煎服日一剂，连服15剂。

四诊（2009年1月7日）：服药妥，近日感乏力，轻咳，右肋、后背痛较前加重，纳眠可，大便干，舌质红，苔少，脉细。方药：上方加仙灵20g，全蝎10g，水煎服日一剂，连服15剂。

五诊（2009年5月14日）：患者坚持服中药治疗，病情稳定，无发热，偶咳，无痰，右肋胀满，无背痛，纳眠可，二便调，舌质偏红，苔薄白，脉弦细。血常规：WBC5.6×10⁹/L，HGB121g/L，PLT147×10⁹/L。方药：上方去黄芩加仙灵脾20g，补骨脂12g，水煎服，日一剂，连服30剂。

按语：乳内结块，固定不移，痛有定处为乳岩。乳内常可扪及包块，或胀闷，疼痛不适为主要症状，B超、CT等辅助检查可协助诊断，患者诊断符合以上特征。《丹溪心法》记载的"癖块"即为此，故治宜活血化瘀、解毒散结，拟化积方加减：漏芦、石见穿、炮穿山甲、蜈蚣、僵蚕、桂枝等活血化瘀，散结通络，白芷、蒲公英、清半夏、黄芩清热解毒，生黄芪、炒白术、云茯苓扶助正气，炒杏仁、炙麻黄、桔梗止咳化痰，全方共奏活血化瘀、解毒散结之效。乳岩之"瘀毒阻络"当从活血化瘀、解毒散结治之，并相应给予通络止痛扶正治疗可获疗效。

[王志鹏，张阳. 焦中华活血化瘀解毒散结法治疗乳岩1例. 中国中医药现代远程教育，2010，8（2）：66]

（周文彬 古宇能）

第五节 肾 岩

岩生于阴茎者称为肾岩，因阴茎属肾而得名。由于肾岩日久疮面溃破，形如去皮之石榴，如花瓣翻开，故又称"肾岩翻花"（《疡科心得集》)，俗称"翻花下疳"（《疡科心得集》)。多见于35岁以上的中老年人。其特点是：初期在阴茎头部出现小硬结，自觉瘙痒，逐渐长大，溃后如翻花石榴，凹凸不平，滋水恶臭；后期可侵犯整个阴茎并见股间起核块。本病相当于西医学所说的阴茎癌。

一、临证思辨与治疗

（一）病因病机

1. 湿浊瘀结　因肾气内虚而不能主阴茎，外感寒湿邪毒或肝经湿热之邪乘虚下注阴茎，使湿热浊邪结于前阴，局部经络阻塞、气血凝滞而发为本病。

2. 火毒炽盛　湿热邪浊瘀久化热成毒，肝胆之火或心火移热于小肠，滞于阴茎，皆可使阴茎发生肿块、结节，热盛则肉腐，致结节溃烂、翻花。

3. 阴虚火旺　素体肝肾亏虚，加之火毒日久耗散阴血津液，阴虚火旺，则发生低热、贫血、消瘦等症状。

此外，阴茎包茎或包皮过长与阴茎癌的发病有密切关系。由于包皮垢长期刺激阴茎头、包皮内板，导致细胞过度增殖，终致本病的发生。此外，阴茎癌的前期病变如阴茎白斑病、乳头瘤、尖锐湿疣等，如不及时治疗，也可能诱发阴茎癌。

病因病机示意图

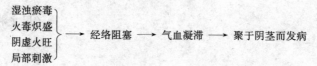

（二）诊断思维

1. 辨病思维

（1）诊断要点

①症状

a. 早期　包皮不能上翻的患者仅感在阴茎头、包皮内板附近有痒痛和烧灼感，包皮能上翻的病人常缺乏自觉症状。

b. 中期　当病灶穿破包皮时则疼痛剧烈；可伴有大便干燥，小便短赤。如有侵犯尿道口，可有尿道口移位而发生疼痛。

c. 晚期　出现淋巴结转移或血行转移时有食欲不振，形神困惫，心悸气短，身体羸瘦等全身表现。

②体征

a. 早期　在阴茎冠状沟附近生一小结，常由无数细小乳头状突起会合而成，质地坚硬，多被过长的包皮遮掩，有血性渗液自包皮口流出。

b. 中期　硬结长大，穿透包皮后则显露在外，翻花石榴样，或为溃疡，常有恶臭渗液。但排尿一般不受影响。

c. 晚期　阴茎溃烂，凹凸不平，极易出血，甚则如注。可见股间肿硬结块、身体羸瘦等全身衰弱症状，可危及生命。

③辅助检查

a. 病理　对临床可疑病人，需作活体组织检查或细胞学检查。

b. 淋巴结造影检查　区域淋巴结转移，可用淋巴管造影来帮助诊断。

（2）鉴别诊断

本病需与阴茎乳头状瘤相鉴别：

肾岩与阴茎乳头状瘤鉴别表

	肾岩	阴茎乳头状瘤
好发人群	包茎者多见	无特殊
好发部位	阴茎头，冠状沟、包皮内板、阴茎干、包皮系带	阴茎包皮、阴茎头、冠状沟
肿块特点	菜花状或结节状	淡红色或红色，质软
边界	不清楚	清楚
分泌物	可见	继发感染可见
侵犯尿道	晚期可侵犯尿道	不侵犯尿道
淋巴结转移	晚期可见腹股沟淋巴结或腹膜后淋巴结转移	不转移
全身症状	消瘦、贫血、食欲不振、神疲乏力	无特殊
预后	不良	良好

2. 辨证思维

初起在阴茎头部出现小硬结，自觉瘙痒疼痛，逐渐长大，溃后如翻花石榴，凹凸不平，滋水恶臭；后期可侵犯整个阴茎并见股间起核块。

本病重点掌握的症状为初起在阴茎头部出现小硬结，自觉瘙痒疼痛，逐渐长大，溃后如翻花石榴，凹凸不平，滋水恶臭；后期可侵犯整个阴茎并见股间起核块。

局部的体征为：初起在阴茎头部出现小硬结，逐渐长大，溃后如翻花石榴，凹凸不平，滋水恶臭；后期可侵犯整个阴茎并见股间起核块。

本病依其病变发展过程的不同而分为初期、中期、晚期三个阶段。初期以阴茎马口处见小硬结为特征，或有痒痛和流滋，辨证为湿浊瘀结证；中期以局部硬结增大，并见溃疡流滋疼痛、滋水恶臭为特征，辨为火毒炽盛证；后期除见局部溃疡如菜花样的肿块外，尚可伴口渴咽干，疲乏无力，五心烦热，身体消瘦和股间肿块，辨为阴虚火旺证。

（三）治则思维

外治：阴茎癌以手术治疗为主，辅以放疗、化疗或冷冻、激光治疗。

内治：中医认为本病的基本病机是湿热浊痰凝结，火毒炽盛，晚期呈现阴虚火旺。用药时，应分清主次，合理确定扶正与祛邪的关系。或予养阴降火、化瘀散结；或予清热解毒利湿；或补益气血，扶助正气。

（四）治疗方案

1. 辨证论治

（1）湿浊瘀结

证候：阴茎龟头或冠状沟出现丘疹或菜花状结节，逐渐增大，痒痛不休，溃后渗流血水，有的可发生腹股沟淋巴结肿大；伴畏寒，乏力，小便不畅，尿道涩痛；舌质淡红，苔白微腻，脉沉弦。

辨证：湿热浊邪凝结于前阴，局部经络阻塞、气血凝滞，故见阴茎龟头或冠状沟出现结节；湿热之邪下注，膀胱气机不利故见小便不畅，尿道涩痛；邪深毒重，肾气内虚故见畏寒乏力；苔白微腻，脉沉弦为湿浊瘀结之象。

治则：利湿化浊，解毒化瘀。

主方：三妙丸合散肿溃坚汤加减。

方药：苍术 20（米泔水浸），黄柏 10（酒炒），牛膝 20g，柴胡 10g，升麻 10g，龙胆草 5g，黄芩 10g，甘草 5g，桔梗 10g，昆布 15g，当归尾 10g，三棱 10g，木香 10g，连翘 10g，知母 5g。水煎服，每日 1～2 剂。

加减：下肢肿胀者加赤小豆、冬瓜皮。

（2）火毒炽盛

证候：阴茎赘生结节，红肿胀痛，溃烂后如翻花，渗出物腐臭难闻；伴发热，口渴，大便秘结，小便短赤；舌质红，苔黄腻，脉弦数或滑数。

辨证：火毒郁久而甚故见发热不退；阻滞气机，不通则痛，故患部剧烈疼痛而灼热；热盛则肉腐，终致溃烂翻花、滋水恶臭；热毒伤阴故见口渴、大便秘结。舌质红，苔黄腻，脉数为火毒炽盛之象。

治则：清热泻火，解毒消肿。

主方：龙胆泻肝汤合四妙勇安汤加减。

方药：龙胆草 10g，通草 10g，黄芩 10g，山栀 10g，车前子 20g（包煎），当归 5g，生地黄 10g，泽泻 10g，柴胡 10g。水煎服，每日 1～2 剂。

加减：腹股沟淋巴结转移者，加夏枯草、海藻、昆布、望江南。

（3）阴虚火旺

证候：多见于肾岩手术、放化疗后，或病变晚期，阴茎溃烂脱落；伴口渴咽干，疲乏无力，五心烦热，身体消瘦；舌红，少苔，脉细数。

辨证：病至晚期，阴精消涸，阴虚火旺，故口渴咽干；拖延日久，脾胃衰败，生化乏源，故阴茎溃烂脱落。加之疾病的消耗，则气血俱亏而见形神困惫、身体羸瘦诸证。

治则：滋阴降火，清热解毒。

主方：知柏地黄丸合大补阴丸加减。

方药：熟地黄 15g，山茱萸 10g，淮山药 20g，茯苓 15g，泽泻 10g，牡丹皮 10g，知母 5g，黄柏 10g，生地黄 10g，龟板胶 10g（烊化）。水煎服，每日 1～2 剂。

加减：出血不止者加仙鹤草、生蒲黄。

2. 其他疗法

（1）中成药

①蟾酥丸 每次 3～5 粒，1 日 1～2 次，陈酒或温开水送服。

②犀黄丸 每次 1 丸，1 日 2 次，陈酒或温开水送服。

③醒消丸 每次 1 丸，1 日 2 次，陈酒送服。

④大补阴丸 主要成分黄柏（盐炒）80g，知母（盐炒）80g，熟地黄 120g，龟甲（醋制）120g，猪脊髓 160g。上为末，加炼蜜为丸。适用于

阴茎癌肝肾阴虚,虚火上炎,骨蒸潮热,盗汗遗精者。

(2) 验方

①抗癌一号(《肿瘤辨病专方治疗》) 鸦胆子(肉)6g,硇砂 6g、砒石 6g、草乌 6g,雄黄 10g,轻粉 10g,硼砂 30g,枯矾 30g,麝香 15g,冰片 3g、合霉素 10g。

②抗癌二号(《肿瘤辨病专方治疗》) 白及 15g,象皮 15g,紫草 15g,炉甘石 30g,合霉素 5g。

③八湿膏(《肿瘤辨病专方治疗》) 樟丹 10g,梅片 1g,煅石膏 30g,硼砂 30g,密陀僧 6g。

(3) 外治法

①岩肿溃烂不洁,用五五丹或千金散撒于疮面,或用红灵丹油膏外敷,每日 1～2 次更换,腐蚀至癌肿平复后,改用九一丹。如创面渗血可涂海浮散,外敷生肌玉红膏。创面清洁后,改用红油膏或白玉膏外敷。

②溃后宜腐蚀岩肿,以皮癌净、藤黄膏外敷,1 日或隔日 1 次,岩肿平复,肉芽新鲜,宜生肌长肉,以生肌散、生肌玉红膏外敷。每 2～3 日换 1 次。

③氟脲嘧啶软膏,外搽患部,每日 1 次。

④溃烂腐臭宜用清热解毒之药外洗,用龙葵 3g,白花蛇舌草 15g,黄柏 10g,加水适量,待温后,洗涤患处。

(五) 病程观察

1. 腹股沟淋巴结转移者,加夏枯草、海藻、昆布、望江南。
2. 下肢肿胀者加赤小豆、冬瓜皮。
3. 出血不止者加仙鹤草、生蒲黄。

(六) 预后转归

本病为外科四大绝症之一,晚期预后差,可危及生命。

(七) 预防与调护

1. 敷皮岩净或千金散时,药量宜少,同时不宜敷在正常组织上,以免中毒及损害正常组织。

2. 用上述药物后，有分泌物渗出，宜随时擦净，以免损害皮肤。

3. 加强卫生宣传，将有关预防常识告诉群众。

4. 包茎或包皮过长者，宜及早手术割除包皮，是本病较为有效的预防措施。

5. 包皮过长者，应经常甚至每日翻转洗涤，以保持清洁。

6. 阴茎发生赘瘤、白斑等，宜及时治疗，以防癌变。

二、名家医案借鉴

1. 王玉章医案——湿浊瘀结型肾岩

男，36 岁。

初诊日期：1961 年 8 月 3 日。

主诉：阴茎肿物 3 年余。

现病史：患者在 3 年前行包皮环切手术后，无意中发现龟头左侧有一粟粒大小硬结，未予诊治。后硬结逐渐增大，于 1961 年 6 月前往医院诊治，经病理检查，诊为"阴茎癌"，并予以放射治疗。治疗中患者全身乏力，明显消瘦，阴茎红肿灼痛，肿物流脓溢血，而被迫中止治疗来我院就诊。

现症：形体消瘦，倦怠乏力，疼痛剧烈，纳食尚可，大便尚调。

检查：阴茎冠状沟及龟头左侧溃疡肿物呈菜花状，大小约 1.5cm×2cm×0.5cm，色紫暗，有大量脓血性分泌物，鼠蹊部可扪及约 1cm×1cm 结节，按之质硬，微痛，舌苔薄黄质红，脉沉细微数。

诊断：肾岩（西医：阴茎癌）。

辨证：湿浊瘀结。

治法：利湿化浊，解毒化痰。

方药：土茯苓 30g，金银花 20g，连翘 15g，生薏苡仁 30g，生地黄 15g，熟地黄 15g，赤芍 10g，僵蚕 10g，白芷 10g，牡丹皮 10g，蜈蚣 10g，生甘草 10g。并用化毒散膏外敷患处，每日换药 1 次。

二诊：14 剂药后，肿块缩小，部分坏死组织脱落，边缘焮肿消退，脓性、血性分泌物明显减少，疼痛减轻。前方加生黄芪、当归、白术各 10g，蜈蚣减至 3g。

三诊：连续服药 1 个月后，局部腐肉脱尽，疮口愈合，双鼠蹊部淋巴结消失，精力充沛，于 10 月份恢复工作。1963 年生育 1 子，至今体健未复发。

［吕培文. 王玉章皮外科及肿瘤证治精萃. 北京：中国医药科技出版社，2004：157］

2. 李建生医案——湿浊瘀结型肾岩

患者，男，48 岁。

初诊日期：1999 年 9 月 14 日。

主诉：冠状沟及包皮红肿结节 5 年。

现病史：于 1999 年 9 月 14 日初次就诊。患者曾于 1985 年因包皮过长手术。1994 年发现龟头有肿物，日益增大，呈菜花状，于 1995 年在当地医院就诊，诊断为"阴茎癌腹股沟淋巴转移"行化疗 5 个周期，病情尚稳定。近期因龟头包皮肿胀前来我院就诊。

现症：阴茎冠状沟疼痛，其他症状不明显。

查体：神清，精神尚可，发育良好，查体合作，巩膜皮肤无黄染，右腹股沟触及一枚黄豆大小淋巴结，质硬，活动度差，无压痛，局部无红肿，余浅表淋巴结未及肿大，心肺（一），腹平软，无压痛及反跳痛，肝脾肋下未及，肝区叩痛（一），双肾区叩痛（一），龟头冠状沟红肿、糜烂、结节、结痂，有渗出，包皮水肿，双下肢无浮肿。舌红苔黄厚腻，脉弦滑。

病理：高分化鳞状细胞癌。

诊断：肾岩（西医：阴茎癌）。

辨证：湿浊瘀结。

治法：利湿化浊，解毒化痰。

方药：太子参 30g，白术 30g，茯苓 10g，陈皮 10g，半夏 10g，女贞子 30g，枸杞子 30g，菟丝子 30g，生黄芪 30g，山茱萸 15g，雷公藤 20g，金荞麦 30g，车前子 30g（包煎），甘草 10g，生姜 3 片，大枣 6 枚。水煎服，每日两次分服。同时用雄黄 10g，冰片 5g，枯矾 10g，三七 15g，共研粉局部外敷；金龙胶囊（鲜守宫、鲜金钱白花蛇等）每日 3 次，每次 3 粒，饭前口服。

二诊：包皮及冠状沟菜花状肿物较前缩小，糜烂面缩小，渗出较前少，结痂，包皮下端水肿，舌暗红，边有齿痕，苔黄，前方加北沙参 30g，麦冬 15g，灵芝 15g，孢子粉 3g（冲服），土茯苓 30g 继服；外用药加雷公藤膏 30g，雄黄加至 20g，余药同前。

三诊：病灶局部水肿疼痛减轻，脉弦滑舌红苔黄，效不更方前方继服。

四诊：阴茎龟头及包皮呈菜花状，结痂有所脱落，有少量出血渗出、白色分泌物，舌暗苔黄，脉弦滑。拟健脾补肾，解毒除湿。方药：生黄芪 60g，白术 30g，土茯苓 30g，陈皮 10g，女贞子 30g，枸杞子 30g，菟丝子 30g，山萸肉 15g，麦冬 15g，灵芝 20g，孢子粉 3g（冲），天花粉 30g，皂角刺 15g，瞿麦 30g，金荞麦 30g，白花蛇舌草 30g，半枝莲 30g，甘草 10g，生姜 3 片，大枣 6 枚。每日 1 剂，分两次水煎饭后服。外用药：雄黄 30g，冰片 20g，蜈蚣 6g，三七 30g。共研粉外用；金龙胶囊，每日 3 次，每次 3 粒，饭前口服。

五诊：患者腹股沟淋巴结消失，皮肤红润，右股内侧丘疹，痒，随症加利湿止痒药口服。间断服药治疗。

六诊：至 2004 年 6 月 8 日，临床症状消失，病情稳定，无红肿及疼痛，无渗出，生活质量由 80 分提高到 100 分。至今随访，患者已生存 11 年 7 个月，临床痊愈。

按语：中医学认为，阴茎属肾，故称阴茎癌为"肾岩翻花"，发病因素一般与邪毒外侵、肝郁肾虚、湿热内蕴有关。李主任认为本例患者为中年男性，由湿热内蕴、循经下注出现龟头肿物，包皮肿胀，冠状沟糜烂，渗出，结痂，故治疗首应健脾除湿，清热解毒。

[武迎梅. 中医治疗阴茎癌验案 1 则. 北京中医，2007，26（6）：377~378]

（周文彬　古宇能）

第五章 乳房疾病

第一节 乳 痈

乳痈是由热毒侵入乳房所引起的一种急性化脓性疾病。常发生于产后未满月的哺乳妇女，尤以初产妇多见，也可在怀孕期，或非哺乳期及非妊娠期发生。其特点是乳房局部结块，红肿热病，伴有全身发热，且容易传囊。根据本病发病时期的不同，将在哺乳期发生的称外吹乳痈，在妊娠期发生的称内吹乳痈，老年妇女和非哺乳期妇女发生的乳痈称非哺乳期乳痈。本病相当于西医学所说的急性化脓性乳腺炎。

一、临证思辨与治疗

（一）病因病机

1. 肝郁气滞 乳头属足厥阴肝经，肝主疏泄，能调节乳汁的分泌。若情志内伤，肝气不舒，厥阴之气失于疏泄，使乳汁发生壅滞而结块；郁久化热，热胜肉腐则成脓。

2. 胃热壅滞 乳房属足阳明胃经，乳汁为气血所生化，产后恣食肥甘厚味而致阳明积热，胃热壅盛，导致气血凝滞，乳络阻塞而发生痈肿。

3. 乳汁瘀滞 乳头破损或凹陷，影响哺乳，致乳汁排出不畅，或乳汁多而婴儿不能吸空，造成余乳积存，致使乳络闭阻，乳汁瘀滞，日久败乳蓄积，化热而成痈肿。

病因病机示意图

乳汁郁积　↘
肝郁胃热　→　乳络阻塞　→　热盛肉腐　→　溃后气血亏虚
感受外邪　↗　气滞血瘀

（二）诊断思维

1. 辨病思维

（1）诊断要点

①症状

a. 郁滞期 初起常有乳头皲裂，哺乳时感觉乳头刺痛，伴有乳汁郁积不畅，继而乳房局部肿胀疼痛，皮色微红或不红，皮肤不热或微热。全身症状不明显或伴有全身感觉不适、恶寒发热、头痛胸闷、心烦易怒、食纳不佳、大便干结等症状。

b. 成脓期 皮肤红肿焮热，局部疼痛明显加重，如鸡啄样或搏动性疼痛，伴高热不退、头痛骨楚、口苦咽干、恶心厌食、溲赤便秘。

c. 溃后期 若溃后脓出通畅，局部肿消痛减，寒热渐退，疮口逐渐愈合。若脓腔部位较深，或有多个脓腔，溃后脓出不畅，肿势不消，疼痛不减，身热不退，而形成袋脓或传囊乳痈。若久治不愈，乳汁夹杂有清稀脓液自疮口溢出，则成乳漏，收口缓慢。

②体征

初起时可见一二个乳管阻塞不通，排乳不畅，结块或有或无，伴压痛。病情进一步发展则肿块不消或逐渐增大，皮肤灼热，患处拒按，肿块中央渐软，按之有波动应指感，局部穿刺抽吸有脓，同侧腋淋巴结肿大压痛。急性脓肿成熟时，可自行破溃出脓，或手术切开排脓。

③辅助检查

a. 血常规检查 初期白细胞计数一般正常，成脓期白细胞总数及中性粒细胞数增加。若并发脓毒败血症时，白细胞总数常在 $16 \times 10^9/L$ 以上，中性粒细胞常达 85% 以上。

b. 局部诊断性穿刺 对于判断急性乳腺炎是否已形成脓肿，尤其是深部脓肿，可行穿刺抽脓术，有助于确诊并判断脓肿位置。

c. 乳腺高频钼靶 X 线摄片 表现为边界模糊的片状密度增高阴影，乳腺小梁结构模糊不清，皮肤增厚，皮下脂肪组织模糊，血管影增多增粗。各种变化在使用抗生素治疗后得到显著改善。

d. B 型超声检查 炎症区乳房组织增厚，内部回声较正常低，分布欠均匀。脓肿形成时可见数目不一、大小形态不等的无回声区，边缘欠清晰。如脓液较稠厚时，则可见分布不均低回声区，较大脓肿的深部回声较浅部稍高而密，两者之间可见液平面，内部有不均匀的光点或光团。

e. 脓液细菌培养及药敏试验　有助于确定致病菌种类，可针对性地选择抗生素。

（2）鉴别诊断

本病需与炎性乳腺癌相鉴别：

急性乳腺炎与炎性乳腺癌鉴别表

	急性乳腺炎	炎性乳腺癌
好发人群	产后未满月的哺乳期妇女，初产妇多见	青年妇女，尤在妊娠或哺乳期
乳房疼痛	多见	无
乳房肿胀	有	患乳迅速增大，肿胀明显
皮肤改变	潮红	特殊的暗红或紫红色，毛孔深陷，橘皮样变
乳房肿块	有	无肿瘤性肿块
同侧腋淋巴结	有，脓成时波动应指感肿大，压痛，无粘连	转移性肿大，融合，质硬固定，无压痛
全身症状	恶寒发热，头痛胸闷，心烦易怒，纳差，便结等	无或较轻
体温	升高	正常
白细胞计数	增高	正常
抗炎治疗	有效	无效
预后	好	差

2. 辨证思维

（1）初期（郁滞期）

乳房局部肿胀疼痛，乳汁不通是最早期的临床表现，同时可伴有恶寒发热，周身酸痛等全身症状。

本期重点掌握的症状为局部胀痛，乳汁不通，恶寒发热，局部体征为胀痛而触痛明显，边界不清，质较韧。

（2）成脓（酿脓期）

乳房局部肿胀跳痛，浅表脓肿者，红肿以病变为中心明显；深部脓肿者红肿不明显。伴发热持续不退等全身症状。

成脓期的重点症状为胀而跳痛，发热持续不退。局部体征为浅表脓肿表皮光而薄发亮，触之有波动感，深部脓肿上述体征不明显，只能以局部有明显触痛及辅助检查协助诊断（B超及定位穿刺）。血常规也能反映这一时期炎症的轻与重。

（3）溃破期（溃脓期）

自溃或切开排脓后均为本时期，大多患者脓出转向愈合（顺证）。但由于乳腺的解剖及生理上的特殊性，尤其要注意防止传囊乳痈及乳漏的出现（变证）。

顺证的表现：溃后脓出顺畅，热退，痛减。

变证的表现：

初起——僵肿，迁延难愈

成脓——传囊乳痈

溃后——袋脓——传囊乳痈——乳漏

《外科理例》认识到成脓不切开有传囊之变。

（三）治则思维

内治：①按疏、清、补分期辨证施治。按初期——消法，中期——托法，后期——由于乳痈的特殊表现慎补。②理气通络贯穿始终。③及早治疗、以消为贵。

外治：掌握好成脓即行切开的原则及保证引流通畅是预防发生传囊乳痈的关键。

（四）治疗方案

1. 辨证论治

（1）肝郁气滞

证候：乳房部肿胀疼痛，肿块或有或无，皮色不变或微红，乳汁排泄不畅；伴恶寒发热，头痛骨楚，口渴，便秘；舌淡红或红，苔薄黄，脉浮数或弦数。

辨证：情志内伤，肝气郁结，郁久化热，加之产后恣食厚味，胃内积热，以致肝胃蕴热，气血凝滞，乳络阻塞，不通则痛，故乳房肿胀疼痛有块；毒热内蕴，故患侧乳房皮肤微红；邪热内盛，正邪相争，营卫失和，故恶寒发热，头痛骨楚；胃经热盛，故口渴、便秘、舌红苔薄黄；弦脉属肝，数脉主热。

治则：疏肝清胃，通乳消肿。

主方：瓜蒌牛蒡汤加减。

处方举例：熟牛蒡 10g，生山栀 10g，金银花 10g，连翘 12g，全瓜蒌 12g（打碎），蒲公英 30g，橘叶 5g，青皮 5g，柴胡 10g，黄芩 10g，紫花地丁 12g，漏芦 10g，穿山甲 10g，王不留行 15g，甘草 5g。水煎服，每日 1～2 剂。

加减：乳汁壅滞太甚者，加王不留行 10g，路路通 10g，漏芦 10g；产妇断乳后乳汁壅滞者，加炒麦芽 250g，回乳；产后恶露未尽者，加当归尾 10g，川芎 10g，益母草 15g；乳房肿块明显者，加当归 10g，赤芍 10g，桃仁 10g；大便秘结者，加生大黄 5g，火麻仁 10g。

（2）胃热壅盛

证候：肿块逐渐增大，皮肤焮红，灼热，疼痛如鸡啄，肿块中央渐软，有应指感；可伴壮热，口渴饮冷，面红目赤，烦躁不宁，大便秘结，小便短赤；舌红，苔黄干，脉数或滑数。

辨证：肝胃蕴热，热毒炽盛，乳络阻塞，气血凝滞，故乳房肿块逐渐增大，局部焮热、疼痛、灼热；热盛则肉腐成脓，故肿块中央变软，按之有应指感；火热炎上，故面红目赤；热扰心神，则烦躁不宁；火热伤阴，津液被耗，故小便短赤；津伤则引水自救，故渴喜饮冷；肠热津亏，故大便干燥；舌红、苔黄、脉数均为热象。

治则：清热解毒，托毒透脓。

主方：瓜蒌牛蒡汤合透脓散加减。

处方举例：全瓜蒌 12g（打碎），穿山甲 10g，皂角刺 10g，赤芍 10g，当归 10g，黄芪 15g，牛蒡子 10g，连翘 10g，蒲公英 10g，丝瓜络 10g，柴胡 10g，甘草 5g。水煎服，每日 1～2 剂。

加减：热甚者，加生石膏、知母、金银花、蒲公英清热解毒。

（3）正虚邪恋

证候：溃破后乳房肿痛减轻，但疮口脓水不断，脓汁清稀，愈合缓慢，或乳汁从疮口溢出形成乳漏；面色少华，全身乏力，头晕目眩，或低热不退，食欲不振。舌淡，苔薄，脉弱无力。

辨证：脓成破溃后，脓毒尽泄，肿痛消减；但若素体本虚，溃后脓毒虽泄，气血俱虚，故收口缓慢；气血虚弱可见面色少华、全身乏力、头晕目眩；舌淡、苔薄、脉弱无力为气血不足之象。

治则：益气养血，和营托毒。

主方：托里消毒散加减。

处方举例：黄芪 15g，党参 10g，白术 10g，茯苓 10g，当归 10g，川芎 10g，穿山甲 10g，皂角刺 10g，蒲公英 10g，白芷 10g，甘草 5g。

2. 其他疗法

（1）中成药

①逍遥丸，每次 5g，每日 3 次，饭后温开水送服。适用于肝郁气滞型乳痈。

②黄连清胃丸，每次 10g，每日 2 次，温开水送服。适用于胃热壅盛型乳痈。

③新癀片，每次 4 片，每日 3 次，适用于各期乳痈患者。

④痛血康胶囊，每次 1 粒，每日 2～3 次，适用于乳痈乳房疼痛明显者。

⑤八珍冲剂，每次 1 包，每日 2 次，适用于乳痈溃后期脓腐已尽、气血虚弱、疮口未愈合者。

（2）验方

①蒲王汤（林如金验方）：蒲公英 15g，王不留行 15g，金银花 10g，连翘 10g，穿山甲 10g，牛蒡子 10g，生地黄 10g，柴胡 5g，赤芍 5g，甘草 3g。水煎服，每日 1 剂。适用于肝郁气滞型乳痈。

②乳痈汤（贾增运验方）：蒲公英 30g，漏芦 20g，橘核 20g，金银花 12g，白芷 12g，瓜蒌 12g，连翘 12g，青皮 12g，当归 12g，柴胡 12g，甘草 5g。水煎服，每日 1 剂。适用于肝郁气滞型乳痈。

③乳痈消散方（顾筱岩验方）：柴胡 10g，紫苏梗 10g，荆芥 10g，防风 10g，牛蒡子 10g，王不留行 10g，鹿角霜 10g，丝瓜络 10g，路路通 10g，全瓜蒌 12g（打碎），蒲公英 12g，青皮 4.5g，陈皮 4.5g。水煎服，每日 1 剂。适用于乳痈早期。

（3）外治法

①初期 金黄散或玉露散以冷开水或醋调敷；或用金黄膏或玉露膏敷贴；或用鲜野菊花、鲜蒲公英、鲜紫花地丁、仙人掌（去刺）等洗净捣烂外敷；或用 20％芒硝溶液湿敷；或用大黄、芒硝各等份研末，适量凡士

林调敷。

②脓成期　局部按之有波动感或经穿刺抽脓抽得脓液者，应及时切开引流。一般采用与乳头方向呈放射状的切口，切口位置选择脓肿稍低的部位，切口长度与脓腔基底的大小基本一致，使引流通畅不致袋脓，但需避免手术损伤乳络形成乳漏。而乳晕部的浅表脓肿、乳房后的脓肿或乳房周边脓肿，则可在乳晕边缘或乳房周边作弧形切口。若脓腔较大者，必要时可在脓腔最低部位作对口引流。脓肿小而浅者，可用针吸穿刺抽脓。

③溃后期　切开排脓后用八二丹、九一丹药线或凡士林纱条引流，外敷金黄散或金黄膏；脓尽改用生肌散收口，外用红油膏或生肌玉红膏盖贴；若有袋脓现象，可在脓腔下方用垫棉法加压，使脓液不致潴留；如有乳汁从疮口溢出，则可在患侧用垫棉法束紧，排出乳汁，促进愈合；若成传囊乳痈者，则在肿块按之应指处另作一切口；若形成乳房部窦道者，可用五五丹药捻，插入窦道至脓腔深处，以腐蚀管壁，至脓液减少后用九一丹药线，脓净则改用生肌散纳条，直至愈合。

袋脓：垫棉法，垫在脓腔下方。

乳汁从疮口溢出：垫棉法，束紧患侧乳房。

传囊：先用垫棉法压迫，若无效考虑再作一辅助切口。

成漏者按乳漏处理。

回乳：成脓后必须予以回乳。内服炒麦芽，外用芒硝。

（4）按摩疗法

适用于肝郁气滞证初期。患乳用冬青油或万花油涂抹，或不用油，让患者或术者以五指均匀地压于患乳，由乳房向乳头作单方按摩，勿用力挤压肿块部位；同时轻揉和牵拉乳头，以促使瘀乳排出。每日1～3次。脓成忌用。

（5）针刺疗法

针刺足三里、丰隆、行间、血海（均为双侧），乳根（患侧）。用捻转泻法，行气后留针30分钟，每隔10分钟手法行针1分钟。每日1次，5日为1个疗程。适用于肝郁气滞型乳痈。

（五）预后转归

一般来说，乳痈的预后较好。关键在于早期发现，早期治疗，"以消为贵"。消散痊愈的时间及病程长短，与求治是否及时成正比。乳痈治疗后如得挑乳通畅，肿痛减轻，发热渐退，就有消散希望；否则易化脓，引起乳漏，迁延时日，徒增痛苦。若溃后邪祛正复，其愈不难，即使形成乳漏，只要治疗恰当，也可获得痊愈。

（六）预防与调护

1. 妊娠后期（尤其是初产妇），经常用温热水或 75％酒精擦洗乳头；孕妇有乳头内陷者，应经常挤捏提拉矫正，可用小酒杯叩吸。

2. 应指导产妇合理哺乳，养成定时哺乳的习惯，保持乳汁排出通畅；乳汁过多时，可用吸乳器将乳汁吸尽排空，以防瘀乳。

3. 保持乳头清洁，如有乳头皲裂、擦伤应及时治疗。

4. 注意婴儿口腔清洁，不可让婴儿口含乳头睡觉。

5. 乳母应保持精神舒畅，避免情绪过度激动，断乳时应逐渐减少哺乳次数，然后再行断乳。

6. 忌食辛辣之品，不过食膏粱厚味。

二、名家医案借鉴

1. 鲍旭东医案——肝郁气滞型乳痈

张某某，女，42 岁。

初诊日期：1975 年 2 月 22 日。

主诉：右乳肿硬灼热疼痛 4 天。

现病史：患者于 4 天前出现右乳肿硬如鸭卵大，渐灼热疼痛，遂到医院急诊，诊为急性乳腺炎。二便调，纳眠一般，口干，易怒。

查体：右乳外上象限可触及一肿物，质韧，边界不清，活动度一般，肤温升高，舌质红，舌苔黄，脉象弦滑。

诊断：乳痈（西医：急性乳腺炎）。

辨证：肝郁气滞。

治法：疏肝清热，解毒散结。

方药：牛蒡子汤。牛蒡子 10g，陈皮 10g，黄芩 10g，天花粉 12g，瓜蒌 18g，柴胡 10g，山栀 10g，连翘 12g，金银花 18g，丹参 15g，蒲公英

30g，夏枯草 30g，水煎日二服。

二诊（2月25日）：服前方2剂，右乳红肿结块显著消退，痛减，舌尖红，苔黄，脉弦滑。以前方加入牡蛎 30g，当归 10g，再服 2 剂。

三诊（2月27日）：乳房硬块全部消失，病症痊愈。

按语：本例患者属初期乳痈，肝胃蕴热，乳络阻塞，不通则痛，乳汁壅阻则肿胀有块。消散是乳痈初期最理想的方法，牛蒡子汤能疏肝清胃，通络散结，又能通乳，故治疗效果显著。

［贺菊乔，刘丽芳. 外科病名家医案·妙方解析. 北京：人民军医出版社，2007：196］

2. 文琢之医案——胃热壅盛型乳痈

陈某，女，28 岁。

初诊日期：1963 年 1 月 5 日。

主诉：左乳红肿疼痛伴乳汁不通 3 天。

现病史：产后 12 日，体壮乳丰又兼营养过盛，使乳汁过多过浓未及时排通而红肿疼痛，灼热，头痛发烧恶寒，食不下夜不眠，大便三日未解。

查体：左乳外下象限可触及一肿物，质韧，边界不清，活动度一般，肤温升高，舌质红，舌苔黄、干，脉象洪数。

诊断：乳痈（西医：急性乳腺炎）。

辨证：胃热壅盛。

治法：疏肝通络，清热除湿。

方药：瓜蒲通络汤加味。全瓜蒌 30g（打碎），丝瓜络 9g，鹿角霜 24g，浙贝母 12g，柴胡 9g，青皮 9g，乳香、没药各 9g，香附 9g，青木香 9g，大木通 9g，夏枯草 18g，蒲公英 30g，忍冬藤 30g，连翘 10g，冬瓜仁 30g，大黄 10g。服 2 剂（1 日 1 剂务尽）。

外治：用金黄散外敷患处。用三角巾托起乳房以减少运动而少痛苦。

二诊：4 日后患者来复诊，精神萎靡，发热，呻吟不休，痛苦难言，询问方知，前方仅服小半碗自觉无效，听说针灸效神，遂去某医院针灸加服三黄解毒汤加石膏重剂内服，1 剂后，痛增而反下利清水，饮食锐减。又改医他处服逍遥散，外敷冲和膏则病势日增，疼痛昼夜不安而复来诊。患处红肿而灼热硬，不可近手，舌苔干黄，质红，脉洪数。此乃苦寒过甚，气血凝滞而症加剧，仍守前方加穿山甲珠，而重用木香、青皮以行气攻托，加淮山药 30g 以助胃气，连服 2 剂。外用金黄散敷贴患处，留顶。

三诊：2剂后精神好转，腹泻已止，解燥便甚多，心烦已消失，热退眠可，舌苔渐化，脉仍数弦，查其乳房已有一点变软，仍守上方，内服2剂。外用金黄散留顶围敷。

四诊：脓熟穿溃，流出脓液一碗多（约500ml），神清气爽，欲食能眠，身凉脉静，苔薄白，唯口干，胃阴已伤，用益胃汤加黄芪、当归、蒲公英、牡丹皮内服。外用盐纱引流，五妙膏贴。引流五日。

五诊：外用三仙丹纱条引流，脓腐尽，改用海浮散外盖五妙膏，半月而愈。

按语：本案为外吹乳痈，因肝郁胃热、乳络不通所致，治以疏肝通络、清热除湿、调和营卫之瓜蒲通络汤加味，方中瓜蒌疏肝解郁，宽胸开痞通络；配蒲公英消散气滞，清解血毒；鹿角霜推陈除积功最强，故能止痛消肿，且以甘温之性以正瓜蒌、蒲公英之微寒，配丝瓜络行乳调和营卫；浙贝母宣气开郁化痰散结；青皮、青木香行气散结；香附镇痛消肿；乳香、没药行气活血止痛；夏枯草疏利肝胆郁火，散结和阳养阴；大木通通血络疏乳络，利三焦水道，使毒邪从小便而解。配合金黄散外敷，病情好转，脓肿成熟，溃后胃阴损伤，又改益胃汤加味益胃生津，兼清余热而愈。

［贺菊乔，刘丽芳. 外科病名家医案·妙方解析. 北京：人民军医出版社，2007：194～195］

3. 文琢之医案——正虚邪恋型乳痈

郭某，女，21岁。

初诊日期：1963年1月16日。

主诉：左乳溃烂3月余。

现病史：3个月前左乳外侧患乳痈溃后缠绵不愈。产后已40天而就诊，全身无不适，伤口红活，无腐肉瘘管，只觉时有痒痛，疮口周围无硬结。自诉数月来历尽千方百法，初起用疏肝之逍遥散，次用清胎热之方，溃后又调和营卫等诸法均不愈。

查体：左乳外侧溃口红活，周边条索状硬结，清稀淡薄脓液，舌质淡红，舌苔薄、干，脉象细数。

诊断：乳痈（西医：急性乳腺炎）。

辨证：正虚邪恋。

治法：大补气血佐以解毒。

方药：八珍汤加味。党参12g，白术10g，茯苓10g，当归12g，川芎9g，白芍 10g, 生地黄 10g, 蒲公英 12g, 忍冬藤 12g, 甘草 6g。2 剂, 日 1 剂。

外治: 用三仙丹、生肌散各半撒布疡面, 用红油膏盖贴。

二诊: 服上方 2 剂后伤口迅速收口近愈, 余无不适。嘱其再进 2 剂。外用生肌散撒布疡面, 红油膏盖贴。

三诊: 患者述换药 1 次后伤口即愈, 未再换药, 特为苦恼数月之疾痊愈致谢。

按语: 本案速愈之因, 产后气血调和, 又兼大补气血之剂内服, 使气血复元, 故逢其时而有其效也。说明内吹乳痈治疗难易之关键, 应辨证准确, 掌握好时机则应手而效。

[贺菊乔, 刘丽芳. 外科病名家医案·妙方解析. 北京: 人民军医出版社, 2007: 196]

(谭毅 洪志明)

第二节 乳 发

乳发是发生在乳房且容易腐烂坏死的急性化脓性疾病。相当于西医学所说的乳房蜂窝组织炎或乳房坏疽, 多发生于哺乳期妇女。其特点是病变范围较乳痈大, 局部焮红漫肿疼痛, 迅速出现皮肉腐烂, 病情较重, 甚至可发生热毒内攻。

一、临证思辨与治疗

(一) 病因病机

本病的发生多因火毒外侵, 以及肝胃两经湿热蕴结乳房而成。乳痈火毒炽盛者亦可并发本病。

1. 肝胃湿火 产后体弱, 百脉空虚, 湿热火毒乘虚侵犯皮肉, 阻于肝胃二经, 壅结于乳房而成。湿毒壅积, 故乳房漫肿, 溃后脓腐连片。火性猛烈, 故病势凶猛, 蚀皮腐肉。湿火相兼, 则肿胀溃烂严重而迅速。

2. 时疫侵袭 外感时疫之气, 蕴阻经络, 结聚于乳房而发病。疫毒之气较六淫外邪更为凶险。

　　3．火毒炽盛　亦可由乳痈火毒炽盛而并发。

病因病机示意图

火毒外侵——→肝胃湿热蕴结——→皮肉腐烂或热毒内攻——→乳发

（二）诊断思维

1．辨病思维

（1）诊断要点

①症状

　　本病发病迅速，乳房部皮肤焮红漫肿，疼痛较重，毛孔深陷，恶寒发热，舌苔黄，脉数。2～3天后皮肤湿烂，继而发黑溃腐，疼痛加重，壮热口渴，舌苔黄腻，脉象弦数。若溃后腐肉渐脱，身热渐退，则疮疡逐渐愈合。若正虚邪盛，毒邪内攻，可见高热神昏等症。

②体征

　　初起乳房部皮肤焮红漫肿，毛孔深陷；继而皮肤湿烂，发黑溃腐；溃后腐肉渐脱则愈，正虚邪盛则邪毒内攻，出现变证。

③实验室及其他辅助检查

　　a．血常规检查　血白细胞总数及中性粒细胞比例明显增加。

　　b．脓液细菌培养及药敏试验　有助于确定致病菌种类，可针对性地选择抗生素。

（2）鉴别诊断

　　本病需与乳汁潴留性囊肿相鉴别。

乳房部蜂窝组织炎与乳汁潴留性囊肿鉴别表

	乳房部蜂窝组织炎	乳汁潴留性囊肿
乳房疼痛	有	有时有
皮肤改变	局部焮红漫肿疼痛，迅速出现皮肉腐烂	有时局部有皮肤潮红
全身症状	恶寒发热，高热神昏，纳差，大便结等症状	无
乳房穿刺液	脓液	乳汁
体温	升高	正常
白细胞计数	增高	正常
抗炎治疗	有效	无效

2. 辨证思维

（1）初起

乳房部皮肤焮红漫肿，毛孔深陷，疼痛剧烈，伴有恶寒发热，骨节酸痛，不思饮食，大便干结，小便短赤等全身症状。

本期要重点掌握的症状为乳房部皮肤焮红漫肿，疼痛剧烈，恶寒发热。局部体征为乳房部皮肤红肿灼热，压痛明显，毛孔深陷。

（2）成脓

乳房部皮肤湿烂，迅速发黑溃腐，疼痛加重，壮热口渴。

本期重点掌握的症状为乳房部皮肤湿烂，迅速发黑溃腐。局部体征为皮肤湿烂，迅速发黑溃腐。

（3）溃后

顺证的表现：溃后脓出顺畅，腐肉渐脱，热退，痛减。

变证的表现：腐肉渐脱，脓水稀薄，肉色灰白，日久不敛，伴有神疲乏力，面色无华。

（三）治则思维

本病基本病机是湿热火毒乘虚阻于肝胃二经，治疗宜清热泻火、利湿解毒，成脓时兼凉血托毒，溃后宜调补气血、生肌收口。

（四）治疗方案

1. 辨证论治

（1）肝胃湿火

证候：乳房部皮肤焮红漫肿，毛孔深陷，疼痛剧烈；伴恶寒发热，骨节酸痛，不思饮食，大便干结，小便短赤；舌质红，苔黄，脉数。

辨证：湿热火毒阻于肝胃二经，壅结于乳房，则乳房部皮肤焮红漫肿，毛孔深陷，疼痛剧烈；邪正相争，则恶寒发热，骨节酸痛；热伤津液，则不思饮食，大便干结，小便短赤；舌质红，苔黄，脉数，是里热之象。

治则：清热泻火，利湿解毒。

主方：龙胆泻肝汤加减。

处方举例：龙胆草15g，山栀10g，黄芩10g，柴胡5g，当归10g，生地黄 15g，蒲公英 30g，金银花 15g，夏枯草 15g，泽泻 10g。

（2）火毒炽盛

证候：乳房部皮肤湿烂，迅速发黑溃腐，疼痛加重；伴壮热口渴；舌质红，苔黄腻，脉弦数。

辨证：湿毒壅结，火性猛烈，湿火相兼，蚀皮腐肉，则肿胀溃烂严重而迅速，疼痛加重；舌质红，苔黄腻，脉弦数，是湿热火毒炽盛之象。

治则：清热泻火，凉血托毒。

主方：龙胆泻肝汤加穿山甲、皂角刺。

处方举例：龙胆草 10g，山栀 10g，黄芩 10g，柴胡 10g，当归 10g，生地黄 10g，赤芍 15g，牡丹皮 10g，黄连 10g，黄柏 10g，蒲公英 30g，夏枯草 15g，泽泻 10g，穿山甲 10g，皂角刺 10g。

加减：若火毒内攻，治宜凉血解毒开窍，选用犀角地黄汤合黄连解毒汤。

（3）正虚邪衰

证候：疮面腐肉渐脱，脓水稀薄，肉色灰白，日久不敛；伴神疲乏力，面色无华；舌质淡红，苔薄白，脉细。

辨证：产后体虚，复因大片脓腐脱落，气血更虚，托毒生肌乏力，则脓水稀薄，肉色灰白，日久不敛；神疲乏力，面色无华，舌质淡红，苔薄白，脉细，皆为气血亏虚之征。

治则：调补气血，生肌收口。

主方：八珍汤加减。

处方举例：生黄芪 30g，当归 10g，白芍 10g，白术 10g，熟地黄 15g，茯苓 10g，川芎 10g，香附 10g，枸杞子 10g，金银花 10g，甘草 10g，肉桂 10g。

2. 其他疗法

（1）中成药

①六应丸或六神丸，成人每次 10 粒，1 日 3 次。适用于肝胃湿火及火毒炽盛证乳发。

②蟾酥丸，每次 3～5 粒，1 日 1～2 次，陈酒或温开水送下。孕妇忌服。适用于肝胃湿火及火毒炽盛证乳发。

③犀黄丸，1 支，每日 2 次。适用于肝胃湿火及火毒炽盛证乳发。

（2）验方

①黄芩散（《普济方》验方） 黄芩 60g，白及 60g，生麻黄（去节）60g，漏芦 60g，白薇 60g，枳壳 60g，升麻 60g，白芍 60g，当归 60g，川牛膝 60g，生甘草 60g，生大黄 150g，上为粗末，每服 12g，水 150ml，煎至 105ml，空心热服。功效泻热凉血，解毒消肿；适用于火毒炽盛证乳发。

②陆德铭主编《中医外科学》验方 蒲公英、丝瓜络、紫花地丁、皂角刺各 30g。水煎服，每日 1 剂，分 2 次服。功效：泻热凉血，解毒消肿。适用于乳发初、中期未溃者。

②黄芪托毒汤（《临诊一得录》验方） 生黄芪 12g，当归身 6g，生白芍 5g，淮山药 12g，陈皮 6g，金银花 12g，郁金 5g，白茯苓 12g，泽泻 6g，水煎内服。功效：益气托毒，排脓去腐。适用于乳发后期成脓已溃者。

（3）外治法

①初起 玉露膏外敷，或玉露散用冷开水或菊花叶汁调敷。

②成脓 若按之中软有波动感，宜及时切开排脓，切口呈放射状，并清除坏死组织。

③溃后 七三丹、黄连膏盖贴，每日换药 1～2 次。待腐肉脱落，改用九一丹、生肌散，红油膏盖贴，每日换药 1 次。

（3）西医治疗

必要时加用抗生素，可首选青霉素类，或根据细菌培养结果选择。酌情使用支持疗法。

（五）预后转归

本病发病迅速，乳房部皮肤焮红漫肿；2～3 天后皮肤湿烂，继而发黑溃腐；若溃后腐肉渐脱，身热渐退，则疮疡逐渐愈合；若正虚邪盛，毒邪内攻，可见高热神昏等症。

（六）预防与调护

同乳痈。

二、名家医案借鉴

顾伯华医案——肝胃湿火型乳发

张某，女，24 岁，未婚。

初诊日期：1980 年 2 月 12 日。

主诉：左乳红肿疼痛 2 月余。

现病史：患者于 1979 年 12 月 29 日在乳晕部突然出现肿块，轻度疼痛，肿块渐增大，向乳房部伸展。1980 年 1 月 10 日因局部红肿，去某医院诊治，疑为炎性乳腺癌，钼钯 X 线乳腺摄片显示：乳腺区致密阴影约 6cm×4cm，密度不均，边界模糊，外形不规则，未见钙化灶，提示为浆细胞性乳腺炎。给予青霉素、链霉素、庆大霉素注射 1 个月，病情未见好转，肿块稍有增大，建议作单纯乳房切除。患者因不愿接受手术而来我院诊治。

查体：左侧乳晕 10 点处延及乳房内上象限有 7cm×5cm 大小一肿块，质地硬韧，表面有结节，皮肤焮红、水肿，按之微热，轻度压痛，肿块固定，乳头呈线性部分凹陷畸形（据述乳头自幼即凹陷，平时常有臭味粉渣样物泌出），左腋下扪及 2cm×2.5cm 肿大淋巴结，轻度压痛，推之活动。

诊断：乳发（西医：乳房部蜂窝组织炎）。

辨证：肝胃湿火。

治法：清热泻火，利湿解毒。

方药：龙胆泻肝汤加减。柴胡 9g，当归 10g，赤芍 9g，青皮 9g，生山楂 15g，白花蛇舌草 30g，丹参 12g，蒲公英 30g，金银花 9g，半枝莲 30g。

外治：外敷金黄膏，隔日一换。

二诊：上方连服 3 星期后，局部红肿消退，肿块及腋下肿大淋巴结缩小。再在上方基础上加虎杖 30g，继续内服。

三诊：又服上方 3 星期后，肿块及腋下肿大淋巴结全部消失。

按语：乳发之疾，多属肝胃湿火为患，龙胆泻肝汤清利肝胃湿火，正所谓正治之法。方中柴胡疏肝清热，青皮配合柴胡以行气，当归、赤芍、丹参、山楂活血凉血散结，白花蛇舌草、半枝莲清热利湿解毒，又重用大量蒲公英配银花以加强清热解毒之力，直折其火毒，诸药合用，共奏清热泻火、利湿解毒之功，故收良效。

　　[陈红风. 中医外科学. 北京：中国中医药出版社，2005：226]

（谭毅　洪志明）

第三节　乳　疽

　　乳疽是指乳房深部的急性化脓性疾病。本病可发生于中青年妇女。其临床特点为局部红热不显，化脓较缓，脓成后不易测出波动感，脓毒容易内窜生变，出现"传囊"、"袋脓"，甚至热毒内攻之证。相当于西医学所说的乳房深部脓肿。

一、临证思辨与治疗

（一）病因病机

　　1. 肝郁胃热　　肝气郁结，胃热壅蒸，以致气血凝滞而成。
　　2. 热毒炽盛　　热毒壅滞乳络，久病入里，腐肉成脓，或由乳痈脓毒深窜入里而成。
　　3. 正虚毒盛　　久病正虚，毒邪内攻脏腑或毒入营血而成。

病因病机示意图

肝气郁结｝
胃热壅蒸｝ ⟶ 乳痈脓毒深窜入里 ｝ ⟶ 乳疽
　　　　　正虚毒盛，毒入营血 ｝

（二）诊断思维

1. 辨病思维

（1）诊断要点

①症状

a. 初期：初起乳房结块，皮色不变，轻微疼痛，即有恶寒发热、骨节酸痛等。以后肿块逐渐增大，疼痛加重。

　　b. 成脓期：约1个月左右，疼痛剧烈，皮色微红，按之应指。

　　c. 溃后期：溃破后脓出黄稠，溃孔较深，容易袋脓或传囊，或形成乳漏，则愈合缓慢。酿脓时高热口渴，舌红，苔黄腻，脉滑数，严重者可出现毒攻脏腑之变证。溃后一般诸症随之渐消。若持续低热不退，或反复恶寒发热，常有传囊之虑。

　　②体征

　　初起乳房结块，皮色不变；随着疾病的进展，肿块渐大，疼痛加剧，皮色微红，按之应指；溃破后脓出黄稠，愈合缓慢。

　　③辅助检查

　　a. 血常规检查　血白细胞总数及中性粒细胞比例明显增加。

　　b. B型超声检查　炎症区乳房组织增厚，内部回声较正常低，分布欠均匀。脓肿形成时可见数目不一、大小形态不等的无回声区，边缘欠清晰。如脓液较稠厚时，则可见分布不均低回声区。

　　c. 局部诊断性穿刺　对于乳腺的急性炎症，如怀疑已经成脓肿，特别是深部脓肿，可行穿刺引脓术或借助于B超确定脓肿数目和位置。

　　（2）鉴别诊断

　　本病需与乳腺结核相鉴别：

急性化脓性乳腺炎与乳腺结核鉴别表

	急性化脓性乳房炎	乳腺结核
发病速度	快	慢
脓液质地	黄稠	脓出稀薄夹有败絮样物质
全身症状	恶寒发热，高热神昏，纳差，大便干结等症状	初起无明显全身症状，后期可出现阴虚内热等症状
愈合	愈合较快	经久难愈
传染现病史	无	有肺痨现病史
白细胞计数	增高	正常
抗炎治疗	有效	无效

2. 辨证思维

（1）初期（肝郁胃热）

初起时乳房结块，质硬微痛，皮色不变，伴有恶寒发热，头痛骨楚；

舌质红，苔薄腻，脉滑数。

本期重点症状为乳房结块，质硬微痛，皮色不变，恶寒发热。局部体征为乳房结块，质硬，皮色不变，按之疼痛。

（2）成脓期（热毒炽盛）

乳房结块增大，疼痛剧烈，可有跳痛感，皮色微红，伴有高热烦渴，便秘溲赤；舌质红，苔黄腻，脉弦数。

本期重点症状为结块红肿，疼痛剧烈，发热不退。局部体征为乳房肿块红肿热痛，脓后中央处按之应指。

③溃破期（气血两虚）

脓肿溃后，脓水转稀，收口缓慢，伴有面色少华，神疲倦怠，食欲不振，或低热持续不退；舌质淡红，苔薄或薄黄腻，脉细或细数。

大部分病人逐渐愈合，部分病人或有袋脓、传囊，或形成乳漏。

（三）治则思维

与乳痈相似，但初起要加强行气和营散结之力，成脓时多用托毒透脓之品。若现毒攻脏腑之证，参照内陷治疗。

（四）治疗方案

1. 辨证论治

（1）肝郁胃热

证候：初起乳房结块，质硬微痛，皮色不变；伴恶寒发热，头痛骨楚；舌质红，苔薄腻，脉滑数。

辨证：肝郁胃热，阻塞经络，因病位深在，故初起乳房结块，质硬微痛，皮色不变；邪正相争，则恶寒发热，头痛骨楚；舌质红，苔薄腻，脉滑数，是郁热在里之象。

治则：疏肝理气，和营清热。

主方：瓜蒌牛蒡汤合逍遥散加减。

处方举例：瓜蒌 10g，牛蒡子 10g，金银花 10g，连翘 10g，柴胡 10g，青皮 10g，陈皮 10g，川芎 10g，天花粉 10g，乳香 10g，没药 10g，赤芍、白芍各 10g，甘草 10g。

加减：乳房肿块明显者，加当归 10g，赤芍 10g，桃仁 10g；大便秘结者，加生大黄 10g，芒硝 10g；热甚者，加生石膏 30g，知母 10g，蒲公英 30g，清热解毒。

（2）热毒炽盛

证候：乳房结块增大，疼痛剧烈，皮色微红；伴高热烦渴，便秘溲赤；舌质红，苔黄腻，脉弦数。

辨证：初起未能消散，热毒炽盛，则乳房结块增大，疼痛剧烈；因病位深在，故皮色微红；热盛伤津则高热烦渴，便秘溲赤；舌质红，苔黄腻，脉弦数，均为热毒壅里之征。

治法：清热解毒，透脓托毒。

主方：仙方活命饮合透脓散加减。

处方举例：金银花 15g，黄芩 10g，蒲公英 30g，紫花地丁 10g，川芎 10g，天花粉 15g，橘叶 10g，当归 10g，乳香 10g，没药 10g，赤芍、白芍各 10g，生黄芪 10g，炒穿山甲 10g，皂角刺 10g。

加减：乳汁壅滞太甚者，加王不留行 10g，路路通 10g，漏芦 10g。

（3）气血两虚

证候：脓肿溃后，脓水转稀，收口缓慢，或有袋脓、传囊，或形成乳漏；伴面色少华，神疲倦怠，食欲不振，或低热持续不退；舌质淡红，苔薄或薄黄腻，脉细或细数。

辨证：脓为气血所化，脓出正亦虚，气血亏虚则脓水清稀，无力生肌收口，则愈合缓慢或形成乳漏；气血亏虚而无力托毒，则余毒旁窜，形成袋脓、传囊；面色少华，神疲乏力，或低热不退，饮食量少，舌质淡，苔薄，脉弱无力，均因气血亏虚、失却濡养所致。

治法：调补气血。

主方：八珍汤加减。

处方举例：生黄芪 30g，党参 15g，白术 10g，茯苓 10g，熟地黄 10g，白芍 10g，川芎 10g，蒲公英 15g，制香附 10g，陈皮 10g，生甘草 10g，肉桂 10g。

2. 其他疗法

（1）中成药

①新癀片每次 4 片，每日 3 次，适用于各证型乳疽患者。

②八珍冲剂每次 1 包，每日 2 次，适用于乳疽溃后期脓腐已尽、气血

虚弱、疮口未愈合者。

（2）外治法

①初起　外敷冲和膏，或太乙膏掺红灵丹外贴。

②成脓　穿刺得脓后，再作切开排脓。

③溃后　八二丹或九一丹药线引流，外敷金黄膏；脓净改用生肌散、红油膏外敷。

④若有袋脓、传囊，延长药线引流时间，并加用垫棉法压迫，直至疮口愈合。必要时可作辅助切口，达到引流通畅的目的。

（五）预后转归

参考乳痈章节。

（六）预防与调护

参考乳痈章节。

二、名家医案借鉴

1. 陈健锋医案——肝郁气滞乳疽

游某，女，15 岁，学生。

初诊日期：2004 年 10 月 2 日。

主诉：右乳肿痛 2 月，切开排脓术后半月。

现病史：患者 2 月前发生右乳肿胀，质硬微痛，经多方治疗，病情不愈。半月前外院行切开排脓术，现手术伤口流少量黄稠脓液，伴两胁胀闷，咽干。

查体：体温：37.7℃，右乳房肿胀，皮色稍红，灼热，压痛，手术伤口流少量黄稠脓液。舌紫暗，脉弦涩。2004 年 5 月，月经初潮一行后至今尚未复潮。

诊断：乳疽（西医：乳房深部脓肿）。

辨证：肝郁气滞。

治法：清热疏肝理气，活血通络解毒。

方药：逍遥流气饮加减。当归 20g，赤芍、白芍各 20g，瓜蒌、柴胡、香附、牡丹皮各 10g，紫苏、乌药各 6g，蒲公英 50g，益母草 45g，甘草 3g。本方水煎服，每次服 150ml，日服 4 次。

外治：黄连油纱条，清洁伤口后填塞伤口，并取如意金黄散适量，调蜂蜜摊在芙蓉叶上外敷伤口周围肿胀处，每日换药一次。

经上述处理 6 天后，月经来潮，症遂减半，如上法调理 9 天后诸症痊愈。

按语：本病属乳疽，证属肝郁气滞，瘀血阻塞肝络，郁久化火而成，治以清热疏肝理气，活血通络解毒为法，方选逍遥流气饮加减。

［陈健锋. 逍遥流气饮治疗乳疽 36 例. 医学理论与实践杂志，2007，20（6）：634］

（谭毅　洪志明）

第四节　乳　痨

乳痨是发生于乳房部的慢性化脓性疾病，因其病变后期常有虚痨表现，故名乳痨。多见于 20～40 岁的已婚体弱妇女，并常有肺痨、瘰疬等病史。其特点是起病缓慢，初起乳房内有一个或数个结块状如梅李，边界不清，皮肉相连，日久破溃，脓液清稀且杂有败絮样物，常伴有阴虚内热之证。相当于西医学所说的乳房结核。

一、临证思辨与治疗

（一）病因病机

本病多因体质素虚，肺肾阴亏，阴虚则火旺，虚火灼津为痰，痰火凝结成核；或肝气犯脾，脾失健运，痰湿内生，阻滞乳络而成。或情志不畅，肝郁化火，耗损阴液，更助火势；或因肺痨、瘰疬等病所继发。

病因病机示意图

肺肾阴亏 ⎫
肝气犯脾 ⎬ → 虚火灼津　→ 痰火凝结 → 乳痨
肝郁化火 ⎭　　痰湿内生　　痰湿乳络

（二）诊断思维

1. 辨病思维

（1）诊断要点

①症状

a. 初起：乳中一个或数个结块，大小不等，边界不清，硬而不坚，推之可动，皮色不变，不痛或微痛，全身症状不明显。

b. 成脓：病情进展缓慢，数月后结块渐大，与皮肉相连，皮色不红或微红，肿块变软，形成脓肿。可有胸胁、腋下结块肿大。舌苔白或黄，脉数。

c. 溃后：脓肿溃破后形成 1 个或数个溃疡，流出败絮样稀薄脓液，局部有潜形性空腔或窦道。伴身体瘦弱，潮热盗汗，或神疲乏力、食欲减退等，舌质红而少苔、脉象细数。

②体征

初起乳中肿物边界不清，质硬，活动度一般，皮色不变；成脓期，肿块皮色微红或不红，按之有波动感，可伴腋下淋巴结肿大；破溃期，乳房皮肤局部溃疡，有败絮样脓液。

③辅助检查

a. 血沉检查　活动期血液红细胞沉降率加快。

b. 结核菌素试验　结核菌素试验呈阳性。

c. 分泌物培养　脓液涂片或培养可找到抗酸杆菌。

d. 病理切片检查　必要时可对肿物作病理切片检查以明确诊断。

e. 乳腺钼靶检查　钼靶检查可见单发或多发的圆形或卵圆形结节状阴影，边界不清楚，融成团的肿块边界不清楚，周围有钙化灶。

（2）鉴别诊断

本病需与乳腺癌相鉴别

乳房结核与乳腺癌鉴别表

	乳房结核	乳腺癌
发病年龄	多见于 20～40 岁已婚体弱妇女	常见于 40～60 岁妇女
乳房质地	肿块质地柔软	肿块坚硬
分泌物	无恶臭	有恶臭
病理检查	无癌细胞	有癌细胞
预后	较好	差

2. 辨证思维

（1）初起

初起乳房肿块形如梅李，不红不热，质地硬韧，不痛或微痛，推之可动，可伴心情不畅，胸闷胁胀。

本期重点掌握的症状为乳房肿块不红不热，不痛或微痛。局部体征为乳房肿块形如梅李，皮色不变，肤温不高，按之无明显疼痛，质地硬韧，推之可动。

②成脓

乳房结块渐大，皮色暗红，肿块变软，按之应指；伴低热，盗汗，倦怠等全身表现。

本期重点症状为结块渐大，皮色暗红，肿块变软，伴低热，盗汗。局部体征为皮色暗红，肿块变软，按之应指。

③溃后期

后期脓肿溃破后发生一个或数个窦道或溃疡，脓水清稀夹有败絮样物质。周围皮色暗红，疮面肉色苍白水肿，边缘呈潜行性空腔，日久不愈。少数患者伴有乳头溢液，呈脓性或浆液性。有时结块硬化，常导致乳房严重变形和乳头凹陷。

（三）治则思维

内治：中医中药治疗以实则泄之，虚则补之为原则，并应常规配合使用抗痨药物。

外治：早期宜温散，脓成宜切开，溃后宜补托。

（四）治疗方案

1. 辨证论治

（1）气滞痰凝

证候：多见于初起阶段，乳房肿块形如梅李，不红不热，质地硬韧，不痛或微痛，推之可动；可伴心情不畅，胸闷胁胀；舌质正常，苔薄腻，脉弦滑。

辨证：肝气郁结，脾失健运，气滞痰凝，则乳房结块，形如梅李，不红不热，质地硬韧，不痛或微痛，推之可动；肝郁气机不畅，则心情不舒，胁胀；舌质正常，苔薄腻，脉弦滑，为肝郁痰凝所致。

治则：疏肝解郁，滋阴化痰。

主方：开郁散合消疬丸加减。

处方举例：柴胡 10g，当归 10g，白芍 10g，白术 10g，茯苓 10g，白芥子 10g，全蝎 5g，郁金 10g，香附 10g，贝母 10g，夏枯草 15g，玄参 10g，天胡荽 10g，牡蛎 30g。

加减：若痛甚者加延胡索 10g，川楝 10g；胸闷胁胀甚者，加枳实 10g，厚朴 10g；纳差，苔厚者，加陈皮 10g，砂仁 10g，茯苓 10g。

（2）正虚邪恋

证候：多见于化脓或溃后阶段，乳房结块渐大，皮色暗红，肿块变软，按之应指；溃后脓水稀薄夹有败絮状物质，日久不敛形成窦道；伴面色㿠白，神疲乏力，食欲不振；舌淡，苔薄白，脉虚无力。

辨证：素体气血虚弱，无力祛邪散结，则乳房结块渐大；日久化热，则微红轻痛；病入中后期又无力托毒透脓，数月化脓，溃后脓水清稀夹有败絮样物质；溃后生肌乏力，则日久不敛，或伴窦道形成；气血不足，脾失健运，则面色㿠白，神疲乏力，食欲不振；舌质淡，苔薄白或薄腻，脉虚无力，均属气血虚弱之征。

治则：补益气血，托里透脓。

主方：托里消毒散加减。

处方举例：生黄芪 20g，当归 10g，白芍 10g，茯苓 10g，香附 10g，枸杞子 10g，金银花 10g，炙甲片 10g，天胡荽 10g，夏枯草 10g，炙甘草 5g。

（3）阴虚痰热

证候：溃后脓出稀薄，夹有败絮状物质，形成窦道，久不愈合；伴潮热颧红，干咳痰红，形瘦食少；舌质红，苔少，脉细数。

辨证：素体肺肾阴虚，虚火内生，灼津炼痰，则乳房结块；日久火炽，腐肉酿脓，则皮色暗红，中软化脓，溃后脓出稀薄夹有败絮样物质；阴虚邪恋，则易形成窦道，久不愈合；潮热颧红，干咳痰红，形瘦食少，舌质红，苔少，脉细数，皆为阴虚内热之征。

治则：养阴清热。

主方：六味地黄汤合清骨散加减。

处方举例：生地黄、熟地黄各 10g，茯苓 10g，牡丹皮 10g，山茱萸

15g，山药 15g，泽泻 10g，银柴胡 10g，鳖甲 10g，青蒿 10g，地骨皮 10g，知母 10g，夏枯草 10g，天胡荽 10g。

2. 其他疗法

(1) 中成药

①小金丹，每次 0.6g，每日 2 次；适用气滞痰凝型乳痨。

②芩部丹，每次 4 片，每日 3 次；适用于阴虚痰热型乳痨。

③内消瘰疬丸，每次 4.5g，每日 2 次；适用于气滞痰凝型乳痨。

(2) 验方

①疏肝蒌贝散（《中医外科临证集要》验方） 柴胡 10g，瓜蒌皮 18g，浙贝母 6g（冲服），胆南星 10g，连翘 10g，当归 12g，乳香 6g，没药 6g，甘草 3g，香附 10g。功用：疏肝化痰，解毒散结。适用于乳痨初起，形体较实者。

②白及八珍汤（《中医外科临证集要》验方） 生黄芪 24g，党参 15g，当归 15g，白术 15g，茯苓 15g，川芎 10g，赤芍 15g，熟地黄 18g，天花粉 15g，白芷 12g，炙甘草 3g，白及 15g。功用：补益气血，脱腐生新，适用于乳痨溃破日久不愈，阴伤胃弱者。

(3) 外治法

①初期 阳和解凝膏掺桂麝散外敷，或回阳玉龙膏外敷，2 日换 1 次。

②中期 脓成宜切开排脓。

③后期 溃后疮口有腐肉，用五五丹或七三丹、红油膏盖贴，或药线插入疮口引流。腐脱新生，改用生肌散、生肌玉红膏收口。

④形成窦道，参照"乳漏"治疗。

（五）预后转归

1. 患者的整体体质状况与预后关系密切。

2. 脓肿溃破后多成乳漏，病情缠绵，容易反复，一般疗程较长。

3. 注意身体其他部位结核病变的诊治。

（六）预防与调护

1. 保持心情舒畅，情绪稳定。

2. 节制房事，避免过度体力活动，注意劳逸结合。

3. 增加营养食物，忌食鱼腥发物、辛辣刺激之品。

4. 积极治疗其他部位的虚痨病变。

二、名家医案借鉴

1. 赵尚华医案——气滞痰凝型乳痨

王某，女，30 岁，太原河西人。

初诊日期：1978 年 4 月 21 日。

主诉：左乳多个结核伴破溃 2 年余。

现病史：病已多年，左乳房内有多个结核，质硬而颇光滑，周围有粘连倾向，有两处破溃疤痕，疼痛。1977 年经省某医院病理检查确诊为"间质性结核"。全身伴有疲倦无力，食欲不振，月经前双侧乳房皆憋胀难受。

查体：左乳房内有多个结核，质硬而颇光滑，周围有粘连倾向，有两处破溃疤痕；舌淡红，苔薄白，脉弦细滑。

诊断：乳痨（西医：乳房结核）。

辨证：气滞痰凝。

治法：理气解郁、化痰软坚。

方药：逍遥蒌贝散加减。当归 12g，赤芍 10g，柴胡 10g，茯苓 10g，焦白术 10g，香附 10g，木香 10g，瓜蒌 10g，贝母 10g，生牡蛎 15g，神曲 10g，甘草 6g，水煎服，一日一剂。

二诊（5 月 15 日）：上方服 12 剂，乳房结核疼痛消失，质软，精神好转，上方加百部 10g，天胡荽 10g，鳖甲 30g，水煎服。

三诊（6 月 8 日）：上方服 15 剂，乳房肿块基本消失，无压痛，但在月经前双乳仍有憋胀感，腰困，月经后延，四五十天一行。治以逍遥散加龟板、赤芍、丹参、川续断、桑寄生等调理善后。内服 15 剂，乳房结核临床治愈。

按语：本例乳痨患者，乃因肝郁气滞，脾失健运，痰浊内生，凝聚于乳中不化而成，治以疏肝理气，化痰散结之逍遥蒌贝散，加用化痰软坚散结之百部、天胡荽、鳖甲，乳房肿块、疼痛消失；但月经后延，乳房发胀，以疏肝理气之逍遥散加滋阴养血活血之品而痊愈。

［贺菊乔，刘丽芳. 外科病名家医案·妙方解析. 北京：人民军医出版社，2007：212］

2. 房芝萱医案——正虚邪恋型乳痨

潘某，女，29岁。

初诊日期：1973年9月10日。

主诉：左乳破溃不愈2月余。

现病史：患者系第二胎产后4个月，于2个月前左乳内侧肿胀，疼痛、发热，诊为急性乳腺炎，给抗生素等西医治疗无效，化脓自溃，溃后热自退，疼痛等症状也逐渐消失，但溃口始终不愈，乳汁似有若无，全身无力，气短不眠，食欲不振，便溏。

查体：形体消瘦，颜面无华，左乳内侧可触及肿块，大小约占乳房内侧的3/4，表面不红，皮温不高，质硬。疮口塌陷，脓稀色灰，其味腥秽；用探针探测，斜行探入达7cm左右。舌苔薄白，脉沉而细。

诊断：乳痨（西医：乳房结核）。

辨证：正虚邪恋。

治法：气血双补，扶脾开胃。

方药：托里消毒散加减。生黄芪24g，党参18g，茯苓15g，白术12g，当归12g，赤芍9g，扁豆15g，淮山药12g，陈皮6g，鸡内金9g，生谷芽18g。水煎服，1日1剂。

外治：外用甲字提毒粉干撒疮口，外贴痈疽膏。

二诊：服上药20余剂，自觉体力好转，食欲增进，大便变稠，两日一解，量不多，左乳症状如故。拟温化寒湿、补益气血之法。

处方：麻黄6g，甘草3g，熟地黄18g，炮姜9g，肉桂9g，鹿角胶9g，生黄芪24g，党参18g，白芥子12g，茯苓15g，白术12g，当归12g，赤芍9g。

三诊：服上方15剂，精神好转，二便正常，乳汁已通。左乳汁较少，其内侧硬块变软，疮口已有轻度疼痛感，疮口红活高起，有新生肉芽，瘘管变浅，脓汁黄稠。继以益气养血、健脾生肌之法。

处方：生黄芪18g，茯苓15g，白术12g，当归12g，赤芍9g，太子参15g，白芥子9g，甘草3g。

四诊：疮口肉芽已平，已有新生上皮。患者面色红润。改每早服八珍丸2丸，每晚服人参养荣丸2丸。10天后告愈。

按语：本例患者因素体虚弱，复感外邪，加之化脓后脓流不尽，耗伤气血，脾失健运，痰浊内生，阻滞于乳络而成乳痨。在治疗上应重在补益气血，健脾益气，气血复，则病症除。

[贺菊乔，刘丽芳. 外科病名家医案·妙方解析. 北京：人民军医出版社，2007；211]

（谭毅　洪志明）

第五节　乳　核

乳核是发生在乳房部最常见的良性肿瘤，其特点是好发于 20～25 岁青年妇女，乳中结核，形如丸卵，边界清楚，表面光滑，推之活动。历代文献将本病归属"乳癖"、"乳痞"、"乳中结核"的范畴。相当于西医学所说的乳腺纤维腺瘤。

一、临证思辨与治疗

（一）病因病机

1. **情志内伤**　肝气郁结，或忧思伤脾，运化失司，痰湿内生，气滞痰凝而成。

2. **冲任失调**　气滞血瘀痰凝，积聚乳房胃络而成。

病因病机示意图

情志内伤
忧思伤脾 ⟩——→ 痰浊积聚 ——→ 气滞血瘀痰凝 ——→ 乳核
冲任失调 　　　　　　　　　　积聚乳房胃络

（二）诊断思维

1. 辨病思维

（1）诊断要点

①症状

多发于 20～25 岁女性，其次是 15～20 岁和 25～30 岁者。一般无乳房疼痛，少数可有轻微胀痛，但与月经无关。肿块常为单发，也可见多个肿块在单侧或双侧乳房内同时或先后出现。肿块通常生长缓慢，妊娠期可迅速增大。

②体征

多发生于一侧乳房，肿块多为单发，以乳房外上象限多见。肿块呈卵圆形，大小不一，质地韧，边界清楚，表面光滑，活动度大，一般无疼痛和触痛。

③辅助检

a. B超检查：肿块边界清楚，有一层光滑完整的包膜。内部回声分布均匀，后方回声可见增强，无血流改变。

b. 钼靶 X 线摄片：可见边缘整齐的圆形或椭圆形致密肿块影，边缘清楚，四周可见透亮带，偶见规整粗大的钙化点。

（2）鉴别诊断

本病需与乳腺癌相鉴别：

乳腺纤维腺瘤与乳腺癌鉴别表

	乳腺纤维腺瘤	乳腺癌
好发人群	20～25 岁青年妇女	40～60 岁中老年妇女
肿块质地	质地韧，边界清楚，表面光滑，活动度好	质地坚硬如岩石，边界不清，表面不光滑，活动度差
乳房皮肤	无明显改变	肿块表面皮肤呈橘皮样变
愈后	好	差

2. 辨证思维

本病的基本病机是气血、痰浊凝聚于乳房，临床常分为肝气郁结证和血瘀痰凝证。

肝气郁结证常见肿块较小，发展缓慢，不红不热，不觉疼痛，推之可移，可伴有胸闷叹息等全身症状，舌质正常，苔薄白，脉弦。

血瘀痰凝证常见肿块较大，坚实木硬，重坠不适；可伴有胸胁牵痛，烦闷急躁，或月经不调，痛经等全身症状，舌质暗红，苔薄腻，脉弦滑或弦细。

（三）治则思维

1. 单发乳核的治疗以手术切除为宜。

2. 对于多发性或复发者，或婚前女青年体积较小的乳核，试用中医中药辨证治疗，肝气郁结者，治以疏肝解郁，化痰散结为法，血瘀痰凝者，治以疏肝活血，化痰散结为法，总是"以消为贵"，可起到控制其肿块生长，缩小、甚至消除肿块，减少复发的作用。

（四）治疗方案

1. 辨证论治

（1）肝气郁结

证候：肿块较小，发展缓慢，不红不热，不觉疼痛，推之可移；伴胸闷叹息；舌质正常，苔薄白，脉弦。

辨证：情志内伤，肝气郁结，或忧思伤脾，运化失职，痰浊积聚，导致气血、痰浊凝聚于乳房，形成乳房肿块；痰瘀凝结，尚未化热化火，故局部不红不热；肝气郁结，故胸闷叹息，脉弦。

治则：疏肝解郁，化痰散结。

主方：逍遥散加减。

处方举例：柴胡 10g，白术 10g，白芍 10g，茯苓 10g，郁金 10g，制香附 10g，制半夏 10g，陈皮 10g，贝母 10g，全瓜蒌 10g。

（2）血瘀痰凝

证候：肿块较大，坚实木硬，重坠不适；伴胸胁牵痛，烦闷急躁，或月经不调，痛经等；舌质暗红，苔薄腻，脉弦滑或弦细。

辨证：肝郁痰凝，气滞血瘀，痰瘀互结于乳房，故见肿块较大，坚实木硬；不通则痛，故见重坠不适；肝气郁结，故见胸胁牵痛，烦闷急躁；冲任失调，故见月经不调，甚或痛经；舌暗红，舌薄腻，脉弦滑或弦细，为痰凝血瘀之征。

治则：疏肝活血，化痰散结。

主方：逍遥散合桃红四物汤加减。

处方举例：柴胡 10g，当归 10g，白术 10g，白芍 10g，茯苓 10g，薄荷 10g，桃仁 10g，红花 10g，熟地黄 10g，川芎 10g，山慈姑 10g，海藻 10g。

加减：若兼见月经不调者，合二仙汤加减。

2. 其他疗法

（1）中成药

①内消瘰疬丸，每次 4.5g，每日 2 次。适用于各证型乳核。

②小金片，每次 4 片，每日 2 次。适用于各证型乳核。

③小金丹每次 0.6g，每日 2 次。适用于各证型乳核。

（2）验方

①蓬术汤（《医彻》验方）　蓬莪术 2.1g（醋煮），生甘草 0.9g，远志肉（甘草制）3g，人参 3g，金银花 3g，醋炒香附 3g，白芍 3g，当归身 3g。功用破瘀散结，理气止痛，适用于各型乳核。

②香附散（《中医外科临证集要》验方）　香附 10g，当归 15g，川芎 10g，佛手片 10 片，赤芍 15g，郁金 15g，夏枯草 20g，牡蛎 24g，益母草 20g，陈皮 15g，甘草 3g。功用：行气活血，疏肝散结，适用于乳核已成，气滞血瘀，疼痛较剧，伴有月经失调者。

（3）外治法

阳和解凝膏掺黑退消外贴，7 天换 1 次。

（五）预后转归

1. 本病为良性肿瘤。

2. 少数患者肿块短时期内迅速长大，要警惕转变为肉瘤的可能。

3. 部分患者表现为多发性纤维腺瘤，手术后容易复发。

（六）预防与调护

1. 调摄情志，避免郁怒。

2. 定期检查，发现肿块及时诊治。

3. 适当控制厚味炙煿食物的摄入。

二、名家医案借鉴

1. 顾伯华医案——痰瘀凝结型乳核

沈某，女，29 岁。

初诊日期：1990 年 3 月 16 日。

主诉：双乳多发肿块 4 月余。

现病史：双乳患多发性乳腺纤维腺瘤 1 年余，4 个月前在外院做右侧乳腺纤维腺瘤切除术，术后切口两旁疤痕牵痛，结块不散，左乳房又起肿块 2 处，形如丸卵，不随月经周期改变。口干不欲饮，纳一般，多梦，二便尚调。

查体：两乳外上象限分别触及 2 枚 2×2cm 肿块，表面光滑，质地坚实，皮色不变，推之活动，按之不痛，苔薄白，脉弦滑。

诊断：乳核（西医：乳腺纤维腺瘤）。

辨证：痰瘀凝结。

治法：活血化瘀，软坚散结。

方药：桃仁四物汤加减。柴胡、当归、桃仁、三棱、莪术、赤芍、白芍各 9g，益母草、土贝母、制香附各 12g，生甘草 3g，牡蛎 30g。上方服药两月余，左乳肿块一处消散，一处明显缩小。

按语：乳腺纤维腺瘤肿块按之有形，质地坚实，患者常伴经前乳胀，经行腹痛，这些均属于血瘀见证。乳腺纤维腺瘤如属多发者，手术效果多不满意。顾老遵循"坚者削之"的治则，常用桃仁四物汤合三棱、莪术、益母草等活血化瘀、软坚散结之品为主要治疗方药，对肿块坚实经久不消者尚佐用虫类药物如土鳖虫、蜈蚣、全蝎、大黄䗪虫丸等，以搜剔深达经络之中的瘀结。顾老认为痰瘀两者常互结为患，因此化瘀中必合参合化痰软坚，在上方中他常用的化痰药有土贝母、土茯苓、夏枯草、生牡蛎、山慈姑等。本案顾老辨证是由肝脾两伤、肝郁气滞。肝木克脾，脾失健运，痰浊内生，痰瘀互结，留阻经络而成。本案肝脾虽伤，但无虚损见证，因此顾老取用急则治标，佐以养血健脾，重用化瘀散结、软坚化痰为主，意在祛邪而不伤正，扶正而不恋邪。

［陈红风. 中医外科学. 北京：中国中医药出版社，2005：246］

2. 房芝萱医案——肝郁脾虚型乳核

郝某，女，21 岁。

初诊日期：1973 年 1 月 3 日。

主诉：双乳硬核疼痛 1 年余。

现病史：1 年多以来，双乳散有硬核数个，大小不一，开始不痛，近日来疼痛明显，不能触碰，每遇月经前期，气候变化或生气时，双乳硬核发胀疼痛加重。3 个月来月经未至，食少，倦息，伴有失眠、多梦。患者

3岁母亡,5岁续继母,母女不合睦,长期以来心情郁闷。

查体:面色发黄,消瘦。体温37.7℃。皮肤正常。双乳各有肿块3个,最大的1cm×3cm,最小的0.5cm×2cm,推之不移动,按之疼痛。舌无苔,脉沉细弱。

诊断:乳核(西医:乳腺纤维腺瘤)。

辨证:气血两亏,肝郁脾虚。

治法:气血双补,健脾舒肝,软坚散结。

方药:当归12g,白芍15g,茯神12g,陈皮6g,茯苓15g,白术12g,枳壳9g,远志12g,生黄芪18g,甘草9g。

二诊:按上方服10剂后,睡眠好转,食欲略增,双乳硬核如故,月经仍未见,自觉有低热。仍以上方加减。

处方:当归12g,茯神12g,茯苓15g,白术12g,远志12g,生黄芪18g,党参9g,牡丹皮9g,龙眼肉9g,红花9g,山药12g。

三诊:月经来潮,但量少。腹部轻度胀痛。睡眠较好,食欲增加。午后仍感低热(37.2~37.3℃),夜间盗汗。性情急躁。大便正常。双乳硬核如故。症见阴虚血热,辅以养阴清热。

处方:鳖甲12g,知母12g,生龙牡18g,牡丹皮12g,青蒿12g,朱茯神15g,当归12g,党参18g,龙眼肉18g,生黄芪18g,红花9g,赤芍9g,远志9g,甘草3g,茯苓15g,扁豆15g,熟地黄24g。

四诊:药后,低热已除,盗汗止;性情仍急躁,双侧乳中硬核如故。拟以化痰消坚为主,益气补血活血为辅。

处方:玄参12g,牡蛎12g,半夏9g,陈皮6g,当归12g,山慈姑12g,党参18g,生黄芪18g,炒穿山甲15g,知母12g,红花9g,赤芍9g,茯苓12g,扁豆12g,甘草5g。服药共72剂,患者双乳肿块基本消失,觉月经来潮时略有胀痛,改用舒解软坚丸,每次10g,1日2次。

按语:本患者因长期郁闷,肝郁气滞,忧思伤脾。气有余便是火。气郁火旺,内耗阴血,以致气血失和,冲任失调。女子以血为主。患者月经三月未潮,见有面色黄、消瘦、脉沉细弱等气血双亏、肝郁脾虚之证。房老医生认为,患者已濒临劳瘵之际,在治疗上首当以扶正、养血、调经为主。初诊药后,一般变化不大,兼有低热,阴虚血热之证显。故方中加党参以补气;加牡丹皮、知母以养阴凉血,泻相火,补虚劳,去骨蒸劳热;

加龙眼肉以养心补血安神；加山药以固肠胃，补精气，又能益肾强阴。复诊药后，月经来潮，但仍见有低热未平，故加用鳖甲、青蒿退骨蒸劳热，以扁豆调脾暖胃除湿。三诊药后，阴血虚亏之象得以矫治，全身情况好转，但是乳中硬核未消。故在扶助正气的基础上，加强化核消坚之剂，方中以玄参、知母、牡蛎养阴软坚散结，以半夏、山慈姑化痰解毒散结，以性善走窜、通达经络的炒穿山甲行气破血、软坚消核。四诊药后，乳核变软缩小，但患者毕竟体弱，不宜过于攻伐。故改用舒解软坚丸交替服。五诊药后，月经恢复正常，乳中硬核已见缩小。后又用过三棱、莪术破瘀散结之品，虑其伤正，遂佐用参、芪等扶正之品。服药 1 个月，又恐攻伐太过，遂停用汤药，改用丸药。通过近 3 个月治疗，症状消失，月经正常，双乳硬核消失。先补后攻，攻补兼施，乃获良效。

［贺菊乔，刘丽芳. 外科病名家医案・妙方解析. 北京：人民军医出版社，2007：202～203］

（谭毅　洪志明）

第六节　乳　癖

　　乳癖是 25～45 岁中青年妇女的常见病、多发病，其发病率占乳房疾病的 75%，居全部乳房疾病之首位。其特点是单侧或双侧乳房疼痛并出现肿块，乳痛和肿块与月经周期及情志变化密切相关。乳房肿块大小不等，形态不一，边界不清，质地不硬，推之活动。相当于西医学所说的乳腺增生病，是乳腺组织的既非炎症也非肿瘤的良性增生性疾病。

一、临证思辨与治疗

（一）病因病机

　　1. 肝气郁结　因情志不遂，久郁伤肝，或受到精神刺激，急躁恼怒，导致肝气郁结，气机阻滞于乳房，经脉阻塞不通，不通则痛，引起乳房疼痛；肝气郁久化热，热灼津液为痰，气滞、痰凝、血瘀，即可形成乳房肿块。

2. 冲任失调　因肝肾不足，冲任失调，致使气血瘀滞。

3. 脾肾阳虚　脾肾阳虚，痰湿内结，经脉阻塞而致乳房结块、疼痛，常伴月经不调。

病因病机示意图

肝气郁结
脾肾阳虚 ⟶ 气滞血瘀痰凝 ⟶ 经脉阻塞 ⟶ 乳癖
冲任失调 　　痰湿内结　　　乳房结块

（二）诊断思维

1. 辨病思维

（1）诊断要点

①症状

临床表现主要是乳房疼痛、肿块、乳头溢液。多数患者有乳房或乳头疼痛，少数患者无明显症状。严重者乳房部不可触碰，行走或活动时亦感疼痛。疼痛部位较弥散，常牵连到腋部和肩背部，甚至影响上肢活动。

②体征

乳房肿块可发生于单侧或双侧，大多位于乳房的外上象限，也可见于其他象限。肿块的质地中等或质硬不坚，表面光滑或颗粒状，推之活动，大多伴有压痛。肿块的大小不一，一般直径在 $1\sim2cm$ 左右，大者可超过 $3cm$。根据肿块的形态和分布常可分为以下数种类型

a. 片块型：肿块呈厚薄不等的片块状，圆盘状或长圆形，数目不一，质地中等或有韧性，边界清楚，推之活动。

b. 结节型：肿块呈扁平或串珠状结节，形态不规则，边界不清，质地中等或偏硬，推之活动。亦可见肿块呈米粒或砂粒样结节。

c. 混合型：有结节、条索、片块样等多种形态肿块混合存在者。

d. 弥漫型：肿块分布超过乳房 3 个象限以上者。

乳房肿块可于经前期增大变硬，经后稍见缩小变软。个别患者挤压乳头可有多孔溢出浆液样或乳汁样或清水样的液体。

③辅助检查

乳房钼靶 X 线摄片、超声波检查及红外线热图像有助于诊断和鉴别诊断。对于肿块较硬或较大者，可考虑作组织病理学检查。

（2）鉴别诊断

本病需与乳腺癌相鉴别：

乳腺增生症与乳腺癌鉴别表

	乳腺增生症	乳腺癌
好发人群	20～45 岁中青年妇女	40～60 岁中老年妇女
肿块质地	中等或质硬不坚，表面光滑或颗粒状，推之活动，大多伴有压痛	常偏硬或坚硬如岩石，表面高低不平，活动度差，边缘不规整，常与皮肤粘连
乳房皮肤	无明显改变	肿块表面皮肤呈橘皮样变
愈后	好	差

2. 辨证思维

本病的基本病机是气滞、血瘀、痰凝互结于乳房。临床根据患者年龄、病程，结合全身及局部症状常分为肝郁痰凝证、冲任失调证。

（1）肝郁痰凝证　常见乳房胀痛和肿块随喜怒消长，伴有胸闷胁胀，善郁易怒，失眠多梦，心烦口苦等全身症状，舌质淡红，苔薄白或薄黄，脉弦滑。

（2）冲任失调证　常见乳房疼痛和肿块在月经前加重，经后缓减，伴有腰酸乏力，神疲倦怠，耳鸣目糊，月经先后失调，量少色淡，或闭经等全身症状，舌质淡胖，苔白，脉弦细或沉细。

（三）治则思维

1. 止痛与消块是本病治疗的主要目的，辨证论治有助于提高疗效。肝郁痰凝证治宜疏肝解郁，化痰散结；冲任失调证治宜调摄冲任、疏肝活血。

2. 对于长期服药肿块不消反而增大且质地较硬、疑有恶变者，应手术切除。

（四）治疗方案

1. 辨证论治

（1）肝郁痰凝

证候：多见于未婚妇女或病程较短者，乳房胀痛和肿块随喜怒消长；伴有胸闷胁胀，善郁易怒，失眠多梦，心烦口苦；舌质淡红，苔薄白或薄黄，脉弦滑。

辨证：若情志内伤，肝气郁结不舒，或思虑伤脾，或肝病犯脾，脾失健运，痰湿内蕴，气滞痰凝阻于乳络，则乳房胀痛和肿块，并随喜怒消长；肝气郁结，失于疏泄，则胸闷胁胀、善郁易怒、失眠多梦、心烦口苦；舌质淡红，苔薄白或薄黄，脉弦滑，为肝郁痰凝之征。

治则：疏肝解郁，化痰散结。

主方：逍遥蒌贝散加减。

处方举例：柴胡 10g，白术 10g，白芍 10g，茯苓 10g，制半夏 10g，陈皮 10g，贝母 10g，全瓜蒌 10g，山慈姑 10g，全蝎 5g。

加减：若肝郁化火，则加山栀 10g，牡丹皮 10g，夏枯草 15g。

（2）冲任失调

证候：多见于中年妇女，乳房疼痛和肿块在月经前加重，经后缓减；伴有腰酸乏力，神疲倦怠，耳鸣目糊，月经先后失调，量少色淡，或闭经；舌质淡胖，苔白，脉弦细或沉细。

辨证：素体肝肾不足，或产育数伤于血，冲任失调，以致气血瘀滞，或阳虚痰湿内结，经脉阻塞，则见乳痛、结块在月经前加重，经后缓减，或伴月经紊乱等；肝肾不足，失去濡养，则腰酸乏力、神疲倦怠、耳鸣目糊；舌质淡胖，苔白，脉弦细或沉细，是冲任失调之征。

治则：调摄冲任，疏肝活血。

主方：二仙汤合四物汤加减。

处方举例：仙茅 10g，仙灵脾 10g，肉苁蓉 10g，当归 10g，白芍 10g，制香附 10g，海藻 10g，昆布 10g，牡蛎 10g，莪术 10g，鹿角胶 10g（烊化），制香附 10g，八月札 10g。

加减：若肝肾不足，则加旱莲草 15g，女贞子 15g。

2. 其他疗法

（1）中成药

①小金丹，每次 0.6g，每日 2 次。适用于各证型乳癖。

②乳增宁片，每次 5 片，每次 3 次。适用于肝郁痰凝证乳癖。

③平消胶囊，每次 4 片，每日 3 次。适用于各证型乳癖。

④逍遥丸，每次 4.5g，每日 2 次。适用于肝郁痰凝证乳癖。

（2）验方

①平乳汤（赵淑慧验方）夏枯草 30g，三棱 20g，浙贝母 10g，枳壳 20g，海藻 15g，柴胡 10g，黄芪 20g，乳香 10g，甲珠 10g，没药 10g。水煎服，日一剂。适用于肝郁痰凝型乳癖。

②乳宁合剂（李守俊验方）

乳宁合剂 I 号：柴胡 12g，白芍 15g，当归 12g，白术 9g，陈皮 9g，茯苓 9g，郁金 15g，香附 12g。

乳宁合剂 II 号：仙茅 15g，淫羊霍 30g，海藻 30g，昆布 30g，生牡蛎 30g，鹿角霜 15g，夏枯草 15g，天冬 15g，当归，5g，丹参 15g，黄芪 15g，柴胡 15g，郁金 15g，橘核 15g。其中肝郁气滞型 127 例，冲任失调型 173 例。两种乳宁合剂均口服，每日 3 次，每次 20ml，30 天为 1 个疗程，连服 2～3 个疗程，月经期暂停服药。适用于肝郁气滞型及冲任失调型乳癖。

（3）外治法

①阳和解凝膏掺黑退消或桂麝散外敷，7 天换 1 次。

②塞鼻法用法半夏、白芥子适量，研成细末，布包塞鼻，左右交替。

（4）针灸

赵志芬用围刺法配合电针（在肿块周围围刺，沿内上、外上横纹刺，1 寸 1 针，针刺要求患者自觉有酸麻胀感为度，针刺得气后加 G6805-A 电子治疗仪，加疏密波，以患者能耐受为度，每次 20 分钟）。中医辨证肝郁痰凝型加行间、丰隆、脾俞；冲任失调型加关元、肾俞，气血两虚型加气海、足三里、肾俞，10 次为 1 个疗程，休息 2 天后继续治疗。少则针刺 10 次，多则针刺 50 次。

（五）预后转归

1. 大部分患者较长时间内均属良性增生性病变，预后好。
2. 少部分患者或少部分病变要警惕有恶变的可能。
3. 部分年轻病人有可能在增生病变基础上形成纤维腺瘤。

（六）预防与调护

1. 应保持心情舒畅，情绪稳定。

2. 应适当控制脂肪类食物的摄入。

3. 及时治疗月经失调等妇科疾患和其他内分泌疾病。

4. 对发病高危人群要重视定期检查。

二、名家医案借鉴

1. 陆德铭医案——冲任失调乳癖

陈某，女，35岁。

初诊日期：1980年9月2日。

主诉：两乳房结块胀痛近2年。

现病史：两乳房结块肿痛，经前胀痛尤甚，结节变硬，经后症状减轻。月经周期正常，经量偏少，色暗，且伴经行腹痛，在外院作钼靶X线摄片，提示"乳腺增生"。曾服逍遥丸、小金片等药，屡治无效，曾生育一胎，自行哺乳，无乳腺癌家族史。

查体：两乳各象限触及结节状肿块百余个，绿豆至米粒大小，质地中等，部分偏硬，推之活动，触痛明显，肿块与皮肤均无粘连，两腋下无肿大淋巴结，乳头无内缩，有少量淡黄色液体挤出。脉濡细，苔薄腻，舌质淡红。

诊断：乳癖（西医：乳腺增生病）。

辨证：冲任失调。

治法：调摄冲任，理气活血。

方药：二仙汤加减。仙茅9g，仙灵脾30g，鹿角片（先煎）12g，山茱萸12g，三棱30g，莪术30g，桃仁15g，丹参30g，山慈姑15g，海藻30g，香附9g，郁金12g，延胡索12g，益母草30g，当归12g，生山楂30g，生谷芽、麦芽各30g。

二诊：服上方2周，乳房胀痛明显减轻，经行亦畅，结块变软，乳头已无溢液，苔薄舌质红，脉濡。治宗原意，上方增入炙穿山甲12g。

三诊：上方服用3个月，乳房疼痛消失，两乳肿块大多消失，惟两乳外上象限可扪及颗粒状肿块数十个，质软。月经已正常，但口干，胃脘嘈杂，苔薄白，脉濡。再拟前方增减。仙灵脾30g，鹿角片（先煎）12g，山茱萸9g，肉苁蓉12g，三棱30g，莪术30g，桃仁15g，丹参30g，山慈姑 15g，海藻 30g，制香附 9g，郁金 12g，延胡索 12g，八月札 15g，麦冬 12g，生地黄 30g。

按语：此乃冲任失调，气滞血瘀所致，故宜调摄冲任，理气活血。首诊时疼痛较剧，故在调理冲任基础上，重用活血破血、散结之品，如三棱 30g，莪术 30g，桃仁 15g，山慈姑 15g，海藻 30g。二诊时疼痛减轻，首诊方基础上加穿山甲，增强散结之力。

[唐汉钧. 中医外科常见病证辨证思路与方法. 北京：人民卫生出版社，2007：173～174]

2. 赵尚华医案——肝郁痰凝型乳癖

黄某，女，32 岁。

初诊日期：1978 年 4 月 12 日。

主诉：两乳房渐大结块 1 年余。

现病史：1 年前发现右乳内生一肿块，劳累后增大，不久左侧乳房内亦起一肿块，有随月经而增长的现象，经期恶心，头晕，乳房胀痛。肿块 1 年来渐渐增大。经某县医院及我院门诊，诊为乳腺增生病，建议手术治疗。因患者须回家准备，要求先服中药治疗。

查体：左侧乳房外上象限有 4cm×5cm 大小、不规则可活动的肿块，右侧乳房外上象限有 3cm×4cm 活动性的肿块。质韧，隐痛，胸胁胀闷，食欲不振，苔薄白，脉弦细。

诊断：乳癖（西医：乳腺增生病）。

辨证：肝郁痰凝。

治法：疏肝理气，化痰散结。

方药：逍遥蒌贝散加减。当归 10g，白芍 15g，柴胡 10g，郁金 10g，白术 10g，香附 10g，瓜蒌 15g，贝母 10g，生牡蛎 15g，鳖甲 12g，赤芍 10g，红花 6g，陈皮 10g。水煎服，共 5 剂，日 1 剂。

二诊：服上药 5 剂后来复诊。左侧肿块基本消失，只剩枣核大小，右侧乳房肿块缩小为 2cm×3cm，质软，时有微痛，胸背部时而不舒。上方继服 20 剂，患者诸症消失而痊愈。

按语：本例乳癖患者为肝郁气滞、痰湿凝结、乳络阻塞所致，故以逍遥蒌贝散加减疏肝理气、化痰散结，诸症消失而愈。

[贺菊乔，刘丽芳. 外科病名家医案·妙方解析. 北京：人民军医出版社，2007：204]

（谭毅　洪志明）

第七节　乳　疬

　　乳疬是指男女儿童或中老年男性在乳晕部出现疼痛性结块。其特点是乳晕中央有扁圆形肿块，质地中等，有轻度压痛。好发于青春发育期前女性（10岁以前）、青春发育期男性（13～17岁），中老年男性（50～70岁）也可发生。相当于西医学所说的乳房异常发育症。

一、临证思辨与治疗

（一）病因病机

　　1. 冲任失调　多见于青春发育期发病者。先天禀赋不足，肾气不充，精血不能资助冲任二脉，冲任失调则女子月经不正常，男子睾丸发育不良；精少不足，肝失所养，则肝气郁结，气血运行失常，乳络失和，而成乳疬。
　　2. 肝郁化火　多见于中老年男性患者。情志不遂，或暴怒伤肝，肝气不舒，郁久化火，火灼肝肾之精，炼液成痰，则乳络受阻，结成乳疬。
　　3. 阴虚火旺　多见于中老年男性患者。年事渐高，体衰肾亏；或因房劳伤肾，肾阴不足，虚火自炎；或水不涵木，气郁化火，皆能炼液成痰，则痰火互结，阻于乳络，而成乳疬。

病因病机示意图

冲任失调
肝郁化火　}　→　肝气郁结
阴虚火旺　　　　　痰火互结　→　乳络受阻　→　乳疬

（二）诊断思维

1. 辨病思维
（1）诊断要点
①症状
好发于青春发育期前女性（10岁以前）、青春发育期男性（13～17

岁），中老年男性（50～70 岁），一侧或两侧乳晕部发生一个扁圆形结块，形如围棋子，轻微疼痛；或男子乳房变大增厚，状如妇乳。

一侧或两侧乳晕部发生一个扁圆形结块，形如围棋子，质地中等或韧硬，边界清楚，推之可动，有轻触痛。有些男子乳房变大增厚，状如妇乳，或伴有乳头溢液，多为乳汁样。若有先天性睾丸发育不全，则患者具有女性化征象，如声音变尖、面部无须、臀部宽阔等；有时伴有生殖器畸形。性早熟性女性可伴有第二性征提早出现、月经来潮等表现。

②体征

一侧或两侧乳晕部肿块，大小约围棋子，质地中等或稍硬，边界清楚，推之可动，有轻触痛。男性可有先天性睾丸发育不全或生殖器畸形；女性可伴性早熟。

③辅助检查

进行肝功能、性激素等检测，卵巢、睾丸、前列腺等 B 超检查，骨龄判别等。

（2）鉴别诊断

本病需与乳腺癌相鉴别：

乳房异常发育症与男性乳腺癌鉴别表

	乳房异常发育症	男性乳腺癌
肿块性状	质地中等或稍硬，边界清楚，推之可动，有轻触痛。	乳晕下结块质硬不痛，并迅速增大，或结块与皮肤或深部组织粘连
腋下淋巴结	无明显改变	伴腋下淋巴结肿大
乳头溢液	乳汁样	血性或咖啡色
愈后	好	差

2. 辨证思维

本病主要由肝郁肾亏、痰瘀凝结而成。临床根据患者年龄、性别及乳房胀痛程度，结合全身症状常分为冲任失调证、肝郁化火证、阴虚火旺证。

（1）冲任失调

常见乳房结块，疼痛不甚，伴有腰酸神疲，体弱矮小等全身症状；舌质淡胖，苔薄，脉细无力。

（2）肝郁化火

常见乳房结块，胀痛明显，伴烦躁易怒，胸胁胀痛，口苦咽干等全身症状；舌质尖红，苔白或薄黄，脉弦或弦数。

（3）阴虚火旺

常见乳房结块，隐隐作痛，伴乳头、乳晕部皮色较深，伴头晕耳鸣，五心烦热，口干津少等全身症状；舌质红，苔少，脉细数。

（三）治则思维

治疗本病抓住补肾疏肝，兼以化痰散结。临床结合冲任失调证、肝郁化火证、阴虚火旺证的不同，或侧重于温肾化痰，或侧重于清肝化痰，或侧重于滋阴化痰，疏通乳络不离其中。

（四）治疗方案

1. 辨证论治

（1）冲任失调

证候：乳房结块，疼痛不甚；伴腰酸神疲，体弱矮小；舌质淡胖，苔薄，脉细无力。

辨证：先天禀赋不足，肾气不充，精血不能资助冲任二脉，经气不舒，气血运行失常，乳络失和，则乳房结块，疼痛不甚；肾虚骨骼失养，生长发育不良，则腰酸神疲，体弱矮小；舌质淡胖，苔薄，脉细无力，为肾气不充之征。

治则：调摄冲任，化痰散结。

主方：二仙汤加减。

处方举例：仙茅 15g，仙灵脾 15g，肉苁蓉 20g，当归 10g，制香附 10g，海藻 10g，昆布 10g，牡蛎 10g，莪术 10g。

（2）肝郁化火

证候：乳房结块，胀痛明显；伴烦躁易怒，胸胁胀痛，口苦咽干；舌质尖红，苔白或薄黄，脉弦或弦数。

辨证：情志不遂，或暴怒伤肝，肝气不舒，郁久化火，火灼肝肾之精，炼液成痰，气郁痰火阻滞乳络，则乳房结块，胀痛明显；气郁化火，则烦躁易怒，胸胁胀痛，口苦咽干；舌质尖红，苔白或薄黄，脉弦或弦数，皆为肝气郁结或兼郁火之象。

治则：疏肝理气，清热化痰。

主方：丹栀逍遥散加减。

处方举例：牡丹皮 10g，山栀 10g，夏枯草 10g，柴胡 10g，郁金 10g，当归 10g，赤芍 10g，制半夏 10g，牡蛎 30g。

（3）阴虚火旺

证候：乳房结块，隐隐作痛，伴乳头、乳晕部皮色较深；伴头晕耳鸣，五心烦热，口干津少；舌质红，苔少，脉细数。

辨证：年事渐高，体衰肾亏；或因房劳伤肾，肾阴不足，虚火自炎；或水不涵木，气郁化火，皆能灼津炼液成痰，导致痰火互结，阻于乳络，则乳房结块，隐隐作痛，伴乳头、乳晕部皮色较深；阴虚火旺，津亏液少，不能润养，则头晕耳鸣，五心烦热，口干津少；舌质红，苔少，脉细数，是阴虚火旺之象。

治则：滋阴泻火，化痰软坚。

主方：知柏地黄汤加减。

方药举例：知母 10g，黄柏 10g，生地黄 10g，山茱萸 10g，玄参 10g，牡丹皮 10g，泽泻 10g，夏枯草 10g，炙龟板 10g，浙贝母 10g，牡蛎 30g。

肾气亏虚者，偏于肾阳虚者也可用右归丸加小金丹；偏于肾阴虚者也可用左归丸加小金丹。

2. 其他疗法

（1）中成药

①肾阳虚者，逍遥丸合右归丸，每次 4.5g，每日 2 次；或逍遥丸 4.5g 合鹿角粉 1.5g，每日 2 次；或肉苁蓉 5 片，每日 2 次。

②肾阴虚者，逍遥丸合左归丸，每次 4.5g，每日 2 次。

③小金丹，每次 0.6g，每日 2 次。适用于各证型乳疬。

④小金片，每次 4 片，每日 2 次。适于各证型乳疬。

（2）验方

①滋益肝肾方（《袖珍中医外科处方手册》验方）　当归 12g，熟地黄 12g，白芍 9g，首乌 9g，山茱萸 9g，龟甲 12g，鹿角片 9g，肉苁蓉 9g，枸杞子 9g，益母草 9g，象贝母 9g，牡蛎 30g。用法：水煎服，日 1 剂，分 2 次服。功用：滋补肝肾，化痰散结，适用于中老年乳房异常发育症，肝肾不足型。

②柴胡化瘀方（《袖珍中医外科处方手册》验方）　柴胡 9g，香附

9g，橘叶 9g，青皮、陈皮各 4.5g，制半夏 9g，夏枯草 9g，桔梗 5g，当归
9g，赤芍 9g，象贝母 9g，全瓜蒌 12g（打碎），牡蛎 30g，海藻 12g。用
法：水煎服，日 1 剂，分 2 次服。功用：疏肝解郁，化痰散结，适用于中
老年男性乳房异常发育症，气滞痰凝型。

（3）外治法

阳和解凝膏掺黑退消或桂麝散或八将丹盖贴，每 5～7 日换药 1 次。

（五）预后转归

中医中药辨证论治对单纯性乳房发育、体质性性早熟乳房发育、原发
性青春期男性乳房发育及由内分泌激素紊乱或由肝脏功能减退等引起的乳
房异常发育疗效较好。对于肿瘤等疾病引起者宜积极手术治疗。

（六）预防与调护

1. 保持乐观开朗，心情愉快，避免恼怒忧思。

2. 节制房事，平时应忌烟酒及辛辣刺激食物。

3. 避免服用对肝脏有损害的药物。有肝病者适当进行保肝治疗有助
于本病的康复。

二、名家医案借鉴

1. 许履和医案——肝郁化火型乳疬

沈某，男，47 岁。

初诊日期：1970 年 5 月 20 日。

主诉：右乳晕部疼痛有核两月余。

现病史：两月之前，先是右乳晕部疼痛有核，质地较硬；继而左乳晕
部亦出现同样情况。某医院诊断为男子乳房异常发育，用中西药治疗效果
不佳，建议手术治疗，患者不愿手术而来诊。现有时胸闷，口干，口苦，
纳可，夜眠多梦，大便干，小便黄。

查体：两乳晕部均有 2.5cm×2.5cm 大的核子一枚，推之能动，皮色
正常，压之则痛。舌苔根中黄，脉弦。

诊断：男子乳疬（西医：男性乳房发育）。

辨证：肝郁化火。

治法：疏肝理气，清热化痰。

方药：男妇乳病方合二陈汤。橘叶 10g，香附 10g，夏枯草 10g，青皮、陈皮各 5g，牡蛎 15g，茯苓 10g，制半夏 6g，水煎服，日一剂，分两次服。

外治：外贴八将膏，七日换一次。

二诊：首诊 15 天后，乳晕部核子右侧的已转小变软，压痛减轻，左侧的未见动静；继续原方治疗。

三诊：再治 15 天后，两侧乳晕部核子均明显缩小，胸闷亦除，黄苔渐化，脉平。共治 45 天，两侧乳晕部核子完全消失。

按语：许履和认为，多数患者都有性躁易怒、病后情绪紧张、胸闷胁痛等症，可能系肝气郁结、气郁化火、炼液成痰、气滞痰凝、痰气互结、络脉失和而致。'肾阴不足者出现腰酸膝软、遗精、眼眶黑是其主要特征。取叶天士的"男妇乳病方"（香附、青皮、橘叶、夏枯草）重在疏肝理气，再合二陈汤以和胃化痰，加牡蛎软坚，组成"加味乳病方"（如肝气郁结过甚者，可加柴胡、当归、白芍），配合外贴八将膏，取得了较为满意的效果。

[陈红风. 中医外科学. 北京：中国中医药出版社，2005：244]

（谭毅　洪志明）

第八节　乳　漏

乳漏是指发生于乳房部或乳晕部的慢性炎性管道。以疮口有脓液或乳汁流出，久漏不收口为临床特点。往往继发于乳房或乳晕部的疾病如乳痈、乳发、乳疽、乳痨及粉刺性乳痈。相当于西医学所说的乳房部窦道及瘘管。

一、临证思辨与治疗

（一）病因病机

1. 乳房部漏管　多因乳痈、乳发失治，脓出不畅；或切开不当，损伤乳络，乳汁从疮口溢出，以致长期流脓、溢乳而形成；或因乳痨溃后，身体虚弱，日久不愈所致。

2. 乳晕部漏管　多因乳头内缩凹陷，感染毒邪，或脂瘤染毒，局部结块化脓溃破后疮口久不愈合而成。

病因病机示意图

乳痈、乳发、乳疽失治
乳络损伤　　　　　　　　　　⟶　日久不愈　⟶　乳漏
乳痨溃后，失于调养

（二）诊断思维

1. 辨病思维

（1）诊断要点

①症状

a. 乳房部漏：有乳痈、乳发溃脓或切开现病史，疮口经久不愈，常流乳汁或脓水，周围皮肤潮湿浸淫。若因乳痨溃破成漏，疮口多呈凹陷，周围皮肤紫暗，脓水清稀或夹有败絮样物质，或伴有潮热、盗汗、舌质红、脉细数等症。

b. 乳晕部漏：多发于非哺乳或非妊娠期的妇女。常伴有乳头内缩，并在乳晕部有结块，红肿疼痛，全身症状较轻。成脓溃破后脓液中兼有灰白色脂质样物，往往久不收口。若用球头银丝从疮孔中探查，银丝球头多可从乳窍中穿出。亦有愈合后在乳窍中仍有粉质外溢，带有臭气，或愈后疮口反复红肿疼痛而化脓者。

c. 若有局部手术或外伤史者，有时疮口中可有丝线等异物排出。

②体征

乳房或乳晕部一个或数个瘘管，伴乳汁或脓液流出。

③辅助检查

a. 乳腺导管镜检查　直观了解管道的管壁及分支情况。

b. X线造影　有助于明确管道的走向、深度及支管情况。

c. 细胞学检查　脓液涂片或细菌培养及药敏试验有助于判定乳漏的性质并指导用药。

（2）鉴别诊断

本病需与乳腺癌相鉴别

乳房瘘管与乳腺癌鉴别表

	乳房瘘管	乳腺癌
发病年龄	多见于 20～40 岁已婚体弱妇女	常见于 40～60 岁妇女
乳房质地	肿块质地柔软	肿块坚硬，表面高低不平
分泌物	无恶臭	有恶臭
病理检查	无癌细胞	有癌细胞
预后	较好	差

2. 辨证思维

本病的基本病机是正虚余邪未清。临床根据其形成乳漏的原发病不同，邪正虚实的不同，及伴有的全身症状分为正虚毒恋证、余毒未消证、阴虚痰热证。

（1）正虚毒恋

常见乳房部漏，流脓漏乳不止，肉色不鲜，伴面色无华，神疲乏力，食欲不振等全身症状；舌质淡胖，苔薄，脉细。

（2）余毒未消

常见乳房或乳晕部红肿疼痛，伴恶寒发热，便秘溲赤等全身症状；舌质淡红，苔薄黄，脉滑数。

（3）阴虚痰热

常见乳房部漏，疮口凹陷，脓水清稀夹有败絮样物质，伴潮热颧红，夜寐盗汗，身体消瘦等全身症状；舌质红，少苔，脉细数。

（三）治则思维

治疗的关键是要辨别形成漏管的原因，并明确管道的走向及分支情况。以外治为主，内治为辅，内治以扶正祛邪为大法。乳痨所致的乳漏应配合抗痨药物治疗。

（四）治疗方案

1. 辨证论治

（1）正虚毒恋

证候：乳房部漏，流脓漏乳不止，肉色不鲜；伴面色无华，神疲乏力，食欲不振；舌质淡胖，苔薄，脉细。

辨证：溃脓后气血亦虚，无力摄乳、生肌收口，则流脓漏乳不止，肉色不鲜；面色无华，神疲乏力，食欲不振，舌质淡胖，苔薄，脉细，皆为气血两虚之征。

治则：调补气血，托毒生肌。

主方：八珍汤加减。

处方举例：生黄芪 30g，蒲公英 15g，熟地黄 10g，当归 10g，川芎 10g，白芍 10g，党参 15g，白术 10g，茯苓 10g，炙甘草 10g，肉桂 10g。

（2）余毒未消

证候：乳房或乳晕部红肿疼痛；伴恶寒发热，便秘溲赤；舌质淡红，苔薄黄，脉滑数。

辨证：久病体虚，流脓漏乳使气血更伤，无力祛邪，导致邪毒留滞为患，则乳房或乳晕部红肿疼痛；邪正相争，则恶寒发热；热毒滞里，则便秘溲赤；舌质淡红，苔薄黄，脉滑数，为余毒未清之象。

治则：清热解毒。

主方：银花甘草汤加减。

处方举例：金银花 15g，甘草 10g，蒲公英 15g，鹿衔草 15g，生黄芪 20g，白芷 10g，皂角刺 10g。

加减：若为气血两虚，可用十全大补汤加减。

（3）阴虚痰热

证候：乳房部漏，疮口凹陷，脓水清稀夹有败絮样物质；伴潮热颧红，夜寐盗汗，身体消瘦；舌质红，少苔，脉细数。

辨证：本患乳痨，阴虚内热之体失于调治，不能生肌收口，则脓出成瘘，疮口凹陷，脓水清稀夹有败絮样物质；潮热颧红，夜寐盗汗，身体消瘦；舌质红，少苔，脉细数，皆为阴虚内有痰热之征。

治则：养阴清热。

主方：六味地黄汤合清骨散加减。

处方举例：生地黄、熟地黄各 10g，茯苓 10g，牡丹皮 10g，山茱萸 15g，山药 15g，泽泻 10g，银柴胡 10g，鳖甲 10g，青蒿 10g，地骨皮 10g，知母 10g，夏枯草 10g，天胡荽 10g。

2. 其他疗法

（1）验方

①清骨加减方（《袖珍中医外科处方手册》验方）　银柴胡 9g，胡黄

连 6g，鳖甲 12g，地骨皮 12g，青蒿 9g，生地黄 9g，怀山药 12g，山茱萸 12g，茯苓 9g，牡丹皮 9g。水煎服，日 1 剂。适用于阴虚邪恋型乳漏。

②十全大补加减方（《袖珍中医外科处方手册》验方）　生黄芪 30g，党参 15g，熟地黄 15g，当归 12g，首乌 15g，桃仁 12g，紫花地丁 15g，蒲公英 30g，炮穿山甲 12g，皂角刺 9g，生甘草 6g。水煎服，日 1 剂，分 2 次服。适用于气血两虚型乳漏。

（2）外治法

①腐蚀法用七三丹或千金散药线插入瘘管，7～10 天后，改用九一丹药线引流，脓尽改用生肌散、白玉膏。

②垫棉法适用于疮口漏乳不止者。将纱布 6～8 层复于疮面上，加压包扎，以促进疮口愈合。乳房部漏脓腐脱尽后，也可加用此法以利收口。

③切开法适用于浅层漏管及腐蚀法失败者。切开后创面用药参照腐蚀法。

④挂线法适用于深层漏管，常配合切开疗法。

⑤乳晕部漏管治疗同乳房部漏管。但必须注意切开通往乳头孔的管道。

（五）预后转归

久病失治或误治，则病程迁延，经久难愈；若积极治疗及时得当，则可愈合。

（六）预防与调护

1. 及时恰当治疗乳痈、乳发等病，以防脓毒内蓄，损伤乳络而形成乳漏。

2. 正确掌握乳痈切开的部位、切口的方向和大小，以免误伤乳络成漏。

3. 注意精神调摄和饮食营养，增强体质，以利疾病康复。

二、名家医案借鉴

1. 凌云鹏医案——正虚毒恋型乳漏

庄某，女，28 岁。

初诊日期：1970 年 5 月 2 日。

主诉：左乳多处溃孔流脓半年余。

现病史：患者于去年 10 月间娩一婴儿，于 50 天时死亡，左乳房因乳汁阻塞不化而结肿成脓，经入医院治疗，切开两处，肿势不退，继续切开三处，缠绵不愈，迭经更医就诊，历时半载，于今日来诊。当时症状，左乳皮色如常，坚硬肿大，在右上侧有溃孔一处，乳头偏左下方有溃孔一处，右上侧中部有愈合瘢痕一处，按之均有稀薄脓液流出。诉有掣痛感，尤以夜间疼痛更甚，头眩食呆。

查体：左乳皮色如常，坚硬肿大，在右上侧有溃孔一处，向下斜深 5cm 左上侧近乳晕部有并行溃孔两处，相距 3cm，各向对侧斜深约 4cm，内部呈三角形贯通，乳头偏左下方有溃孔一处，深 3cm，右上侧中部有愈合瘢痕一处，按之均有稀薄脓液流出。经检体温正常，脉弦细，舌苔薄腻。

诊断：乳漏（西医：乳房部窦道）。

辨证：正虚毒恋。

治法：理气通络，扶正托毒。

方药：逍遥散加减。软柴胡 10g，炒白术 6g，生白芍 6g，炒当归 9g，青皮、陈皮各 9g，煅牡蛎 18g，白蒺藜 9g，金银花 9g，夜交藤 15g，合欢皮 9g，泽泻 6g，白茯苓 12g。

外治：局部以三味散药捻插入疮口，外盖薄贴。

二诊：服药 7 剂，夜间疼痛减轻，脓流渐畅，右上侧溃孔向下剪开 1cm，内外治疗同上。

三诊：再服药 10 剂，局部坚肿减退，流脓通畅稠厚，溃孔分别浅至 1cm，自觉症状显著改善，脉濡细，苔薄白。

处方：潞党参 9g，炒白术 6g，淮山药 12g，炒当归 6g，生白芍 9g，蒲公英 15g，金银花 9g，白蒺藜 9g，青皮、陈皮各 9g，广郁金 5g，炒枳壳 5g，白茯苓 12g。内服 7 剂，外治同上。

四诊：局部肿势已退，按之尚有坚硬感，疼痛消失，溃孔腐肉渐去，左上侧两溃孔已各浅至 2cm 左右，探之不贯通，脉见濡细，苔薄白。

处方：潞党参 9g，炒当归 9g，生黄芪 12g，炒白芍 9g，白蒺藜 9g，淮山药 12g，青皮、陈皮各 9g，炒枳壳 6g，白茯苓 12g，广郁金 5g，焙薏苡仁 12g。内服 7 剂。

局部敷三厘散盖薄贴。

五诊：局部继续好转，患者精神亦振，食欲正常，嘱仍服原方，隔日1剂，并给以九一丹外敷至愈。其后在 8 月份来信云：已于 6 月底痊愈。

按语：本例患者初起因乳汁阻滞，致使乳房结肿化脓，为急性乳腺炎的一般症状，经多方医治，先后外溃五处，缠绵不愈，审其病因，结合主诉，本症初期，由于乳儿暴亡，骤停吮吸，致使乳汁蕴积不得化解，留结而热腐成脓，虽先后切开数处，复因脓毒不得畅泄，毒邪滞留而局部坚肿不消；但亦应考虑患者因情志不舒，旧郁悲伤，肝气郁结不得疏散，导致心脾营虚而乳房坚肿不消；因之，凌老医师认为本症初期是属邪实之郁征，及其久溃不敛，则为正虚之征。乳病治疗，首重理气疏络，使郁者达而结者散，气血调和则诸证悉减，爰以逍遥散为基础，加蒺藜、牡蛎、合欢皮、夜交藤，理气解郁，软坚散结，和营消肿，药合病机，故治疗有效。后虚象更明显，故治以扶正托毒，疏解余邪，而患乳溃孔逐渐愈合，最后以大补气血善后，疾病得以痊愈。

［贺菊乔，刘丽芳. 外科病名家医案·妙方解析. 北京：人民军医出版社，2007：216～217］

2. 凌云鹏医案——正虚毒恋型乳漏

龚某，女，41 岁。

初诊日期：1968 年 8 月 16 日。

主诉：右乳溃破流脓半年余。

现病史：前年断奶时，右乳房即有一龙眼大硬块遗留，不觉疼痛，今春突起红肿，硬块增大，渐因形寒发热，经就医肌注青霉素 3 天，热退而局部肿硬不减，连续治疗，约半月后在乳晕部切开，排出黄色稀脓少许，迁延不愈，经数处诊治，诊断为乳癖？乳岩？嘱切片检查。现时觉掣痛，其姊系患乳岩死亡，思想紧张，经他人介绍来诊。

查体：局部皮色如常，在右乳晕部左上侧有一细小溃孔，以探针探入，横斜向右侧约 3cm 深浅，脓稀量少，局部有 5cm×5cm 圆形硬结一块，按之光滑，疼痛不甚经检体温正常，脉弦细，舌苔薄腻。

诊断：乳漏（西医：乳房部窦道）。

辨证：正虚毒恋。

治法：理气通络，扶正托毒。

方药：逍遥散加减。柴胡 9g，当归 10g，白芍 9g，茯苓 9g，广郁金 9g，贝母 9g，青皮 9g，生牡蛎 12g，白术 10g，甘草 6g。5 剂，水煎服，日1剂。

外治：稍扩大创口中，外敷三味散。

二诊：症状仍然，脉弦缓，苔薄白，仍以上方加减。

处方：川芎6g，当归9g，炒白芍9g，生黄芪9g，鹿角片9g，广郁金6g，橘核12g，土贝母9g，煅牡蛎12g，青皮12g，白茯苓12g。

外治同上。

三诊：上方服用5剂后，坚硬范围稍减，局部有滋水流出，仍内服原方，外以三厘散点敷，并以生半夏半粒，白芥子7粒，葱头1个捣烂，用纱布两层包扎后，塞左鼻孔，每次4小时，连续3天。

四诊：坚硬范围仅1cm左右，溃孔排出少量稠脓，外治内服同上，继续给药塞鼻3天。

五诊：坚硬部位如豆大，溃孔深约2cm，乃沿疮口剪开约1cm，外以海浮散敷布，停止内服药，至9月中旬基本愈合，呈一凹陷小孔。

按语：本例患者2年前断乳时已有硬块遗留，是为乳汁蕴结不化所致，此次突起红肿疼痛，坚肿扩大，是因局部感染引起急性炎症，切开后溃而不敛，坚硬不消，结肿日久，气血凝滞而难于行消，故初诊投以理气和营，疗效不显。详察其因，为乳汁留滞，气血久凝，导致肝肾亏损，正气虚衰，以调补气血、理气散结之剂内服，调补气血以助气的推动，温热以化久凝之血，使结者能散，肿势能消，并用塞鼻法助治，达到了预期目的。

［贺菊乔，刘丽芳. 外科病名家医案·妙方解析. 北京：人民军医出版社，2007：217～218］

（谭毅　洪志明）

第九节　乳　衄

乳衄可发生于任何年龄的女性，以40～50岁为多见，偶见于男性。其特点是乳头单个或多个乳孔溢出血性液体，或有乳晕下单发肿块，轻按肿物时，即可从乳头孔内溢出血性或黄色液体。本节所讨论的乳衄主要指西医学所说的大导管内乳头状瘤。

一、临证思辨与治疗

（一）病因病机

1. 气郁化火　忧思郁怒，肝气不舒，郁久化火，迫血妄行，导致乳窍流血。

2. 脾不统血　思虑伤脾，或肝木犯脾，脾气不足以摄血，而溢于乳窍。

3. 痰瘀互结　肝火亢盛，炼液成痰，或离经之血结于乳络，痰瘀交并，络脉痹阻，则成结核。

病因病机示意图

气郁化火
脾不统血 ──→ 迫血妄行 ──→ 痰瘀交并 ──→ 乳衄
痰瘀互结　　 血失统摄

（二）诊断思维

1. 辨病思维

（1）诊断要点

①症状

多发生于 40～50 岁妇女。乳窍溢出血性液体，无疼痛，部分患者乳晕部触及黄豆大圆形肿物，质软，不与皮肤粘连，推之活动。轻按肿物即可从乳窍溢出血性或黄色液体。可伴有性情急躁、心烦易怒、胸胁胀痛、口苦咽干，或四肢倦怠、食欲不振等症状。

②体征

单侧或双侧乳头、单孔或多空溢液，溢液可为主动、被动，溢液性质为血性。

③辅助检查

a. 乳腺导管内窥镜　直观的反映乳腺导管内壁情况及有无占位性病变，并可观察病灶的形态、大小及确定其位置。

b. 乳腺导管造影　间接反映乳腺导管的走形及管内占位性病变，尤其是末梢导管的病变。

c.　细胞学检查　乳头溢液细胞学检查有助于诊断。

（2）鉴别诊断

本病需与乳腺癌相鉴别：

导管内乳头状瘤与乳腺癌鉴别表

	导管内乳头状瘤	乳腺癌
肿块质地	乳晕部触及黄豆大圆形肿物，质软，不与皮肤粘连，推之活动。	乳晕下结块质硬不痛，并迅速增大，或结块与皮肤或深部组织粘连，
乳头溢液	淡黄色、浑浊、咖啡色或血性	血性
腋下淋巴结	无肿大	肿大
细胞学检查	无癌细胞	有癌细胞

2．辨证思维

本病总因肝郁脾虚、血失统摄而成。临床根据乳窍溢血的颜色和全身症状常分为气郁化火证、脾不统血证。

（1）气郁化火

常见乳窍流血色鲜红或暗红，乳晕部或可扪及肿块，压痛明显，可伴有性情急躁，乳房及两胁胀痛，胸闷嗳气，口中干苦，失眠多梦等全身症状；舌质红，苔薄黄，脉弦。

（2）脾不统血

常见乳窍溢液色淡红或淡黄，乳晕部或可扪及肿块，压痛不甚，可伴有多思善虑，面色少华，神疲倦怠，心悸少寐，纳少等全身症状；舌质淡，苔薄白，脉细。

（三）治则思维

①本病原则上以手术切除病变导管为主要治疗方法，同时配合中医药辨证施治。②气郁化火证治宜疏肝理气，清泄肝火；脾不统血证治宜益气健脾，养血摄血。

（四）治疗方案

1．辨证论治

（1）气郁化火

证候：乳窍流血色鲜红或暗红，乳晕部或可扪及肿块，压痛明显；伴性情急躁，乳房及两胁胀痛，胸闷嗳气，口中干苦，失眠多梦；舌质红，苔薄黄，脉弦。

辨证：忧思郁怒，肝气不舒，郁久化火，迫血妄行，则乳窍流血色鲜红或暗红；肝火亢盛，炼液成痰，或离经之血结于乳络，痰瘀交并，络脉痹阻，则乳晕部或可扪及肿块，压痛明显；肝火内盛，气机不畅，则性情急躁，乳房及两胁胀痛，胸闷嗳气，口中干苦；扰乱神明，则失眠多梦；舌质红，苔薄黄，脉弦，是肝郁化火之征。

治则：疏肝解郁，清热凉血。

主方：丹栀逍遥散加减。

处方举例：牡丹皮10g，黑山栀10g，夏枯草10g，柴胡10g，当归10g，赤芍10g，侧柏炭10g，茜草10g；生甘草10g。

加减：若血色鲜红加生地黄10g，小蓟10g；乳房胀痛加橘叶10g，川楝子10g，香附；肿块难消加山慈姑10g，土贝母10g，牡蛎15g。

（2）脾不统血

证候：乳窍溢液色淡红或淡黄，乳晕部或可扪及肿块，压痛不甚；伴多思善虑，面色少华，神疲倦怠，心悸少寐，纳少；舌质淡，苔薄白，脉细。

辨证：思虑伤脾，或肝木犯脾，脾气虚不足以摄血，则乳窍溢液色淡红或淡黄；脾虚运化失职，痰湿内停阻止乳络，或离经之血结于乳络，痰瘀交并，络脉痹阻，则乳晕部或可扪及肿块，压痛不甚；脾虚气血生化乏源，则面色少华，神疲倦怠，纳少；气血虚心神失养，则心悸少寐；舌质淡，苔薄白，脉细，是气血亏虚之象。

治则：益气健脾，养血摄血。

主方：归脾汤加减。

药物组成：当归10g，白芍10g，党参15g，炙黄芪20g，白术10g，茯苓10g，广木香10g，龙眼肉10g，紫珠草10g，仙鹤草15g，炙甘草5g。

加减：若心烦不寐加柏子仁10g，酸枣仁10g；食欲不振加橘叶10g，砂仁10g，神曲10g等。

2. 其他疗法

（1）经验方

①丹栀清肝方（《袖珍中医外科处方手册》验方）　炒山栀12g，夏

枯草 15g，柴胡 9g，橘叶 5g，当归 12g，白芍 12g，青皮 6g，制香附 9g，白花蛇舌草 30g，仙鹤草 30g，藕节 9g。用法：水煎服，日 1 剂，分 2 次服。功用：清肝泄热。适用于乳腺导管内乳头状瘤，乳头溢血色鲜红，乳晕部肿块，压痛明显者。

②养血健脾方（《袖珍中医外科处方手册》验方）　炙黄芪 30g，党参 12g，当归 15g，白术 12g，炒白芍 15g，茯苓、茯神各 12g，炙远志 6g，藕节 15g，广木香 9g，炒枣仁 9g，龙眼肉 9g。用法：水煎服，日 1 剂，分 2 次服。功能：益气健脾，养血止血。适用于乳腺导管内乳头状瘤，乳头溢血色淡红或淡黄褐，乳晕部肿块，压痛不明显者。

（五）预后转归

1. 本病属良性肿瘤，一般预后良好。

2. 如为多发性导管内乳头状瘤要引起重视，是目前公认的乳腺癌癌前疾病之一。

（六）预防与调护

定期自我检查，如发现乳头溢液要及时就诊。

二、名家医案借鉴

1. 许履和医案——气郁化火型乳衄

李某，女，40 岁，农民。

初诊日期：1968 年秋。

主诉：突发右乳出血水半月余。

现病史：半月前右乳头突然流出血水，在某县人民医院诊断为乳头状瘤，建议手术治疗，患者有顾虑而来医疗队就诊。患者性急多怒，左乳房及右少腹胀痛，口苦，眠欠安，纳食一般，二便尚调。

查体：右乳中央孔中等量血性溢液，其他另有三孔少年淡黄色溢液；左乳未见明显溢液；舌红，苔薄黄，脉细弦。

诊断：乳衄（西医：右乳乳头状瘤）。

辨证：气郁化火。

治法：疏肝解郁，清热凉血。

方药：丹栀逍遥散加减。炒牡丹皮 6g，黑山栀 10g，当归 10g，白芍 6g，柴胡 3g，甘草 15g，浙贝母 6g，橘叶 10g，青皮、陈皮各 5g，金铃子 10g，制香附 10g，白术 6g。

二诊：首诊 10 天后，诉服上方 3 帖乳衄渐少，6 帖乳衄已止，左乳房及右少腹胀痛亦除，但现右乳房头挤之尚有黄水流出。守原方再服 3 帖。

三诊：二诊后 3 天，黄水消失，其他诸症亦退，因其面色少华，夜寐不佳，除用原方调理外，并配服归脾丸 6g，一日 2 次，以善其后。

按语：本例病机侧重于肝，由郁怒伤肝，肝火内炽，血不内藏所致，所以治疗以丹栀逍遥散加减，重在清肝泻火；中途由乳头流血转为流黄水，仍守原法治疗，黄水很快消失；最后又出现心脾两虚之象，配服归脾丸收功。

[唐汉钧. 中医外科常见病证辨证思路与方法. 北京：人民卫生出版社，2007：188]

（谭毅　洪志明）

第六章　脉管病

第一节　青蛇毒

青蛇毒是发生在体表筋脉的脉管疾病。其临床特点是体表筋脉（静脉）呈条索状红肿、灼热、疼痛。初期可出现发热、全身不适等症状。多见于四肢和胸腹壁。相当于西医学所说的血栓性浅静脉炎。

一、临证思辨与治疗

（一）病因病机

本病多由湿热蕴结、肝气郁滞、外伤筋脉等因素致使气血运行不畅、留滞脉中而发病。

1. 湿热蕴结　饮食不节，嗜食膏粱厚味或辛辣刺激之品，脾胃功能受损，湿热火毒内蕴，留注筋脉而成；或由寒湿凝结脉中，蕴久化热而成。

2. 肝气郁滞　情志抑郁，恚怒伤肝，肝失条达，疏泄不利，气郁日久，由气及血，脉络不畅，瘀血停滞。

3. 外伤筋脉　长期站立、跌仆损伤、刀割针刺、外科手术等均可使脉络受损，或感受毒邪，阻滞气血运行，使瘀血内留，积滞不散，郁久化热所致。

病因病机示意图

湿热蕴结
肝气郁滞　→　湿热火毒　→　气血运行　→　留滞脉中
外伤筋脉　　　瘀阻内生　　　不畅　　　　发为本病

（二）诊断思维

1. 辨病思维

（1）诊断要点

①症状

本病多见于青壮年，男女均可患病。发于四肢者为最多，其次为胸腹壁等处。由于发病部位不同，临床表现也有所不同。

a. 发于四肢部位者，下肢多于上肢。起病最初为肢体某一浅静脉走行区出现疼痛、红肿，有灼热感，可扪及结节及硬条索状物，有明显压痛，并可以加重及延长。一般为节段性，不侵及全静脉，伴有发热、全身不适。后期局部可遗留色素沉着或无痛性硬结。

b. 发于胸腹壁者感觉一侧胸腹壁疼痛，局部略现红肿，有压痛，可扪及纵行条索状物。条索状物与皮肤粘连，但与深部组织无粘连，拉紧其上下端皮肤可出现凹陷性浅沟。后期遗留皮肤色素沉着。一般无全身症状。

c. 游走性浅静脉炎好发于青壮年男性，多发于下肢。当一处硬条索消退后，其他部位又出现硬条索，呈游走性反复发作，或间歇性游走性反复发作。严重者可伴有发热。

②体征

最初为肢体某一浅静脉走行区出现疼痛、红肿，有灼热感，可扪及结节及硬条索状物，有明显压痛，后期局部可遗留色素沉着或无痛性硬结。

③辅助检查

无特异性实验室检查指标，血常规检查一般正常，少数可有白细胞计数增高，部分患者可出现血沉加快。

（2）鉴别诊断

本病需与急性淋巴管炎、结节性红斑、结节性动脉周围炎相鉴别。

血栓性浅静脉炎与急性淋巴管炎、结节性红斑、结节性动脉周围炎鉴别表

	血栓性浅静脉炎	急性淋巴管炎	结节性红斑	结节性动脉周围炎
现病史	多有局部静脉损伤，静脉曲张，恶性肿瘤及血栓闭塞性脉管炎史	病变附近有感染病灶或皮肤破损史	多见于青年女性，与结核或风湿有关，发病前有上感表现	多见于中年男性
好发部位	多见于四肢及胸腹壁	多见于四肢	好发于小腿伸侧	好发于小腿部

	血栓性浅静脉炎	急性淋巴管炎	结节性红斑	结节性动脉周围炎
临床表现	沿静脉走行出现肿胀、焮红、疼痛，有灼热感，可扪及条索状物，有明显触痛	患肢的条索状物红热、疼痛更为明显，可伴高热，一般消退较快，不会转成慢性	结节呈对称性分布，皮肤发红，疼痛，多不发生溃疡，消退后不留痕迹，易反复发作	以沿小动脉分布的皮下结节多见，皮损多形性，皮肤发红，疼痛，可发生溃疡，易反复发作

2. 辨证思维

（1）根据肢体肿胀、疼痛的特点，起病之缓急、病程的长短，现病史等详辨病情所处的阶段。初起，肿胀疼痛，皮肤发红，扪之发热者，多为湿热壅滞；后期遗留条索状物，经久不消者，多瘀阻脉络；发于胸腹壁者，多兼肝气郁滞，或因寒凝血滞。

（2）辨瘀血之因　血瘀贯穿于疾病始终。初起乃湿热阻于脉络或外伤而致瘀血；后期则因气虚而致瘀；发于胸腹壁者，多兼肝郁气滞。

（3）辨新久虚实　初为湿热瘀阻，以邪实为主；久病气血亏损，多为虚实夹杂之证，以正虚（脾气虚）为主，瘀血为次，或夹痰瘀凝结。

（三）治则思维

内治：本病的治疗，可分急性期和慢性期，急性期，以湿热壅滞证为多见，治宜清热化瘀、利湿通络；慢性期，以瘀阻脉络证多见，治宜活血祛瘀、消肿散结；发于胸部者，则配合疏肝行气法。

外治：急性期以清热解毒活血为法，慢性期以温通散结为法。

（四）治疗方案

1. 辨证论治

（1）湿热壅滞

证候：患肢肿胀、发热、胀痛、喜冷恶热，皮肤发红，有索条状物；或微恶寒发热；舌苔黄腻或厚腻，脉滑数。

辨证：本证系湿热下注，留滞脉络，经络瘀阻，痹塞不通，故见筋脉红肿、灼痛、条索状物；湿热内蕴，故发热；苔黄腻，脉滑数，均乃湿热之象。

治则：清热利湿，解毒通络。

方药：清利通络汤加减。

处方举例：当归 10g，赤芍 10g，防己 10g，丹参 15g，虎杖 10g，泽兰 15g，蒲公英 15g，忍冬藤 30g，黄柏 10g，生薏苡仁 15g，甘草 10g。

加减：发于上肢者加桑枝 30g；发于下肢者加牛膝 30g；热毒偏盛者加金银花 15g，连翘 15g；疼痛较重者加桃仁 10g，红花 10g，赤芍 10g，元胡 10g；偏于湿重者加车前子 15g，土茯苓 30g。

（2）血瘀阻络

证候：患肢疼痛、肿胀，皮色紫红，活动后则甚，挤压小腿部刺痛，或有条索状物，按之似弓弦；舌有瘀点、瘀斑，脉沉细或沉涩。

辨证：本证系瘀血留滞脉中，脉络闭塞所致；血行不畅，水湿潴留，则见足踝水肿；瘀血内停，不通则痛，故刺痛、皮色褐黑、硬性结节；条索状物乃瘀血闭塞脉中之明证；舌质瘀紫，脉涩，均为瘀血之象。

治法：活血化瘀，行气散结。

方药：活血通脉汤加减。

处方举例：当归 10g，赤芍 10g，川芎 10g，红花 10g，穿山甲 10g，三棱 10g，莪术 10g，浙贝 10g，陈皮 10g，桂枝 10g。

加减：发于上肢者加桑枝 30g；发于下肢者加牛膝 15g，并间服四虫丸（全蝎、蜈蚣、水蛭、地龙等份，研末为丸，每服 3g，每日两次）。

（3）肝气郁结

证候：胸腹壁有条索状物，固定不移，刺痛、胀痛或牵掣痛；伴胸闷、嗳气等；舌质淡红或有瘀点、瘀斑，舌苔薄，脉弦或弦涩。

辨证：情志抑郁，恚怒伤肝，肝失条达，疏泄不利，可见胸闷，气郁日久，由气及血，脉络不畅，瘀血停滞，聚而成形，故胸腹壁有条索状物，血瘀气滞，不通则痛，故可见胸腹壁刺痛、胀痛，肝气犯胃，胃气上逆而见嗳气，舌淡而有瘀，脉弦涩均为肝郁血瘀之象。

治法：疏肝解郁，活血解毒。

方药：复元活血汤加减。

处方举例：柴胡 10g，天花粉 10g，当归 10g，红花 10g，甘草 10g，穿山甲 10g，大黄 10g，桃仁 10g，枳壳 10g，赤芍 15g，丹参 15g。

加减：疼痛重者加三棱 10g，鸡血藤 30g。

2. 其他疗法

（1）中成药

①新消片，每次 5 片，每日 2 次。适用于血瘀阻络证青蛇毒。

②犀黄丸，每次 1 粒，每日 1～2 次。适用于湿热壅滞证青蛇毒。

（2）验方

①陈淑长静脉炎一号方（《实用专病专方临床大全》验方）：当归 230g，赤芍 230g，川芎 150g，制乳香 90g，红花 90g，苏木 150g，地龙 150g，郁金 150g，炙黄芪 230g，络石藤 450g。用法：上药制成片剂，每片重 0.3g（含生药 1.3g），日服 2 次，每次 10 片。功能：活血化瘀，软坚通络。主治：血瘀阻络证青蛇毒。

②黄向东清热散瘀汤（《实用专病专方临床大全》验方）：益母草 50g，紫花地丁 15g，赤芍 20g，牡丹皮 10g，地龙 10g，当归 10g，川芎 10g，木通 10g，大黄 10g。用法：每日 1 剂，分 2 次，水煎服。功能：清热解毒，活血化瘀，通络止痛。主治：湿热壅滞证青蛇毒。

（3）外治

①初期　可用金黄膏外敷，每日 1 次。红肿减轻后可用冲和膏外敷。

②后期　可用当归尾 12g，白芷 9g，羌活 9g，独活 9g，桃仁 9g，红花 12g，海桐皮 9g，威灵仙 12g，生艾叶 15g，生姜 16g，水煎后熏洗。有活血通络、疏风散结之功。

（4）针刺疗法

以清热解毒、利湿消肿为治法，取阿是穴（3～5 个）、阳陵泉、足三里等。在索条状物红肿周围取阿是穴数处，用毫针围刺，深约 0.5～1 寸；阳陵泉、足三里直刺 1 寸，均用泻法，留针 30 分钟。

（五）预后转归

本病一般可持续 1～3 周，经治疗逐渐消退；或遗留条索状硬物，长期不消。一般预后良好。

（六）预防与调护

1. 避免久站、久立，鼓励患者穿弹力袜行走。

2. 休息时宜抬高患肢。

3. 穿刺时动作宜轻柔，减少脉络损伤。输液时注意温度、速度相宜，药物浓度适中，尽量减少或避免药物对脉络的刺激。

二、名家医案借鉴

1. 许履和医案——湿热壅滞型青蛇毒

王某，男，25 岁。

主诉：左大腿条索状物伴疼痛 4 天余。

现病史：1 个月前因工作劳累，经常奔走，引起左腹股沟淋巴结肿痛，数日自消。4 天前左大腿内侧起一硬索疼痛，来求诊，诊断为"青蛇毒"（左大隐静脉炎）。入院时整个左大腿内侧有一如筷子样粗之硬索，皮色微红，行走不便，微有寒热（体温 37.5℃），小便微黄。

查体：舌苔薄白，脉滑数。

检查：血象：白细胞计数 8.6×10^9/L、中性粒细胞 71%、淋巴细胞 27%、嗜酸性粒细胞 1%。

诊断：青蛇毒（西医：左大隐静脉炎）。

辨证：湿热下注。

治法：清热利湿、活血通络。同时配合外治。

（1）忍冬藤 30g，白芷 4.5g，防风 4.5g，防己 10g，当归 10g，赤茯苓 10g，赤苓 10g，六一散 15g，天花粉 10g，陈皮 6g，制乳香 4.5g，制没药 4.5g，炙甲片 4.5g，皂角刺 10g，土贝母 10g。另万消化坚丸每服 14 粒，每日 1 次。

（2）金黄膏，敷左大腿硬索，每日换药 1 次。

治疗经过：次日身热即退，肿痛得减。至第四天症状基本痊愈；惟左膝内侧以下 3 寸处硬索一条未消，压之稍有痛感。原方服至第六天，膝下之硬结亦消，一如常人，痊愈出院。

按语：患者青蛇毒，正值急性期，湿热壅阻之征明显，故予清热利湿、活血通络之剂，使邪去而正安，配合清热消肿之金黄膏外用，收效明显，立竿见影。

［唐汉钧. 中医外科常见病证辨证思路与方法. 北京：人民卫生出版社，2007：565～566］

2. 许履和医案——血瘀阻络，湿热下注型青蛇毒

陈某，男，成年

主诉：外伤后左下肢酸胀肿痛 10 天余。

现病史：10 年前胃溃疡出血，行胃切除术，输液后引起下肢静脉炎，经治而愈。旬日前左大腿中段受伤，后则疼痛扩展至下肢。现在患肢酸胀疼痛，活动不利，口干，小便黄。

辨证：外伤之后络伤血瘀，湿热亦乘机下注。

治法：化瘀通络，佐以化湿清热。

方药：当归 10g，泽兰 10g，薏苡仁 15g，防己 10g，萆薢 10g，牡丹皮 6g，萹蓄 10g，牛膝 10g，黄柏 4.5g，苍术 4.5g，刘寄奴 10g，服 5 剂。

二诊：前方服后左下肢发胀得减，口干溲黄亦已好转，但两下肢仍酸痛发麻，左下肢自觉有热感，疼痛虽轻，活动仍难。

当归 10g，泽兰 10g，薏苡仁 15g，防己 10g，萆薢 10g，牛膝 10g，川续断 10g，木瓜 10g，黄柏 4.5g，苍术 4.5g，威灵仙 10g，桑枝 15g。

上药共服 30 剂，其病遂愈。

按语：方中当归、泽兰、刘寄奴以活血通络，防己、萆薢配合四妙散以清热利湿解毒，牡丹皮凉血清热，牛膝兼以引药下行，诸药合用，共奏化瘀通络，清热利湿解毒之功。

[陈红风. 中医外科学. 北京：中国中医药出版社，2005：545]

3. 朱仁康医案——瘀阻脉络型青蛇毒

胡某，男，34 岁。

初诊日期：1970 年 2 月 15 日。

主诉：左颈部发现条索状肿物疼痛 1 年余。

现病史：一年来左颈部内侧出现一条状硬肿、疼痛，曾诊断为静脉炎。要求中医治疗。

查体：左颈内侧可见一条索状肿物如指头大，压痛明显，碰触亦痛。脉弦，舌质紫，苔薄白。

诊断：青蛇毒（西医：左颈部静脉炎）。

辨证：瘀阻脉络。

处方：当归 60g，丹参 60g，川芎 12g，桃仁 30g，红花 30g，地龙

30g。研末，炼蜜为丸，每丸 9g，每日服 2 丸。

二诊（3 月 1 日）：服完一料，硬肿渐消，疼痛减轻，嘱继配二料，服完后条索状肿物消失而愈。

按语：本病以瘀结为主，以活血化瘀、通络散结为治疗大法，用丸药缓图而收功。

[中国中医研究院广安门医院. 朱仁康临床经验集. 北京：人民卫生出版社，2006：218]

（谭毅　洪志明）

第二节　股　肿

股肿是指血液在深静脉血管内发生异常凝固而引起静脉阻塞、血液回流障碍的疾病。临床以肢体肿胀、疼痛及深静脉走行区压痛、肤温升高、浅静脉怒张为主要特点。多发于单侧下肢髂股静脉及小腿肌肉静脉丛，以小腿深静脉、股静脉、髂股静脉为最常见，可引起肺栓塞而危及生命。相当于西医学所说的下肢深静脉血栓形成或血栓性深静脉炎。

一、临证思辨与治疗

（一）病因病机

1. 劳损伤气　多因患恶性肿瘤、慢性疾病、术后久卧、久坐或产后伤气，气为血帅，气不运则血不行，脉道受阻。

2. 外伤血瘀　或因盆腔手术、外伤等，导致瘀血阻于脉络，滞塞不通，营血回流受阻，水津外溢，聚而为湿，流注下肢，停滞肌肤则肿而成本病。

气血瘀滞则痛；脉道阻塞，水津外溢则肿；久瘀化热，故肢体红肿热痛；气虚不摄，脉络瘀血结聚则扩张显露。

病因病机示意图

劳损伤气 ⎫
外伤血瘀 ⎭ → 气滞血瘀 脉道阻塞 → 水津外溢 → 股肿

（二）诊断思维

1. 辨病思维

（1）诊断要点

①症状

a. 初期　患肢突然肿胀，疼痛，皮色红，皮肤温度升高，扪之灼热，活动受限，全身症状不明显，或伴发热，便秘溲赤等症状。

b. 中期　下肢肿胀疼痛，痛有定处，皮肤苍白或紫绀，下垂时肿胀和颜色明显加重及加深，青筋怒张，一般无明显全身症状。

c. 后期　下肢肿胀日久，朝轻暮重，活动后加重，休息抬高下肢后减轻，皮色略暗，青筋迂曲，倦怠乏力。

②体征

初起时可见小腿或整个下肢肿胀，皮温升高，肤色暗红或苍白，按之凹陷。发于小腿者，腓肠肌有压痛，小腿伸直，足用力向背侧屈时小腿肚肌肉疼痛。瘀滞部位发生予髂部者，则股三角区有明显的压痛，有时可触及条索状物。患肢虽明显弥漫性肿胀，日久进入慢性期，肿胀减轻，肿胀区可伴有浅表络脉（静脉）的扩张，皮肤增厚，小腿可出现色素沉着，甚则溃疡、象皮腿。

③辅助检查

a. 彩超检查　可直接探及病变部位静脉管径增粗，静脉管壁增厚、模糊，回声低和加压不变形。静脉内血栓形成灰阶图显示腔内充满实性光团，随现病史延长回声增强，管径亦趋向正常，甚则缩小。管壁呈完全或部分阻塞时管腔不能被完全压闭，静脉瓣膜运动消失，腔内为实性回声，无彩色血流信号。目前彩超为深静脉血栓形成首选检查方法，准确快捷而无创。

b. 下肢静脉造影　可显示静脉闭塞和中断，静脉充盈缺损，这些均是深静脉血栓形成的诊断要点。还可显示静脉复通，侧支循环建立，浅静脉及交通支静脉功能不全。是最确切的诊断方法。

c. 血液流变学检查　检查血液流变性变化有助于对下肢深静脉血栓的形成进行预防和治疗，在进行溶栓、抗凝、祛聚等治疗时，均须经常监测血液流变学及血凝指标，以调整药物剂量和种类，从而提高疗效，避免产生并发症。

（2）鉴别诊断

本病需与下肢淋巴水肿、原发性下肢深静脉瓣膜功能不全、全身性水肿相鉴别：

下肢深静脉血栓形成与下肢淋巴水肿、原发性下肢深静脉瓣膜功能不全、全身性水肿鉴别表

	下肢深静脉血栓形成	下肢淋巴水肿	原发性下肢深静脉瓣膜功能不全	全身性水肿
现病史	多有外伤、手术、分娩、肿瘤及长期卧床史	有数年反复发作史，常见于下肢丹毒反复发作后	多见于持久站立工作者	多有营养不良、肾病、心衰、肝病及黏液性水肿等
起病	起病较急，多见于单侧下肢	起病缓慢，多见于单侧下肢	起病缓慢，多双侧下肢同时发病	多双侧下肢同时发病
肿胀特点	整个患肢出现肿胀，呈现出凹陷性，抬高患肢或休息后多减轻	肿胀多自足背开始，逐渐向近心端蔓延，早期常因体位不同而变化，皮肤光滑、柔软，后期皮肤增厚、粗糙明显，质硬韧，呈非凹陷性，抬高患肢后水肿无明显消退	踝部、小腿肿胀，呈凹陷性，久站或活动后明显，抬高患肢或休息后减轻或消失，后期可出现浅静脉曲张	肢体远端肿胀明显，多呈凹陷性（黏液性水肿为非凹陷性），抬高患肢后多显著减轻，皮肤光亮
伴随症状	肢体疼痛，深静脉走行区压痛，肤温升高，浅静脉怒张	肢体无疼痛或轻微疼痛，肤色或皮温多无变化，浅静脉不扩张	肢体沉重，疲劳感，少有胀痛	肢体无疼痛

2. 辨证思维

（1）根据肢体肿胀、疼痛的特点，起病之缓急、病程的长短，体质、现病史等详辨病情所处的阶段。初起，肿胀疼痛，肤温升高，皮色暗红者，多为湿热瘀阻；中期，患肢肿痛，痛有定处，肤色暗红者，多湿阻血瘀；后期，肿胀沉重，朝轻暮重者，多脾虚湿阻；若肿胀按之硬实者，多夹痰瘀互结。

（2）把握病机的"湿、热、瘀、虚"四个特点，结合舌、脉等症，辨清标本缓急，分湿、热、瘀邪之轻重，分证论治。早期（急性发作期）多因湿热之邪所致，当分湿、热之轻重，中期（慢性迁延期）多湿瘀互阻，当分湿、瘀的轻重，此二期均以邪实为主；后期（缓解期）多呈虚证或虚实夹杂之证，以正虚（脾气虚）为主，湿阻、瘀血为次，或夹痰瘀凝结。

（3）辨瘀血之因：血瘀贯穿于疾病始终，但初起乃湿热阻于脉络而致瘀血，湿热为因，血瘀乃果；后期则因气虚而致血瘀。

（三）治则思维

内治：①本病急性期辨证多属湿热瘀滞证，治宜理气活血、清热利湿；②慢性期辨证多属气虚血瘀证，治宜益气活血、通阳利水。

外治：早期宜清热消肿外敷，后期宜以熏洗法以温通活血消肿。

（四）治疗方案

1. 辨证论治

（1）湿热瘀滞

证候：多见于本病的急性期。整个下肢肿胀疼痛，皮色苍白或紫绀，扪之灼热，腿胯部疼痛，压之更甚，固定不移；发病于小腿时，小腿肚作胀、触痛，行走困难；可伴低热；苔白或腻，边有瘀紫，脉数。

辨证：湿热下注，阻于脉络，湿热与血热互结，气血瘀滞，气血循环障碍，水津外溢，聚而为湿，停滞肌肤则肿；瘀血固着则疼痛，压之更甚，固定不移；湿热熏蒸，则有低热；苔白或腻，边有瘀紫，脉数，是湿热瘀阻之征。

治则：理气活血，清热利湿。

主方：五神汤合抵当汤加减。

处方举例：忍冬藤 30g，紫花地丁 10g，车前子 10g（包煎），黄柏 10g，生薏苡仁 30g，川牛膝 15g，大黄 10g，益母草 30g，丹参 30g，桃仁 10g，虎杖 10g。

加减：若肿胀明显，加泽兰 10g、土茯苓 30g、防己 10g 利水消肿；瘀痛明显，加乳香 10g、没药 10g 祛瘀止痛；热重者，加夏枯草 10g、蒲公英 30g 清热解毒。

（2）气虚血瘀

证候：多见于本病的慢性期。患肢肿胀久不消退，按之不硬而无明显凹陷，沉重麻木，皮肤变紫或皮色苍白，青筋显露；倦怠乏力；舌淡而有齿痕，苔薄白，脉沉细而涩。

辨证：病变日久，耗伤气血，气为血帅，气虚无力而不运血，则血不行，脉道受阻，故见患肢肿胀久不消退，按之不硬而无明显凹陷，沉重麻木；气虚不摄，脉络瘀血结聚则扩张显露；气虚则倦怠乏力；舌淡而有齿痕，苔薄白，脉沉细而涩，为气虚血瘀的征象。

治则：益气活血，通阳利水。

主方：补阳还五汤加减。

处方举例：生黄芪 30g，当归 10g，丹参 10g，赤芍 10g，桃仁 10g，红花 10g，川芎 10g，地龙 10g，水蛭 10g，莪术 10g，三棱 10g。

加减：如食欲不振，胃脘胀闷，加砂仁 10g、木香 10g、神曲 10g 和胃消食；肢体寒冷痹痛伴有抽掣痛者，加熟附子 10g、细辛 5g 散寒止痛；腰膝酸软，加菟丝子 15g、川续断 15g、杜仲 15g 补肾壮腰。

2. 其他疗法

（1）中成药

①毛冬青甲素片，每次 2 片，每日 3 次。适用于各证型股肿。

②大黄䗪虫丸，每服 1 丸，日服 2 次。适用于气虚血瘀证股肿。

③活血祛瘀片（山东中医学院附属医院验方，刘寄奴、当归、赤芍、羌活、桃仁、红花、穿山甲、土鳖虫、丁香、生大黄、制无名异、木香），每次服 10 片（3g），日服 3 次。适用于各证型股肿。

④活血通脉胶囊，每次 3～5 片，每日 3 次。适用于各证型股肿。

（2）验方

①解毒活血汤（《中国中西医结合杂志》验方）　当归 60g，丹参 30g，连翘 30g，蒲公英 12g，紫花地丁 12g，桃仁 9g，红花 9g，地龙 9g，生甘草 9g。水煎服。功效：解毒散结，化瘀通络，主治湿热瘀滞证股肿。

②活血通脉饮（《实用中医外科学》验方）　丹参 30g，金银花 30g，赤芍 60g，土茯苓 60g，当归 15g，川芎 15g。水煎内服。功效：活血化瘀，主治湿热瘀阻证血栓闭塞性脉管炎、血栓性浅静脉炎、下肢深静脉血栓形成、闭塞性动脉粥样硬化、肢端动脉痉挛病。

（3）外治法

①肿胀明显者，可用金黄散加水调敷，掺少量的元明粉。

②熏洗法适用于中后期股肿者。毛冬青、毛麝香、元明粉、黄柏、侧柏叶、松节。先熏后洗，每次 30 分钟，每日 1～2 次。

（4）针刺疗法

取足三里、三阴交、地机、丰隆、阳陵泉等穴，用丹参注射液 4ml，每次注 2 穴位，每日 1 次。15～30 次为 1 疗程。

（5）其他疗法

以丹参注射液 6～8 支，或红花注射液 10ml，或黄芪注射液 15ml，加入葡萄糖注射液 500ml 中，静脉点滴，每日 1 次，10～14 天为一疗程。

（五）预后转归

本病病程较长，经及时系统的治疗，可明显好转，预后较好；少部分患者可并发肺栓塞，或因治疗不当而形成肢体肿胀的后遗症。

（六）预防与调护

1. 术后或长期卧床的患者，应嘱患者多作深呼吸及咳嗽动作，或在床上做下肢活动。或早期下床活动，以促进血液循环。

2. 患股肿后，前半月应卧床休息，患肢略屈曲抬高，发病 1 个月内不做剧烈活动，特别是下地，以防引起严重并发症。

3. 发病后期可使用弹力袜或弹力绷带，以促进下肢血液回流。

二、名家医案借鉴

1. 许履和医案——湿热下注，瘀阻脉络型股肿

陈某，男，43 岁。

初诊日期：1964 年 6 月 14 日。

主诉：左下肢肿胀 4 年余，加重半年。

现病史：患者于 4 年前因病注射抗生素，引起左大腿红肿；最近半年下腹静脉曲张，腹部发胀，曾在南京、北京、天津、上海等地医院就诊，均诊为"深部静脉血栓"，经各种治疗未见有效。在南京某医院服中药亦无效。刻诊腹部自脐以下静脉曲张，盘曲如蚯蚓状，整个左下肢肿胀色白，自觉有胀感，口中干，小便黄。

查体：腹部自脐以下静脉曲张，盘曲如蚯蚓状，整个左下肢肿胀色白，脉弦带数，舌苔黄腻。

诊断：股肿（西医：深部静脉血栓）。

辨证：湿热下注，瘀阻脉络。

治法：化湿泄热，活血通络。

方药：丹参9g，泽兰、泽泻各9g，红花3g，苏木3g，赤芍、赤苓各9g，当归9g，川牛膝9g，黄柏45g，木瓜9g，丝瓜络9g，制乳香、没药各4.5g。

治疗2月，少腹作胀略松，口干已减，但行走过久，左下肢仍感发胀发热，皮色红紫，脉仍弦数，舌苔黄腻，改用膈下逐瘀汤。

五灵脂6g，当归9g，川芎3g，桃仁9g，牡丹皮9g，赤芍9g，乌药6g，延胡索6g，甘草3g，香附4.5g，红花6g，炒枳壳4.5g。

上药服十帖，下腹部之发胀上午已基本消除，午后尚感不适，尤以左少腹与左腰部为甚。两手指节及右大趾亦感酸痛。仍系气滞血瘀，络脉失和之局，原方加川续断9g，牛膝9g，木香2g，酒炒桑15g，桂枝2g。

此方连服5个月，腹部青筋已不明显，胀满之感亦基本消失，惟行走后左下肢仍肿胀酸楚。湿邪阻络，气血失和，仍以化湿泄邪、和营通络之法调治。

苍术4.5g，川牛膝9g，薏苡仁15g，黄柏4.5g，防己9g，草薢9g，当归9g，泽兰、泽泻各9g，红花3g，木瓜3g，丝瓜络9g，制乳香、没药各4.5g。

上方又服7个月，局部症状基本消失，全身亦无不适，一如常人，基本痊愈出院，出院后带"通络方"一料，以资巩固。

16年后随访，患者出院后恢复正常工作上班至今，情况良好。

按语：许履和认为本病总以清热利湿，活血化瘀为治疗大法，发病急骤者，湿热为甚，清热利湿为主，发病缓慢者，瘀血为主，化瘀通络为主，本案血瘀与湿阻并存，予活血化瘀与利湿通络并重，终收良好效果。

［唐汉钧. 中医外科常见病证辨证思路与方法. 北京：人民卫生出版社，2007：558～559］

2. 赵尚华医案——脾虚湿盛，气滞血瘀型股肿

某男，39岁。

初诊日期：1977年5月19日。

主诉：左下肢肿胀疼痛5月余。

现病史：患者无明显原因于1976年12月22日突然出现左侧腘窝部疼痛，活动时加重，继则左小腿肿胀，活动受限，食欲减退。1977年1月10日在我院门诊诊断为左下肢静脉炎，住我院治疗，红肿稍散。于3月1日上街走路稍多，当晚患肢大腿肿胀，行动困难，第2日开始用血管舒缓素、青霉素、链霉素及右旋糖酐-40（低分子右旋糖酐）等药物治疗，病情未见明显好转。于 1977 年 5 月 19 日由我治疗，症见：左腿肿胀严重，行动不便，患肢麻木，疼痛，晚上抽筋，下午胃口憋胀，出气困难，饮食减少，疲困乏力，睡眠尚可，二便调。

查体：大腿比健侧肿 3cm，小腿中部比健侧肿 4cm，小腿下部比健侧肿 2cm，苔白，脉大。

诊断：股肿（西医：左下肢深静脉血栓）。

辨证：脾虚湿盛，气滞血瘀。

治法：健脾益气利湿，行气活血通络。

方药：党参 15g，黄芪 24g，黄精 24g，薏苡仁 30g，土茯苓 30g，炮穿山甲珠 10g，王不留行子 15g，金银花 30g，当归 15g，牛膝 15g，赤芍 24g，丹参 30g，红花 10g，木香 10g，莱菔子 15g。水煎服，每日 1 剂。

二诊：上方连续服用 12 剂，患腿肿胀减轻，活动量增加，每天可行走 4 小时，能连续活动 1～2 小时，下午全身疲困乏力，肿胀增加。上方继服，至 7 月 1 日，患者大腿肿胀消失，小腿略肿，已能坚持日常生活和一般活动，临床痊愈，7 月 5 日出院。1 年后随访未复发。

按语：本案患者突发左侧腘窝部疼痛，活动时加重，继则左小腿肿胀，活动受限，食欲减退，无明显外伤、手术史，故首诊诊断为下肢静脉炎。然赵氏根据其小腿肿胀、活动时加重的临床特点，及其药物治疗经过、明确诊断为股肿。据脉证分析，病属脾虚湿盛，气滞血瘀，经脉不通，治宜健脾益气，活血散瘀，理气化湿。脾为后天之本，脾气健则水湿得运，肿胀得以消除，气能行血，气行则血行，使瘀散痛止。

［贺菊乔，刘丽芳. 外科病名家医案·妙方解析. 北京：人民军医出版社，2007：456～457］

（谭毅 洪志明）

第三节 脱 疽

脱疽是发于四肢末端，因气血回流受阻，脉络痹塞不通，严重时趾（指）节紫黑溃烂、坏疽脱落的一种周围血管慢性疾病。其特点为好发于四肢末节，初起患肢末端发凉、怕冷、麻木、酸痛，步履不便，逐渐趾（指）色转为暗紫，疼痛剧烈，继则趾（指）色变褐，筋骨腐烂，脱落。本病绝大多数发生于男性，女性少见。包括西医学所说的血栓性闭塞性脉管炎、动脉硬化性闭塞症和糖尿病足等周围血管疾病。

一、临证思辨与治疗

（一）病因病机

1. 寒湿侵袭　严寒涉水，或冰雪行走，久居湿地，寒湿外受。寒湿为阴霾之邪，最易伤人阳气，血得温则行，遇寒则凝，寒凝血瘀，经络阻塞，不通则痛。

2. 肾气亏虚　肾为先天之本，肾气旺盛，则五脏气血畅行。若房事不节，过食补阳之药，耗损阴精，阴精亏虚，血气不足；阴虚火旺，消灼精血，血枯脉空，经络阻塞，病则成矣。房室过度，日久亦伤肾阳，肾阳不足，不能温煦四肢末节，气血不通。

3. 饮食失节　过食膏粱厚味，醇酒炙煿，脾胃损伤，运化失常，生湿化痰，郁久化热，积毒下注，留滞筋脉。

4. 情志内伤　情志不畅，郁怒伤肝，思虑伤脾，五脏失和，气血不调。郁怒伤肝，肝郁而化火，暗耗肝阴，筋失所养；忧思伤脾，脾运不健，脾阳不振，运化失职，气血亏虚，四肢失于濡养，血脉不充。

5. 素体虚弱　禀赋不足，或久病体虚，气血亏损，运行无力，肢体筋脉失养，卫外不固，每易为外邪所袭，搏于脉中，则血闭不通。

病因病机示意图

寒湿浸袭 ┐　　寒凝血瘀
饮食失节 │　　湿热下注
肾气亏虚 ├─→ 阳气亏虚 ──→ 血瘀络阻 ──→ 脱疽
情志内伤 │　　推动无力　　　四末失养
素体虚弱 ┘　　血虚失养

（二）诊断思维

1. 辨病思维

（1）诊断要点

①症状

a. 一期　患肢末节出现发凉、怕冷、酸痛、麻木，每步行500m至1000m左右路程，即觉步履艰难，小腿肚酸胀而出现跛行，休息3分钟至5分钟后可缓解。如再步行相近路程，又可出现跛行（间歇性跛行）。

b. 二期　患肢发凉、怕冷、酸痛、麻木，间歇性跛行加重。出现静止时疼痛（夜间痛），夜间加重，难以入眠。

c. 三期　二期症状继续加重，足趾可出现紫红肿胀，发生溃疡或坏疽，也可呈足趾干瘦紫黑而发生干性坏疽。坏疽可先为一趾、数趾，或足前部不一，溃疡可扩大加剧，使足前部或全足红肿。坏疽可向近端蔓延。溃疡坏疽可引起剧烈疼痛。持续发热。经治疗红肿可消退，溃疡可愈合，坏疽可局限。若坏疽继续发展至足背及踝部以上，周围红肿、发热，剧痛难以控制，且持续时间较长者，患者可出现胃纳减退，口干渴，重者可出现壮热神昏、乏力倦怠、形体消瘦等症状。

②体征

a. 一期　患足可出现轻度肌肉萎缩，皮肤干燥，皮色略淡或淡红、皮肤温度略低于健侧，患足可出现出汗减少，趾甲生长缓慢。患肢足背动脉搏动可减弱或消失。部分患者小腿出现游走性红硬条索（游走性血栓性浅静脉炎）。

b. 二期　患肢肌萎缩明显，皮肤干燥、脱屑，趾毛脱落，足不出汗，趾甲肥厚变形，生长缓慢，皮色苍白、淡红或紫红，患肢足背动脉搏动消失。

c. 三期　足趾出现肿胀、溃疡或坏疽，或出现干性坏疽，坏疽可向近端蔓延。足趾坏疽局限后，坏死组织脱落，疮面久之也可愈合。该病坏疽分为三级：一级坏疽局限于趾（指）部位；二级坏疽延及趾跖（指掌）关节及足跖（掌）部；三级坏疽延及足跟、踝关节（掌、背）或踝（腕）关节以上。

③辅助检查

肢体超声多普勒血流测定、动脉造影、X线摄片、CT、MRI等对判断动脉阻塞的位置、侧支血管情况和组织缺血程度，均有诊断意义。还应进行血流动力学、血流凝固学、临床免疫学及血糖、血脂等检查。

（2）鉴别诊断

本病包括西医学所说的血栓闭塞性脉管炎、动脉硬化闭塞症、糖尿病足等，它们之间需要鉴别，还需与雷诺病、动脉栓塞相鉴别。

血栓闭塞性脉管炎、动脉硬化闭塞症、糖尿病足、雷诺病、动脉栓塞鉴别表

	血栓闭塞性脉管炎	动脉硬化闭塞症	糖尿病足	雷诺病	动脉栓塞
发病年龄、性别	20～40岁青壮年多见，男性多见，女性罕见	50岁以上中老年人多见，男多于女	中老年多见，男多于女	青年多见，女性多见	中老年多见
现病史	无高血压、冠心病、糖尿病现病史	多有高血压、冠心病、动脉硬化症现病史	多有糖尿病、高血压现病史	无高血压、冠心病现病史	多有心脏病、手术、动脉损伤现病史
吸烟嗜好对疾病发展的影响	多有严重的吸烟嗜好，对病的发展有明显影响	有或无，对病的发展不如脉管炎明显	有或无，对病的发展不如脉管炎明显	无或有，对病的发展无关	无或有，对病的发展无关
临床症状	疼痛较甚，皮肤温度和颜色改变、肢体营养障碍的征象出现得较早而明显，几乎都有间歇性跛行，有游走性血栓性静脉炎	疼痛较轻，酸胀麻木更为明显，多双侧发病，几乎都有间歇性跛行，无游走性血栓性静脉炎	主要有肢体缺血、神经功能障碍和感染三个方面；几乎都有间歇性跛行，无游走性血栓性静脉炎	发病呈对称性，皮肤呈苍白—青紫—潮红—正常间隙性改变，寒冷可诱发症状发作；无间歇性跛行及游走性血栓性静脉炎	发病急骤，肢体可见剧痛、苍白、感觉障碍、麻痹、无脉；无间歇性跛行及游走性血栓性静脉炎
坏疽	多为干性，病程进展缓慢，多局限于四肢末端，范围较小，少有累及足部，多单侧，或双侧不对称性	多为干性，病程进展较糖尿病足缓慢，但20%可发生急性动脉血栓形成，自趾端开始，可累及全足、小腿或大腿，范围较大	多为湿性，发展迅速，范围大，好发于足趾或足跟部	一般不发生，即使发生亦局限浅表	发展迅速，范围广泛

2. 辨证思维

脱疽的基本病机为本虚标实，肾亏或气血虚弱为其本，寒湿或火毒外犯，导致经络阻塞，气血壅滞为其标。根据不同的病期，可有不同的辨证。一期以寒湿阻络为主，二期以血脉瘀阻多见，三期多见湿热毒盛或热毒伤阴证，如疮面趋向愈合，多见气血两亏。临床上辨证还要注意以下几点：

（1）辨疼痛　疼痛是本病最显著的症状。疼痛遇寒加重，得热减轻，为寒湿阻络；遇热痛甚，得冷痛缓，为瘀血化热，热灼致瘀；间歇性跛行，为血脉瘀滞；静息痛，既是脉道完全阻塞，又是热毒炽盛的表现。

（2）辨肤温　患肢发凉，怕冷，为阳气不足或寒凝血瘀；皮肤灼热，喜凉，恶热，为瘀久化热；若汤泼火燎，提示热毒炽盛。

（3）辨肤色　肤色苍白，抬高时尤为明显，多为寒凝血瘀或气血两虚；肤色青紫，多属气血瘀滞；肤色转红，多属热毒或瘀久化热；肤色呈紫暗色或发黑，多为瘀甚或热毒炽盛。

（4）辨坏疽溃疡　疮面溃破腐烂，肉色不鲜，脓水恶臭，灼痛剧烈，多属湿热毒盛；肢端坏疽，肉色不鲜，与健康组织分界清楚，分泌物少，多属热毒伤阴；疮面污浊不清，脓液常伴臭味，并易出血，上方青筋怒张，疮周紫，多为湿热瘀滞；疮面肉芽灰白色或如镜面，脓液少而清稀，多为气血两虚。

（三）治则思维

内治：①活血化瘀在本病的治疗中有重要的作用。②根据不同表现辨证治疗，寒湿阻络者，宜温经散寒通络；血脉瘀阻者，宜活血化瘀、通络止痛；湿热毒盛者，宜清热利湿解毒、凉血活血；热毒伤阴者，宜清热解毒，佐以益气养阴活血；气血两虚者，宜补益气血、调和营卫。

外治：早期宜温经散寒，活血通络，形成溃疡宜祛腐生肌，坏疽已有明显界线者宜截趾或截肢。

（四）治疗方案

1. 辨证论治

（1）寒湿阻络

证候：患趾（指）喜暖怕冷，肤色苍白冰凉，麻木疼痛，遇冷痛剧，步履不利，多行则小腿酸胀，稍歇则痛缓（间歇性跛行）；舌淡，苔白腻，脉沉细，跗阳脉减弱或消失。

辨证：多系阳虚之体复感寒湿之邪，唐《备急千金要方》说："若寒月久坐久立湿冷之地者，则冷湿之气上入经络，病发则四肢酷冷转筋。"寒凝血脉，阳气不达肢末，则皮色苍白，肢体麻木酸胀；"不通则痛"，痛则步履不利；脉象沉细，舌淡，苔白腻，均系虚寒之象。本证多见于脱疽早期或恢复期。

治则：温经散寒，活血通络。

主方：阳和汤或黄芪桂枝五物汤加减。

处方举例：黄芪30g，桂枝10g，当归10g，白芍10g，通草10g，熟地黄15g，白芥子10g，鹿角胶10g，姜炭10g，麻黄10g，甘草10g。

加减：发发于下肢者，加牛膝15g以下行活血；有瘀血斑者，加桃仁10g、红花10g、地龙10g、土鳖虫10g等活血祛瘀；痛甚者，加乳香10g、没药10g祛瘀止痛；手足逆冷，或受冷而明显加重者，原方去木通，加附子10g、炮姜10g回阳散寒、温经悦脾。

（2）血脉瘀阻

证候：患趾（指）酸胀疼痛加重，步履沉重乏力，活动艰难，患趾（指）肤色由苍白转为暗红，下垂时更甚，抬高则见苍白，小腿可有瘀血斑点，疼痛持续加重，彻夜不能入寐，舌暗红或有瘀斑，脉弦或涩，跌阳脉、太溪脉搏动消失。

辨证：本证多见于气滞血瘀，经脉闭塞所致的二期病人。皮肤红紫，小腿瘀血斑点，跛行，呈持续性固定性疼痛，是气滞血瘀所致；肢体发凉，麻木酸胀，抬高则见苍白，跌阳脉、太溪脉搏动消失，是因阳气难达，气血不足，筋脉失养；舌暗红或有瘀斑，脉弦或涩，为气血瘀滞之象。

治则：活血化瘀，通络止痛。

主方：桃红四物汤加味。

处方举例：桃仁10g，红花10g，当归10g，白芍10g，川芎10g，熟地黄10g，鸡血藤10g，地龙10g，延胡索10g，五灵脂10g。

加减：如疼痛较剧，加炮穿山甲10g，地龙10g，漏芦10g，乳香10g，没药10g以通络止痛；兼湿邪，下肢肿，加薏苡仁15g，赤小豆15g祛湿消肿。

（3）湿热毒盛

证候：患肢剧痛，日轻夜重，喜凉怕热，局部皮肤紫暗，肿胀，渐变紫黑，浸润蔓延，溃破腐烂，气秽，创面肉色不鲜，甚则五趾相传，波及足背，小腿可有游走性红斑、结节或硬索；伴有发热、胸闷、渴不欲饮、纳呆、面色不泽、四肢沉重乏力等症；舌红，苔黄腻，脉弦滑数。

辨证：患者多因寒湿下受，日久化热，或外有染毒，或平素饮食失节，脾失健运，湿浊内停，郁久化热，湿热下注筋脉，热胜肉腐，故患肢剧痛，喜凉怕热，局部溃破腐烂，气秽，甚则五趾相传，波及足背，小腿可有游走性红斑、结节或硬索；湿阻上焦，则见胸闷、渴不欲饮；湿热阻于中焦，则纳呆，面色不泽，四肢沉重乏力；舌红，苔黄腻，脉弦滑数，乃湿热之象。

治则：清热利湿，解毒凉血。

主方：茵陈赤小豆汤加味。

处方举例：茵陈20g，赤小豆15g，薏苡仁10g，苦参10g，苍术10g，黄柏10g，防己10g，泽泻10g，佩兰10g，白豆蔻10g，甘草10g。

加减：如患肢热甚，加山栀10g，连翘10g，黄柏10g，黄芩10g，金银花10g等清热燥湿解毒；瘀血明显，加丹参10g，赤芍10g，川芎10g以活血；湿热难除者，加赤茯苓10g，滑石10g，车前子10g（包煎），猪苓10g清热利湿。

(4) 热毒伤阴

证候：皮肤干燥，毫毛脱落，趾（指）甲增厚变形，肌肉萎缩，趾（指）多呈干性坏疽，红肿疼痛，屈膝而坐，夜不得寐，痛苦异常；伴高热或低热，纳呆食少，烦躁，口渴引饮，便秘溲黄；舌质红绛或紫，苔黄，脉弦细数。

辨证：此为热毒炽盛，灼津伤液，甚则损及真阴的证候。经络阻塞，气血瘀滞，火毒聚积，则红、肿，高热；热毒不得宣泄，内熏五脏，故烦躁而渴，便秘溲黄；经脉气血不通则痛，疼痛难忍，则夜不得寐，屈膝危坐；壮火食气，真阴受损，久则精神萎顿，纳呆食少，身有低热，口渴引饮；舌质红绛或紫，苔黄，脉弦细数，系热毒伤阴之象。

治则：清热解毒，活血养阴。

主方：四妙勇安汤加减。

处方举例：玄参30g，金银花30～60g，甘草15g，当归20g。

加减：若热毒较甚，壮热口渴，加山栀10g，黄芩10g，牡丹皮10g，生地黄 10g 凉血清热；局部红、肿、热、痛，或脓液渗出较多者，加板蓝根 15g、蒲公英 15g、紫花地丁 15g 等清解热毒；兼血瘀者，加丹参 10g、牛膝 10g、赤芍 10g 活血化瘀；口渴，加生石膏 30g、知母 10g 清肺胃之热。

（5）气血两虚

证候：患肢疼痛较轻，皮肤干燥，肌肉消瘦，若溃后，坏死组织脱落而疮面久不愈合，肉芽暗红或淡红而不鲜；面容憔悴，萎黄消瘦，神情倦怠；舌淡胖，脉细无力。

辨证：多见于早期或后期素体虚弱的患者。素失调养，气血不足，营卫不和，气血不能濡养温煦肢体，筋脉失养，故见皮肤干燥，肌肉消瘦；气血不足，生肌无力，则疮口不愈，肉芽不鲜；气血虚弱，脾运不健，则见面容憔悴，萎黄消瘦，神情倦怠；舌淡胖，脉细无力，乃气血亏虚之征。

治则：补益气血，调和营卫。

主方：八珍汤或人参养荣汤等加减。

处方举例：人参 10g，黄芪 30g，当归 10g，白芍 10g，川芎 10g，熟地黄 10g，白术 10g，茯苓 10g，甘草 10g，陈皮 10g，大枣 10g。

加减：兼肾阴虚，则加山茱萸 15g、枸杞子 15g、菟丝子 15g 等滋阴益肾。

2. 其他疗法

（1）中成药

①丹参注射液，丹参注射液 6～8 支，加入 5％葡萄糖溶液 500ml，静脉滴注，每日 1 次，2～4 周为 1 疗程。适用于各证型脱疽。

②黄芪注射液，黄芪注射液 30ml，加入 5％葡萄糖溶液 500ml，静脉滴注，每日 1 次，2～4 周为 1 疗程。适用寒湿阻络证及气血两虚证脱疽。

③红花注射液，红花注射液 2 支，加入 5％葡萄糖溶液 500ml，静脉滴注，每日 1 次，2～4 周为 1 疗程。适用于各证型脱疽。

④犀黄醒消丸（组成及制法：犀黄 0.9g，麝香 1.5g，乳香、没药各 30g。先将乳香、没药各研细末，再加犀黄、麝香共研，用煮熟黄米饭 30g，入药粉捣和为丸，如莱菔子大，晒干忌烘）每日服 3g，用温开水或陈酒送下。适用于各证型脱疽。

（2）验方

①脱疽Ⅰ号（《北京市老中医经验选编》验方）金银花 30g，玄参

30g，当归 15g，延胡索 9g，蒲公英 30g，黄芩 12g，赤芍 16g，生黄芪 12g，石斛 30g，野菊花 30g，天花粉 30g，鸡血藤 30g，紫花地丁 13g，水煎内服。功效：清热解毒，滋阴通络，适用于热毒伤阴证脱疽。

②顾步复脉汤（《中医入门指要》验方）党参 10g，生黄芪 30g，焦白术 10g，当归 10g，熟地黄 10g，赤芍 10g，川芎 10g，石斛 15g，川牛膝 10g，金银花 15g，水煎内服。功效：补气养血，活血通络。适用于气虚血瘀证脱疽。

③补益透托汤（《中医外科临证集要》验方）党参 30g，茯苓 15g，牡丹皮 12g，陈皮 12g，熟地黄 12g，当归 12g，生黄芪 30g，皂角刺 130g，白术 12g，炙甘草 6g，乳香 6g，水煎内服。功效：补益气血，扶正托毒，促脓外达，适用于气血两虚证脱疽。

（3）外治法

①未溃患处发凉麻木，皮色苍白或青紫，或有结节肿块者，治宜温经散寒，活血通络，选用下列方法：

a. 冲和膏、红灵丹油膏外敷。

b. 患处红、肿、热、痛明显者，选用金黄膏或消炎软膏敷于局部，每日换药 1 次。

②溃后溃疡面积小者，可用毛披树根（毛冬青）煎水浸泡后，外敷生肌玉红膏保护伤口，或用红油膏纱布、九一丹外敷；疮面肉芽水肿时，用海粉散或平胬丹撒于其上；溃后肉芽生长迟缓，疮口久不收敛，用八宝丹撒于溃面，外盖生肌玉红膏或血竭膏，每日换药 1 次；若疮面有碎骨片或死骨者，应清除之；若疮面形成脓痂，痂下有积脓者，应剪去痂皮；若趾（指）甲下积脓，应剪去积脓范围趾甲，拭净脓液，敷以红油膏纱布。如趾（指）甲下全部积脓，须待周围炎症局限，再将趾甲拔除。对于脱疽病发生坏疽时的处理，应持慎重态度。在继发感染尚未控制前，不应过早地切割、拔甲、清除疮面，因局部坏死组织的表皮还可以起到暂时维护疮面的作用。如需要手术清除者，须待炎症得到控制后，再分批分期地清除坏死组织。溃疡面积较大，坏死组织难以脱落者，可用"蚕食"方式清除坏死组织。具体要求和措施有：

a. 先将患肢放平，避免下垂。

b. 外用冰片锌氧油（冰片 2g，氧化锌油 98g）软化创面硬结痂皮。

c. 经上述处理后，患肢的炎症、肿胀逐渐消退，坏死组织开始软化，即可作分期分批清除；疏松的先除，牢固的后除；坏死的软组织先除，腐骨后除；彻底的清创术必须待炎症完全消退后才可施行。

（4）针灸疗法

针刺肩髃、合谷、曲池、足三里、阳陵泉、三阴交等穴位，可同时使用电疗仪持续治疗，每次 30 分钟或至数小时。

（五）预后转归

Ⅰ、Ⅱ期病人经积极治疗，预后较好，但容易反复；Ⅲ期患者出现趾（指）骨坏死，一般需行"蚕食"或截肢手术，影响患肢功能。出现湿性坏疽，治疗不当或失于护理，可致毒邪内陷，危及生命。

（六）预防与调护

1. 严格戒烟是获得治疗效果和防止复发的主要措施。

2. 肢体注意防寒，尤其在寒冷季节要防止冻伤，尽量避免户外长时间停留，鞋、袜、手套要软暖合适，不宜过紧，以免影响肢体血运。

3. 每晚用温水清洗足部，然后用清洁软毛巾拭干，尤其趾间仔细拭干。患足不宜用过热的外敷药或烫洗药液。趾（指）甲长了及时修剪，对积于趾间的污垢更应去除，可常用 1：3000 高锰酸钾溶液洗涤。

4. 足部霉菌感染的病人常引起趾间、甲周感染和溃疡，对脱疽会产生不利的影响，或有助于诱发本病，故应积极治疗。

5. 各种外伤是本病的一个诱发因素，故应注意保护肢体；患者更要防止外伤，以免加重病情。

6. 鼓励病人，增强抗病信心。

二、名家医案借鉴

1. 赵炳南医案——热毒伤阴型脱疽

郭某，男，43 岁。

初诊日期：1962 年 11 月 7 日。

主诉：右足拇趾溃烂，剧痛 3 个月。

现病史：患者于 18 年前在战争中左足大趾及有小趾远端外伤，在担架途中受伤，2 个月后患趾部分坏死脱落。11 年前发现左手 3、4、5 指畏冷、抽搐、疼痛，未明原因，继而发黑溃破坏死，先后将左手 3、4 指远端截除，5 年前左手大指内侧皮肤颜色暗黑，伴有剧烈疼痛，经服汤药 4 个多月，病情逐渐好转。以后有下肢疼痛逐渐加重，静止时也有疼痛，夜间疼痛剧烈，间歇性跛行，日见恶化。今年 8 月因洗澡修脚后，局部疼痛加剧，趾端溃烂并有少量脓性分泌物，经门诊治疗个多月，未见明显好转，患趾坏死继续发展，近 50 天来病情恶化，患足红肿，大拇趾腐烂日益扩大，终日剧痛抱膝呻吟，每日只能睡 1~2 小时，收住院治疗。

查体：舌苔黑而厚，舌质红。脉象：沉细，左足趺阳脉沉细，右足趺阳脉、太溪脉未扪及。

诊断：脱疽（西医：血栓闭塞性脉管炎）。

辨证：血涩气滞，郁热阴伤。

治法：养阴解毒，佐以通络。

第 1 阶段：因为经脉久闭，郁久化热，毒邪炽盛，肉腐坏死，治以清热解毒、益气养阴托毒。

处方：当归 9g，金银花 15g，玄参 9g，紫花地丁 15g，野菊花 15g，石斛 15g，牡丹皮 9g，黄芪 9g，党参 9g，牛膝 15g，生甘草 9g。

外用 1‰链霉素水溶液纱条外敷。

经过治疗：10 天后每日可入睡 5~6 小时。疼痛显著减轻，胃纳日渐好转。患足红肿消退大半，腐筋烂肉大部脱落。疮面分泌物减少。

第 2 阶段：经上法治疗，毒邪已解，腐肉大部已除，但腐骨未脱，再以养阴扶正佐以温通活血托毒为法。

处方：石斛 15g，赤芍 9g，金银花 15g，炒皂角刺 9g，白芷 6g，甘草 9g，川牛膝 15g，白芥子 6g，人参面（分冲）3g。

外治法同前。

经服上方加减，太溪脉隐可触及，病足转温，夜间疼痛减轻，入睡如常，疮面嫩肉新鲜，死骨暴露指端约 1.5cm，疮缘形成角化疤痕，每日换药随时清除残存坏死组织。11 月 29 日趾甲脱落，至 1963 年 1 月 14 日开始加服象牙面。每次 3g，每日 2 次，冲服。1 月 24 日，暴露在拇趾远端死骨松动，自然分离脱落，断端基底已见薄层肉芽组织，活体镜检为角化上皮及扁平上皮。

第3阶段：经上治疗1个月余，毒秽已除，久病气血两伤，法以双补气血，温经回阳。

处方：黄芪9g，熟地黄15g，赤芍、白芍各9g，党参9g，白术15g，当归9g，牛膝15g，白芥子9g，茯苓9g，甘草9g。

外用药同前。

经服上方17天后，疮面完全愈合，疼痛消除，患者足皮肤润泽，并见毳毛新生，残存甲趾逐渐生长厚甲，太溪脉沉伏。精神日佳，胃纳好，二便调。已能下地活动。X线摄片有大拇趾第二趾骨骨质正常，断端边缘不锐利，继续观察半年，临床治愈出院。

追踪1年半，局部愈合良好，趾甲复盖，病情稳定，未见复发。

按语：本例医案，患者因屡受风寒，阳气受损，血涩气滞，郁久化热，耗伤阴津而成。赵氏以养阴解毒，佐以通络为治疗大法，分阶段治疗。早期经脉久闭，郁久化热，毒邪炽盛，肉腐坏死，治以清热解毒、益气养阴托毒。中期毒邪已解，腐肉大部已除，但腐骨未脱，再以养阴扶正，佐以温通活血托毒。而晚期气血两伤，法以双补气血，温经回阳。本例治法概括了本病发展的一般病理过程，可谓中医治疗脱疽的基本大法。

[北京中医医院. 赵炳南临床经验集. 北京：人民卫生出版社，2006：89～93]

2. 房芝萱医案——郁热伤阴，血瘀蕴毒型脱疽

焦某，男，34岁。

初诊日期：1973年9月9日。

主诉：左足发凉麻痛3年，加重4个月。

现病史：3年前，发现右足麻痛，发凉，不能远行，走路则疼痛加剧，左小腿胀麻、沉而瘦。某医院诊为脉管炎，经治疗未见好转，症状日益加重，4个月前，左足1，2趾剧痛发黑，继而肿胀，5天前自行破溃，血水渗溢，剧痛难忍，昼夜难眠，食欲大减，5天来大便未解，小便短赤，遂来就医。

查体：面色晦暗，痛苦表情。左足焮红肿胀，1、2趾已干枯坏死。趺阳脉、太溪脉均不能触及，足部皮温增高。舌质红，苔黄腻，脉弦滑数。

诊断：脱疽（西医：血栓闭塞性脉管炎）。

辨证：郁热伤阴，血瘀蕴毒。

治法：清热解毒，养阴活血镇痛。

方药：玄参30g，石斛24g，金银花60g，蒲公英30g，连翘30g，紫花地丁18g，延胡索9g，当归18g，赤芍12g，红花12g，桃仁9g，大黄3g，白芷9g，桔梗9g，甘草9g，牛膝9g，生黄芪30g，川楝子18g，野菊花24g，罂粟壳1.5g。每日2剂，每6小时服药1次。

外治：消毒后凡士林纱条包扎患趾。

二诊：按前方服药6付，大便已解，其他症状同前。上方去桃仁，加茯苓15g继服。

三诊：仍有疼痛，左足1、2趾坏死，界限已分明。

处方：玄参30g，石斛30g，生地黄18g，金银花60g，蒲公英30g，连翘30g，当归15g，紫花地丁24g，野菊花24g，牛膝9g，生黄芪30g，茯苓15g，赤芍12g，党参18g，红花9g，延胡索9g，甘草9g，罂粟壳1.5g。

四诊：在局麻下，将左足1、2趾切除，术后情况良好，继服前方，外用止痛生肌散，纱布包扎。

五诊：疼痛已止，肿胀已消，左足焮红已退，皮温不高，伤口缩小，已有新肌生长，自觉腰痛。继服前方，改为1日1剂，煎3次，早、中、晚各服2次，外治法同前。

六诊：伤口继续缩小，新肌已平，自觉腰痛减轻，脉沉细，舌尖红。治以温补脾肾、通经活络。

处方：玄参30g，生黄芪30g，金银花15g，党参18g，石斛18g，茯苓18g，白术15g，当归12g，赤芍9g，牛膝9g，甘草3g，菟丝子30g，枸杞子30g。

经治疗：个月余，创面结痂已脱落，局部有轻度痒感，能走一、二站路，继服五子衍生丸，每早服2丸；肾气丸每晚服2丸，以巩固疗效。

按语：《黄帝内经》云："发于足趾，名曰脱痈，其状赤黑，死不沾，不赤黑，不死，急斩之，不则死矣"。本例患者发病已久，足趾已有坏死，当急斩之。房氏将其手术切除，再配合中药清热解毒，养阴活血镇痛。乃依《黄帝内经》之意。

[贺菊乔，刘丽芳. 外科病名家医案·妙方解析. 北京：人民军医出版社，2007：447～448]

3. 顾伯华医案——湿火壅结，气血凝滞型脱疽

王某，男，45岁。

初诊日期：1973年3月25日。

主诉：1958年冬季在某地工作，两足冻伤，以后即局部隐痛，寒冷时加重。1962年开始间歇性跛行，足趾发紫，发冷，苍白，有肢端动脉痉挛现象，虽经数次治疗，症状仍逐渐加重。1965年冬，左足第2、3、4趾已先后溃烂。近半年来疼痛剧烈，常全夜不能入睡，抱足而坐。某地拟行高位截肢术，病员不愿，故特来我院中药治疗。

查体：两下肢肌肉萎缩，皮肤温度明显减低，汗毛脱落，趾甲变厚，足背动脉搏动消失，胫后动脉和腘动脉搏动也减弱。左足第2、3、4趾溃烂，脓水较多，肿胀漫延前足背，周围皮色暗红。左手食指不能伸屈，指端呈干性坏死，两侧桡动脉搏动减弱。

检查：血红蛋白133g/L，红细胞4.6×10^{12}/L（460万/mm³），白细胞13.5×10^9/L，中性粒细胞85%，出血、凝血时间2分钟，血小板计数100×10^9/L（10万/mm³），红细胞沉降率12mm，抗"O"33单位。脓液涂片培养：金黄色葡萄球菌生长，绿脓杆菌生长。

诊断：脱疽［西医：血栓闭塞性脉管炎（坏死期）］。

治疗分阶段进行。

第1阶段（1个半月，1974年3月25日起）：脱疽已坏死，疮面脓水淋漓，臭秽不堪，疼痛剧烈，夜不能眠，舌红苔薄。仅右手桡动脉搏动微弱，呈细数（88次/分）。

辨证：寒湿郁久化热，已成火毒，经络阻塞，气血凝滞。

治法：先拟养阴清热，和营活血。

处方：玄参12g，生地黄30g，金银花9g，四季青30g，白花蛇舌草30g，川牛膝12g，当归12g，赤芍15g，红花9g，野赤豆18g，虎杖15g，生山楂15g。

外用：庆大霉素溶液浸泡后，再敷红油膏掺九一丹。

第2阶段（1个半月，自5月10日起）：脉管炎健康组织与坏死分界明显，腐肉尚未全脱，疼痛大减，再拟前法出入。

处方：生地黄15g，当归12g，赤芍15g，红花9g，野赤豆18g，川牛膝12g，萆薢15g，生甘草6g。

第 3 阶段（3 个月，自 7 月 1 日起）：脉管炎疮面腐肉大部分已脱，脓水极少，疼痛亦止，肉芽新鲜。苔薄润，脉濡细。病久气血两亏，拟加调补之品。

处方：生黄芪 12g，潞党参 12g，全当归 9g，赤芍 15g，红花 9g，生地黄 30g，玄参 12g，白花蛇舌草 30g，忍冬藤 30g，生甘草 6g。

外用：红油膏、九一丹。

经 6 个月治疗，疮面收敛全愈。病员在院内经功能锻炼，可自行步行 500m 后出院。

按语：《素问·举痛论》说："寒气入经而稽迟，泣而不行，客于脉外则血少，客于脉中则气不通，故卒然而痛。"但寒湿郁久，亦能转化为热，故始为寒凝，久则形成热毒为患。本例病案，患者寒湿郁久化热，已成火毒，经络阻塞，气血凝滞。先以养阴清热，和营活血为主，当疮面腐肉大部分已脱，病久气血两亏，宜加调补之品。

［唐汉钧. 中医外科常见病证辨证思路与方法. 北京：人民卫生出版社，2007：593～594］

4. 赵尚华医案——气滞血瘀，阳虚寒凝型脱疽

刘某，男，27 岁。

初诊日期：1979 年 6 月 20 日。

主诉：右腿间歇性跛行 4 年。

现病史：1975 年元旦出车受冻，引起右脚肿胀，冰冷，紫赤疼痛。当时经几个医院诊为血栓闭塞性脉管炎，在全国多方医治，用扩张血管药等西药及中药 200 余剂，坚持治疗 4 年，病情虽未严重发展，但未治愈。遂来我院治疗。入院时见：右足冰冷，青紫，汗毛稀疏，五趾甲苍白，破碎，间歇跛行，腓肠肌轻度萎缩，足趾、趾尖裂口，趺阳脉消失，食欲尚佳，二便调。

查体：腓肠肌轻度萎缩，足趾、趾尖裂口，趺阳脉消失，脉缓涩，舌红苔白。

检查：1978 年 12 月血流图：右侧血管紧张度增高，弹性差，两侧波幅差 72%。

诊断：脱疽（西医：血栓闭塞性脉管炎）。

辨证：气滞血瘀，兼虚寒。

治法：活血通脉为主，辅以补益温阳。

方药：丹参 30g，鸡血藤 30g，红花 10g，党参 10g，黄芪 30g，白术 10g，当归 30g，赤芍、白芍各 15g，桂枝 10g，炮穿山甲珠 10g，甘草 30g，水煎服。

外治：椒艾洗药水煎熏洗患处。

二诊：上方加减服 30 剂后，患者自觉走路增多，屈肢轻松，肤色由紫赤转为红润，走路轻快，疼痛消失，患脚冷减轻，原来趾甲破碎的现象好转，有好甲新生。经住院 40 余天，病情显著好转而出院。

按语：本例患者，因出车受冻而发病，此为外感寒邪，凝滞经脉，气滞血瘀，治宜活血通脉为主，辅以补益温阳之品。方中丹参、鸡血藤、红花、当归、炮穿山甲珠活血化瘀通脉，党参、黄芪、白术、白芍、桂枝补益气血、温通经脉。诸药共用，以达散瘀温阳之功。

［贺菊乔，刘丽芳. 外科病名家医案·妙方解析. 北京：人民军医出版社，2007：452～453］

（谭毅　洪志明）

第七章 泌尿及男性疾病

第一节 子 痈

子痈是指睾丸及附睾的感染性疾病。中医称睾丸和附睾为肾子，故名之。临证中分急性子痈与慢性子痈，两者都以睾丸或附睾肿胀疼痛为特点。相当于西医学所说的急、慢性睾丸炎、附睾炎。

一、临证思辨与治疗

（一）病因病机

1. 湿热下注　外感六淫，如坐卧湿地，郁而化热；或过食辛辣炙煿，湿热内生，下注肝肾之络，结于肾子，阻隔经络，凝滞气血，郁久则热胜肉腐。或房事不洁，外染湿热秽毒，郁滞化火成脓，脓腐肉溃，经精道逆传肾子，浊毒壅结而成。或跌仆闪挫，肾子受损，络伤血瘀，瘀血阻滞，郁久化热，热胜肉腐，发为本病。

2. 气滞痰凝　情志不畅，郁怒伤肝，肝失疏泄，肝郁气结，经脉不利，血瘀痰凝，发于肾子，延成硬块，则为慢性子痈。

病因病机示意图

```
外感六淫，郁而化热 ┐
辛辣炙煿，湿热内生 ├─→ 湿热下注 ─→ 热胜肉腐 ─→ 急性子痈
湿热秽毒，郁滞化火 ├    结于肾子
跌仆闪挫，瘀血化热 ┘

郁怒伤肝 ─→ 肝失疏泄 ─→ 血瘀痰凝 ─→ 慢性子痈
              肝气郁结    延成硬块
```

（二）诊断思维

1. 辨病思维

（1）诊断要点

①症状

a. 急性子痈　附睾或睾丸肿痛，突然发作，疼痛程度不一，轻者仅有不适，重者痛如刀割，行动或站立时加重。疼痛可沿输精管放射至腹股沟、直肠及下腹部。伴有恶寒发热、或寒热往来、食欲不振、口苦、口渴欲饮、尿黄、便秘等症状。

因外伤瘀血引起者可有明显的外伤史，初起肿痛较剧，但全身症状不明显，以后仅有睾丸、附睾肿硬隐痛。如因继发感染，才会出现阴囊红肿和全身发热。

b. 慢性子痈　临床较多见。患者常有阴囊部隐痛、发胀、下坠感，疼痛可放射至下腹部及同侧大腿根部，可有急性子痈发作史。

②体征

a. 急性子痈　附睾可触及肿块，触痛明显。化脓后阴囊红肿，可有波动感，溃破或切开引流后，脓出毒泄，症状消退迅速，疮口容易愈合。

b. 慢性子痈　可触及附睾增大、变硬、有结节。伴轻度压痛，同侧输精管增粗。

③辅助检查

a. 血常规检查　急性子痈血白细胞总数可高达 20.0×10^9/L。

b. 尿常规检查　急性子痈尿中可有白细胞。

（2）鉴别诊断

急性子痈需与睾丸扭转相鉴别，慢性子痈需与子痰相鉴别：

急性子痈与睾丸扭转鉴别表

	急性子痈	睾丸扭转
现病史	发病突然，但不如睾丸扭转急骤	发病急骤，常有剧烈运动或阴囊损伤的诱因
疼痛	程度不一，轻者仅有不适，重者痛如刀割	剧烈，呈绞窄状
发热	伴寒热	无发热
托起阴囊	疼痛减轻	疼痛加剧
阴囊触诊	痛觉敏锐，常传导至患侧精索附近的下腹部	睾丸上移或呈横位，可扪及精索呈麻绳状扭曲

慢性子痈与子痰鉴别表

	慢性子痈	子痰
现病史	常有急性附睾炎史	起病与经过缓慢，常有肺、肾结核史
附睾硬结	单个性，质地中等或偏硬	不规则局限性，质地较硬
触痛程度	轻微	明显
输精管	略见增粗，无串珠状结节	增厚变硬，有串珠状结节
阴囊皮肤	无异常	阴囊壁粘连或有窦道
全身症状	不明显	常有低热、盗汗、面颊潮红等

2. 辨证思维

子痈的临床见证不复杂，一般不难辨证。急性者，由湿热下注所致，易于收敛；慢性者，气滞痰凝，治愈较难。

(1) 急性子痈　多见于成年人，发作突然，阴囊红肿热痛，睾丸或附睾肿痛，局部压痛明显，同时可伴有恶寒发热等全身症状。

(2) 慢性子痈　大部分慢性子痈可无急性子痈现病史，且全身症状不明显，主要表现为附睾结节，子系粗肿，轻微触痛，或牵引少腹不适。

(三) 治则思维

内治：①急性子痈重在清利湿热，解毒消肿；已化脓者，宜清热解毒兼托毒排脓。慢性子痈重在理气化痰散结。②急性子痈一般主张早期配合使用足量抗生素控制感染。③慢性子痈肿块日久，治疗无效，尤其是诊断不明者，可考虑手术治疗。

外治：掌握好成脓即行切开的原则及保证引流通畅。

(四) 治疗方案

1. 辨证论治

(1) 湿热下注

证候：多见于成年人。睾丸或附睾肿大疼痛，阴囊皮肤红肿，焮热疼痛，少腹抽痛，局部触痛明显，脓肿形成时按之应指；伴恶寒发热；苔黄腻，脉滑数。

辨证：湿热下注肾子，气血壅阻，经络不畅，故见睾丸或附睾肿大而痛，阴囊皮肤红肿，焮热疼痛；肝脉循股阴，入毛中，湿热下注，肝经气血瘀滞，故少腹抽痛；热盛肉腐，则局部形成脓肿，触痛明显，按之应指；正邪相争，营卫不和，故见恶寒发热；苔黄腻，脉滑数乃湿热之象。

治则：清利热湿，解毒消肿。

主方：枸橘汤或龙胆泻肝汤加减。

处方举例：橘核 20g，川楝子 15g，龙胆草 10g，山栀 10g，黄柏 10g，泽泻 15g，赤芍 15g，柴胡 15g，陈皮 10g，茵陈 15g，木通 5g，车前子 20g（包煎）。

（2）气滞痰凝

证候：附睾结节，子系粗肿，轻微触痛，或牵引少腹不适；多无全身症状；舌淡或有瘀斑，苔薄白或腻，脉弦滑。

辨证：肝气郁滞，痰凝阻滞，局部经络不畅，致肾子处凝结成块，故见附睾结节，局部触痛；病变波及子系，而见子系粗肿，牵引少腹不适；舌淡或有瘀斑，苔薄白或腻，脉弦滑，为气滞痰凝之象。

治则：疏肝理气，化痰散结。

主方：橘核丸加减。

处方举例：橘核 20g，川楝子 10g，木香 10g，桃仁 10g，红花 5g，延胡索 10g，乌药 10g，肉桂 5g，海藻 15g，昆布 15g。

急性子痈，热甚者，加连翘 15g，蒲公英 20g；疼痛剧烈者，加延胡索 10g，白芍 20g；已成脓者，加透脓散；慢性子痈，有热象者，加忍冬藤 30g，蒲公英 15g；有瘀或结节明显者，加三棱 10g，莪术 10g；湿象重者，加滑石 20g，猪苓 15g。

2. 其他疗法

（1）验方

①水调散（赫锋验方）　黄柏、煅石膏组成，比例为 5∶4，共为细面，过 100 目筛，混合均匀而成。用时用凉开水调和。涂于细纱布上，厚约 0.2～0.3cm，超出肿胀范围 1.0cm，干则更换。功效清热解毒，消肿散瘀，止痛。适用于急性子痈。

②三黄二香散（刘建国验方）　取大黄、黄连、黄柏各 2 份，乳香、没药各 1 份，共研极细末，加米醋适量调为漆状，涂敷于患侧阴囊，厚约 0.3cm～0.5cm，以纱布覆盖，每日换药 1 次。并嘱患者垫高阴囊。适用于急性子痈。

③子痈消散汤（倪良玉验方）　柴胡 10g，黄芩 10g，党参 30g，煅

牡蛎 30g，夏枯草 30g，王不留行子 60g，苏子 30g，炮穿山甲 10g，浙贝母 10g，车前子 10g（包煎）。每日 1 剂，按照常规方法煎煮，分 2 次服，连服 30 天。适用于慢性子痈。

④验方一（《中医男科学》验方）　海藻 30g，炒橘核 12g，炒小茴香 10g，水煎服，每日 1 剂；或老茄子 1 个，焙干研末，每次服 6g，每日 2 次，以米汤冲服。适用于慢性子痈。

⑤验方二（《实用中医外科学》验方）　当归 12g，川芎 9g，白芷 9g，防风 6g，甘草 6g，细辛 6g，红花 9g，连翘 9g，乳香 6g，没药 6g。水煎 200ml，分三次服。适用于慢性子痈。

⑥附睾汤（郭军验方）　虎杖 20g，夏枯草 10g，萆薢 10g，乳香、没药各 10g，川芎 10g，白芍 10g，桃仁 10g，当归 10g。舌红苔黄腻，脉滑或数，加滑石 10g、瞿麦 10g、金银花 10g；肾阴不足者，去夏枯草、萆薢，加熟地 20g、石斛 10g、续断 10g。日 1 剂，每日 2 服。每服 150ml，10 天为 1 个疗程，适用于慢性子痈。

⑦四生膏（金良彪验方）　生胆南星、生半夏、生乌药、生草乌各 25g，丁香、肉桂、细辛各 5g，三棱、莪术各 10g，分别研细，过 80 目筛，然后混和、拌匀；另取生姜汁、大蒜汁、食醋各 500ml，混合后浓煎至 600～700ml，离火并加入上述药末，调成糊状。用时薄涂一层四生膏于夹棉消毒纱布上，厚约 5mm，然后敷于患处，用胶布固定，每日换药 1 次，7 日为 1 疗程，治疗期间停用抗生素。适用于慢性子痈。

(2) 外治法

①急性子痈　未成脓者，可用金黄散或玉露散水调匀，冷敷。病灶有波动感，穿刺有脓者，应及时切开引流。脓稠、腐肉较多时，可选用九一丹或八二丹药线引流，脓液已净，外用生肌白玉膏。

②慢性子痈　葱归溻肿汤坐浴，或冲和膏温敷。温热药液的局部应用，如时间较长，对睾丸曲细精管的生精功能有一定影响，因此未生育者患者不宜采用。肿块日久，治疗无效，尤其是诊断有怀疑者，应考虑手术治疗。

（五）预后转归

急性子痈治疗及时，用药恰当，一般都能及时治愈，预后良好；如失治误治，易转为慢性，缠绵难愈，甚至引起睾丸、附睾坏死，影响生育能力。

（六）预防与调护

1. 外生殖器部位的包茎、龟头炎、尿道狭窄以及炎性疾患者应及时治疗。

2. 急性子痈患者应卧床休息，抬起阴囊。对已切开排脓者要注意引流通畅。

3. 慢性期适当活动，避免劳累及外伤，以防复发或加重。

4. 饮食清淡，戒烟禁酒及辛辣等刺激性食物。

5. 在治疗期间，急性子痈宜戒绝房事，慢性子痈宜减少房事。

二、名家医案借鉴

1. 何映医案——湿热下注型子痈

陈某某，男，48岁，南京烟厂工人。

初诊日期：1993年10月4日。

主诉：右睾丸肿痛1周。

现病史：患者于1周前突然出现右侧睾丸肿痛，曾在外院诊断为"急性睾丸炎"，用青霉素及知柏地黄丸治疗3天，症状减轻，后因饮酒而致症状加重，乃求本院查治。伴有口干苦，恶寒发热，大便干结，尿黄。

查体：右侧睾丸漫肿如鸡卵。阴囊皮肤光亮发红、有灼热感、坠胀，步履不便。舌边红、苔黄腻，脉弦数。

诊断：急性子痈（西医：急性睾丸炎）。

辨证：湿火下注，气血壅滞。

治法：清泻湿火，兼以凉血化瘀。

方药：龙胆泻肝汤化裁。柴胡、龙胆草、木通各6g，黄芩、山栀、泽泻、车前子（包煎）、赤芍、牡丹皮、生大黄各10g，土茯苓、碧玉散（包煎）各20g，7剂。同时在患部外敷青敷膏，每日1次。

二诊：右侧睾丸疼痛减轻，阴囊皮肤发皱。恶寒发热已除，大便日行1次，扪之睾丸肿胀缩小，压痛明显，舌苔根腻。原方去生大黄，加赤苓15g。7剂。

三诊：除睾丸坠胀、牵及右侧少腹外，余症不显。原方再加忍冬藤

20g。7剂。并用中药 3 煎熏洗患部。每日 1 次。药后，唯右侧睾丸坚硬，肿胀明显缩小。改用枸橘汤施治，另加服三七片 3 片，每日 3 次。继进 40 余剂，诸症消失而停药。

按语：本病早期症状较重，以单侧睾丸迅速肿大、疼痛为主，相当于现代医学的睾丸急性炎症渗出期。因睾丸位处下焦，其治正如清代高锦庭《疡科心得集》所云："在下部者，俱属湿火湿热，以水性下趋故也。"故治当清热与利湿并重。由于睾丸乃肝经循行所过之处，方选龙胆泻肝汤、当归龙荟丸，合三妙、四妙之属，酌加萆薢、防己、赤苓、滑石等利湿之品。尚可辅以凉血化瘀药，如牡丹皮、赤芍、玄参等。此类凉血化瘀药有抗炎作用，能降低毛细血管的通透性，减少炎性渗出和促进吸收。故用凉血化瘀法以助清热利湿。

病情至中后期，热象已去，湿消大半，主要表现为睾丸或附睾坚硬或有结节，日久不愈。以肝络失和、瘀阻其间为主。当用疏利厥阴，活血通络为治，常选枸橘汤或王不留行汤，前者偏于疏利，后者偏于活血。本阶段要耐心守方，兼见气虚者配以补中益气丸，意在气旺则血行，血行则瘀消。

外治方面：早期可外敷青敷膏或如意金黄散，每日 1 次；中后期用水煎剂先熏蒸后坐浴，常用药如乳香、没药、红花、小茴香、艾叶、橘叶等；亦可用胡芦巴、小茴香、橘核炒热加醋，置布袋内热敷患部。如已溃者，脓多用五五丹，脓少用九一丹，脓尽后用生肌玉红膏收功。

[何映. 子痈诊治一得. 江苏中医，1994，15（12）：22]

2. 王玉章医案——血瘀气滞型子痈

张某某，男，35 岁。

初诊日期：1991 年 2 月 21 日。

主诉：睾丸肿痛 2 个月。

现病史：患者于二个月前，不慎被人踢伤，当即睾丸红肿，疼痛较剧，到医院急诊，诊为急性睾丸炎，注射青霉素一周，无明显效果，遂来门诊求治。伴精神倦怠，四肢无力。

查体：左侧睾丸血肿，坠痛，如鹅卵大小，触及僵硬，白细胞总数 $23 \times 10^9 / L$，嗜中性粒细胞 0.90，淋巴细胞 0.99，单核 0.01。舌质绛可见瘀点，舌苔薄白，脉象涩。

诊断：慢性子痈（西医：慢性睾丸炎）。

辨证：血瘀气滞，阻遏肾子。

治法：活血理气，散结止痛。

方药：归尾 10g，赤芍 10g，桃仁 10g，红花 10g，丹参 10g，木香 10g，茴香 10g，荔枝核 10g，川楝子 10g，甘草 10g，水煎日二服。局部治疗：紫色消肿膏外敷，每日一次。

二诊（2月28日）：服前方七剂，血肿消退，疼痛减轻，惟感睾丸部发冷，舌质稍绛，已无瘀点，舌苔薄白，脉缓，前方去甘草，加肉桂 10g、陈皮 10g，以温肾理气，水煎日二服。

三诊（3月19日）：服上方七剂，睾丸血肿已消退，睾丸柔软如常，疼痛已止，白细胞 8×10^9/L，嗜中性粒细胞 0.78，淋巴细胞 0.18，单核 0.03. 嗜酸性细胞 0.01。

按语：对于结肿瘀阻型（慢性睾丸炎、附睾炎）的治疗，以茴香橘核丸加减，对此型注重从本入手，不离滋补肝肾以扶正气，方中配枸杞子、生熟地；对于睾丸附睾之硬结难以消散者，加白芥子、穿山甲化痰散结；阴囊积液者，加泽泻、猪苓；腰酸痛楚，阴囊寒冷者，加入温肾之品仙茅、附子等。

[王玉章. 肾子痈辨治. 北京中医杂志，1992，(4)：60～61]

（陈德宁）

第二节 囊痈

囊痈是发于睾丸以外阴囊部位的急性化脓性疾病。相当于西医学所说的阴囊脓肿、阴囊蜂窝组织炎。其特点是阴囊红肿疼痛，皮紧光亮，形如瓢状，寒热交作。《外科大成》云："夫囊痈者，阴囊红肿热痛也。"

一、临证思辨与治疗

（一）病因病机

多因久着汗湿衣裤，或坐卧湿地，外感湿毒浸渍；或囊痒搔抓，外伤染毒；或饮食不节，过食膏粱厚味，恣啖生冷，脾失健运，湿热内生，湿热毒邪下注于肝肾之络，使阴囊部气血壅滞，乃成痈肿。

病因病机示意图

外感湿毒　｝
外伤染毒　　→　湿热毒邪下　→　气血壅滞　→　囊痈
湿热内生　｝　　注肝肾之络　　　热盛肉腐

（二）诊断思维

1. 辨病思维

（1）诊断要点

①症状

a. 初期　阴囊部出现红肿、灼热，压痛明显，腹股沟淋巴结肿大。阴囊肿胀进展较快，甚则肿大如瓢，坠胀疼痛。全身症状可伴有发热畏寒或轻度寒战、口干、喜冷饮、小便赤热、大便干结等。治疗后若热退痛止，则肿胀能较快消退。

b. 成脓期　若治疗不及时，身热不退，阴囊肿痛不减，便欲成脓。

②辅助检查

a. 血常规检查　白细胞总数增高，中性粒细胞增多。

（2）鉴别诊断

本病需与子痈、脱囊、水疝相鉴别：

囊痈与子痈、脱囊、水疝鉴别表

	囊痈	子痈	脱囊	水疝
阴囊肿痛	初起红肿灼热，甚则肿大如瓢	早期不明显，继发感染时才有	肿痛剧烈	肿大不痛
阴囊皮色	色红	继发感染时色红	色红，紫黑腐烂	正常
阴囊化脓	有	继发感染时有	有	不化脓
睾丸或附睾肿痛	无	剧烈	有	不痛
睾丸或附睾化脓	无	有	有	不化脓
体温	伴寒热	伴寒热	伴寒热	无寒热

2. 辨证思维

囊痈，顾名思义就是发生于阴囊部位的痈肿，其最显著的特点就是初起阴囊部即出现红肿热痛，且阴囊肿胀发展快，甚则肿大如瓢，坠胀疼痛。同时可伴有发热畏寒，口渴喜饮，尿赤便结等全身症状。

若局部肿痛不减，身热等全身症状不退，提示囊痈已将成脓。

（三）治则思维

内治：初期湿热下注，蕴结阴囊，多以清热利湿，解毒消肿为主，早期宜配合抗生素治疗。若治疗及时，往往易愈。若失治误治，则邪气转盛，病情转重，甚则转为脱囊。

外治：掌握未成脓与已成脓囊痈不同的处理方法，以及成脓时选择好切口，并保证引流通畅。

（四）治疗方案

1. 辨证论治

湿热下注

证候：阴囊红肿焮热，坠胀疼痛，拒按，腹股沟淋巴结肿痛，酿脓时局部胀痛、跳痛，阴囊有局灶隆起，指压有波动感；可伴有发热，口干喜冷饮，小便赤热；舌红，苔黄腻或黄燥，脉弦数或紧数。

辨证：肝经湿热下注阴囊，蕴阻经络，气血不畅，故阴囊红肿焮热，坠胀疼痛，拒按；肝经循股阴，故腹股沟淋巴结肿痛；热盛肉腐，故局部酿脓，胀痛、跳痛，阴囊有局灶隆起，指压有波动感；热为阳邪，易伤津液，故见全身发热，口干喜冷饮；湿热扰及膀胱，气化失常，故小便赤热；舌红，苔黄腻或黄燥，脉弦数或紧数为湿热下注之象。

治则：清热利湿，解毒消肿。

主方：龙胆泻肝汤或泻热汤加减。

处方举例：龙胆草10g，山栀10g，黄芩10g，柴胡10g，车前子20g（包煎），泽泻15g，木通10g，连翘15g，金银花20g，生地黄20g，赤芍10g，甘草5g。

囊痈已成脓者，可于龙胆泻肝汤或泻热汤中加天花粉、皂角刺、穿山甲。

2. 其他疗法

（1）外治法

①未成脓者，用玉露散、金黄散或双柏散凉水调糊冷敷。若红肿范围

较大者，用三黄汤（大黄、黄柏、黄芩）煎汤作冷湿敷，频换敷料，保持冷湿，以消肿止痛。

②已成脓者，及时切开排脓引流，切口选择以最接近脓肿灶并有利于引流为原则，宜卧刀直切，注意避免损伤鞘膜与睾丸。引流一般以乳胶片或半边胶管为常用。

（五）预后转归

病之初期湿热为患，正气不虚，邪气尚浅，若治疗及时，往往易愈。若失治误治则邪气转盛，热毒腐肉败血而酿脓，病情转重。如脓溃毒泄，正气恢复，则病情向愈。若治疗不当，正气益亏，则缠绵难愈，甚则转为脱囊。

（六）预防与调护

1. 及时正确处理阴囊部外伤，注意保持阴囊部的清洁及干燥。
2. 将阴囊用阴囊带托起，适当提高，减轻疼痛。对已切开排脓者要注意引流通畅。
3. 忌食鱼腥、辛辣炙煿等食物。

二、名家医案借鉴

许履和医案——湿热下注型囊痈

刘某某，男，1个月

主诉：右阴囊、睾丸肿胀12天。

现病史：出生十八天，阴囊下面皮肤破碎，后即右睾肿胀，治之无效。

查体：阴囊皮肤红紫，睾丸大如鸡卵。

诊断：囊痈、子痈（西医：阴囊蜂窝组织炎、急性睾丸炎）。

辨证：湿热下注肝经。

治法：清热解毒，清肝火，和气血。

方药：仿枸橘汤加减。川楝子6g，全枸橘6g，青皮8g，赤芍4.5g，泽泻6g，生甘草3g，连翘6g，紫花地丁15g，半边莲6g，2剂。另黄连油膏纱布加青敷。敷阴囊红肿处，一日一换。

治疗两天，局部肿胀已明显消退。药既应手，无事更章。原方 3 剂，后即痊愈。

按语：新生儿患囊痈者甚少。此病由感染热毒而起，因其睾丸肿大，故内服药仍用枸橘汤加紫花地丁、连翘、半边莲以解其热毒，局部用黄连油膏纱布以保护皮肤，青敷药以解毒消肿。

[徐福松. 许履和外科医案医话集. 江苏科学技术出版社，1980：230～230]

（陈德宁）

第三节　子　痰

子痰是发于附睾部属于疮痨性质的慢性化脓性疾病。相当于西医学所说的附睾结核。其特点是患病的附睾有慢性肿块，逐渐增大，形成脓肿，最后化脓破溃，溃破后脓液稀薄如痰，并夹有败絮样物质，易成窦道，经久不愈。中医文献称之为肾漏、穿囊漏。

一、临证思辨与治疗

（一）病因病机

肝肾亏损，脉络空虚，浊痰乘虚下注，结于肾子；或阴虚内热，相火偏旺，灼津为痰，阻于经络，痰瘀互结而成。浊痰日久，郁而化热，热胜肉腐成脓。若脓水淋漓，病久不愈，阴损及阳，可出现阴阳两虚、气血两亏之候。

病因病机示意图

肝肾亏损，脉络空虚
阴虚内热，灼津为痰 ⟶ 浊痰下注 浊痰化热 阴阳两虚
痰瘀互结 ⟶ 热胜肉腐 ⟶ 气血亏虚

（二）诊断思维

1. 辨病思维

（1）诊断要点

①症状与体征

a. 硬结期　自觉阴囊坠胀，附睾尾部有不规则的局限性结节，质硬，触痛不明显，结节常与阴囊皮肤粘连。

b. 成脓期　日久结节逐渐增大，形成脓肿。

c. 溃脓期　溃破后脓液清稀，或夹有豆腐渣样絮状物，腥味较浓，易形成长期不愈合的阴囊部窦道。输精管增粗变硬，有多处硬结，呈串珠状。

d. 全身症状　常有五心烦热，午后潮热，盗汗，倦怠，腰酸，食少，乏力，或肢冷畏寒，面色㿠白等。

②辅助检查

a. 尿常规检查　可有红、白细胞及脓细胞。

b. 血沉检查　红细胞沉降率多增高。

c. 脓液涂片　可找到结核杆菌。

d. 脓液培养　有结核杆菌生长。

（2）鉴别诊断

本病需与慢性子痈、精液囊肿相鉴别：

子痰与慢性子痈、精液囊肿鉴别表

	子痰	慢性子痈	精液囊肿
发现病史	起病缓慢，常有肺肾结核史	可有急性发作史	无急性发作史
病变部位	附睾尾部	附睾头、尾部	附睾头部
附睾压痛	不明显	明显	不明显
与阴囊皮肤关系	常与阴囊皮肤粘连或有窦道	无粘连	无粘连
输精管改变	串珠状结节	无串珠状结节	无串珠状结节
化脓情况	可化脓	不化脓	不化脓
透光试验	阴性	阴性	阳性
全身症状	常有低热、盗汗、面颊潮红等	不明显	不明显
其他	—	—	穿刺有乳白色液体，镜检有死精子

2. 辨证思维

（1）硬结期

阴囊坠胀，附睾硬结，子系呈串珠状肿硬，是硬结期最主要的临床表现，而且本病发病缓慢，初期并无明显全身症状。

本期重点掌握的局部体征为附睾硬结，触痛不明显，子系呈串珠状肿硬。

（2）成脓期

此期局部主要为附睾硬结逐渐增大，并与阴囊皮肤粘连，阴囊红肿疼痛，触之有应指感。

全身则以低热，盗汗，倦怠；舌红，少苔，脉细数等阴虚内热的症状表现为主。

（3）溃脓期

此期局部以脓液稀薄，夹有败絮样物质，疮口凹陷，易成漏管，反复发作，经久不愈为主要表现。

全身则以低热不退，面色无华，腰膝酸软等气血两亏的症状表现为主。

（三）治则思维

内治：①按初期硬结期、中期成脓期、后期溃脓期分期辨证施治。②硬结期宜温散，成脓期宜清滋，溃脓期宜补养，但均应结合化痰。③在辨证论治的同时，配合西药抗结核治疗6个月以上。

外治：掌握好成脓与未成脓时不同的外治方法，以及窦道形成后的外治方法。

（四）治疗方案

1. 辨证论治

（1）浊痰凝结

证候：见于初起硬结期。肾子处坠胀不适，附睾硬结，子系呈串珠状肿硬；无明显全身症状；苔薄，脉滑。

辨证：肝肾亏损，脉络空虚，寒湿痰浊乘虚下注，结于肾子，脉络不通，故肾子处坠胀不适，附睾硬结，子系呈串珠状肿硬；病属初起，仅在局部，故无明显全身症状；苔薄，脉滑为浊痰凝结之象。

治则：温经通络，化痰散结。

主方：阳和汤加减。

处方举例：熟地黄30g，麻黄5g，白芥子10g，鹿角胶10g，炮姜5g，橘核20g，天胡荽30g，夏枯草15g，川楝子10g。

（2）阴虚内热

证候：见于中期成脓期。病程日久，肾子硬结逐渐增大并与阴囊皮肤粘连，阴囊红肿疼痛，触之可有应指感；伴低热，盗汗，倦怠；舌红，少苔，脉细数。

辨证：痰湿蕴结，病程日久，郁久化热，热盛肉腐，故肾子坏死化脓；累及阴囊，故见阴囊红肿疼痛；热为阳邪，日久灼伤阴血，肝肾阴虚，虚热内生，故可伴低热，倦怠；虚热迫津外出，故见盗汗；舌红，少苔，脉细数为阴虚内热之象。

治则：养阴清热，除湿化痰，佐以透脓解毒。

主方：滋阴除湿汤合透脓散加减。

处方举例：当归10g，白芍10g，黄芩10g，天胡荽30g，地骨皮20g，泽泻10g，金银花30g，蒲公英30g，炮穿山甲10g，皂角刺15g。

（3）气血两亏

证候：见于后期溃脓期。脓肿破溃，脓液稀薄，夹有败絮样物质，疮口凹陷，形成漏管，反复发作，经久不愈；虚热不退，面色无华，腰膝酸软；舌淡，苔白，脉沉细无力。

辨证：病至后期，气血亏虚，故流出液稀薄，并夹有败絮样物质，疮口凹陷，难以生肌收口，形成经久难愈，反复发作的慢性漏管；血虚阴亏，不能制阳，故全身虚热不退；气血两虚，故面色无华，腰膝酸软；舌淡苔白，脉沉细无力为气血两亏之象。

治则：益气养血，化痰消肿。

主方：十全大补汤加减。

处方举例：党参15g，白术10g，茯苓10g，当归10g，白芍10g，熟地黄30g，黄芪30g，肉桂5g，天胡荽30g，仙茅15g，白芥子10g。

硬结期和溃脓期，为增强化痰消肿散结的作用，均可兼服小金丹。

2. 其他疗法

(1) 验方

子痰外敷方（白向东验方）　熟地黄 90g，鹿角胶 30g，肉桂 30g，干姜 30g，麻黄 25g，白芥子 30g，甘草 20g，橘核 60g，水蛭 30g，夏枯草 30g，茯苓 60g，薏苡仁 90g，苍术 60g，荔枝核 60g，陈皮 30g，附子 30g，取上药研成细粉，过 80 目筛，密封装瓶待用。作宽 5cm、长 10cm 的布袋，取上药粉 60～80g，平敷于布袋中，约 1cm 厚，为保持厚度均匀，在布袋上作井字格矩，把布袋固定在贴身短裤的底部，让患者穿上这种短裤，并使短裤充分接触阴囊，3 日更换 1 次布袋，半个月为 1 疗程。

(2) 外治法

①未成脓者，宜消肿散结，外敷冲和膏，每天 1～2 次；或用葱白漏肿汤坐浴。

②已成脓者，及时切开引流。切开初期选用提毒化腐药制成药线或引流条局部应用，脓毒腐肉排净后再选用生肌收口药。

③窦道形成者，选用腐蚀平胬药物制成药线或药条置入窦道，腐蚀窦道壁，达到腐去新生，促进愈合的目的。

(3) 抗结核治疗　常用药物有异烟肼、利福平、吡嗪酰胺、乙胺丁醇等，一般主张联合使用。

（五）预后转归

本病需早发现、早治疗，虽然由于原发病灶的存在而易反复发作，但多数病人还是可以治愈的，部分病人治愈后易患无子。一旦形成脓肿，子系增粗，所谓累累如串珠样改变，则治疗起来比较棘手，往往缠绵难愈。若治疗不当或调护不慎，也可引起脱囊，甚至阴毒痰浊攻心而致危证。

（六）预防与调护

1. 加强体育锻炼，提高健康水平，重视结核病的预防与调理。
2. 忌辛辣劫阴食物，适当增加有滋肾养阴功效的食品，如甲鱼、墨鱼，以及富含蛋白质的食物，如鸡蛋、鸡肉、鲜鱼、牛奶等。

3. 对已经形成慢性窦道者须经常换药，换药注意无菌操作，以防止混合感染，并注意引流的通畅。

4. 活动时用阴囊托将阴囊托起，以减轻疼痛。

二、名家医案借鉴

1. 白向东医案——寒瘀凝滞型子痰

刘某某，男，28 岁，赤峰市红花沟金矿工人。

初诊日期：1993 年 5 月 2 日。

主诉：阴囊坠痛半年余。

现病史：阴囊坠痛半年余而住院治疗。伴有倦怠乏力，腰膝酸软，低热盗汗，不能急步行，亦不能长时间步行，阴囊部湿冷冬季穿皮裤，夏季穿绒裤，患病以来长期穿皮毛短裤，影响正常的工作和学习。西医诊断：①慢性附睾炎；②附睾结核。并大量静脉点滴青霉素、甲硝唑液，肌注链霉素，口服氟哌酸等抗生素，同时用抗结核药，有雷米封、利福平、乙胺丁醇等，治疗 1 个月，疗效不显，撤去抗生素，用抗结核药又治疗 4 个月，阴囊坠痛等症亦无明显改变遂求助中医治疗。

查体：附睾尾部可扪及硬节，凹凸不平，触之疼痛，带有串珠样结节。

诊断：子痰（西医：副睾结核）。

辨证：脾肾阳虚，寒瘀凝滞。

治法：温补脾肾，通络除湿，化瘀散结。

方药：熟地黄 90g，鹿角胶 30g，肉桂 30g，干姜 30g，麻黄 25g，白芥子 30g，甘草 20g，橘核 60g，水蛭 30g，夏枯草 30g，茯苓 60g，薏苡仁 90g，苍术 60g，荔枝核 60g，陈皮 30g，附子 30g。

取上药研成细粉，过 80 目筛，密封装瓶待用。作宽 5cm、长 10cm 的布袋，取上药粉 60～80g，平敷于布袋中，约 1cm 厚，为保持厚度均匀，在布袋上作井字格矩，把布袋固定在贴身短裤的底部，让患者穿上这种短裤，并使短裤充分接触阴囊，3 日更换 1 次布袋，半个月为 1 疗程。

治疗 4 个疗程后，阴囊坠胀疼痛缓解，附睾硬节变软，能承担一般工作，又继续治疗 8 个疗程，阴囊坠痛消失，硬节消失，全身症状消失，为防止复发，又治疗 4 个疗程，随访 3 月未复发。

按语：子痰在古代中医文献中很少记载，在明清医书中的"穿囊漏"包括子痰病。子痰的病因病机论述主要见于近代医家，徐福松《实用中医泌尿生殖器病学·附睾结核》指出：肝肾不足，阴虚火旺，炼液成痰，痰浊凝聚，血脉瘀滞而成本病。关于治疗，有内治和外治，由于子痰病的特殊位置，外治法优于内治法，在《千金要方》里就有一种"衣冠法"，即寓药物于衣着佩戴、着身被服等生活用品中，使药物直接作用于患处，通过皮肤，口鼻等嗅，吸入人体，从而起到治疗的作用。清代外治大师吴尚先《理瀹骈文》"外治之理，即内治之理；外治之药，亦即内治之药，所异者法耳"。笔者通过临床验证，本法外敷有以下优点：①定向，导弹型用药，能消除全身用药对人体产生的危害，同时加大患处局部的药物浓度，直接起到温补脾肾，通络除湿，化痰散结的作用。②细粉较粗，其目的是长期接触对机体局部进行柔和刺激，可起到按摩和针刺的作用，不仅疏通经络，调和气血，且能调整机体的潜在能力，增强免疫功能，故既有药物作用又有经穴效应。

[白向东，白向军. 外敷药治疗子痰病 32 例. 中医外治杂志，1994，3（3）：11]

2. 万和祥医案——阴虚痰湿型子痰

王某，男，30 岁，工人。

初诊日期：1996 年 4 月 13 日。

主诉：左侧副睾肿块胀坠痛 6 月余。

现病史：6 月前出现左侧副睾肿块胀坠痛，曾在南京某医院检查诊断为副睾结核，建议手术治疗因惧怕而返乡就诊。刻下症见：精神欠佳，形体消瘦，面色无华，身热口干，饮食不香。

查体：左侧副睾扪及 2×2cm 肿块，质韧不坚，压之疼痛；小便常规：红细胞＋＋；舌红少苔脉细数。

诊断：子痰（西医：副睾结核）。

辨证：肝肾阴亏，痰湿凝结。

治法：滋益肝肾，除湿化痰。

方药：滋阴除湿汤加减。当归、白芍、熟地黄、半夏、浙贝母、夏枯草、炒橘核、川楝子、炒玄胡、黄柏、丹参、地骨皮各 10g，赤芍、穿山甲各 6g，甘草 3g。每日 1 剂煎 2 次服，7 日后隔日服 1 剂。局部以金黄膏外敷，1日换2次。

二诊（5月2日）：肿块已缩小至1×1cm大小，酸胀坠痛大减，舌质淡红，脉平和。前方去地骨皮加党参、白术各10g，再服10剂。

三诊（5月24日）：肿块已缩小至黄豆大小，疼痛酸胀若失。前方去穿山甲再服10剂。

四诊（6月15日）：已扪不到明显肿块，以六味地黄丸合小金丹内服1月以巩固疗效，随访至今未复发。

按语：副睾结核属中医"子痈"或"子痰"范畴。其发病机理为肝肾不足，络脉空虚，痰湿之邪乘虚袭入，凝滞于肾子而成。滋阴除湿汤加减以四物汤养血滋阴，填精益肾，半夏、贝母、夏枯草除湿化痰，炮甲片、丹参活血化瘀通络，地骨皮、黄柏清虚热。肾子肾囊乃足厥阴肝经之所属，肾子结块疼痛，肝络失和，故用金铃子散、橘核疏泄厥阴。诸药合用，以达扶正祛邪，滋阴化痰之目的。外用金黄膏功能清热除湿，散瘀化痰，止痛消肿，通过皮肤渗透直达病所。溃后使用八二丹提脓祛腐，能加快病灶坏死组织脱落，以达腐去新生之目的，内外合治，虚实兼顾，攻补并用，疗效确切。

[万和祥. 滋阴除湿汤加减治疗副睾结核23例. 四川中医，1998，16（4）：29~29]

3. 徐少鳌医案——气虚痰湿型子痰

鲁某，男，24岁。

初诊日期：1959年8月14日。

主诉：右侧睾丸隐痛5月余，加重伴睾丸肿大坠胀3月余。

现病史：5月前月开始右侧睾丸隐痛，未作治疗，腰部经常酸痛。平素有遗精史，形体消瘦，夜间盗汗，时有心慌。最近一个月睾丸逐渐肿大坠胀，疼痛不甚，经穿刺抽出稀白脓水。后经某院切开，流脓不多，夹有豆渣样物质，术后无疼感，坠胀仍存，切口不收（后经某医院活检报告为睾丸结核）。

诊断：子痰（西医：睾丸结核）。

辨证：气血两亏，痰瘀凝滞。

治法：扶正托毒、化痰散结。

方药：潞党参15g，生黄芪12g，全当归3g，炒白术9g，炒白芍9g，云茯苓9g，煅牡蛎30g，土贝母9g，浮小麦30g，淮小麦30g，金银花

12g，净连翘 9g，广陈皮 9g，炙甘草 3g，穿山甲 9g，皂角刺 12g，远志肉 12g。

每次临症加减变动。另以中药外敷。共住院一百天治愈出院。

按语：先师对慢性子痈临床的治疗，很早就注意到从子痈的临床表现、发展规律、脓液的色泽等观察，类似现代医学的睾丸结核，在治疗中以扶正托毒、化痰散结为主。本例患者素有遗精史，形体消瘦，夜间盗汗、心慌，为肾气不足，痰湿之邪乘虚侵袭肝肾之经，凝结于睾丸，久则化热，故睾丸肿大坠胀；化脓为热胜肉腐所致；久不收口为正气虚损之故。方用扶正托毒，化痰散结之品以扶正祛邪，标本同治，故痰湿渐消而痊愈。

〔芜湖市中医医院. 徐少鳌外科治验录. 安徽科学技术出版社，1982：29～30；戴西湖，刘建华. 古今男科医案选按. 北京：华夏出版社，1990：229〕

（陈德宁）

第四节　阴茎痰核

阴茎痰核是指阴茎海绵体白膜发生纤维化硬结的一种疾病。其特点是阴茎背侧可触及条索或斑块状结节，阴茎勃起时伴有弯曲变形或疼痛。相当于西医学所说的阴茎硬结症。

一、临证思辨与治疗

（一）病因病机

1. 脾虚痰浊　阴茎为宗筋所聚，太阳、阳明之所合，多气多血之络。饮食不节，脾失健运，浊痰内生，下注宗筋而成结节。

2. 阴虚痰浊　肝肾阴虚，阴虚火旺，灼津为痰，痰浊下注宗筋而成结节。

3. 痰瘀搏结　阴茎损伤，脉络瘀阻，气血痰浊搏结宗筋，则成结节。

病因病机示意图

$$\left.\begin{array}{l}\text{脾虚痰浊}\\\text{阴虚痰浊}\\\text{痰瘀搏结}\end{array}\right\}\longrightarrow\begin{array}{l}\text{痰浊瘀血}\\\text{搏结宗筋}\end{array}\longrightarrow\text{阴茎硬结}$$

（二）诊断思维

1. 辨病思维

（1）诊断要点

多见于中年人。阴茎背侧可触及硬结或条索状斑块，无压痛，大小不一，或单发或数个不等，发展缓慢，不破溃。阴茎勃起时有疼痛或弯曲变形，严重者可影响性交，甚至引起阳痿。

（2）鉴别诊断

本病需与肾岩相鉴别：

阴茎痰核与肾岩鉴别表

	阴茎痰核	肾岩
结节部位	阴茎背侧	阴茎头、冠状沟或包皮内板处
是否破溃	不破溃	会破溃，溃烂后状如翻花
全身症状	不明显	晚期恶病质
其他	勃起时阴茎疼痛或弯曲变形，严重者影响性交，甚至引起阳痿	晚期两侧腹股沟淋巴结可肿大。病理学检查可发现癌细胞
治疗	内外治结合，目前无理想的治疗方法	手术治疗为主
预后	一般	差，可危及生命

2. 辨证思维

本病多见于中年人，最显著的特点是阴茎背侧可触及条索或斑块状结节，阴茎勃起时有弯曲变形或疼痛。病变以局部体征为主，全身症状不明显。且发展缓慢，既无压痛，也不破溃，但阴茎勃起时或有可能出现疼痛。

（三）治则思维

①疗程较长，内外治结合，综合治疗。②温通化痰散结贯穿始终。③药物治疗无效，不能完成性交或重度钙化者，可手术治疗。

（四）治疗方案

1. 辨证论治

痰浊凝结

证候：阴茎背侧可触及条索状结块，皮色不变，温度正常，无明显压痛，阴茎勃起时可发生弯曲或疼痛；舌淡边有齿印，苔薄白，脉滑。

辨证：脾失健运，痰浊内生，下注宗筋，凝聚成核，故见阴茎痰核；痰浊尚未化热，故皮色不变，温度正常，无明显压痛；舌淡边有齿印，苔薄白，脉滑为脾虚痰浊内阻之象。

治则：温阳通脉，化痰散结。

主方：阳和汤合化坚二陈丸加减。

处方举例：熟地黄 30g，麻黄 5g，白芥子 10g，鹿角胶 10g，炮姜 5g，川芎 5g，僵蚕 10g，橘核 20g，茯苓 10g，陈皮 10g，半夏 10g，乌药 15g，甘草 5g。

脾虚痰多者，加党参 20g，白术 15g，石菖蒲 10g；勃起时疼痛明显者，加元胡 15g，蜈蚣 2 条。

2. 其他疗法

（1）中成药

①独一味胶囊，每次 3 粒，每日 3 次，适用于阴茎硬结症。

（2）验方

①散结化瘀汤（张向辉验方）　陈皮 12g，半夏 10g，桃仁 15g，红花 10g，白芥子 15g，当归 10g，浙贝母 12g，川楝子 12g，柴胡 10g，丝瓜络 15g，甘草 10g。每日 1 剂，水煎取汁 400ml，早晚分服。适用于阴茎硬结症。

②自拟中药方（杨峰涛验方）　穿山甲 12g，浙贝母 10g，赤芍 8g，当归尾 10g，皂角刺 10g，天花粉 10g，乳香 6g，没药 6g，青皮 7g，黄柏 10g，生黄芪 12g，三棱 10g，莪术 10g，隔天 1 剂，水煎服。适用于阴茎硬结症。

③散郁化结汤（王慧生验方）　昆布 15g，橘核 20g，浙贝母 15g，川楝子 10g，当归 15g，青皮 15g，郁金 15g，夏枯草 20g，白芥子 10g，仙茅 6g，枸杞子 15g。上药加水 500ml，煎取 200ml，早晚分服。适用于

阴茎硬结症。

④除结汤（张宝兴验方）　陈皮 12g，半夏 10g，茯苓 12g，莪术 15g，三棱 15g，夏枯草 20g，天胡荽 20g，白芥子 15g，浙贝母 12g，制乳香 10g，制没药 10g，川楝子 12g，柴胡 10g，牛膝 12g，白术 10g，丝瓜络 15g。每日 1 剂，水煎服。适用于阴茎硬结症。

⑤复方软坚药酒（《家庭医药》验方）　橘核 18g，法半夏 24g，橘红、炒白芥子、炮穿山甲各 30g。用法：共研细末，加入白酒 300ml，密封浸泡 7 天后，滤出酒液，加水 500ml 于药渣中，浸泡 1 天，滤出药液与药酒合并，放沙锅内煮沸 2 分钟（注意勿使药液溢出，否则容易起火）。待冷却再加入碘化钾 5g。溶解后装入瓶中，每次饭后服 2ml，每日 3 次。适用于阴茎硬结症。

(3) 外治法　玉枢丹醋涂敷，或二白散加酸调敷，或阳和解凝膏或黑退消外敷，或生胆南星、土贝母各等份，研细末，以醋调和敷于阴茎硬结之上；蒴藋 30g，煎汤热敷患部。

(4) 局部注射　醋酸氢化可的松 25mg 加 2% 普鲁卡因溶液 1ml 作硬结内注射，每周 1 次，6～8 次为 1 疗程。可抑制组织纤维化，但要防止出血。

(5) 局部理疗　如音频电疗、离子透入、超声波疗法等，有一定效果。

(五) 预后转归

本病目前无理想的治疗方法，难以根治，预后一般。中药治疗有一定的疗效，多数病人能够阻止病情的进一步发展或使病情减轻，部分病人可以治愈。少数病人病情较重，可并发多种疾病，如阳痿、阴茎弯曲、阴茎勃起疼痛，从而影响性生活，给病人精神上和肉体上带来一定的痛苦。

(六) 预防与调护

避免暴力、酒后性交，防止阴茎损伤。

二、名家医案借鉴

王业龙医案——痰浊凝结型阴茎痰核

汪某，男，58岁。

初诊日期：1999年4月21日。

主诉：阴茎龟头部硬结，伴阴茎勃起弯曲疼痛13年。

现病史：自述13年前初春，因犁田下水过分受凉后，逐渐感觉阴茎龟头左侧到内有一条索状结节，阴茎勃起弯曲疼痛。

诊断：阴茎痰核（西医：阴茎硬结症）。

辨证：痰浊凝结。

治法：化痰散结。

方药：陈皮、法半夏各15g，白茯苓18g，海藻、牡蛎、玄参各15g，黄药子9g。

服药后，痰核渐小，服至15剂，痰核消除，无不适感。

按语：阴茎痰核是阴茎海绵体发生纤维性硬结，特点是阴茎背部有条索状或斑块样结节。明代汪机著的《外科理例》在囊痈的医案中，有"弱人茎根结核如豆许，劳则肿痛"的记载，类似本病。前阴者，宗筋之所聚，太阴阳明之所合。脾胃失运，则浊痰内生，下注宗筋，凝结而成。故用陈皮、法半夏、茯苓健脾化痰；海藻软坚散结；白芥子去皮里膜外之痰。药中病的，故10年顽疾，服10数剂而愈。

[王业龙. 阴茎痰核治验1例. 中医药临床杂志，2004，16（6）：530]

（陈德宁）

第五节　水　疝

水疝是睾丸或精索鞘膜积液引起阴囊或精索部囊形肿物的一种疾病。其特点是阴囊无痛无热、皮色正常，内有囊性感的卵圆形肿物。水疝可分为先天性水疝与继发性水疝两种，前者多见于婴儿，也称偏坠；后者多见于成人。相当于西医学所说的睾丸鞘膜积液或精索鞘膜积液。

一、临证思辨与治疗

（一）病因病机

肾主水，脾主运化水湿，先天肾气不足，或肾阳虚衰，水液不能蒸腾气化；或脾阳虚冷，运化乏力，水湿潴留，导致局部水液的正常分泌与吸收功能失调，是产生水疝的基本病因。

婴儿先天不足，或肾子下降后通道闭合不良、先天异常，水液易于下趋集注于睾丸而成先天性水疝。成年人脾肾亏虚，复感寒湿之邪，以致寒湿郁结，发为本病；或因饮食不节，酒湿内伤，脾肾受损，湿热内生，下注阴器，留恋而成；或睾丸外伤，血瘀阻塞肾络水道，也可导致继发性水疝。

病因病机示意图

```
肾阳虚衰──→气化不利
脾阳虚冷──→水湿潴留
先天异常──→水液下注
外感寒湿──→寒湿郁结    ──→ 水疝
湿热内生──→下注阴器
睾丸外伤──→瘀阻水道
```

（二）诊断思维

1. 辨病思维

（1）诊断要点

①症状与体征

a. 多为单侧性阴囊肿大，逐渐增大，伴阴囊下坠感。

b. 睾丸鞘膜积液者阴囊肿大如卵圆形，表面光滑有波动感，与阴囊皮肤不粘连。睾丸及附睾不易摸到。

c. 精索囊肿在精索上扪及囊性肿块。

d. 先天性水疝，多为交通性鞘膜积液，在卧位或推压阴囊，肿块可逐渐缩小或完全消失，站立后又可出现。以婴幼儿为多见。

e. 继发性水疝，常有外伤、感染、丝虫病等病史，一般发病较急，肿块不因体位变动而有所改变。

②辅助检查

a. 透光试验阳性，如有血性液体、乳糜及反复感染时可为阴性。

b. 穿刺可抽到液体。

（2）鉴别诊断

本病需与狐疝、睾丸肿瘤相鉴别：

水疝与狐疝、睾丸肿瘤鉴别表

	水疝	狐疝	睾丸肿瘤
透光试验	阳性	阴性	阴性
肿物	咳嗽时无冲击感	咳嗽时有冲击感	咳嗽时无冲击感
肠蠕动音	听不到	有时听到	听不到
阴囊抽刺	可抽到液体	抽不到液体	抽不到液体

2. 辨证思维

水疝的辨证，主要应明确部位与特征，抓住肾虚气滞、水湿停聚之病机。

肾气亏虚之水疝，多见于婴幼儿。特点是站立、哭叫时肿块增大，平卧时则肿物缩小；湿热下注之水疝，多见于成年人，阴囊肿胀，潮湿而热，或有睾丸肿痛，并伴有舌红苔黄腻，脉数等证；肾虚寒湿之水疝，多见于病程长久者，阴囊肿胀寒冷，并伴有神疲乏力，腰酸腿软，便溏溲清，脉沉细等症。

（三）治则思维

内治：以辨证论治为主。肾气亏虚者，宜温肾通阳，化气行水；湿热下注者，宜清热利湿；肾虚寒湿者，宜温肾散寒，化气行水；瘀血阻络者，化瘀行气利水。

外治：在内治的同时，根据病情配合局部药物温熨、罨敷或煎水浸泡。

（四）治疗方案

1. 辨证论治

（1）肾气亏虚

证候：多见于婴幼儿。站立、哭叫时肿块增大，平卧时肿物缩小，肿物过大时阴囊光亮如水晶；苔薄白，脉细滑。

辨证：婴儿先天不足，或先天异常，肾气亏虚，气化不利，水湿内停，下注于睾丸，故见阴囊肿物，甚则光亮如水晶；苔薄白，脉细滑均为肾虚水湿之象。

治则：温肾通阳，化气行水。

主方：济生肾气丸加减。

处方举例：熟地黄 30g，山药 15g，山茱萸 15g，牡丹皮 10g，茯苓 15g，泽泻 10g，牛膝 20g，车前子 15g（包煎），肉桂 5g，附子 10g。

(2) 湿热下注

证候：多见于成年人。阴囊肿胀，潮湿而热，或有睾丸肿痛；小便赤热；舌红，苔黄腻，脉滑数。

辨证：湿热内生，下注阴器，故阴囊肿胀，潮湿而热；湿热瘀滞气血，不通则痛，故睾丸肿痛；湿热蕴结膀胱，故小便赤热；舌红，苔黄腻，脉滑数均为湿热内蕴之象。

治则：清热利湿。

主方：大分清饮加减。

处方举例：茯苓 20g，泽泻 15g，木通 5g，猪苓 15g，山栀 10g，枳壳 10g，车前子 30g（包煎），黄芩 10g，黄柏 10g，龙胆草 5g。

加减：睾丸肿痛者，加川楝子 15g，橘核 20g，乌药 10g。

(3) 肾虚寒湿

证候：多见于病程长久者。阴囊肿胀寒冷，久则皮肤增厚；可有面色少华，神疲乏力，腰酸腿软，便溏，小便清长；苔白，脉沉细。

辨证：脾肾亏虚，复感寒湿之邪，以致寒湿郁结，故阴囊肿胀寒冷；寒湿郁结日久，阴囊皮肤失养，故皮肤增厚；肾虚气血不能上荣，故面色少华，神疲乏力；腰为肾之府，肾虚则腰酸腿软；阳虚复寒湿内侵，脾失健运，膀胱气化失司，故便溏溲清；苔白，脉沉细均为肾虚寒湿之象。

治则：温肾散寒，化气行水。

主方：加味五苓散加减。

处方举例：肉桂 10g，白术 15g，泽泻 15g，猪苓 15g，茯苓 15g，小茴香 5g，吴茱萸 5g，荔枝核 20g，车前子 15g（包煎），乌药 15g。

（4）瘀血阻络

证候：有睾丸损伤或睾丸肿瘤现病史。能触到肿块，伴疼痛，多不能透光；舌紫暗，苔薄，脉细涩。

辨证：睾丸外伤或睾丸肿瘤，血瘀阻塞肾络水道，故睾丸可触到肿块；瘀血阻络，不通则痛，故伴有疼痛；舌紫暗，苔薄，脉细涩均为瘀血内阻之象。

治则：化瘀行气利水。

主方：活血散瘀汤加减。

处方举例：川芎 5g，当归尾 10g，赤芍 10g，苏木 10g，牡丹皮 10g，枳壳 10g，瓜蒌仁（去壳）20g，桃仁（去皮、尖）10g，槟榔 5g，大黄（酒炒）6g。

2. 其他疗法

（1）验方

①小儿鞘膜积液方（李景元验方）　将活刺猬放入槟榔汤内，煮沸 2 小时，趁热连汤带肉全部吃掉，3 日内即可痊愈。

②儿童睾丸鞘膜积液方（陈兴宗验方）　荔枝核 8～10g，白蔹 8g，小茴香 10g，橘核 10g。每日 1 剂，水煎分 2 次服。此为 8～12 岁患儿用量，可根据年龄加减药量。一般经 10～20 天治疗均可获愈。

（2）外治法

①婴儿水疝或继发性水疝属肾虚寒湿证者，用小茴香、橘核各 100g，研成粗末，炒热，装布袋内温熨局部，每次 20～30 分钟，每天 2～3 次。下次使用时仍需炒热，可连用 3～5 天再换药。

②继发性水疝属湿热下注者，可用朴硝 250g 装布袋内罨敷。或用五倍子、枯矾各 10g，加水 300ml，煎 0.5 小时，待晾温后将阴囊置入药液中浸泡，每次 20～30 分钟，每天 2～3 次，每天 1 剂，下次浸泡时需将药液加温。

③艾叶 30g，防风 15g，萆薢 15g，丹参 15g，蜈蚣 2 条，煎水，外洗或热敷患处，每次 30 分钟，每日 2 次，每剂药可用 2～3 天。

（3）穿刺疗法

水疝疝块较大，内治及局部温熨、外洗浸泡无效时，可穿刺抽液。

（五）预后转归

本病一般预后良好，经过治疗都能痊愈，对婚后生活及生育不会造成不良影响。少数患者经系统治疗后难以奏效则须尽早行手术治疗，以免影响肾子发育。

（六）预防与调护

①水疝的护理应从先天做起，如加强孕妇营养，提高胎儿素质；
②平时要注意体格锻炼，增强抗病能力，避免寒湿浸渍；
③手术治疗后宜卧床休息，并将阴囊抬高以促进术后恢复。

二、名家医案借鉴

1. 林贞慧医案——脾肾两虚型水疝

张某，男，6岁。

初诊日期：1992年8月14日。

主诉：阴囊时大时小6年，肿大加剧1个月。

现病史：患者出生后，阴囊时大时小，曾求医但未予治疗。1个月前，发现阴囊肿大加重，于外院行抽液等诊疗未效。复就诊某医院西医外科，诊为交通性鞘膜积液，建议住院手术治疗。因经济原因及患儿不愿手术而求诊。刻症：右侧阴囊肿大连及少腹，少腹坠胀，阴茎隐缩，伴形体瘦小，面色无华，头发稀疏，纳食欠佳。

查体：舌质淡红，苔滑，脉细。

诊断：水疝（西医：交通性鞘膜积液）。

辨证：脾肾两虚。

治法：健脾益肾，化气利水。

方药：无比山药丸合五苓散加减。黄芪、党参、白及、巴戟天各12g，山茱萸、茯苓、淮山药、泽泻各10g，白术、车前子（包煎）各8g，桂枝5g。每日1剂，水煎服，并嘱患儿减少活动并卧床休息。

二诊：服药3剂，病无进退，继服3剂后，阴囊肿大见减。照上方黄芪改为20g，白及15g，再服3剂。

三诊：服上药 9 剂后，阴囊恢复正常，肿大消失。为巩固疗效，用黄芪 20g，白及 15g，山茱萸 10g，菟丝子、白术各 8g，赤石脂 12g，组成健脾益肾固涩方，继服 7 剂。至今未见复发。

按语：脾肾亏虚型水疝，用黄芪、党参、白术、白及健脾益气，生肌实腠理。其中重用黄芪、白及，取《本草从新》云："黄芪甘温，补气固表……生血生肌"与《实用中药手册》云"白及收敛止血，消肿生肌"之功效，来促使鞘膜与腹膜腔相通的孔道闭合。配巴戟天、山茱萸、淮山药益肾固精；使肾能气化，减少鞘膜间的漏出与渗出，佐桂枝、茯苓、泽泻化气利水，增强鞘膜对过多浆液的吸收，从而达到治愈与巩固疗效的目的。

[林贞慧，陈功辉. 21 例少儿鞘膜积液证治体会. 福建中医学院学报，1997，7（2）：11～12]

2. 林贞慧医案——湿热下注型水疝

宋某，男，11 岁，学生。

初诊日期：1983 年 12 月 22 日。

主诉：阴囊胀大 10 天。

现病史：10 天前无明显诱因阴囊胀大，未予注意，嗣后阴囊愈来愈大，活动不便而就诊西医外科，医生诊为鞘膜积液，建议手术治疗。因时近春节，其母想用中药治疗一段，以观后效，故带来求诊。

刻症：阴囊呈梨状肿大，光亮，无红痛，站立与平卧无明显变化。伴阴囊坠胀，阴茎隐缩，少腹不适，活动不便，口苦口黏，小便短赤。

查体：舌质红，苔黄腻，脉濡。

诊断：水疝（西医：鞘膜积液）。

辨证：湿热下注，三焦气化不利，水湿浸渍于阴器。

治法：清热利湿，化气行水。

方药：茵陈滑石五苓汤加减。茵陈 12g，滑石、薏苡仁各 30g，连翘 12g，通草 5g，桂枝 5g，白术 6g，茯苓、泽泻、车前子（包煎）各 12g。日 1 剂，水煎服。

二诊：服上药 1 剂后，阴囊肿大明显缩小。服 2 剂后，阴囊恢复正常。血未检出丝虫，但其外祖母曾有丝虫感染乳糜尿史，本患儿由其外祖母带大。故在茵陈滑石五苓汤中加入青蒿、马鞭草、苏梗各 12g，继服 5 剂以资巩固疗效。至今已 13 年未见复发。

按语：依据中医辨证，湿热下注型用茵陈、萆薢、连翘、滑石、赤小豆，清热利湿，消除病因，减少鞘膜渗出；用五苓散化气利水，增强鞘膜对渗出的过多浆液的吸收，从而使鞘膜腔内的积液消失。若患者有丝虫感染可加入民间杀丝虫药物青蒿、马鞭草、苏梗来提高临床疗效，杜绝鞘膜积液的复发。

[林贞慧，陈功辉. 21 例少儿鞘膜积液证治体会. 福建中医学院学报，1997，7 (2)：11～12]

3. 李少川医案——寒湿凝滞型水疝

患儿，男，4 岁。

初诊日期：1993 年 5 月 25 日。

主诉：右睾肿大，下坠作胀两月余。

现病史：患儿平素体弱易感，于 1993 年 3 月上旬发热，热退后，遂见右睾肿大，下坠作胀。病经两月余，积液不消，大如杏子。经某医院泌尿科诊断为膜鞘积液。建议手术治疗，家长虑其手术有变，遂来就诊。患儿面色少华，身体羸瘦。

查体：舌淡，苔薄白，脉弦。

诊断：水疝（西医：膜鞘积液）。

辨证：寒湿凝滞肝经。

治法：疏肝理气，温通祛湿。

方药：小茴香 20g，吴茱萸 6g，川楝子 6g，柴胡 16g，泽泻 15g，路路通 6g，牛膝 6g，木香 6g，猪苓 15g。七剂。

二诊（6 月 1 日）：药后右睾肿势缩小，积液渐消，下坠作胀感减轻，纳可，便调。仍守前方再服七剂。

三诊（6 月 8 日）：患儿右睾肿势及积水基本消失，坠胀感已除，纳可，大便偏干，仍以前方加入大黄 3g，取其性走而不守，以攻积导滞，推陈致新；加入炒青皮 9g，取其专入肝经，可治疝痛。再服七剂。

四诊（6 月 15 日）：患儿肝脉得以疏通，寒湿凝滞得以温化，潴留积水逐步分利，睾肿全消而愈。

按语：导师据多年临床体验认为，水疝病位在肝，病机多属寒湿凝滞不化，循厥阴之脉，下注于睾而成，因此治疗非疏肝理气则不足以治本清源，非温通经脉则不足以化其水湿。故方中必须重用小茴香，必要时剂量可至 30g，用量小则不能奏效。因小茴香辛温入肝经，辛能散能行，温能逐寒通经，且其体轻能入经络以散厥阴肝脉之阴邪，故为主药；加吴茱萸则能增强温阳化气，散寒去湿之力；柴胡、木香、川楝子皆专入肝经，有疏肝利气消疝之功；路路通其味辛，亦入肝经，可通经络，止拘挛而下水气，用猪苓，泽泻淡渗和湿以消肿；以牛膝活血破瘀，消肿通淋，且可引药下行，直达病所。患儿坚持服药一月，邪去肿消，水疝乃愈。

　　　[李宝珍. 老少川教授儿科治验三则. 天津中医，1994，(1)：6～7]

4. 戴西湖医案——脾虚水湿型水疝

李某，男，10 岁，住院号：185882

初诊日期：1995 年 8 月 23 日。

主诉：双侧阴囊肿大一月余。

现病史：患者 30 多天前出现全身浮肿，皮肤广泛性紫癜伴双侧阴囊肿大，半个多月前急诊入院。经各项检查，诊断为：①睾丸鞘膜积液；②过敏性紫癜（混合型）；③紫癜性肾病。给予抗炎、激素、止血、利尿、免疫抑制剂及输血浆、人体白蛋白等多种方法治疗半个多月，病情未见缓解，阴囊肿大加重。遂求治于戴老。

刻诊：神疲少气，面色萎黄，全身浮肿，遍布瘀斑，小溲短少，大便稀溏。

查体：阴囊肿大，直径达 12.3cm，状如水晶，皮薄如纸，有一触即破之状。舌质紫黯，舌边齿印，舌苔白厚，脉细而缓。

诊断：水疝（西医：睾丸鞘膜积液）。

辨证：脾虚水湿。

治法：健脾益气，利水除湿。

方药：五苓散加味。茯苓皮、猪苓各 15g，泽泻、白术各 10g，桂枝 7g，生黄芪 45g，益母草 15g，牛膝、青皮、大腹皮、荔枝核各 10g，水煎服，日 1 剂。

3 剂后尿量明显增多，阴囊肿大明显消退，直径为 7.8cm，全身浮肿减轻。原方再进 8 剂，阴囊肿消，皮皱如常，全身浮肿亦明显好转。

按语：鞘膜积液属中医"水疝"范畴，为常见的男性病，一般多从寒湿下注或湿热郁结论治。本例病延月余，施治少效，究其缘由，一则病情之初未及时施治，二则病情复杂，治疗未抓住重点，戴老诊时，抓住神疲少气，面色萎黄，便溏，舌边齿印，脉细缓等脾气亏虚之主要症候特点，结合水湿下注，郁结阴器之实邪为患的病机，确定了扶正祛邪的治疗原则，制定健脾益气，利水除湿为主的治疗方法。用五苓散化气行水，重用生黄芪益气健脾，与五苓散中之白术配伍增强了培土健中之力。加大腹皮、益母草利尿消肿，此中益母草尚有化瘀活血之功，对水湿郁结日久瘀滞者尤有特殊作用。因阴器为足厥阴肝经循行之处，水湿下注，郁结阴器，多致肝经窒滞，加入青皮、荔枝核疏理肝气，畅达气机，又为治疝要药，可增强疗效，佐以牛膝，引药下行，且能化瘀利水。诸药合用共奏益气健脾，利水除湿，理气散结之功。由于药证相符，故获显效。戴老经验，如本病阴囊红肿而痛者可加黄柏、土茯苓以清热除湿；瘀结甚者可加丹参消瘀散结；肿盛日久者加槟榔、木瓜逐水除湿，如此随症加减，可提高疗效。

[邓平荟，余宗阳. 戴西湖辨治巨大水疝 1 例. 实用中医药杂志，1998，14 (11)：38]

5. 廖志香医案——脾虚水湿血瘀型水疝

李某，男，4 岁。

初诊日期：1998 年 5 月。

主诉：右侧阴囊逐渐肿大半年。

现病史：患儿无明显不适感，肿物大小不随体位变化。曾在西医院被诊断为睾丸鞘膜积液，因不愿手术而转我院求治。

查体：右侧阴囊内可触及 3cm×3cm 大小圆形肿物，质软，光滑，无压痛，囊性感明显，睾丸及附睾均未触及，透光试验阳性。

诊断：水疝（西医：睾丸鞘膜积液）。

辨证：脾虚水湿血瘀。

治法：健脾活血利水。

方药：党参、黄芪各 30g，白术、小茴香各 10g，泽漆、荔枝核、吴茱萸各 9g，香附、橘核各 6g，青皮、甘草各 3g，泽兰 12g，车前子 20g（包煎），桃仁 4g，水煎服 4 剂。

二诊：服上药后，尿量增多，右侧囊肿消退一半，守方再服 4 剂。

三诊：患儿两侧阴囊已对称，大小软硬正常，透光试验阴性，睾丸鞘膜积液已完全消失。为巩固疗效，继用上述药物 4 剂。

随访 1 年未见复发。

按语：睾丸鞘膜积液属中医学"水疝"范畴。中医认为，本病病位在肝，病源在脾，多因脾虚健运失司，水湿内生，进而影响肝的疏泄，使水饮下流停滞肝脉而成"水疝"之证，故拟补脾益气之法。脾气健运，则津液输布正常，而不致水湿下流阴器。另外，水疝多因久坐寒湿之地，或感受寒湿之邪，以致寒湿凝滞，聚于阴分而发生。笔者根据张子和提出的"疝本肝经，宜通勿塞"的观点，结合前人"血不行则病水"的说法。认为此证之积液与寒湿之邪导致局部血行不畅有密切关系。欲治其水当活其血，故立活血利水之法。

自拟方中党参、黄芪、白术补脾益气，使津液输布正常；桃仁、泽兰活血祛瘀、疏通血脉，以利积液消除；香附、青皮疏肝理气；小茴香、吴茱萸入肝经，温通散寒；橘核、荔枝核入厥阴气分以行气中之滞；车前子、泽漆利水消肿以助积液消失；甘草和中。诸药合用，具有补脾益气、活血利水、疏肝、散寒之功，用于临床取得良效。

［廖志香. 补脾活血利水法治疗睾丸鞘膜积液30例. 中国中医药信息杂志，2002，9（2）：53～54］

（陈德宁）

第六节　尿　石　症

尿石症包括肾、输尿管、膀胱和尿道结石，是泌尿外科常见疾病之一。本病属于中医"石淋"范畴。临床特点以疼痛、血尿为主。男性多于女性，发病率约为3∶1。我国长江以南为多发地区。

一、临证思辨与治疗

（一）病因病机

本病多由肾虚和下焦湿热引起，病位在肾、膀胱和溺窍，肾虚为本，湿热为标。

1. 肾虚外感湿热　肾虚膀胱气化不利，尿液生成与排泄失常，加之摄生不慎，感受湿热之邪，湿热蕴结膀胱，煎熬尿液，结为砂石。

2. 湿热内生　饮食不节，嗜食辛辣肥甘醇酒之品，致湿热内生，蕴结膀胱，煎熬尿液，结为砂石。

3. 湿热蕴结，气机不利，结石梗阻，不通则痛；热伤血络，可引起血尿。

病因病机示意图

外感湿热 ⎰ → 蕴结膀胱 → 结为砂石 ⎰ → 结石梗阻 → 不通则痛
内生湿热 ⎱   煎熬尿液   ⎱ → 热伤血络 → 血尿

（二）诊断思维

1. 辨病思维

（1）诊断要点

①症状与体征

a. 上尿路结石 包括肾和输尿管结石。典型症状是突然发作的肾或输尿管绞痛和血尿。其程度与结石的部位、大小及移动情况等有关。绞痛发作时疼痛剧烈，患者可出现恶心、呕吐、冷汗、面色苍白等症状。疼痛为阵发性，并沿输尿管向下放射到下腹部、外阴部和大腿内侧。

检查时肾区有叩击痛或压痛。结石较大或固定不动时，可无疼痛，但常伴有肾积水或感染。绞痛发作后出现血尿，多为镜下血尿，肉眼血尿较少，或有排石现象。有时活动后镜下血尿是上尿路结石唯一的临床表现。

结石合并感染时，可有尿频、尿急、尿痛，伴发急性肾盂肾炎或肾积脓时，可有发热、畏寒、寒战等全身症状。

双侧上尿路结石或双肾伴输尿管结石引起完全梗阻时，可导致无尿。

b. 膀胱结石 典型症状为排尿中断，并引起疼痛，放射至阴茎头和远端尿道。如为患儿，常手握阴茎，蹲坐哭叫，经变换体位又可顺利排尿。多数患者平时有排尿不畅、尿频、尿急、尿痛和终末血尿。前列腺增生继发膀胱结石时，排尿困难加重，结石位于膀胱憩室内时，多有尿路感染的表现。

c. 尿道结石 主要表现为排尿困难、排尿费力，呈点滴状，或出现尿流中断及急性尿潴留。排尿时疼痛明显，可放射至阴茎头部，后尿道结石可伴有会阴和阴囊部疼痛。

②辅助检查

a. 腹部X线平片多能发现结石的大小、形态和位置。

b. 排泄性尿路造影、B 型超声、膀胱镜、CT 等检查有助于临床诊断。

（2）鉴别诊断

本病需与胆囊炎、急性阑尾炎相鉴别：

尿石症与胆囊炎、急性阑尾炎鉴别表

	上尿路结石	膀胱结石	尿道结石	胆囊炎	急性阑尾炎
疼痛表现	阵发性绞痛	排尿中断并疼痛	排尿时疼痛明显	右上腹疼痛且牵引背部作痛	以转移性右下腹痛为主症
放射部位	至下腹部、外阴部和大腿内侧	至阴茎头和远端尿道	至阴茎头部	疼痛不向下腹及会阴部放射	疼痛不向下腹及会阴部放射
重要体征	肾区有叩击痛或压痛	改变体位多又可顺利排尿	无	墨菲氏征阳性	麦氏点压痛，可有反跳痛或肌紧张
腹部平片	多能发现结石的大小、形态和位置	多能发现结石的大小、形态和位置	多能发现结石的大小、形态和位置	胆囊造影可见胆囊不显影或显影浅淡、延迟，胆囊缩小或增大	钡灌肠摄片检查阑尾持续不显示或部分显示
B超	特殊结石声影	特殊结石声影	特殊结石声影	胆囊壁毛糙、增厚或呈现双层壁	阑尾显著肿胀，阑尾腔及周围渗出增多，声像图可见增粗之阑尾
血常规	可有血象增高	多无明显异常	多无明显异常	血象增高	血象明显升高

2. 辨证思维

尿石症的辨证，有虚实之分。临床应根据疼痛的部位、性质，结合局部和全身的证候表现进行辨析。

若湿热蕴结者，多见腰痛或小腹痛，伴有尿痛尿赤，口干欲饮，舌红苔黄腻等症；气血瘀滞者，多见发病急骤，腰腹胀痛或绞痛，并向外阴部放射，舌暗红或有瘀斑，脉弦或弦数等症；肾气不足者，多见腰部胀痛，时发时止，遇劳加重，疲乏无力，尿少或频数不爽，脉细无力等症。

（三）治则思维

①结石横径小于 1cm 且表面光滑、无肾功能损害者，可采用中药排石；②对于较大结石可先行体外震波碎石，再配合中药治疗。③初起——宣通清利，日久——配合补肾活血、行气导滞。

（四）治疗方案

1. 辨证论治

（1）湿热蕴结

证候：腰痛或小腹痛，或尿流突然中断，尿频，尿急，尿痛，小便混赤，或为血尿；口干欲饮；舌红，苔黄腻，脉弦数。

辨证：湿热蕴结，气滞不通，故腰痛或小腹痛；结石阻于膀胱尿道之间，尿路受阻，可见尿流突然中断；湿热下注膀胱，故尿频，尿急，尿痛，小便混赤；结石移动，损伤血络，则可有血尿；湿热伤津，则口干欲饮；舌红，苔黄腻，脉弦数为湿热内蕴之象。

治则：清热利湿，通淋排石。

主方：三金排石汤加减。

处方举例：金钱草 50g，海金沙 20g，鸡内金 15g，牛膝 15g，滑石20g，石韦 20g，车前子 30g（包煎），木通 10g，乌药 10g，白芍 15g，甘草 5g。

加减：血尿者，加白茅根 30g，焦山栀 10g，小蓟炭 15g；气血瘀滞型尿石症，疼痛明显者，加三棱 10g，莪术 10g；肾气不足型尿石症，腰痛明显者，加杜仲 15g，川续断 15g。

（2）气血瘀滞

证候：发病急骤，腰腹胀痛或绞痛，疼痛向外阴部放射，尿频，尿急，尿黄或赤；舌暗红或有瘀斑；脉弦或弦数。

辨证：结石内阻，气滞不能宣通，故腰腹胀痛，甚则出现腰腹部绞痛，并向外阴部放射；湿热下注膀胱，故尿频，尿急，尿黄或赤；舌暗红或有瘀斑，脉弦或弦数为气血瘀滞之象。

治则：理气活血，通淋排石。

主方：金铃子散合石韦散加减。

处方举例：石韦 20g，瞿麦 20g，滑石 20g，车前子 20g（包煎），冬葵子 20g，川楝子 15g，元胡 15g，金钱草 30g，海金沙 20g，川牛膝 15g，琥珀 5g，王不留行子 20g。

（3）肾气不足

证候：结石日久，留滞不去，腰部胀痛，时发时止，遇劳加重，疲乏无力，尿少或频数不爽；或面部轻度浮肿；舌淡苔薄，脉细无力。

辨证：结石日久，肾气亏虚，不能推动结石排出，故腰部胀痛，时发时止；劳则气虚，故遇劳加重；肾气不足，元气衰惫，故疲乏无力；气化不力，水湿上泛，故面部浮肿；结石内阻，故尿少尿频，淋漓不爽；舌淡苔薄，脉细无力为肾气不足之象。

治则：补肾益气，通淋排石。

主方：济生肾气丸加减。可酌加黄芪、金钱草、海金沙、鸡内金、丹参、穿山甲等。

处方举例：熟地黄 25g，山药 15g，山茱萸 15g，茯苓 10g，牡丹皮 10g，泽泻 10g，附子 5g，肉桂 5g，车前子 15g（包煎），川牛膝 15g，黄芪 30g，金钱草 30g，海金沙 15g，鸡内金 15g，丹参 15g，炮穿山甲 10g。

2. 其他疗法

（1）中成药

①排石颗粒，一次 1 袋，一日 3 次。适用于湿热型尿石症。

②五淋化石胶囊，一次 5 粒，一日 3 次。适用于湿热型尿石症。

③尿石通丸，口服，每次 4g，一日 2 次，多饮开水送服。适用于气滞血瘀或湿热下注引起的肾结石、输尿管结石、膀胱结石、尿道结石以及震波碎石后的治疗及预防。

④石淋通片，口服，一次 6 片，一日 3 次。适用于膀胱湿热，石淋涩痛，尿路结石，泌尿系感染等。

⑤肾石通冲剂，一次 1 袋，一日 2 次，温开水冲服。适用于肾结石，肾盂结石，膀胱结石，输尿管结石。

⑥金甲排石胶囊，一次 5 粒，一日 3 次，口服，妊娠禁服。适用于肾结石、输尿管结石、膀胱结石症，以及由结石引起的肾盂积水、尿路感染等。

⑦结石通胶囊，一次 2 粒，每日 3 次，口服。适用于泌尿系统感染，膀胱炎，肾炎水肿，尿路结石，血尿，淋沥混浊，尿道灼痛等。

⑧净石灵胶囊，口服，一次 5 粒，一日 3 次，饭后 1 小时饮水 300～500ml 并做跳跃运动 10～15 次，体弱者酌减。每次排尿注意结石排出情况。适用于肾结石，输尿管结石，膀胱结石，以及由结石引起肾盂积水，尿路感染等。

⑨排石通淋口服液，口服，1日4次，首次2支，后每次1支；或遵医嘱。孕妇或妇女哺乳期禁用。适用于尿石症等，可改善小便涩痛，小腹疼痛，尿中带血等症状。

⑩复方金钱草颗粒，1次1~2袋，1日3次，开水冲服。适用于泌尿系结石、尿路感染属湿热下注证者。

（2）验方

①三金二石汤（陈德宁验方） 金钱草30g，海金沙20g，生鸡内金15g，滑石30g，石韦15g，牛膝15g，车前子30g（包煎），木通5g，琥珀5g。尿血去车前子，加白茅根30g，小蓟15g；腹痛加乌药15g，元胡15g，白芍10g，枳壳10g，木香10g；腰痛加杜仲20g，川续断15g，元胡15g；恶心呕吐加半夏15g；瘀血加王不留行子20g，川牛膝15g，桃仁10g；梗阻或积水加冬葵子20g，急性子20g，路路通20g。适用于尿石症。

②溶石排石汤I号（胡中海验方） 金钱草30g，海金沙30g，焦鸡内金30g，瞿麦14g，萹蓄15g，芦根20g，石韦20g，车前子15g，黄柏炭20g，山栀炭20g，焦大黄10g，厚朴20g，枳实30g，川牛膝30g，玉米须15g。功效清热化湿，利尿通淋，理气止痛。适用于湿热蕴结下焦型尿石症。

③溶石排石汤II号（胡中海验方） 肉桂9g，菟丝子20g，焦白术10g，草豆蔻15g，焦山楂20g，山药20g，砂仁15g，焦鸡内金30g，蒲黄15g，泽兰15g，厚朴20g，枳壳20g，川牛膝30g。功效健脾化湿，活血化瘀，理气止痛。适用于痰瘀互结下焦型尿石症。

④尿石汤（戚春梅验方） 金钱草40g，海金沙20g，牛膝20g，杜仲12g，木通12g，鸡内金6g，滑石20g，甘草5g。日1剂，每次口服150ml，每日2次。适用于尿石症体外碎石术后泌尿系结石的排出。

⑤清补消石饮（李克忠验方） 炒杜仲20g，川牛膝30g，川续断15g，三棱10g，莪术10g，枳壳30g，金钱草50g，鸡内金20g，海金沙20g（包煎），滑石30g（包煎），石韦15g，车前子15g（包煎）。尿血加白茅根50g；便秘者，加生大黄15g，至便畅停用；脾胃素虚、腹胀便溏者，去滑石。每日1剂，水煎服。适用于各类尿石症。

⑥尿石症基本方（王学民验方） 金钱草30g，冬葵子15g，海金沙15g，鸡内金15g，王不留行子15g，怀牛膝12g，石韦15g，乌药10g。适

用于尿石症。

⑦三金排石溶石汤（何志坚验方） 金钱草 60g，海金沙 30g，鸡内金 30g（另冲服），石韦 20g，冬葵子 30g，滑石 30g，车前子 20g（包煎），牛膝 15g，乌药 15g，甘草 5g。久病者加丹参 20g，体质虚弱或老年患者加生黄芪 30g，疼痛者加延胡索 15g。上方加冷水浸泡半小时，煎沸 20 分钟，取汁 300ml，鸡内金每服约 3.3g，用药汤兑服，每剂 3 日，每日 3 次，6 剂为 1 疗程。功效清热利尿、软坚化石、通淋排石。适用于尿石症。

⑧尿石通颗粒剂（陈宝国验方） 核桃仁、黄芪、莪术、冬葵子、金钱草、海金沙、鸡内金、车前子等组成。适用于尿路结石。

⑨温通排石汤（左澄章验方） 桂枝 5g，枳壳、乌药、路路通各 10g，冬葵子、海金沙、泽泻、赤芍、白芍各 15g，猪苓、茯苓各 20g，益母草、石韦、王不留行子、六一散、金钱草各 30g。疼痛剧烈者加木香 6～10g，青皮 10g；大便秘结者加生大黄 6～15g；呕吐者去益母草、石韦，加制半夏 20g，生姜 5g；排尿困难者加杏仁、桔梗各 10g；尿流中断者加琥珀 3g 冲服。上方加水 1000ml，浓煎取 300ml，口服 2～3 次。功效温通理气，利尿排石。适用于尿石症。

（3）总攻疗法

①适应症 结石横径＜1cm，表面光滑；双肾功能基本正常；无明显尿路狭窄或畸形。

②方法（见表 13－1）

表 13－1 尿路结石总攻疗法

时间	方法
7：00	排石中药头煎 300ml，口服
7：30	双氢克尿噻 50mg，口服
8：30	饮水 500～1000ml
9：00	饮水 500～1000ml
9：30	排石中药二煎 300ml，口服
10：30	阿托品 0.5mg，肌注
10：40	针刺肾俞、膀胱俞（肾盂、输尿管中上段结石）；肾俞、水道（输尿管下段结石）；关元、三阴交（膀胱、尿道结石）。先弱刺激，后强刺激，共 20 分钟
11：00	跳跃

总攻疗法以 6～7 次为 1 个疗程，隔天 1 次，总攻疗法治疗后结石下移或排而未净者，休息 2 周可继续进行下一个疗程，一般不超过 2 个疗程。多次使用双氢克尿噻等利尿药进行总攻疗法时，需口服氯化钾 1g，每日 3 次，以防低血钾。

（4）针灸疗法

①针灸　肾俞穴、三阴交穴、气海穴、关元穴、足三里穴等交替使用。

②夹脊穴加强针法　取夹脊穴 T_{10}～L_2 椎棘突旁开 0.5 寸，每棘突两侧取一对穴点，共 5 对，常规皮肤消毒，用 2 寸长针，垂直刺入深达椎板；在每穴外侧再旁开 0.5 寸，用 2.5 寸长针进针达横突，退针少许，25°角向上并向内倾斜 20°角，沿横突上下缘进针约 1 寸左右，到达椎间孔附近，此时常出现异常感，双手快速对捻，使局部酸胀强烈，患者不能承受时逐渐慢行，加电针线绕过先前刺入夹脊穴的针柄，通过留针 30～50 分钟后，患者一般感觉腰痛减轻或消失，起针休息片刻，嘱大量饮水，连续针治 2～5 天。特别施治于肾绞痛发作时，解痉止痛，疗效满意。

（五）预后转归

本病经积极治疗，病情能够稳定，预后良好，但容易复发。若失治可引起肾积水、尿路感染，最后造成肾功能损害，预后不佳。

（六）预防与调护

1. 鼓励患者多饮水，每天饮水量宜 2000～3000ml。若能饮用磁化水则更为理想，饮水宜分多次进行。

2. 应调节饮食，合理进蛋白质饮食，有助于上尿路结石的预防。痛风患者应少食动物内脏、肥甘之品。菠菜、豆腐、竹笋、苋菜之类不宜进食太多。

3. 勤活动，多做跳跃性运动，并用拳捶击肾区，以利于结石的移动。

4. 及时治疗尿路感染，解除尿路梗阻。

二、名家医案借鉴

1. 沈绍功医案——湿热蕴结型结石

罗某，55 岁。

初诊日期：2003 年 12 月 12 日。

主诉：腰腹坠痛，排尿不畅时见砂石 2 月余。

现病史：近两月来腰腹坠痛，排尿不畅，时见砂石，前去某医院就诊，B 超检查示：右肾结石。刻下症见：腰腹坠胀疼痛，小便艰涩不畅且伴灼痛，尿中时夹砂石，口干口苦，心烦易怒。

查体：血压 125/80mmHg；B 超示：右肾区可见泥沙状结石，最大为 0.9×0.8cm；舌黯红，苔黄腻，脉弦细。

诊断：石淋（西医：右肾结石）。

辨证：湿热下注，水道受阻。

治法：清热利湿，通淋排石。

方药：茵陈四逆散加减。茵陈 15g，泽泻 10g，柴胡 10g，枳壳 10g，生白芍 10g，云茯苓 10g，陈皮 10g，石菖蒲 10g，郁金 10g，生薏苡仁 10g，生牡蛎 30g，生龙骨 30g，海蛤壳 30g，金钱草 30g，车前子 30g，丹参 30g，川楝子 10g，元胡 10g。上方每日 1 剂，水煎分 2 次服。

连服 14 剂后，腰腹不痛，口苦消失，情绪平和，小便增多通畅，有砂石，晨起疲劳，口干喜饮。湿热之证减轻，气阴不足渐显，上方加生黄芪益气健脾；牡丹皮、知母养阴清热。再服 2 周后，患者精神转佳，口干减轻，偶感头晕乏力，腰部酸困，舌质紫，苔薄黄。湿热已除，气虚血瘀证明显，上方去清热利湿的茵陈、泽泻、柴胡、枳壳、海蛤壳、金钱草、生牡蛎、生龙骨；加活血化瘀的桃仁、红花、生地黄、赤芍、白芍、牡丹皮、泽兰、王不留行子；淡渗利湿的桑白皮、冬瓜仁、白花蛇舌草、野菊花。再服 14 剂，口干及乏力减轻，小便通畅，腰部酸痛加生杜仲、桑寄生、川牛膝补益肝肾；有口干加芦根、元参；小便灼热加连翘、车前子。加减治疗 3 个月，症状解除，小便通畅，未见砂石，苔薄白，脉弦细，B 超复查示右肾结石消失。

按语：肾结石当属中医"石淋"范畴。该患者恣食膏粱厚味，肥甘酒热之品，致使湿热内生，流注下焦，灼液生石，尿道受阻。正如《金匮要略心典·消渴小便不利淋病篇》云："淋病有数证，云小便如粟状者，即后世所谓石淋是也，乃膀胱为火热燔灼，水液皆为滓质，尤海水煎熬而成盐碱也。"其表现正如《诸病源候论·淋病诸候》所言："小便则茎里痛，尿不能卒出，痛引少腹膀胱里急，砂石从小便道出，甚者塞痛令闷绝。"茵陈四逆散（茵陈、泽泻、柴胡、生白芍，枳壳）系沈师清热利湿经验方，方中茵陈、泽泻清热利湿通淋；生白芍柔肝止痛；柴胡疏肝理气，枳壳行气和胃，两药相合，利于湿热流通及排泄。苔腻者加三石（海蛤壳、生牡蛎、生龙骨）祛痰利湿，软坚而清中焦湿热；金钱草、车前子、白花蛇舌草清热利湿通淋，清泻下焦湿热，且可扩张平滑肌，利于结石排出；桑白皮宣肺利水，清宣上焦湿热，以收"提壶揭盖"之用；因湿热蕴结成瘀，故加泽兰、王不留行子、益母草、桃仁、红花理气活血，疏通脉络，利于结石排出。

本案特色用药：①野菊花、连翘苦寒不伤胃，清热利湿；②芦根、元参养阴清热，因为利湿太过易伤阴，但二药养阴而不敛湿；③川楝子、延胡索调畅气机，理气止痛，以缓解因结石从肾脏狭窄部位排出时引起的疼痛；④石菖蒲、郁金、陈皮、生薏苡仁健脾和胃，调理中焦气机，振奋气机中枢。诸药相配，通调三焦，疏利气机而清热利湿，使右肾泥沙样结石泄出体外。

[韩学杰. 沈绍功验案精选. 学苑出版社，2006：171～172]

2. 贾世复医案——气血瘀滞型结石

王某，男，40岁。

初诊日期：2003年11月21日。

主诉：右腰腹隐痛，小便黄赤半年余。

现病史：半年前出现右腰腹隐痛，小便黄赤，某医院腹部平片示：右输尿管中下段，约有0.5×0.9cm密度增高影。刻下症见：右腰腹部胀痛，动则尤甚，小便黄赤。

查体：舌质紫暗，脉沉紧。

诊断：石淋（西医：右输尿管结石，并发肾盂积水）。

辨证：血脉瘀阻，气机失畅。

治法：化瘀行滞，疏导溶石。

方药：少腹逐瘀汤加减。当归 10g，川芎 15g，生蒲黄 20g，五灵脂 15g，赤芍 15g，延胡索 15g，小茴香 10g，肉桂 5g，沉香 6g，车前子 30g（包煎），金钱草 60g，桃仁 10g。水煎服，日 1 剂，分 2 次服。

嘱病人大量饮水，尿量维持 2200～2500ml，共进 28 剂，突发腹痛甚剧，出冷汗，小便涩痛，溲出结石一块，诸证消退，后经 X 线摄片复查，肾盂积水消退，输尿管未见结石阴影，续用补肾法作善后调理。

按语：尿路结石除湿热煎熬成石之说外，血行瘀滞、瘀血成石亦不可忽视，基于这种认识，笔者试用活血化瘀、疏肝理气之剂结合溶石利水以推动结石下行，而收排出结石之效。本方当归、生蒲黄、五灵脂、川芎不仅能活血化瘀，通滞止痛，而且还能解痉利尿排石，有实验报告称生蒲黄有较强利尿作用，《新修本草》亦称"生用性滑、行血散瘀、通经脉、利小便、祛心腹膀胱之热"。还有文献报道，五灵脂、赤芍主要成分为维生素 A 类物质，对实验动物有持续缓解平滑肌痉挛作用；车前子、猪苓具有平稳利尿渗湿，使尿量增多以利结石排出；金钱草、桃仁有溶石作用，使尿液变为酸性，而促使在碱性中结石溶解；小茴香、肉桂以温通肾阳，提高血流动力，减少阻力相协同，可使排石效力增强。因而，全方具有镇痛、解痉、利尿、排石之功。临床上在明晰证型依证施治基础上，以排石为主，溶石为要，并应在结石排除后，可滋补肝肾或健脾补胃，作为善后处理，养成饮水习惯，使尿液稀释，以防复发。

［贾世复，杨士珍. 少腹逐瘀汤加减治疗输尿管结石. 光明中医，2006，21（6）：53～53］

3. 谷铭三医案——肾虚湿郁型结石

崔某，男，64 岁。

初诊日期：1985 年 4 月 9 日。

主诉：腰腹疼痛伴尿频尿急间作 2 年余，加重 4 天。

现病史：2 年前出现腰腹疼痛伴尿频、尿急、肉眼血尿，在某医院就诊，诊断为肾结石伴轻度肾积水，经对症、抗炎治疗后缓解，后服中药曾排出结石 1 块，嗣后则腰腹疼痛伴尿频、尿急反复发作。刻下症见：面色苍黄，表情痛苦，右腰腹时作绞痛，尿急尿频尿涩痛，淋漓不尽，溲赤乏力，不欲饮食，大便难，3～4 日 1 行。

查体：实验室检查：尿蛋白＋＋，白细胞 2～4 个/HP，红细胞满视野；X 线腹部平片：右肾盂及输尿管分别见 1.0×0.5cm，0.6×0.3cm 大之致密结石阴影；B 超示：右肾上极内可见一液性暗区 2.5×2.4cm，肾内可见一强光团 1.0×0.5cm 伴声影；舌质淡红，苔黄腻，脉沉弦，两尺无力。

诊断：石淋（西医：肾结石并肾积水）。

辨证：肾虚湿郁。

治法：补肾益气，利湿通淋。

方药：金钱草 40g，石韦 15g，冬葵子 15g，海金沙 15g，车前子 15g（包煎），王不留行子 15g，青皮 10g，陈皮 10g，牛膝 15g，肉苁蓉 15g，黄芪 30g，附子 5g。水煎早晚分服，日 1 剂，每服 300ml。

二诊（4 月 12 日）：药服 3 剂，昨日午后，腰腹痛甚，须臾顿失欲溺，努力小解则排出约 0.5×0.3×0.1cm、0.8×0.5×0.3cm 大之结石两块。守原方继进 3 剂。

三诊（4 月 15 日）：X 线腹部平片复查，结石阴影消失，尿常规检查正常。4 月 19 日 B 超复查亦证实结石排出，积水消失，随访一年未发。

按语：泌尿系结石，中医常称石淋、沙淋，属淋病范畴。形成机制多为肾气虚弱，脏腑气化不行，以致湿热蕴结下焦，日积月累，浊质凝结被煎而生。故其本为肾虚，气化失司，其标乃湿热蕴结膀胱。《诸病源候论》讲："诸淋者，由肾虚而膀胱热故也"。其治当究其病理，观其体质，视其缓急，明其虚实而施。

[谷方芳. 谷铭三治疗疑难病验案选. 大连理工大学出版社，1992：138～139]

（陈德宁）

第七节　男性不育症

男性不育是指育龄夫妇同居 1 年以上，性生活正常，未采取避孕措施，女方有受孕能力，由于男方原因而致女方不能怀孕的一类疾病。据国外资料统计，已婚夫妇不能生育者约占 10%，其中 50%～60% 为女方原因，20%～25% 是男方原因，20%～25% 为男女双方的原因所致。

一、临证思辨与治疗

（一）病因病机

1. 肾气虚弱　禀赋不足，肾气虚弱，命门火衰，可致阳痿不举，甚至阳气内虚，无力射出精液；病久伤阴，精血耗散，则精少精弱；元阴不足，阴虚火旺，相火偏亢，精热黏稠不化，均可导致不育。

2. 肝郁气滞　情志不舒，郁怒伤肝，肝气郁结，疏泄无权，可致宗筋痿而不举，或气郁化火，肝火亢盛，灼伤肾水，肝木失养，宗筋拘急，精窍之道被阻，亦可影响生育。

3. 湿热下注　素嗜肥甘滋腻、辛辣炙煿之品，损伤脾胃，脾失健运，痰湿内生，郁久化热，阻遏命门之火，可致阳痿、死精等而造成不育。

4. 气血两虚　思虑过度、劳倦伤心而致心气不足，心血亏耗；大病久病之后，元气大伤，气血两虚，血虚不能化生精液而精少精弱，甚或无精，亦可引起不育。

病因病机示意图

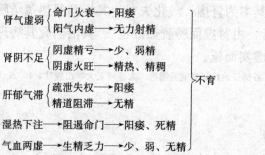

（二）诊断思维

1. 辨病思维

（1）诊断要点

目前，男性不育症还没有一个完全统一的诊断标准，但大多数认为应从以下几方面考虑。

①症状

a. 育龄夫妇婚后同居一年以上，未用任何避孕措施，由于男方原因造成女方不孕者。

　　b. 性功能障碍或射精障碍。

　　②体征

　　c. 阴囊内可见蔓状扩张静脉。

　　③辅助检查

　　d. 精子密度低于 $15×10^6/ml$，一次射精少于 $39×10^6$。

　　e. 每次精液量少于 1.5ml。

　　f. 排精后 1 小时精液液化不全。

　　g. 精子存活率低于 58%。

　　h. 精子前向运动低于 32%。

　　i. 精子畸形率超过 4%。

　　j. 抗精子抗体阳性。

　　k. 精液中脓细胞＞10 个/HP 或伴生殖系统炎症。

　　凡符合 a 项和第 b～k 项中任一项，均可诊断为男性不育症。

　　（2）鉴别诊断

　　应鉴别是生理性不育还是病理性不育，是器质性不育还是功能性不育。生理性不育多由性交过频，精液过稀所致，病理性不育则是由各种疾病所致的不育；器质性不育，是由生殖器官发育异常所致不育，功能性不育，是由各种精液异常所致不育。

　　2. 辨证思维

　　男性不育症临床症状不一，病因各异，但可概括为虚实两端。虚则多为肾中精气不足，阴阳亏损，气血两虚；实则多属肝郁气滞、瘀血、湿热阻滞精道，且虚实常兼而并见。

　　肾气不足者，多见阳事不举，精液清冷，遗精早泄，腰背酸楚，头晕耳鸣等症；肾阴不足者，多见遗精滑泄，精液量少，少精弱精，或精稠不化，手足心热，舌红少苔等症；肝郁气滞者，多见性欲低下，阳痿不举，或性交时不能射精，少精弱精，情绪抑郁，胁肋胀痛，嗳气泛酸等症；湿热下注者，多见阳事不兴或勃起不坚，少精死精，小腹急满，口苦口黏，溲赤苔黄等症；气血两虚者，多见性欲减退，阳事不兴，精少精弱，神疲倦怠，面色无华等症。

（三）治则思维

①多采用辨证论治与辨病论治相结合的治疗方法。②益肾补精是治疗本病的重要治则。③忌妄用苦寒或温热之品，以免败胃伤阳或阴精被灼。

（四）治疗方案

1. 辨证论治

（1）肾阳虚衰

证候：性欲减退，阳痿早泄，精子数少、成活率低、活动力弱，或射精无力；伴腰酸腿软，疲乏无力，小便清长。舌质淡，苔薄白，脉沉细。

辨证：肾阳虚衰，命门火衰，阳道不振，精关不固，故阳痿早泄；肾藏精，主生殖，肾阳虚，生精乏力，故精少、成活率低；阳气虚衰，故疲乏无力，精子活动力弱，射精无力；腰者肾之府，肾虚故腰酸腿软；肾阳虚衰，气化失司，故小便清长；舌质淡，苔薄白，脉沉细为肾阳虚衰之象。

治则：温补肾阳，益肾填精。

主方：金匮肾气丸合五子衍宗丸或羊睾丸汤加减。

处方举例：熟地黄 25g，山药 15g，山茱萸 15g，茯苓 10g，牡丹皮 10g，泽泻 10g，附子 5g，肉桂 5g，五味子 10g，菟丝子 20g，覆盆子 15g，枸杞子 15g，车前子 10g（包煎），仙灵脾 20g，羊睾丸 1 个。

（2）肾阴不足

证候：遗精滑泄，精液量少，精子数少，精子活动力弱或精液黏稠不化，畸形精子较多；头晕耳鸣，手足心热；舌质红，少苔，脉沉细。

辨证：肾阴不足，虚火内扰，精关不固，故遗精滑泄；精属阴，阴精不足，故精液量少，精子数少；相火偏亢，煎熬精液，故精子活动力弱，或精液黏稠，畸形精子增多；阴精不足，难以上充清窍，故头晕耳鸣；阴虚生内热，故手足心热；舌质红，少苔，脉沉细为肾阴不足之象。

治则：滋补肾阴，益精养血。

主方：左归丸合五子衍宗丸加减。

处方举例：熟地黄 25g，山药 15g，山茱萸 15g，菟丝子 15g，枸杞子 15g，牛膝 15g，鹿角胶 10g，龟板胶 10g，五味子 10g，覆盆子 15g，车前子 10g（包煎）。水煎服，每日 1 剂。

（3）肝郁气滞

证候：性欲低下，阳痿不举，或性交时不能射精，精子稀少、活动力下降；精神抑郁，两胁胀痛，嗳气泛酸。舌质暗，苔薄，脉弦细。

辨证：情志不畅，所愿不得，或悲伤过度，郁郁寡欢，或暴怒气逆，均可致肝郁气滞，木失条达，故性欲低下，精神抑郁；肝失疏泄，气血不畅，宗筋失养，故阳痿不举，或性交时不能射精；气血不畅，血不荣精，生精乏力，故精少、精弱；两胁为肝经所过，肝气郁滞，不通则痛，故两胁胀痛，横逆犯胃，故嗳气泛酸；舌质暗，苔薄，脉弦细为肝郁气滞之象。

治则：舒肝解郁，温肾益精。

主方：柴胡疏肝散合五子衍宗丸加减。

处方举例：柴胡 10g，白芍 15g，枳实 10g，郁金 10g，香附 15g，川芎 5g，五味子 10g，菟丝子 20g，覆盆子 15g，枸杞子 15g，车前子 10g（包煎），当归 10g，仙灵脾 20g。

（4）湿热下注

证候：阳事不兴或勃起不坚，精子数少或死精子较多；小腹急满，小便短赤；舌苔薄黄，脉弦滑。

辨证：湿热下注，宗筋弛纵，故阳事不兴或勃起不坚；湿热下注，浸淫精室，灼伤阴精，故精少或死精增多；湿热蕴结膀胱，气机不畅，故小腹胀满，小便短赤；苔薄黄，脉弦滑为湿热下注之象。

治则：清热利湿。

主方：程氏萆薢分清饮加减。

处方举例：萆薢 20g，石菖蒲 10g，黄柏 15g，茯苓 20g，车前子 20g（包煎），莲子心 10g，白术 10g，土茯苓 20g，乌药 10g，滑石 20g，甘草 5g。

（5）气血两虚

证候：性欲减退，阳事不兴，或精子数少、成活率低、活动力弱；神疲倦怠，面色无华；舌质淡，苔薄白，脉沉细无力。

辨证：气血两虚，元气不足，宗筋失养，故性欲减退，阳事不兴；不能化生精液，故精少、精弱，甚或无精；气血两虚，脏腑功能减退，故神疲倦怠；气虚不能上荣于面，故面色无华；舌质淡，苔薄白，脉沉细无力为气血两虚之象。

治则：补益气血。

主方：十全大补汤加减。

处方举例：熟地黄 30g，当归 10g，白芍 15g，川芎 5g，黄芪 30g，党参 20g，白术 15g，茯苓 15g，炙甘草 5g，肉桂 5g，仙灵脾 15g，枸杞子 20g。

若阴虚火旺者，宜滋阴降火，用知柏地黄汤加减。除辨证论治外，还可根据精液检查情况"辨精用药"，如精子成活率低、活动力差者，加仙灵脾、巴戟天、菟丝子、生黄芪；死精、畸形精子多者，加土茯苓、蚤休；精液中有脓细胞者，加蒲公英、红藤、黄柏；精液不液化而呈团块状者，加泽泻、牡丹皮、麦冬、当归、生地黄等。

2. 其他疗法

（1）中成药

①五子衍宗丸，每次 9g，每日 3 次，适用于肾虚精亏型男性不育。

②金匮肾气丸，每次 8 粒，每日 3 次，适用于肾阳虚型少、弱精子症男性不育。

③生精胶囊，每次 6 粒，每日 3 次，适用于肾虚精亏、肾阳不足型男性不育。

④六味地黄丸，每次 8 粒，每日 3 次，适用于肾阴不足型男性不育。

（2）验方

①加味聚精食疗方（陈德宁验方）　鱼鳔胶（花胶）30g，人参 5g，枸杞子 15g，龟板胶 15g，加瘦肉、生姜、食盐、黄酒适量，文火炖 2～4 小时，口服每周 3 次，3 个月为 1 个疗程。适用于脾肾两虚型少精子症不育。

②瑞特恩组方（李天禹验方）　淫羊藿 30g，雄蚕蛾 15g，海马 10g，巴戟天 20g，仙茅 10g，蛇床子 10g，肉苁蓉 20g，枸杞子 15g，桂圆肉 15g，红参 10g，黄芪 25g，白术 20g，龟版胶 10g，鹿角胶 10g，肉桂 10g，杜仲 20g，川芎 10g，当归 10g，蜈蚣 2 条，川牛膝 15g，桑螵蛸 10g，枳壳 10g，甘草 5g。适用于肾虚为主型少精不育症。

③生精汤（金维新验方）　枸杞子 15g，菟丝子 9g，覆盆子 9g，五

味子 9g，车前子 9g（包煎），桑椹子 9g，当归 12g，熟地黄 12g，何首乌 15g，党参 15g，黄芪 18g，仙灵脾 12g，川续断 15g，陈皮 9g。每日 1 剂，水煎服。适用于男性不育症。

④化精丸（北京中医学院东直门医院验方）　熟地黄 30g，山茱萸 15g，山药 15g，牡丹皮 12g，茯苓 15g，泽泻 12g，知母 10g，黄柏 10g，玄参 10g，麦冬 15g，五味子 9g，颠茄片 300mg。共为细末，炼蜜为丸，每丸重 9g，每日 3 次，每次 1 丸，温开水送服，1 个月为 1 疗程。适用于精液不液化引起的男性不育症。

⑤水蛭液化汤（张若鹏验方）　水蛭粉 2g，知母 30g，黄柏 10g，天冬 15g，麦冬 15g，生地黄 30g，元参 15g，石斛 5g，木通 9g，甘草 6g。上方除水蛭外加水 500ml，煎汁 100ml，煎后药液冲水蛭粉 2g，1 日 1 剂，2 次分服，治疗期间，未再使用其他药物。适用于湿热下注型精液不液化引起的男性不育症。

⑥消抗丸（林天东验方）　女贞子 1kg，旱莲草 1kg，生地黄 1kg，玄参 1kg，蒲公英 1kg，金银花 1kg，柴胡 1kg，虎杖 1.5kg，丹参 1kg，赤芍 1kg，穿山甲 0.5kg，王不留行子 1kg，田七 0.1kg，蒲黄 1kg，海马 100 条，党参 1kg。制备方法：女贞子、海马、党参、赤芍、穿山甲（用砂炒至暴鼓，加醋制）、田三七、蒲黄（炒黄）等药干燥粉碎成粗粉；余药加水煎煮 2 遍，浓缩成稠膏。然后将上述粗粉与药膏混匀，干燥后粉碎，过 100 目筛，蒸馏水泛为小丸。每次 6g，每日 3 次，温开水送服，40 天为 1 个疗程，1 疗程未愈者，再治疗 1 个疗程。共观察 2 个疗程。适用于男性免疫性不育症。

⑦生精助育汤（门波祖传验方）　菟丝子 15g，枸杞子 10g，山药 15g，山茱萸 10g，覆盆子 10g，韭菜子 15g，鹿角胶 15g，泽泻 10g，茯苓 10g，怀牛膝 10g，黄精 15g，仙茅 10g，仙灵脾 10g。伴有睾丸疼痛者加荔枝核 10g，橘核仁 10g；伴有腰酸乏力者加杜仲 15g，川续断 15g；伴有精液不液化者加金银花 15g，败酱草 15g。每剂药加水 500ml，先泡 30 分钟，然后用武火加热煮沸 30 分钟，取液 200ml 口服，每天 1 剂，分 2 次服。30 天为 1 个疗程，一般需服 3～6 个疗程。适用于肾虚精弱的男性不育症。

（3）针灸疗法

取穴：第一组针曲骨、三阴交；灸关元、中极。第二组针八髎、肾俞；灸命门、腰阳关。隔日 1 次，两组交替进行，针刺用补法、隔姜灸，10 次为 1 疗程，连续做 3 个疗程。

（4）推拿疗法

患者侧卧，不用枕头，舌舔上腭，意守丹田，双腿屈曲，用右手中指指端逆时针方向旋转按摩会阴 100 次。继而仰卧，再用双手中指指端同时逆时针方向旋转按摩急脉（经穴名，位于髂前上棘与耻骨连线中点稍下方凹陷处）100 次。

（5）饮食疗法

①黑豆羊肾汤　羊肾 1 对，黑豆 100g，枸杞子 12g，杜仲 10g，生姜 3g，清水适量，共煮熟，弃药渣，食肉豆，饮汤，适用于男子精子稀少、精子活动力不强等引起的不育症。

②杜仲煲猪肚　取杜仲 30～50g，猪肚约 200g，洗净切成小块，加水适量煲汤，调味服食。有补肾健脾、益精血、强筋骨的功效，适用于肾虚遗精、腰痛、精液量少等引起的不育。

③枸杞炖鹌鹑　鹌鹑 1 只，去毛及内脏，加枸杞子 50g，巴戟天 15g，肉苁蓉 12g，清水适量，小火炖熟，弃药渣，食肉饮汤。适用于男子精少、精液过稀，甚至精绝的不育症。

④益精药酒　鹿鞭、肉苁蓉、枸杞子、桑椹子各 16g，淫羊藿 20g，锁阳 25g，巴戟天、熟地黄、山茱萸、黄芪、当归、韭菜子、龟板胶、茺蔚子、甘草各 10g，菟丝子 12g，附片 3g，60°白酒适量。将上药置白酒中密封浸泡 10～30 天后饮用，每次 30ml，午、晚餐前饮用。可益肾填精，适用于肾阳亏损之死精子症。

⑤生地育阴膏　生地黄 10g，麦冬 20g，阿胶（烊化）、冰糖各 50g，龟版胶 30g，大枣 100g，黄酒 100ml。将生地黄、麦冬、大枣水煎取汁 500ml，去渣取汁纳入 2 胶，冰糖、黄酒，文火收膏待用。每次 30ml，每日 3 次，温开水冲饮。大枣可嚼食。可养阴清热，适用于阴虚火旺死精子症不育。

⑥三味羊肉块　羊肉 500g，仙灵脾 15g，锁阳 15g，黄精 15g。将羊肉洗净切成小块，仙灵脾、锁阳、黄精三药为末，用纱布袋装后扎紧。肉与药放入锅内煨煮至羊肉酥烂，调味后当菜服食。适用于气血虚，脾胃弱，精子少的不育症。

⑦虫草童子鸡　冬虫夏草 15g，童子鸡约 500g 重 1 只。将童子鸡去毛爪及内脏，留鸡肝。取切碎的冬虫夏草纳于鸡内隔水炖熟，调料适味后作菜肴。适用于慢性病体质虚弱或肾虚精少引起不育者。

⑧猪肾炒核桃　核桃肉 30g，猪肾 2 只（切片），猪油少许同置锅中炒熟，每日临睡前趁热食用，分 3 日吃完，连服 2 月。适用于肾亏精少引起的不育症。

⑨羊肺羊肉粥　羊肺 1 具，精羊肉 150g，生姜 9g，葱白 3 茎、大米60g，莲米 10g。将羊肺、羊肉、葱、姜洗净，切碎、锅内放清水适量煮沸后，下羊肺，羊肉，去浮沫，纳入大米、莲米煮为稀粥，待熟时调入葱、姜、食盐、味精、米酒、食醋适量，煮沸即成。可补肺健脾，适用于肺气不足，腠理疏松，脾胃亏虚，健运失职之免疫性不育症。

⑩人参玉竹鸭　人参 10g，玉竹 30g，枸杞子 15g，大枣 10 枚，白鸭1 只，调料适量。将白鸭去毛杂，洗净，纳诸药于鸭腹中，置锅中，放入清水及调料如葱、姜、椒、料酒等，炖熟后，放食盐、味精调味，食肉饮汤、嚼食诸药。可滋阴清热，益气生津，适用于气阴两虚之免疫性不育症。

（五）预后转归

部分患者经积极治疗，病情逐渐痊愈，预后较佳。而另一些患者因先天禀赋不足或失治、误治，病久不愈，病情缠绵，则多较难治愈，预后欠佳。

（六）预防与调护

1. 提倡进行青春期性卫生教育，对未婚和已婚青年，进行婚前教育，宣传生殖生理方面的有关知识，科学地指导青年男女正确认识两性关系，夫妻和睦，性生活和谐。

2. 戒除不良生活方式，勿过量饮酒及大量吸烟，少吃芹菜，不食棉籽油。

3. 治疗相关疾病如腮腺炎、附睾炎、前列腺炎、精囊炎、精索静脉曲张、附睾肿物等。

4. 消除有害因素的影响，对接触放射线、有毒物质或高温环境下工作而致不育者，可适当调动工作。

5. 性生活适度。性交次数不要过频，也不宜相隔时间太久，否则可影响精子质量。如果能利用女方排卵的时间进行性交，往往可以提高受孕的机会。

二、名家医案借鉴

1. 赵锡武医案——肾阳虚衰型不育

孙某，男

主诉：结婚 4 年不育。

现病史：结婚 4 年无嗣。症见头晕疲乏，腰痛怕冷，阳痿、早泄，用过甲基睾丸素，无效。

查体：精子计数 1600 万～2100 万/ml 左右，活动率 30％～50％。脉沉细，两尺无力，苔薄。

诊断：精气清冷不育（西医：男性不育症）。

辨证：肾阳不足，精关失固。

治法：温阳填精益气。

方药：天雄 12g，白术 18g，肉桂 6g，生龙骨 18g，生牡蛎 18g，韭菜子 15g，当归 12g，肉苁蓉 18g，枸杞子 9g，巴戟天 12g，党参 30g，淫羊藿 18g，冬虫草 6g。

服上方 30 剂后，阳痿、早泄已愈，腰痛头晕悉减，余症尽消。复查精液常规，精子计数 10880 万/ml，活动率 80％，后其爱人生育一胎。

按语：天雄散出自《金匮要略·血痹虚劳病脉证并治第六》，有方无论。药用天雄、桂枝温阳，白术健脾，生龙骨育阴潜阳，共收肾脾双补，温阳添精之功。莫枚士谓此方乃阳虚失精之祖方。临床用天雄散治精气清冷所致男子不育，常加味增用肉苁蓉、枸杞子、巴戟天、淫羊藿、冬虫夏草、党参、当归等以宏填精补髓，益气养血之效。使用时尚需注意：①应持之以恒，长期应用；②加强营养，添食饵补益之功；③令患者心情舒畅，勿使情志抑郁，肝失条达；④房室有度，节欲有时，勿伤于劳。

［赵锡武. 精气清冷不育，天雄加味可治. 古今名医临证金鉴. 男科卷. 北京：中国中医药出版社，1999：165～167］

2. 班秀文医案——肾阴不足型不育

郑某，男，32 岁，演员。

初诊日期：1988 年 5 月 22 日。

主诉：结婚 4 年不育。

现病史：结婚 4 年，双方共同生活，迄今爱人不孕。性欲一般，时有头晕目眩，腰膝酸软，夜难入寐，寐则多梦，胃纳一般，大便干结，隔日 1 次，小便正常。

查体：精液化验检查：灰白色，量约 3ml，计数 4000 万/ml，成活率 10%，活动能力差，死精 90%，液化时间不正常。爱人妇检：无异常发现。脉象细数，90 次/分，苔少，舌尖红。

诊断：弱精、死精子症不育（西医：男性不育症）。

辨证：真阴不足，虚火内动，阴精愈竭。

治法：壮水济火。

方药：熟地黄 15g，山茱萸 10g，山药 15g，牡丹皮 10g，茯苓 10g，泽泻 6g，麦冬 10g，当归 10g，白芍 6g，女贞子 10g，素馨花 6g，红花 2g。每日清水煎服 1 剂，连服 20 剂。

精液化验：成活率 30%，死精 50%，液化时间正常，余无特殊。药见初效，仍守方加太子参 15g，淮小麦 20g，夜交藤 20g，旱莲草 15g。每日水煎服 1 剂，连服 12 剂。

精检：成活率 50%，死精 10%，活动能力一般，计数已接近正常。继用五子衍宗丸加味：菟丝子 15g，女贞子 10g，枸杞子 10g，五味子 6g，车前子 6g（包煎），覆盆子 10g，太子参 15g，当归身 10g，白芍 6g，玉兰花 6g，大枣 10g。上方连服 30 剂，身体康复，爱人次月受孕。

按语：肝肾阴虚，精血亏损，水不能济火，虚阳浮动，冲任伏火内炽，煎熬津血，真阴耗竭愈甚，则精液的液化功能失常，精子无法生存而死亡。治之当用柔养之品，如何首乌、桑椹子、枸杞子等以治肝体；调舒之剂，如合欢花、素馨花、玉兰花，以治肝用；用滋补之方，如六味地黄丸、八仙长寿丸以补肾。根据病情的轻重缓急，一般先用六味地黄汤或八仙长寿丸加当归、白芍，如阴虚较甚加二至丸、甘麦大枣汤、何首乌、枸杞子，并酌加芳香平淡之素馨花、合欢花、玉兰花加减论治。六味地黄汤为"六经备治，而功专肾肝，寒燥不偏，而补兼气血"（《医方集解》），加入当归、白芍、何首乌、枸杞子和二至丸、甘麦大枣汤，旨在加强补肾益肝，滋阴养血之功，而配"三花"者，取其调舒肝气之用，促其生发。终用五子衍宗丸加当归、白芍、太子参、山药、山茱萸、女贞子之类以平补阴阳善其后而巩固疗效。

［班秀文. 滋养肝肾治死精. 古今名医临证金鉴. 男科卷. 北京：中国中医药出版社，1999：198～199］

3. 蒋正文医案——肝气郁结型不育

男性，患者，28 岁。

初诊日期：1981 年 9 月下旬。

主诉：婚后 6 年不育。

现病史：婚后 6 年未育。几年来虽屡服益肾填精诸药，皆无效。自述少腹疼痛而阳事不举。细审兼症，患者形瘦面黄，烦躁多怒，胸脘痞闷，口燥少饮，食欲不振，大便溏硬夹杂。

查体：精液镜检，数目为 0.2 亿，活动率为 15％。舌黯淡红，边有瘀斑，舌白薄，脉弦细，两寸较沉。

诊断：少、弱精子症不育（西医：男性不育症）。

辨证：肝气郁滞，血络瘀阻，肾气郁遏。

治法：理气活血，疏肝除滞。

方药：柴胡 9g，白芍 9g，枳壳 6g，川芎 3g，香附 6g，陈皮 6g，桔梗 3g，红花 3g，桃仁 9g，牡丹皮 6g，炙甘草 6g。

依原方加减，服药 14 剂，精液复查已正常，逾一月其妻即孕。

按语：肝藏血，司疏泄；肾藏精，主生殖。肝肾同源，精血互生。肝气条达，肾精化生。肝气郁结，血行不畅，经脉瘀阻，肾气郁遏，生精不良。其治，理气活血、疏肝散郁，气血畅达，肾司其职，生育有权。

［戴西湖，刘建华. 古今男科医案选按. 北京：华夏出版社，1990：109～110］

4. 卢艳医案——湿热下注型不育

某男，36 岁，教师。

初诊日期：2000 年 9 月 15 日。

主诉：未避孕 4 年不育。

现病史：患者未避孕 4 年不育，阴囊湿微痒，头晕耳鸣，口干微苦，蒸蒸汗出。

查体：精液检查：灰色稠，pH7.8，量 2ml，精子活动能力差、活动率 50%，WBC++，精子计数 20×10^9/L，液化时间：7 小时不液化。伴精索静脉曲张。舌红苔黄，脉弦数。

诊断：不育（西医：男性不育症）。

辨证：肝经湿热，灼伤肾阴，湿热下注，扰动精室。

治法：清利下焦湿热，滋肾生精。

方药：龙胆草 10g，黄芩 12g，车前子 10g（包煎），泽泻 10g，金银花 15g，木通 10g，五味子 6g，生地黄 15g，麦芽 20g，石膏 15g，菟丝子 15g，枸杞子 15g，甘草 6g，每日 1 剂，水煎服，日服 2 次。

连服 10 天后头晕耳鸣消失，阴囊湿痒感减，药拟龙胆草、柴胡、泽泻、知母、黄柏各 10g，麦冬、茯苓、淮山药、山茱萸各 15g，当归 12g，生地黄、枸杞子、肉苁蓉各 20g，再进 25 剂，2000 年 12 月 8 日其妻尿 HCG（+），早孕。

按语：本案例患者为肝经湿热，灼伤肾阴，导致精子数量、质量低下，精液不液化并伴精索静脉曲张。方用龙胆草、柴胡、泽泻、知母、黄柏、生石膏清热化湿，茯苓、淮山药、麦芽又可助其运脾健中，以资化源。肉苁蓉、山茱萸、当归、枸杞子、生地黄益肾生精。据药理学研究，龙胆草、金银花、黄芩有良好的抗菌作用，可减轻附性腺炎性改变，促进其功能恢复；肉苁蓉、枸杞子、山茱萸等补肾药具雄性激素样作用，能促进性腺功能及精液分泌；茯苓、麦冬、麦芽含有丰富的维生素 B、C、氨基酸、蛋白质、磷脂、糖类等物质。同时麦芽中含有淀粉酶，能加速精液液化。本疗效结果表明，龙胆泻肝汤加减确有改善精液质量，促使生精，提高精子活率、活力的效果，值得临床一试。

［卢艳. 龙胆泻肝汤加减治疗湿热型男性不育 38 例. 华夏医学, 2001, 14 (4)：533~534］

5. 赵华兴医案——气血两虚型不育

张某某，男，30 岁。

初诊日期：1982 年 3 月。

主诉：婚后夫妻同居 6 年不育。

现病史：婚后夫妻同居 6 年不育，平素纳食欠佳，全身无力，面色萎黄，性欲减退。

查体：镜检精子计数 0.32 亿，活动率 40%~50%；脉细弱，舌质淡边有齿痕。

　　诊断：不育症（西医：男性不育症）。

　　辨证：气血两虚。

　　方药：生地黄、熟地黄各 20g，牡丹皮 10g，茯苓 10g，女贞子 10g，泽泻 10g，淮山药 10g，五味子 10g，仙茅 10g，仙灵脾 10g，鹿角胶 10g，龟版胶 10g，山茱萸 10g，黄芪 30g，当归 10g，党参 15g，水煎，日 1 剂，连服 50 余剂。

　　1982 年 10 月来信，诉其爱人已怀孕 3 个月。

　　按语：精、气、血三者同为构成人体的基本物质。精血同源，相互滋生。《素问·阴阳应象大论》曰："气归精，精归化"，"精化为气"，可见精气可互生互化，故气血不足则肾精也亏虚。脾为气血生化之源，肾为先天之本，脾肾双补则气血充盈，先天本厚，精血充足，万物化生，则能有子。

　　　　　［戴西湖，刘建华. 古今男科医案选按. 北京：华夏出版社，1990：108～109］

（陈德宁）

第八节　阳　痿

　　阳痿是指性交时阴茎不能勃起，或勃起不坚，或勃起不能维持，以致不能完成性交全过程的一种病症。古代又称为"阴痿"、"筋痿"。据统计，约 5％～10％的成年男子患有不同程度的阳痿，是临床上常见的男性性功能障碍。

一、临证思辨与治疗

（一）病因病机

　　1. 命门火衰　房事不节，恣情纵欲，肾精亏虚，阴损及阳；或元阳不足，素体阳虚而致命门火衰，精气虚冷，阳事不兴而成阳痿。

　　2. 惊恐伤肾　房事之中突发意外，卒受惊恐，恐则气下；或初次性交，惧怕失败，顾虑重重；或未婚性交，担心女方怀孕等均可致阳痿。

3. 肝气郁结　情志不畅，所愿不得；或悲伤过度，郁郁寡欢；或暴怒气逆，肝气郁结，木失条达，气血不畅，宗筋失养而痿软不用。

4. 湿热下注　过食肥甘厚腻，酿生湿热；或外感湿热之邪，内阻中焦，郁蒸肝胆，伤及宗筋，致使宗筋弛纵不收而生阳痿。

5. 瘀血阻络　病久多瘀，或跌仆损伤，伤及肾府、外肾或阴茎，致瘀血内阻，络脉不通而阴茎痿软不用。

6. 心脾两虚　思虑过度、劳倦伤心而致心气不足，心血亏耗；或大病久病之后元气大伤，气血两虚形体衰弱，宗筋痿软而阳事不兴。

病因病机示意图

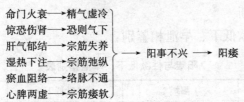

（二）诊断思维

1. 辨病思维

（1）诊断要点

①症状

a. 典型症状　成年男性性交时阴茎不能勃起，或勃起不坚，或勃起不能维持，以致不能完成正常性交。

b. 伴随症状　功能性阳痿多伴有抑郁、焦虑、失眠、健忘、头晕、耳鸣、腰酸、早泄等全身症状；器质性阳痿则有原发疾病的特有症状。伴随症状可多可少，或轻或重。

②体征

功能性阳痿多无明显体征。器质性阳痿可因其原发疾病的不同，有神经系统、内分泌或心血管方面的体征。

③辅助检查

a. IIEF 等勃起功能障碍症状评分≤21。

b. 实验室检查发现心血管系统、内分泌系统、性腺生殖系统指标异常。

c. 特殊检查夜间阴茎勃起试验、阴茎海绵体注射血管活性药物试验有异常发现。

d. 彩色双功能超声检查发现阴茎内血管功能的常用参数异常。

e. 阴茎海绵体测压发现有关参数异常。

f. 阴茎海绵体造影发现静脉漏的 X 线表现。

g. 选择性阴茎动脉造影有异常发现。

h. 勃起功能障碍的神经检测有异常发现。

i. 海绵体活检发现平滑肌数量减少，细胞超微结构改变及大量纤维组织增生等。

（2）鉴别诊断

本病需与性欲低下、早泄相鉴别：

阳痿与性欲低下、早泄鉴别表

	阳痿	性欲低下	早泄
阴茎勃起	障碍	正常	正常
性欲	正常	减退	正常
性交高潮	无	有	有
射精动作	无	有	有，但过早发生

2. 辨证思维

阳痿的辨证，应详审现病史，明辨兼证，分清虚实寒热。

命门火衰者，多伴有性欲减退，形寒怕冷，腰酸溲清等症；惊恐伤肾者，多曾有性交惊恐史，伴有胆怯恐惧，心悸易惊，失眠多梦等症；肝气郁结者，平素多情志抑郁，伴有情绪急躁，心烦易怒，胸胁胀满等症；湿热下注者，多伴有阴囊潮湿，心烦口苦，小便短赤，舌红苔黄腻等症；心脾两虚者，多伴有面色无华，神疲倦怠，心悸失眠，食少便溏等症。

（三）治则思维

①分清虚实，辨明病位，以辨证论治为主，不可概作虚证治。②根据不同的病因病机确定治则，如命门火衰者，以温补肾阳为主；惊恐伤肾

者，以安神定志为主；肝气郁结者，以疏达肝气为主；湿热下注者，以清利湿热为主；心脾两虚者，以补益心脾为主。

（四）治疗方案

1. 辨证论治

（1）命门火衰

证候：性欲减退，阴茎不能勃起或勃起不坚，多见少腹、龟头发凉；伴腰膝酸软，形寒怕冷，精神萎靡，小便清长；舌淡，苔薄白，脉沉细无力。

辨证：房室不节，恣情纵欲，肾精亏虚，阴损及阳，命门火衰，阳事不兴，故性欲减退，阳痿不起或勃起不坚；命门火衰，形体失于温煦，故少腹、龟头发凉，形寒怕冷；膀胱气化失司，故小便清长；腰为肾之府，精气亏虚，故腰膝酸软，精神萎靡；舌淡，苔薄白，脉沉细无力均为命门火衰之象。

治则：温补下元，益肾壮阳。

主方：赞育丹或右归丸加减。

处方举例：熟地黄 25g，山茱萸 15g，肉苁蓉 20g，巴戟天 20g，蛇床子 10g，韭菜子 15g，当归 10g，仙茅 15g，仙灵脾 20g，肉桂 5g，附子 5g，杜仲 20g，白术 15g，枸杞子 20g。

（2）惊恐伤肾

证候：多有惊恐史，阳痿不举或举而不坚，可有自发勃起，但性交时即萎软不用；胆怯多疑，心悸易惊，失眠多梦；舌淡，苔薄，脉沉弦。

辨证：恐伤心肾，恐则气下，阳事不用，故阳痿不举或举而不坚，或虽有勃起但性交时却萎软不用；胆主决断，恐伤情志，则决断失司，故胆怯多疑；心伤则神不守舍，故心悸易惊，失眠多梦；舌淡，苔薄，脉沉弦均为惊恐伤肾，心胆气虚之象。

治则：安神定志，益肾振痿。

主方：安神定志丸合宣志汤加减。

处方举例：茯苓 20g，远志 15g，石菖蒲 10g，人参 5g，龙骨 30g，熟地黄 20g，巴戟天 20g，白术 15g，当归 10g。

（3）肝气郁结

证候：素日多悲忧烦恼，情志抑郁，性欲低下，阳事不兴；伴急躁易怒，胸胁胀满，善太息；舌淡红，苔薄白，脉弦。

辨证：肝主筋，阴器为宗筋之汇。肝气郁结，木失条达，肝脉不畅，宗筋失养，故性欲低下，阳事不兴；肝主疏泄，肝气郁结，气机不畅，故胸胁胀满，善太息；肝郁化火，则急躁易怒；舌淡红，苔薄白，脉弦均为肝郁之象。

治则：疏肝解郁，振痿兴阳。

主方：四逆散或柴胡疏肝散加减。

处方举例：柴胡 10g，白芍 20g，枳实 10g，郁金 15g，香附 20g，川芎 5g，蜈蚣 2 条。

（4）湿热下注

证候：阴茎不能勃起，或勃起不坚，阴囊潮湿，臊臭坠胀；心烦口苦，肢体困倦，小便短赤；舌红，苔黄腻，脉滑数。

辨证：肝胆湿热，伤及宗筋，故勃起不能，或勃起不坚；湿热下注，故阴囊潮湿，臊臭坠胀；胆热上泛，故心烦口苦；湿热内困，故肢体困倦，小便短赤；舌红，苔黄腻，脉滑数均为湿热之象。

治则：清利湿热，通络振痿。

主方：龙胆泻肝汤加减。

处方举例：龙胆草 5g，黄芩 10g，山栀 10g，柴胡 10g，木通 5g，车前子 15g（包煎），泽泻 15g，当归 10g，生地黄 20g，蜈蚣 2 条。

（5）心脾两虚

证候：阳事不举或勃起不坚；食欲不振，面色无华，神疲倦怠，失眠健忘，心悸胸闷，大便溏薄；舌淡，苔白，脉细无力。

辨证：心脾不足，气血两虚，形神俱弱，故阳事不举或勃起不坚；气血亏虚，不能上荣于面，故面色无华；气血两虚，推动无力，心神失养，故神疲倦怠，失眠健忘，心悸胸闷；脾失健运，故大便溏薄；舌淡，苔白，脉细无力均为心脾两虚之象。

治则：益气健脾，养心补血。

主方：归脾汤加减。

处方举例：党参 20g，黄芪 20g，白术 15g，当归 10g，茯苓 15g，远志 15g，酸枣仁 20g，木香 5g，龙眼肉 15g，大枣 10g，炙甘草 5g。

若肾精亏虚，命门火衰阳痿而见遗精、早泄者，可选用扶命生火丹、壮火丹；命门火衰而并气血双亏者，可用全鹿丸；惊恐伤肾之阳痿，若病日旷久，心阴暗耗，而呈心肾阴虚，心火上炎者，可用天王补心丹加龙骨、牡蛎等。

2. 其他疗法

（1）中成药

①金匮肾气丸，每次 8 粒，每日 3 次，适用于命门火衰型阳痿。

②逍遥丸，每次 8 粒，每日 3 次，适用于肝气郁结型阳痿。

③龙胆泻肝丸，每次 3g，每日 3 次，适用于湿热下注型阳痿。

④归脾丸，每次 9g，每日 3 次，适用于心脾两虚型阳痿。

⑤乌鸡白凤丸，每日两次，每次两丸，适量米醋调服，适用于肾虚型阳痿。

（2）验方

①三宝治痿汤（陈德宁验方）　仙灵脾 15g，仙茅 10g，韭菜子 15g，菟丝子 20g，枸杞子 15g，阳起石 20g，黄芪 30g，党参 20g，白术 15g，茯苓 15g，酸枣仁 20g，远志 15g，夜交藤 30g，五味子 10g，甘草 5g。水煎服，日 1 剂，适用于脾肾两虚，心神失养之阳痿。

②复方振痿汤（林天东验方）　淫羊藿 15g，仙茅 10g，巴戟天 15g，肉苁蓉 15g，阳起石 10g，锁阳 10g，海马 1 条、蚕蛾公 6g，柴胡 10g，赤芍 15g，枳壳 10g，蛇床子 10g，蜈蚣 1 条、蜂房 10g，川牛膝 10g，丹参 10g，日 1 剂，水煎分 2 次温服，21 天为 1 疗程。适用于肾阳不足，肝郁血瘀证阳痿。

③阳痿外治方（何兴智传唐业建验方）　急性子、韭菜子、淫羊藿、小茴香、肉桂各 30g，白酒 60ml。将上 5 味碾碎，混匀，无需过筛，此为一剂药的量。用时将药粉置碗中，加入白酒浸透 10 分钟，然后于砂锅中文火炒热，用于抓药使之手指缝不滴水为度，趁热取出分为 2 等分，装入备好之布袋内，分别敷于命门穴、关元穴部位，外用纱带固定。每晚睡前敷药，次日早上取下，1 剂药可连续使用 3 次，下次用时加入适量白酒炒热再敷。适用于阳痿病。

（2）针灸疗法

①取肾俞、命门、三阴交、足三里、关元、八髎。每次选 3～5 穴，毫针刺用补法，或针灸并用。

②耳针，可选精宫、外生殖器、睾丸、内分泌中刺激。每次取 2～3 穴，留针 5～15 分钟，每日或隔日 1 次，10 次为 1 疗程。

（3）敷脐疗法　取小茴香，炮姜。共研细末，加食盐少许，以少许人乳调和（亦可用蜂蜜或鸡血代替），敷于肚脐，外用胶布贴紧固定，5～7 天后弃去。

（4）饮食疗法

阳痿主要与肾、脾、心、肝等脏器关系密切。用药膳食疗，把美食与药疗融为一炉，别具特色。不仅可享口福，且有少伤胃气之虞，古人有"先以食疗，后言药治"、"药补不如食补"之说。但须辨证论食。

①羊肾韭菜粥　取羊肾 1 对，羊肉 100g，韭菜 150g，枸杞子 30g，粳米 100g。将羊肾对半切开，去白色筋膜和臊腺，洗净，切成钉状；羊肉、韭菜洗净切碎。先将羊肾、羊肉、枸杞子、粳米放锅内，加水适量，文火煮粥，待粥熟时放入韭菜，滚沸后出锅。准备食用时可以加少许盐和味精调味。每日 1 剂。可补益脾肾，温中壮阳，适用于房劳虚损，肾阳虚引起的阳痿。

②附姜焖狗肉　狗肉 500g，切成小块，过油，加熟附片 15g，生姜 100g，水两碗，文火煮约 1～2 小时，加盐及配料。分早、晚两次服食。适用于肾阳亏损之阳痿。感冒、内热者忌食。

③虫草炖胎盘　冬虫夏草 10～15g，鲜胎盘 1 个。将胎盘洗净切成块，文火与冬虫夏草共煮，炖熟后稍加佐料食用。可大补气血，兴阳起痿，适用于肾虚阳痿。

④桂圆肉莲子炖羊肉　羊肉 160～250g，桂圆肉 25g，莲子 30g，另加生姜 5 片除膻味，加水两小碗，隔水炖 1 小时左右。调味服食时，可佐酒一杯。适用于心脾亏损之阳痿。

⑤虾仁煨羊肉　羊肉 250g，洗净切块，加清水微火煨炖，待七成熟时加虾仁 25g，生姜片、食盐、味精少许，调味食用。可补肾助阳，适用于老年人肾虚阳痿。

⑥穿山甲佛手煲鸡蛋　穿山甲 12g，佛手 20g，鸡蛋 2 个加水同煮，蛋熟后去壳，取蛋再煎 15 分钟，吃蛋饮汤，隔日 1 次，连用半月。三物合用，能散郁结，补精气，鼓阳道，适用于肝气郁结之阳痿。

⑦麦芽薄荷墨鱼汤　生麦芽 50g，鲜薄荷 20g，墨鱼 160g，生姜 6g，

鲜玫瑰花 30g（布包）。生麦芽、玫瑰花加水煮沸，放墨鱼，后放薄荷，沸几沸，去玫瑰花，加油、盐调味为汤。服食佐酒饮。适用于肝郁不舒之阳痿。

⑧子鸡乌龟汤　取未产过蛋、重约 1000g 的子鸡 1 只，去毛及内脏；另取重约 500g 的乌龟 1 只，去甲；白胡椒 9g，红糖 500g，装入鸡腹腔内，置于砂罐中，加白酒 1000mL，加盖，并用泥封固，加文火煨至肉烂为度，食汤和肉，2～3 天吃完。隔 15 日如法配服。可补肾滋阴，适用于肾阴亏虚之阳痿。

⑨猪苓车前田螺汤　猪苓 30g，车前子 30g，田螺 250g（用清水漂洗一、二天，打碎）。三药煲汤，调味饮食之。适用于湿热下注之阳痿。

⑩杞叶羊肾汤　枸杞鲜叶 250g，羊肾 1 对，葱白 15 茎，生姜 3 片，食醋适量。羊肾剖开去筋膜洗净切片，再与其他 4 味一起煮汤服用。每日 1 剂，佐膳食用，可以常吃。补肾气，益精髓，适用于腰酸阳痿。

（五）预后转归

大多预后良好，经过适当的治疗调养，一般可以治愈，但疗程长短不一。部分患者特别是伴有某些疾病者，治疗难度较大，预后不佳。

（六）预防与调护

1. 鼓励患者积极参加文体活动，树立治愈疾病的信心，保持心情舒畅。

2. 普及性教育，节制性生活，戒除过度手淫。

3. 生活规律，劳逸结合，不酗酒、不吸烟。

4. 寻找病因，积极防治原发疾病，勿滥用药物。

二、名家医案借鉴

1. 黄振鸣医案——命门火衰型阳痿

潘某，男，29 岁。

初诊日期：1977 年 2 月 23 日。

主诉：阳事不举 2 年余。

现病史：2 年前开始阳事不举，有时滑精，腰以下怕冷，心悸气短，失眠多梦，健忘耳鸣。曾服中西药治疗未效，转我科治疗。形体略胖，精神倦怠，表情苦闷，气短乏力，语言低微。

查体：舌淡，苔滑，脉细无力，尺脉沉迟。

诊断：阳痿（西医：勃起功能障碍）。

辨证：肾精亏损，命门火衰。

治法：温肾益精，峻补命门。

方药：培元汤加减。肉苁蓉 30g，熟地黄 30g，枸杞子 15g，女贞子 18g，菟丝子 12g，山茱萸 12g，补骨脂 12g，仙灵脾 12g，锁阳 15g，巴戟天 12g。水煎服，5 剂。

二诊（3 月 1 日）：药后，睡眠转佳，头晕气短，腰酸怕冷等诸症明显好转，阴茎勃起有力，已无遗精。此为肾之阴阳渐复，仍守原方续服。

三诊（4 月 6 日）：出差 20 日，因路途较远，工作繁忙，劳碌奔波，致近 10 多日又见遗精，精神疲乏，头晕耳鸣，阳事不举，此为过劳伤肾之故。

处方：巴戟天 12g，仙灵脾 12g，阳起石 30g，补骨脂 12g，菟丝子 12g，锁阳 12g，枸杞子 12g，肉苁蓉 30g，熟地黄 30g。14 剂，水煎服。

药后诸症消失，阳事能举，且举而有力，多日未见遗精，精神振作，面唇红润。嘱其服十全大补丸，每日早晚各 1 丸，10 日为 1 疗程，共服 2 疗程。

于 1981 年 6 月 3 日门诊随访，经上法治疗后，身体一直健康，能胜任重体力劳动，且形体较前健壮。

按语：阳痿，即阴茎萎缩，不能勃起，或虽能勃起，甫交即泄，终至不能兴举。《类证治裁》谓，男子二八而精通，八八而精绝，阳密则固，精旺则强。肾之精气充盛，阳道健全，乃能有子。若肾气本虚，或少年斲伤太早，或壮年房室不节，或因惊恐所伤，使肾气受损，水虚则其阴亏损，火衰则元阳不固，皆可使阳事不举，或早泄而萎，此阳痿发于肾者。亦有因抑郁伤肝，肝气不舒，或湿热下注，或水不涵木，使肝经气血失荣而致阴茎萎缩。本例为肾阴阳两亏之阳痿证，故治疗上采用温肾益精，峻补命门之培元汤。方中用熟地黄、女贞子、山茱萸滋阴补肾；加肉苁蓉取其甘酸咸温入肾，补命门火，填精益髓；锁阳甘温补肾，益精兴阳；巴戟天甘辛微温入肾，补肾壮阳；淫羊藿辛香甘温入肝肾，补命门益精气；菟丝子、破故纸甘和平，壮阳益精，枸杞子甘平，清肝滋肾，益气生精助阳。诸药共合，使肾之阳回阴充，精生则愈。即《素问·生气通气论》云："阴平阳秘，精神乃治"。

[黄振鸣. 奇难杂症. 广东科技出版社，1983；130～131]

2. 徐福松医案——惊恐伤肾型阳痿

杨某，43岁，经商。

初诊日期：1996年10月21日。

主诉：失眠10年，勃起困难3年。

现病史：患者长期过度劳心，夜难安寐。3年前一次婚外情时受惊吓，配偶吵闹，婚姻危机，遂致夜不能寐，勃起困难，阳痿早泄，叠用补肾壮阳药，病情有增无减，乃来就诊。刻下症见：彻夜难眠，勃起维艰，甫门而萎，胆怯多虑，心悸易惊，大便溏薄，畏寒乏力。

查体：舌尖红，苔薄白，脉沉细。

诊断：不寐、阳痿（西医：失眠、勃起功能障碍）。

辨证：惊恐伤肾，肝脾两虚。

治法：镇心安神，健脾益肾。

方药：安神定志丸加减。人参6g，煅龙骨15g先煎，煅龙齿15g先煎，煅牡蛎20g先煎，白术10g，白芍10g，石菖蒲3g，炙远志10g，茯苓10g，茯神10g，五味子10g，炒酸枣仁10g，炙甘草3g。并嘱早服归脾丸6g，晚服天王补心丸6g。

三诊：共进28剂，诸证改善。再以原法巩固2个月，性事逐渐恢复，夫妻和解，重归于好。

按语：《医述·阳痿》引王节斋论："经曰：肾为作强之官，伎巧出焉；藏精与志者也。夫志从土从心，志主决定，心主思维，此作强之验也。心为君火，肾为相火，心火一动，相火随之亦动。即所谓火动乎中，必摇其精，故人有所感，必先动心，心火动则欲火动，方有阴茎勃起，男女交媾。"因长期失眠而致阳痿者，临床不乏其人。人之寝寐由心主宰。宋代邵康节说："大惊不寐"、"大扰不寐"、"大喜不寐"，说的是五志过极是长期失眠重要的直接原因。心神不宁，神不安宅，或由心及脾，或由心及肾，或由心及胆，皆可形成顽固失眠性阳痿。喻嘉言所谓"心为情欲之府"是也。无论是归脾汤之治心脾气虚性阳痿，天王补心丹合交泰丸之治心肾不交性阳痿，或安神定志丸之治心胆气虚性阳痿，总以治心为其始末，心宁则神安，神安则归宅，归宅则思情欲矣。

[金保方，李相如，周翔. 徐福松教授辨治阳痿经验. 南京中医药大学学报，2008，24（5）：293]

3. 徐福松医案——肝气郁结型阳痿

武某，44 岁。

初诊日期：2001 年 5 月 20 日。

主诉：阴茎勃起困难月余。

现病史：因心情郁闷，与妻不和半年余。近月来阴茎勃起困难，性欲低下，伴胸闷不畅，两胁胀满，时有嗳气，食欲减退，二便调畅。

查体：舌苔薄白，舌质略红，脉象细弦。

诊断：阳痿（西医：勃起功能障碍）。

辨证：肝郁不舒，肾阴亏虚，宗筋不畅。

治法：疏肝解郁，滋阴补肾，调畅气机。

方药：醋柴胡 10g，制香附 10g，广郁金 12g，白芍 15g，合欢皮 15g，青皮 10g，陈皮 10g，白蒺藜 30g，山茱萸 15g，五味子 3g，生甘草 6g。水煎服，每日 1 剂，连服 7 天。

患者于 2 月后来诊，述服上药 7 剂后病已痊愈，未再服药。

按语：《杂病源流犀烛》云："又有失志之人，抑郁伤肝，肝木不能疏泄，亦致阴痿不起。"肝为刚脏，主疏泄，性喜条达，可能包括阴茎勃起和射精功能在内。当今男人多郁证，心理障碍者司空见惯，似与肝气悒郁不舒，疏泄功能失常有关。故阳痿常有从肝论治者，非从肾治疗所能奏效。沈氏达郁饮为常用治痿名方，白蒺藜治阳痿源出于此。《古今医案按》白蒺藜用量竟达 1 斤之巨，可见本品非多用重用，不足取效。又肝主筋，主运动，为"罢极之本"。前阴为宗筋之所聚，临床所见劳累过度，而导致阴茎难以勃起等现象，似与肝筋罢极有关。沈氏达郁饮加当归、白芍、枸杞子等，治慢性肝炎、乙肝携带并发之阳痿，取其理气养血，刚柔并济，不失为消补兼施治痿之变法。

[金保方，李相如，周翔. 徐福松教授辨治阳痿经验. 南京中医药大学学报，2008，24（5）：293]

4. 沈绍功医案——湿热下注型阳痿

齐某，男，29 岁。

初诊日期：2004 年 8 月 12 日（立秋）。

主诉：阴茎性交时挺而不坚 2 年余。

现病史：婚前有手淫史，婚后 2 年余由于精神紧张，性交时挺而不坚，到阴道口即萎软不起。阴囊潮湿，腰背酸楚，少腹胀坠，溲溺色黄，淋漓不尽，腑行不畅，大便奇臭，纳寐尚调。久服壮阳之品，依然萎软不坚，其苦难言。

查体：精神不振，面色萎黄，苔薄黄腻，舌质较红，脉来濡软。

诊断：阳痿（西医：勃起功能障碍）。

辨证：湿热下注，任督不畅。

治法：清利湿热，调畅任督。

方药：《医学正传》三妙丸加减。茵陈 10g，泽泻 10g，炒苍术 10g，生黄柏 10g，川牛膝 15g，生薏苡仁 10g，川芎 10g，葛根 10g，川续断 10g，车前子 30g（包煎），莱菔子 10g，丹参 30g，川楝子 10g，泽兰 10g，草决明 30g。上方每日 1 剂，水煎分 2 次服，药渣加 20 粒川花椒再煎第 3 次，坐浴 15 分钟。

二诊（8 月 12 日）：连用 7 剂后，阴囊已不潮湿，小便较前通畅，阳痿已见改善。湿热渐清，再佐揭盖利尿法，加速湿热之泄，上方加桑白皮、全瓜蒌。如法连续用 14 剂。

三诊（8 月 27 日）：阴囊不潮，阳痿明显好转，已能较顺利进入阴道，腰背酸软、少腹胀坠已除，两便已调，苔薄黄，质淡红，脉弦细。湿热已清，任督得畅，前方改为每晚服 1 煎，坐浴如旧。嘱服药巩固 1 个月后，改服三妙丸，戒烟少盐，放松精神，未再复诊。

按语：本案阳痿一派湿热下注之象，而无肾亏表现，故治法上以清热为主，调畅任督为辅，投三妙丸，加茵陈、泽泻、生薏苡仁，加大利湿之力。沈师利湿常有三个重要辅佐，一是活血以利湿，用泽兰、丹参之类；二是消导以利湿，用莱菔子、木香之类；三是宣肺通腑以利湿，用桑白皮、全瓜蒌之类。

腰背酸楚、少腹胀坠系任督失畅，沈师调畅冲任运用升降之枢，上行川芎，下降牛膝，加入引经之品，川续断、葛根入督脉，川楝子入任脉。

便黏奇臭系湿热实证，沈师遵古"通因通用"，投以全瓜蒌、莱菔子、草决明通腑之品，大便转调。

治疗阳痿切忌一味壮阳补肾，仍应发挥辨证论治优势，见其证，立其法，投其药，方能奏效。

[韩学杰. 沈绍功验案精选. 学苑出版社，2006：156～157]

5. 王智贤医案——心脾两虚型阳痿

王某，男，34岁，干部

主诉：勃起不佳间作3年余。

现病史：3年前，因写一份材料，劳思多日，昼夜冥想，终于在1周后完成，但突然出现阳痿，当时亦未求治，1月后恢复正常。至此每因思虑劳作，过于疲倦时，总要出现阳痿，适当休息后，又恢复正常。曾求医按阳痿证服药治疗，均未见效。刻下症见：神情忧虑，疑有大病在身，常觉精神疲倦，记忆锐减，失眠多梦，食欲不佳，面色不华。

查体：脉细无力，舌淡苔白。

诊断：阳痿（西医：勃起功能障碍）。

辨证：心脾两虚。

治法：补益心脾。

方药：人参10g，生黄芪20g，怀山药20g，莲子肉10g，五味子10g，巴戟天15g，仙灵脾12g，远志10g，阳起石10g，肉苁蓉10g。3剂，水煎服，日1剂，分2次服。

又给病人心理上作了安慰，说明此非大病，劝其不必过虑，很快可以治愈，并针足三里、神门、肾俞、次髎各1次。

二诊：行房时阴茎有所勃起，但举而不坚，服药初效，说明对症尚可。查病人诸症存在，脉与前同，唯精神较前振奋，原方不更，再连服5剂。

三诊：日来见效甚著，房事基本正常，仍有失眠、多梦、食欲欠佳之象，还需治本以巩固前效，原方又加合欢皮30g，珍珠母20g，薏苡仁10g，鸡内金10g，再进3剂。针神门、足三里各1次。

此后患者再未来诊，半年后相遇，诉说一切均已正常。

按语：本例所治方是自拟方，其中人参能鼓舞正气，增强抗力，通治男妇一切虚损症，常用于抢救气虚欲脱、出血、亡阳、脉微欲绝之危重症。本品能补五脏，益心脾，现代研究人参能促进性腺机能，兴举阳器，加强性欲能力。黄芪乃补气要品，与人参配伍，补益心脾之效更彰，是一味滋补佳品。无论哪一脏虚弱，均可用之。现代研究本品有雄激素的作用，有催情效果，使动情期延长。这里用它旨在补心脾，举阳器。山药补脾益肾，壮五脏，强筋骨，助参芪之力奏效更彰。远志可益智慧，定心气而补不足，在心脾劳损所致之阳痿中亦为治本之品。五味子补养心肾，收敛固泄，治阳痿滑精，遗精遗尿，健忘失眠等均效。现代研究，本品能增强神经系统的兴奋性，改善智力活动。淫羊藿、巴戟天、肉苁蓉、阳起石等补肾壮阳。神门穴乃手少阴心经原穴，有安神、定志、宁心、通络，调理心气等作用。足三里乃调理脾胃，补益心气，是一个通补通调的好穴。二穴合用可起到很理想的补益心脾作用。次髎为通经活络，调补下焦之要穴，大凡男女生殖系统疾病均可应用。肾俞是肾气传输之处，可益精髓，壮阳器，旺盛性机能。以上四穴合用，可谓标本兼治。

[王智贤. 三十种病治验录. 山西科学教育出版社，1987：94～95]

（陈德宁）

第九节 早 泄

早泄是指性交时间极短，甚则在阴茎尚未插入阴道前即已射精，以致不能继续进行性交的一种病症。临床上早泄常与阳痿、遗精等病症并见，治疗上可同时兼治。

一、临证思辨与治疗

（一）病因病机

1. 肝经湿热 平素性情急躁易怒，或情志抑郁，所愿不遂，气结日久，化热伤肝；兼过食肥甘厚腻，过量饮酒，酿生湿热，蕴结于肝，下注阴器，扰动精室而致早泄。

2. 阴虚火旺　素体阴虚或热病伤阴，或劳倦过度，耗损真阴，或房事不节，色欲过度，竭其阴精，阴虚火旺，相火扰动，精随热动，导致早泄。

3. 肾气不固　先天禀赋不足，后天体弱多病，或劳伤肾气，或频繁手淫，过早婚事，戕伐太过，以致肾气虚衰，封藏不固，精关失守而致早泄。

4. 心脾两虚　忧思过度，伤心耗血，饮食不节，伤及脾胃，心脾气虚，统摄无权，精易外泄，导致早泄。

病因病机示意图

肝经湿热──→扰动精室
阴虚火旺──→精随热动
肾气不固──→精关失守 ┝──→ 早泄
心脾两虚──→统摄无权

（二）诊断思维

1. 辨病思维

（1）诊断要点

①症状

早泄的诊断目前主要根据临床表现。凡具有以下两者之一即可诊断为早泄。

a. 阴茎插入阴道前出现射精，或在插入阴道后 1 分钟内射精。

b. 射精发生在持续时间，但性交持续时间短，性功能正常的妻子至少在 1/2 的性交机会中达不到性高潮，不能得到性的满足。

临床上若见患者自觉性交时间不够长，没有达到预想中的效果，而又无任何不适者，不能诊断为早泄。

②体征

多无明显临床体征。

③辅助检查

a. 现病史询问　经过面谈和性生活的调查，进行精神、心理学分析。

b. 阴茎生物感觉阈值测定法　评价阴茎背神经向心性传导功能和脑神经中枢的兴奋性。

c. 进行泌尿科常规检查和必要的实验室检查来判定泌尿生殖器官炎症。

（2）鉴别诊断

早泄需与阳痿、遗精相鉴别。

早泄与阳痿、遗精鉴别表

	早泄	阳痿	遗精
勃起功能	正常	障碍	正常
性交时间	短	不能性交	正常
无性交状态泄精	否	否	是

2. 辨证思维

（1）分清虚实　早泄有虚实之分，实证早泄多为湿热所致，多见于体健年少者；虚证多为肾、心、脾等脏亏损所致，多见于久病体衰者。

（2）详查病情　早泄与精神心理因素及男女双方性生活协调与否有密切关系，应详细了解患者有关心理和性生活情况，必要时还要向女方详细了解，以便针对具体情况，采取相应的治疗方法。

（3）正确辨证　肝经湿热者，多伴有性欲亢进，头晕目眩，口苦咽干，心烦易怒，脉弦数等症；阴虚火旺者，多伴有阳事易举，腰膝酸软，心烦不寐，潮热盗汗等症；肾气不固者，多伴有性欲减退，阳事不兴，腰膝酸软，小便清长等症；心脾两虚者，多伴有面色不华，肢体倦怠，失眠多梦，心悸胸闷，食少便溏等。

（三）治则思维

以调理精关为要，强调辨证论治，并注重心理辅导，给予性生活指导，并适当应用性行为疗法。

（四）治疗方案

1. 辨证论治

（1）肝经湿热

证候：性欲亢进，泄精过早；伴头晕目眩，口苦咽干，心烦，小便黄赤，或淋浊，阴痒；舌质红，苔黄腻，脉弦数。

辨证：肝火妄动，则性欲亢进；精关受灼，约束无能，故泄精过早；肝火上炎，上扰清阳，故头晕目弦，口苦咽干；火扰心神，故心烦；湿热下注，故小便黄赤、淋浊、阴痒；舌质红，苔黄腻，脉弦数均为肝经湿热之象。

治则：泻肝经湿热。

主方：龙胆泻肝汤加减。

处方举例：龙胆草 5g，黄芩 10g，山栀 10g，柴胡 10g，木通 5g，车前子 15g（包煎），泽泻 15g，当归 10g，生地黄 20g。

（2）阴虚火旺

证候：阳事易举，早泄遗精，伴虚烦不寐，腰膝酸软，潮热盗汗；舌红，苔少，脉细数。

辨证：肾精过耗，阴虚阳亢。虚热扰心故虚烦不寐，阳事易兴；肾虚则府失所养，故腰膝酸软；火扰精室，封藏失固，故早泄遗精；潮热盗汗；舌红，苔少，脉细数均为阴虚内热之象。

治则：滋阴降火。

主方：知柏地黄丸或大补阴丸加减。

处方举例：知母 10g，黄柏 10g，生地黄 20g，山药 15g，山茱萸 15g，茯苓 15g，牡丹皮 10g，泽泻 10g，金樱子 15g，龙骨 30g，牡蛎 30g。

（3）肾气不固

证候：性欲减退，早泄滑精，甚至阳痿；伴腰膝酸软，小便清长，夜尿多；舌淡，苔白，脉沉弱。

辨证：肾气虚弱，命火不足，故性欲减退，腰膝酸软；肾阳虚衰，气化失司，故小便清长，夜尿多；肾气不固，封藏失职，故早泄滑精，甚至阳痿；舌淡，苔白，脉沉弱均为肾气不固之象。

治则：补肾固精。

主方：金锁固精丸或金匮肾气丸加减。

处方举例：沙苑子 20g，莲须 15g，山药 20g，山茱萸 15g，煅龙骨 30g，煅牡蛎 30g，芡实 30g，金樱子 20g。

（4）心脾两虚

证候：早泄遗精；伴肢体倦怠，面色不华，形体消瘦，心悸气短，健忘多梦，食欲不振；舌淡，苔白，脉细弱。

辨证：心虚则神气浮弱，脾虚则气陷不摄，故一有交合则神虚气耗而发早泄遗精；心脾气血不足，头面肢体肌肤所养，故伴肢体倦怠，面色不华，形体消瘦；心气虚则心悸气短；脾虚运化无力，故食欲不振；心脾俱虚，心神失养，故健忘多梦；舌淡，苔白，脉细弱均为气血不足之象。

治则：补益心脾。

主方：归脾汤加减。

处方举例：党参 20g，黄芪 20g，白术 15g，当归 10g，茯苓 15g，远志 15g，酸枣仁 20g，木香 5g，龙眼肉 15g，大枣 10g，炙甘草 5g。

2. 其他疗法

（1）中成药

①金锁固精丸，每次 9g，每日 2 次。适用于肾虚精关不固型早泄。

②五子衍宗片，每次 6 片，每日 3 次。适用于肾虚精亏型早泄。

（2）验方

①壮阳汤（《秘本种子金丹》验方）　蛇床子、地骨皮各等份。用法：煎汤熏洗阴茎，并用手擦，每日熏洗数次，洗时令阴茎勃起为佳。功效温肾壮阳。适用于肾阳不足之早泄。

②固精止泄汤（陈德宁验方）　黄芪 30g，党参 20g，白术 15g，莲子 20g，莲须 15g，芡实 30g，金樱子 20g，沙苑子 15g，菟丝子 20g，覆盆子 10g，五味子 10g，煅龙骨 30g，煅牡蛎 30g，黄柏 5g，甘草 5g。功效补肾益气固精。适用于脾肾气虚，精关不固之早泄。

③知柏三子汤（《当代名医临证精华》验方）　知母、黄柏、金樱子、枸杞子各 10g，五味子 6g。用法：水煎，每日 1 剂，煎 2 次和匀，早晚分服。或研细末，炼蜜为丸，每粒 10g，每次 1 粒，每日 2 次。功效滋阴泻火，补肾固精。适用于早泄属肾阴不足，相火偏旺者。

④补肾活血汤（《名医验方选》验方）　熟地黄、何首乌、枸杞子、党参、黄芪各 15g，茯苓、牛膝、当归、麦门冬、石菖蒲 10g。水煎，每日 1 剂，分 2 次服。功效滋阴补肾，养血活血。适用于肾虚不固所致的早泄。

⑤柴胡疏肝散（《景岳全书》验方）　柴胡、陈皮各 6g，川芎、枳壳、白芍、香附各 4.5g，炙甘草 1.5g。水煎，每日 1 剂，分 2 次服。功用疏肝解郁，调气和血。适用于情志不遂，肝郁不舒，气滞络阻所致的

早泄。

（3）针灸疗法

取肾俞、志室、命门。毫针刺用补法，并用灸法。

（4）外治疗法

①九天灵应散（《万病回春》验方）　蛇床子 15g，五倍子 10g，炮附子 10g，露蜂房 10g，丁香 5g，远志 10g，石菖蒲 10g，冰片 3g。将上药水煎后趁热熏洗阴茎，刺激阴茎时应用 Semans 氏法。刺激阴茎至快要射精的程度，然后停止刺激，直到兴奋高潮减退再刺激阴茎，如此反复进行。刺激过程在药液中进行。若性交时，开始阶段外用避孕套。治疗 2 周为 1 疗程。

②固精酊（曾庆琪验方）　丁香、细辛各 5g，川花椒、肉桂、海螵蛸、罂粟壳、蛇床子各 10g，龙骨 30g，以 95％酒精浸泡 10 天，过滤去渣取上清液，装瓶备用。嘱同房前 30 分钟喷涂阴茎龟头，行房前用温水洗去。连用 3 次见效，6 次告愈。

③辛香酊（周午平验方）　丁香、细辛各 20g，浸入 95％乙醇 100ml内 15 天后，以浸出液涂阴茎龟头部位，涂药 3 分钟后，可行房事。

④外洗方（肖振辉验方）　五倍子 20g，文火煎煮 30 分钟，再加入适量温水，熏洗阴茎龟头，每晚 1 次。

（5）饮食疗法

①羊肾两只，羊肉 100g，枸杞子 10g，加大米适量及调味品煮稀饭吃，每日 1 次，连吃 5～7 天。

②猪肾一对，剖开，去臊腺，将胡桃肉 10g，山茱萸 9g 或杜仲 10g，补骨脂 8g，纳入肾中，用白线扎好，加水及佐料煮熟，吃猪肾喝汤，去药渣。隔日 1 次，连服 5 次。

③麻雀蛋两只，虾米 10g，菟丝子、枸杞子各 10g。两味中药用布包，加水煮熟，弃药渣后食用。每日一次，连服 10～15 天。

④白鸽一只，去毛及内脏，枸杞子 24g，黄精 50g，先炖或蒸熟食用。或用鸽蛋 2 个，去壳，加桂圆肉、枸杞子 15g，五味子 10g，置于碗内，加水蒸熟，食用，每日 1 次，连服 3 日。

⑤核桃仁 200g，用豆油炸酥，加糖适量研磨，成为乳剂或膏剂，1～2 天内分次吃完。或核桃仁 100g，加大米适量煮粥，放入糖少许，1 日内

分两次服，连服 1 周。

⑥泥鳅，放清水中，待排尽肠内污物，洗净，取 100g，置油锅内煎至金黄色，加水约二碗，放虾仁 25g，共煮汤吃。每日 1 次，连服一周。

（五）预后转归

早泄多由精神因素造成，若能及时治疗，正确辨证论治和运用心理及其他疗法，往往可使性交时间逐渐延长，性生活逐渐和谐，直至早泄现象完全消失，其预后较好。但若不能及时治疗，甚至由于精神紧张恐惧而使病情加重，导致阳痿，其预后较差。

（六）预防与调护

1. 加强性知识教育，普及性卫生知识。
2. 注意选择性生活适宜的时间和环境。
3. 患者应消除紧张情绪，夫妻双方相互体贴，积极配合治疗。
4. 清心寡欲，房事有节，戒除手淫恶习。
5. 饮食清淡，忌辛辣、肥甘厚味和酗酒。
6. 加强体育锻炼，增强体质，增加营养。

二、名家医案借鉴

1. 张新堃医案——肝经湿热型早泄

茅某某，男，27 岁。

初诊日期：1998 年 9 月 12 日。

主诉：射精过快 1 年余。

现病史：患者结婚 3 年，开始夫妻生活尚可，平素性格内向，喜酒。近 1 年多来，时间越来越短，为此多方医治，服补肾固精之品不少，病无起色，反至乍交即泄的程度，并且感觉不到射精快意，反有茎中涩痛之感。

查体：舌红，苔黄腻，脉数弦滑。

诊断：早泄（西医：早泄）。

辨证：肝经湿热。

治法：泻肝经湿热。

方药：龙胆泻肝汤化裁。龙胆草 6g，山栀 10g，黄芩 10g，土茯苓 30g，泽泻 10g，木通 5g，甘草梢 6g，生地黄 15g，柴胡 10g，车前子 10g（包煎），枳椇子 15g，琥珀 4g（吞服）

服上方 10 剂，黄腻苔退，脉象渐缓。前方改山栀炒 6g，龙胆草 4g，加龙骨 15g，7 剂。嘱禁酒并授心情及房事调适法。

三诊后初愈，配知柏地黄丸合金水宝适时同服以善后。随访满意。

按语：朱丹溪曰："主闭藏者肾也，司疏泄者肝也，二脏皆有相火而系于心"，本案乃肝郁化火伤阴，内生湿热，下迫精窍，肾关失司所致。唯泻肝经郁火，清下焦湿热，才能邪去正安。龙胆泻肝汤泻中兼疏，降中有升，生克有制，寓意深刻。添枳椇子为解酒湿，除烦安五脏，琥珀宁神渗湿，土茯苓入肝经，利湿解挛急，少佐龙骨使通中有固，肾关开阖复常。善后所服对阴虚生湿热者，确能提高夫妻生活质量。

　[张新堃. 龙胆泻肝汤治疗男科病验案四则. 黑龙江中医药，2001，(6)：36]

2. 沈绍功医案——湿热下注型早泄

李某，男，24 岁。

初诊日期：2003 年 3 月 28 日（春分）。

主诉：早泄一月余。

现病史：患者平素体健，嗜食肥甘，贪杯饮酒，一月前饮酒后出现早泄，性交时间均不足两分钟，因羞于启齿未能及时诊治，刻下症见：性欲亢进，口苦而黏，急躁易怒，阴囊湿痒，阴茎及睾丸时有胀痛，小便黄赤，大便不畅。

查体：舌红质黯，苔黄腻，脉弦数。

诊断：早泄（西医：早泄）。

辨证：湿热下注，精关失司。

治法：清肝利湿，化瘀通络。

方药：《医学正传》三妙丸加味。茵陈 15g，泽泻 15g，炒苍术 10g，生薏苡仁 15g，黄柏 10g，川牛膝 15g，丹参 30g，王不留行子 15g，蛇床子 10g，泽兰 15g，赤芍 10g，牡丹皮 10g，生牡蛎 30g，炒橘核 30g，川楝子 10g，生山楂 20g

上方每日 1 剂，水煎分 2 次服；第 3 煎加花椒 20 粒，坐浴 20 分钟，每晚 1 次。连服 2 周后，性交持续时间明显延长至十余分钟，性欲亢进明显缓解，口苦、急躁、易怒、阴痒、阴茎及睾丸胀痛均消失，小便转清，大便通畅，惟口黏、阴囊潮湿尚存。肝阳上亢之证消除，湿热之证尚存，上方加生龙骨、海蛤壳、车前子清热利湿，肉桂引火归元。继服 2 周后，余症均消失，舌苔、脉象亦正常。嘱服三妙丸巩固，未再复诊。

按语：《秘本种子金丹》云："男子玉茎包皮柔嫩，少一挨，痒不可当。故每次交合阳精已泄，阴精未流，名曰鸡精。"鸡精即早泄，是性交时间极短即行排精，甚至性交前即泄精，以至不能正常性交的一种疾病。清代沈金鳌《沈氏尊生书》曰："未交即泄，或乍交即泄"，皆为此意。此案患者素食肥甘厚味，湿热内停，随经流注肝经，扰动精关，且患者年轻气盛，相火偏旺，易助湿热扰动精室，致精关失司，出现早泄。故以三妙丸加茵陈、泽泻、川楝子清利肝经湿热；以黄柏、牡丹皮、泽泻清泻相火，降低性欲；用丹参、王不留行子、泽兰、赤芍、牡丹皮、炒橘核化解肝经瘀滞，以助湿邪分离；以蛇床子温阳化湿；以生山楂消食化瘀；以生牡蛎潜阳祛痰。诸药合用，共达泻肝火、利湿热之功，圆满解决早泄之患。

[韩学杰. 沈绍功验案精选. 学苑出版社，2006：150～151]

3. 陈沛嘉医案——阴虚火旺型早泄

张某，男，37 岁。

初诊日期：1964 年 3 月 16 日。

主诉：射精过快 6 月。

现病史：既往身体健康。自去年 7 月起，因左侧肾结石手术后，体力未复，近半年出现早泄、遗精、性欲淡漠，西医治疗无效。近来身体消瘦，眩晕，心悸，潮热盗汗，咽干，多梦，遗精每周 3～4 次，甚则白昼流精，同房早泄，阴茎隐痛，便秘溲赤。

查体：舌红少津，苔光剥，脉细数。

诊断：早泄（西医：早泄）。

辨证：阴虚火旺。

治法：滋阴泻火。

方药：黄芩 3g，天门冬 9g，麦门冬 9g，地骨皮 9g，生地黄 15g，山栀 9g，赤芍 9g，赤茯苓 9g，石莲子 20g，五味子 9g，木通 3g，黄柏 3g，鲜竹叶 15 片。

二诊（4月10日）：服7剂药后白天流精已愈，梦遗每周1次，兼症悉减。舌质红，脉细数。再拟滋阴补肾为治。

处方：黄柏6g，知母9g，生熟地黄各12g，龟甲12g，女贞子15g，赤芍10g，山药18g，牡丹皮9g，石莲子15g，何首乌15g，玉竹15g，肉桂3g。

服20剂后观察年余，身体康复，遗精、早泄未见再发。

按语：阴虚火旺，水火失于既济，火扰精室，精关失固，故梦遗早泄，诸症并作。肾阴亏于下，心火炎于上，故用生地黄、天麦门冬滋阴清热、壮水之主，用导赤散合山栀、赤茯苓清降心火，复佐少量黄柏、黄芩苦味坚其阴，地骨皮清其虚热，赤芍凉其血热，石莲子、五味子秘其精气，故药仅七剂，而诸症悉减。待虚火渐清，更加龟甲、女贞子、何首乌、玉竹等滋阴补肾，以图其本。

〔史宇广，单书健. 当代名医临床精华·男科专辑. 北京：中医古籍出版社，1992；56～57〕

4. 陈宝贵医案——肾阳虚衰型早泄

吴某，男，29岁。

初诊日期：1977年9月19日。

主诉：射精过快2年。

现病史：结婚两年多未孕。婚后即早泄，阴茎虽勃起有力，但不能耐久。小腹发凉。

查体：舌质淡，脉细。

诊断：早泄（西医：早泄）。

辨证：肾阳虚弱。

治法：温肾助阳。

方药：熟地黄20g，山药15g，干姜18g，熟附子10g，肉桂10g，桑螵蛸15g，炒刺猬皮10g，淫羊藿10g，肉苁蓉12g，狗脊12g，巴戟天10g。3剂，每日1剂，水煎服。

二诊（9月23日）：服药后平稳，小腹觉热。去山药，加熟地黄30g，锁阳10g；服2剂。

三诊（9月25日）：症见好转，纳呆，加炒谷芽、麦芽各10g。

四诊（9月29日）：上方加金樱子12g，炒芡实15g，共为细面，炼蜜为丸，每丸重10g，每日2丸。服药1月痊愈。

按语：本案早泄，为肾阳虚弱之证，故治疗以温补肾阳之法。二诊时去山药，加重熟地黄用量，又加锁阳，更加重了温补之力，诸症好转之后，加入收敛之品丸剂缓图，药中病机，故两年之疾，一月而愈。

［戴西湖，刘建华. 古今男科医案选按. 北京：华夏出版社，1990：72～73］

5. 杨志明医案——心脾两虚型早泄

高某某，男，25 岁。

初诊日期：1981 年 7 月 4 日。

主诉：射精过快 2 年。

现病史：2 年前，新婚入房，精神紧张未及阳举即精泄，多方求治皆罔效。刻诊：体倦神疲，心烦，失眠，盗汗，纳少，面色不荣。

查体：苔少质微红，脉浮虚尺弱。

诊断：早泄（西医：早泄）。

辨证：心脾两虚，肾不摄精。

治法：补益心脾，宁心摄肾。

方药：归脾汤加味。白术 10g，黄芪 20g，茯神 15g，党参 20g，远志 6g，酸枣仁 20g，木香 6g，龙眼肉 20g，当归 10g，桑螵蛸 12g，龙骨、牡蛎各 30g，黄连 1.5g，肉桂 3g，甘草 6g。

嘱暂节欲，远房帏。

服上方 4 剂后，早泄和阳痿略有减轻，叠服 10 剂后诸症随减。改予丸一料缓治，服后果获良功，1982 年 10 月其妻已生一子。

按语：本例患者，心脾两虚，气血不足，心失所养，脾失健运，故体倦神疲，心烦失眠，纳少而面色不荣；气虚不能摄精，故早泄。用归脾汤补益心脾，合交泰丸交通心神，再加桑螵蛸、龙骨、牡蛎涩精固泄，药证相符，故收桴鼓之效。继用丸剂缓图，以收全功。

［杨志明. 归脾汤治疗男子早泄不育症. 江苏中医，1985，(12)：39］

6. 徐福松医案——心脾两虚型早泄

患者陈某，58 岁，干部，已婚，江西人。

初诊日期：1994 年 8 月。

主诉：早泄十余年。

现病史：初婚时，性生活正常，并育一子一女，平素工作繁忙，婚后 10 年，便出现早泄，继之阳痿难举或举而不坚，房事勉行，直至痿而不用，并常伴头晕、神疲、心悸等症。病后曾多次就医于当地各大医院，均被诊断为继发性阳痿、动脉硬化、冠心病等，诊治十余年未效。

查体：舌苔白滑，舌质暗淡，脉象细涩。

诊断：早泄（西医：早泄）。

辨证：心脾两亏夹瘀。

治法：益气补血，健脾养心。

方药：归脾汤加味。人参 6g，白术 10g，炙黄芪 12g，当归 10g，茯神 10g，炙远志 6g，炒酸枣仁 10g，龙眼肉 10g，木香 6g，炙甘草 3g，蛇床子 15g，雄蚕蛾 2 只。每天 1 剂，水煎服。

药后 3 周，即感房事始兴，夜间阴茎偶有勃起，头晕神疲、心悸等症减轻。效不更方，守方调治 2 个月，阳痿早泄已除，其余诸症若失，3 个月后随访无复发。

按语：平素操持过度，以致心脾两虚，气不摄精，加之肾虚精关不固，精微下泄，故阳痿早泄并至，归入先后天同病之途。治从后天入手，参亦固摄，用归脾汤后天养先天，游越收敛，魂魄入室，浮阳得潜，脾气固摄，阳物能兴，精无早泄。"诸脏腑百骸受气于脾胃，而后能强"，故言功归于脾。

［陈剑飞，金保方，李相如，等．徐福松教授辨治早泄经验．南京中医药大学学报，2008，24（6）：366～369］

（陈德宁）

第十节 精 浊

精浊是尿道口常有精液溢出的生殖系统炎症性疾病。相当于西医学所说的前列腺炎。分为急性前列腺炎和慢性前列腺炎，临床也可将其分为急性细菌性前列腺炎、慢性细菌性前列腺炎、慢性非细菌性前列腺炎及无症状炎症性前列腺炎四类。其特点是发病缓慢，病情顽固，反复发作，缠绵难愈。主要表现是尿频、尿急、尿痛，尿道口常有精液溢出，并伴有会阴部、腰骶部、耻骨上区等部隐痛不适等。

一、临证思辨与治疗

（一）病因病机

1. 相火妄动，所愿不遂，或忍精不泄，肾火郁而不散，离位之精化成白浊；

2. 房事不洁，精室空虚，湿热从精道内侵，湿热壅滞，气血瘀阻而成；

3. 病久伤阴，肾阴暗耗，可见阴虚火旺证候；体质偏阳虚者，久则火势衰微，可见肾阳不足之象。

病因病机示意图

（二）诊断思维

1. 辨病思维

（1）诊断要点

①症状

多见于青壮年。急性者发病急骤，见寒战高热，腰骶部及会阴部疼痛，常有尿频、尿痛及直肠刺激症状。形成脓肿时常发生尿潴留。

慢性者除慢性细菌性前列腺炎可能有尿路感染症状外，其余临床症状几乎没有差异。主要症状为

a. 排尿异常 尿频、尿急、排尿不畅或不适，尿道灼热，尿末涩痛，尿线分叉及尿末滴沥不尽等。或尿道口时有黏性分泌物，尿末或解大便时尿道口有白浊液体溢出。有的患者自觉阴囊潮湿，有难闻臭味。

b. 疼痛 时有少腹隐痛，耻骨上不适，或者见会阴、肛周、腹股沟、阴囊、大腿内侧及睾丸、尿道内有不适感或疼痛，甚至抽搐，或有腰骶部酸胀。偶有射精疼痛。有时有急性发作。工作繁忙、重体力劳动、久坐、

久骑自行车，或房事后，皆可使疼痛加重。

c. 性功能紊乱　早期可有性欲亢进，但持续一段时间后则转为性欲减退，举而不坚，坚而不久，或早泄、阳痿、遗精。可伴有精液改变，如精子活动力差、精液液化时间延长、畸形精子增加等，可导致男性不育症。

d. 精神神经症状　患者对本病与性病的关系、尿末滴白、疼痛、性功能障碍、生育及预后等问题十分忧虑，悲观失望，久之常见记忆力减退，思想不集中，伴有失眠、精神萎靡不振、神疲乏力等症。

②体征

急性前列腺炎直肠指检：前列腺饱满肿胀，压痛明显，局部温度增高，如有脓肿形成时则可有波动感。

慢性前列腺炎直肠指检：多数大小正常，表面可不平或不对称，可触及不规则的炎性硬结，有压痛，质地失去正常的弹性，按压前列腺可见尿道口滴出的前列腺液混浊或带脓性、血性。多数病人前列腺分泌液增多，亦有部分患者前列腺纤维化，前列腺液较少，难以按出。

③辅助检查

a. 分泌物镜检　急性者尿道口溢出的分泌物镜检有大量脓细胞，涂片可找到细菌。

b. 前列腺液镜检　白细胞增多，pH 值＞10，卵磷脂小体减少或消失。

c. 前列腺液培养　慢性细菌性前列腺炎有较固定的致病菌生长，慢性非细菌性前列腺炎无致病菌生长。

d. 免疫学检查　细菌性前列腺炎患者精液和前列腺液免疫球蛋白增高，多为 IgA，其次为 IgG，前列腺内免疫球蛋白比正常人增高超过 100 倍，治愈后 4～5 个月 IgG 可恢复正常，而 IgA 降低需更长时间。大肠杆菌性前列腺炎患者血清凝集抗体滴度增高。非细菌性前列腺炎患者血清前列腺特异抗原（PSA）增高，提示与自身免疫反应有关。

e. B超检查　慢性前列腺炎 B超检查见前列腺断面轻度变形，但多不扩大，被膜凹凸不整，不连续。急性细菌性前列腺炎患者 B超或 CT、MR 检查可见前列腺普遍肿胀增大，腺体内不均匀，包膜不整，并有小脓灶或脓肿形成。

（2）鉴别诊断

本病需与慢性子痈、精癃、血精相鉴别：

精浊与慢性子痈、精癃、血精鉴别表

	精浊	慢性子痈	精癃	血精
发病年龄	中青年	中青年	老年人	中青年
症状	尿道口滴白	阴囊疼痛、发胀、下坠	排尿困难，残余尿增多	血精，射精疼痛
体征	前列腺大小正常，直肠指检可触及不规则硬结，有压痛，失去弹性	附睾部可扪及增粗触痛的结节	直肠指检前列腺增大，表面光滑而无结节，边缘清楚，中等硬度而富有弹性，中央沟变浅或消失	可触及肿大的精囊腺，压痛明显

2. 辨证思维

精浊的辨证首先是要细查病因，了解其发病原委，从而为辨证提供可靠依据；其次是根据本病的性质和正邪盛衰情况，进一步辨别寒热虚实，以便进行论治。

（1）湿热蕴结证

多有尿频，尿急，尿道灼热疼痛，尿末或便时白浊，苔黄腻，脉滑数等症。

辨证的着眼点为：尿热尿痛，尿末或便时白浊，苔黄腻脉数。

（2）气滞血瘀证

一般病程较长，且多有少腹、会阴、睾丸、腰骶部坠胀不适、疼痛，舌暗或有瘀斑，脉沉涩不畅等症。

辨证着眼点：以少腹、会阴、睾丸、腰骶等处疼痛不适为主，并有符合气滞血瘀征象的舌脉方面的变化。

（3）阴虚火旺证

多有尿道不适，白浊，遗精或血精，腰膝酸软，五心烦热，失眠多梦，舌红少苔，脉细数等症。

辨证的着眼点：以尿道不适，滴白，腰膝酸软，五心烦热，失眠多梦，脉细数为主。

（4）肾阳虚损证

排尿淋漓，同时可伴有腰膝酸痛，阳痿早泄，形寒肢冷，脉沉细等症。

辨证的着眼点：以尿频尿不尽，腰膝酸痛，形寒肢冷，脉沉细等症为主。

（三）治则思维

①综合治疗，并注意生活指导及饮食调理。②治疗重在辨证，关键是清补兼施，理气活血，抓住肾虚（本）、湿热（标）、瘀滞（变）三个基本病理环节，分清主次，权衡用药。

（四）治疗方案

1. 辨证论治

（1）湿热蕴结

证候：尿频，尿急，尿痛，尿道有灼热感，排尿终末或大便时偶有白浊，会阴、腰骶、睾丸、少腹坠胀疼痛；苔黄腻，脉滑数。

辨证：湿热蕴阻下焦，膀胱气化失司，故见尿频，尿急，尿痛，尿道有灼热感；湿热侵入精室，清浊相混，迫精外出，故见排尿终末或大便时有白浊溢出；湿热蕴结，气机失畅，故会阴、腰骶、睾丸、少腹坠胀疼痛；苔黄腻，脉滑数为湿热蕴结之象。

治则：清热利湿。

主方：八正散或龙胆泻肝汤加减。

处方举例：木通 10g，车前子 20g（包煎），萹蓄 20g，山栀 10g，滑石 20g，瞿麦 15g，甘草 5g，龙胆草 5g，萆薢 20g，蒲公英 20g。

加减：会阴痛者，加黄柏 10g；睾丸、少腹坠胀疼痛者，加川楝子 15g，橘核 20g，乌药 10g。

（2）气滞血瘀

证候：病程较长，少腹、会阴、睾丸、腰骶部坠胀不适、疼痛，有排尿不净之感；舌暗或有瘀斑，苔白或薄黄，脉沉涩。

辨证：败精瘀血阻于精室，气滞不畅，不通则痛，故见少腹、会阴、睾丸、腰骶部坠胀不适、疼痛。膀胱气化不利，故有排尿不净之感。瘀滞轻则舌暗，瘀滞重则舌有瘀斑。脉沉涩为气滞血瘀之象。

治则：活血祛瘀，行气止痛。

主方：前列腺汤加减。

处方举例：丹参 10g，泽兰 10g，赤芍 10g，桃仁 10g，红花 10g，乳香 5g，没药 5g，王不留行子 20g，青皮 10g，川楝子 10g，小茴香 5g，白芷 5g，败酱草 15g，蒲公英 15g。

加减：少腹痛者，加乌药 15g，元胡 15g；会阴痛者，加黄柏 10g；睾丸痛者，加橘核 15g，乌药 15g，荔枝核 15g。

（3）阴虚火旺

证候：排尿或大便时偶有白浊，尿道不适，遗精或血精，腰膝酸软；五心烦热，失眠多梦；舌红少苔，脉细数。

辨证：阴虚火旺，膀胱气化失司，清浊不分，故排尿或大便时偶有白浊滴出，尿道不适；虚火扰及精室，故见遗精；热伤血络则见血精；腰为肾之府，肾虚腰失所养，故有腰膝酸软；阴虚生内热，故五心烦热；虚火扰心，心肾失交，故失眠多梦；舌红少苔，脉细数，均为阴虚火旺之象。

治则：滋阴降火。

主方：知柏地黄汤加减。

处方举例：知母 10g，黄柏 10g，熟地黄 30g，山药 15g，山茱萸 15g，牡丹皮 10g，茯苓 15g，泽泻 10g，莲子心 g10g，龟版胶 15g，酸枣仁 20g。

加减：便时白浊者，加萆薢 20g，菟丝子 20g；遗精者，加莲须 15g，煅牡蛎 20g；血精者，加车前子 20g，白茅根 20g，小蓟炭 15g。

（4）肾阳虚损

证候：多见于中年人，排尿淋漓，腰膝酸痛，阳痿早泄，形寒肢冷；舌淡胖，苔白，脉沉细。

辨证：肾阳不足，膀胱气化失司，故排尿淋漓；腰为肾之府，肾虚腰膝所养，阳虚失其温煦，故腰膝酸痛，形寒肢冷；肾阳虚损，命门火衰，阳事不振，精关不固，故见阳痿早泄；舌淡胖，苔白，脉沉细，均为肾阳虚损之象。

治则：补肾助阳。

主方：济生肾气丸加减。

处方举例：熟地黄 30g，山药 15g，山茱萸 15g，牡丹皮 10g，茯苓 15g，泽泻 10g，牛膝 20g，车前子 15g（包煎），肉桂 5g，附子 10g，黄芪

30g，乌药 10g。

加减：腰膝酸痛者，加菟丝子 20g，杜仲 20g；阳痿早泄者，加仙灵脾 15g，韭菜子 15g。

2. 其他疗法

（1）中成药

①前列康片（普乐安片），每次 3～4 片，一日 3 次。适用于肾气不固，腰膝酸软，尿后余沥或失禁，及慢性前列腺炎、前列腺增生具有上述症候者。

②前列通瘀胶囊，每次 5 粒，每日 3 次，饭后服，1 个月为一疗程。适用于瘀血阻滞，兼湿热内蕴慢性前列腺炎。

③前列安通片，每次 4～6 片，每日 3 次。适用于湿热瘀阻型慢性前列腺炎。

④前列舒乐颗粒，每次 4g，每日 3 次，开水冲服。适用于肾脾两虚，气滞血瘀型慢性前列腺炎、前列腺增生。

⑤前列康舒，每次 5 粒，每日 3 次。适用于肾虚湿热瘀阻型慢性前列腺炎，可改善尿频、尿急、尿痛、腰膝酸软、会阴胀痛、睾丸隐痛等症状。

（2）验方

①前痛定汤（陈德宁验方）　柴胡 10g，白芍 20g，枳壳 10g，蒲公英 15g，黄柏 10g，车前子 20g（包煎），桃仁 5g，红花 5g，川楝子 15g，延胡索 15g，橘核 20g，乌药 10g，全蝎 5g，甘草 5g。水煎服，日 1 剂，适用于肝气郁滞，湿热下注之精浊。

②前列腺炎经验方（和汝泉验方）　一点红 40g，白花蛇舌草、田基黄、猪鬃草各 20g。研末，每次 10g，1 日 3 次口服，20 天为一个疗程，一般服 2 个疗程，最多 4 个疗程。服药期间禁食发物、辛辣之品。本方有清热解毒、利水通淋、消肿止痛的功效，和氏应用时常加地龙 20g，疗效更佳。

③桃仁橘核汤（石恩骏验方）　桃仁 9g，熟大黄 9g，桂枝 9g，吴茱萸 5g，橘核 30g，炒小茴香 12g，台乌药 9g，青皮 12g，王不留行子 30g。此方系桃核承气汤与橘核丸加减而成，前者通血脉、破瘀血、善治瘀血、瘀热内积下焦；后者入厥阴肝经气血之分，以苦辛之味消肿软坚散结。若

湿热重加败酱草、土茯苓、车前子、地肤子；瘀血明显加川牛膝、泽兰、徐长卿；肾阴虚去桂枝加生地黄、沙苑子、炒黄柏、女贞子、枸杞子；肾阳虚加熟附片、熟地黄、淫羊藿；气虚加黄芪、党参、金银花；前列腺肿大明显加夏枯草、浙贝母、炙鳖甲、皂角刺；前列腺液有大量白细胞加冬瓜仁、天胡荽、薏苡仁、白花蛇舌草。水煎服，日1剂，适用于慢性前列腺炎。

④益肾利浊汤（方华验方）　覆盆子15g，枸杞子15g，菟丝子15g，金樱子10g，车前子10g（包煎），芡实15g，益智仁15g，杜仲10g，狗脊10g，太子参10g，茯苓10g，黄柏10g，知母5g，地龙10g，红花10g，牡蛎15g，白芍10g，生甘草10g。随症加减：小腹、会阴、睾丸、精索胀痛加川楝子、延胡索各10g；腰酸腰骶疼痛加续断、桑寄生各15g；性功能减退加五味子、仙灵脾各10g；虚寒者加乌药10g；头晕失眠加酸枣仁、夜交藤各10g；气虚者加黄芪、党参各15g。每日1剂，水煎服，3周为1个疗程。

⑤前列安汤（冯奕验方）　败酱草、土茯苓、虎杖根、丹参、薏苡仁、生牡蛎各30g，蒲公英15g，黄柏、王不留行子、泽兰、川芎、赤芍各10g。上方一、二煎共取药汁300ml，分2次温服，每次服150ml。三煎水煎100ml，加温至39℃左右，保留灌肠，每日1次。1个月为1个疗程。适用于湿热瘀滞型慢性前列腺炎。

⑥清化汤（杨俊验方）　红藤30g，丹参12g，赤芍12g，红花12g，杜仲12g，延胡索10g，怀牛膝25g，蒲公英30g，桃仁12g。加减：湿热型，加用黄柏、山栀、萹蓄、车前子、白花蛇舌草、萆薢、甘草；血瘀型，加用制乳香、制没药、川楝子、三棱、莪术、乌药、蜈蚣；肾精亏虚型，加用淫羊藿、肉苁蓉、益智仁、菟丝子、金樱子、芡实；阴虚水旺型，加用黄柏、知母、生地黄、山药、泽泻、车前子。每日1剂，水煎2次，分2次口服，每次约200mL。每晚用上药余渣加黄酒250g，煎汤坐浴30分钟。服药期间忌食生冷、油腻、辛辣之品，保持大便通畅，以及合理的性生活。治疗30天为1个疗程，适用于慢性前列腺炎。

⑦丹泽活血饮（吴友平验方）　丹参、泽兰各15g，赤芍、桃仁、红花、王不留行子、穿山甲、牛膝、黄柏各10g，蒲公英、败酱草各20g。随症加减：腰骶、会阴疼痛著者，加桑寄生、续断各10g；伴遗精、早泄

者，加补骨脂、芡实各 10g；尿频急、尿意不尽甚者，加葶苈子、益智仁、乌药各 12g；尿后滴白多者，加萆薢 15g，薏苡仁 12g。汤药煎服，每日 1 剂，早晚分服，10 天为 1 个疗程。适用于慢性前列腺炎。

⑧虎杖清浊汤（陈伊经验方）　虎杖 15g，土茯苓 30g，金银花 20g，败酱草 15g，白花蛇舌草 30g，半边莲 15g，橘核 20g，台乌药 6g，川牛膝 10g，萆薢 15g，王不留行子 10g，小茴香 6g，石菖蒲 6g，生甘草 6g。功效清热利湿，行气活血。加减：尿路症状明显者，加车前子、蒲公英、川木通；疼痛症状明显者，加延胡索、川楝子、制乳香、没药；性功能减退者，加仙茅、仙灵脾、蛇床子；神经衰弱症状明显者，加生龙骨、牡蛎、远志、夜交藤；前列腺指诊有结节感者，加三棱、莪术、穿山甲。用法：每天 1 剂，水煎分早晚 2 次口服，4 周为一疗程。适用于慢性前列腺炎。

（3）外治法

①温水坐浴　用 43～45℃温水坐浴，每次 20 分钟，每日 1 次。未婚育者因局部温度过高会影响睾丸生精功能，不宜采用本法。

②栓剂　用前列安栓、野菊花栓、前列腺消炎栓等中药栓剂或灭滴灵栓剂，塞入肛门内约 3～4cm，每次 1 枚，每日 1 次，10 天为 1 疗程。

③中药保留灌肠

a. 白花蛇舌草 30g，黄柏 15g，乳香 10g，没药 10g，大黄 10g。水煎浓缩成 150ml，行保留灌肠，每晚 1 次，10 次为 1 疗程。

b. 蒲公英 30g，丹参 30g，黄柏 15g，赤芍 30g，桂枝 10g，上药浓缩煎至 100ml，约 40℃，保留灌肠 2～4 小时，每日 1 次，10 天为 1 疗程。

④中药熏洗

a. 苦参 20g，当归 20g，蛇床子 20g，金银花 20g，蒲公英 20g，黄柏 20g，红花 10g，甘草 10g，煎汤熏洗会阴部，每次 30 分钟，每日 1 次。

b. 龙胆草 20g，山栀 20g，黄芩 20g，萆薢 20g，生地黄 20g，土茯苓 20g，车前子 20g，水煎后熏洗会阴部，每次 30 分钟，每日 1 次。

⑤中药敷脐　大黄、姜黄各等份研末，每次 3～5g，加少许樟脑及食醋调敷脐孔，外用胶布固定。

（3）针灸疗法　常用穴位，腰阳关、气海、关元、中极、肾俞、命门穴、志室、三阴交、足三里。以上穴位分组交替使用，隔 1～2 日 1 次，多采用中弱刺激、平补平泻手法，并可配合艾条灸法。

（五）预后转归

慢性前列腺炎发病缓慢，症状复杂多变，病情迁延难愈，常因房室不洁或饮食起居失调而反复发作，总体预后欠佳。若经积极有效治疗，部分患者可以痊愈。

（六）预防与调护

1. 急性前列腺炎禁忌前列腺按摩，以免炎症扩散。
2. 急性期忌房事，慢性者应建立合理的性生活，避免频繁的性冲动，节制手淫。
3. 禁酒，忌过食肥甘及辛辣炙煿食物。
4. 慢性病患者应调节情志，积极有规律地治疗，保持乐观情绪，树立起战胜疾病的信心。
5. 生活规律，劳逸结合，不要久坐或骑车时间过长。
6. 增加营养，加强锻炼，增强体质，预防感冒。

二、名家医案借鉴

1. 张明超医案——湿热型精浊

患者，男，28岁，自行车运动员。

初诊日期：1998年6月15日。

主诉：尿道灼热，茎中涩痛3年。

现病史：患者自3年前开始，反复出现尿道灼热、茎中涩痛等症状，有时经抗生素治疗后稍有好转，但前述症状始终未能彻底消除。近半年因运动量较大，出现外生殖器勃起障碍的现象。于外院内科按"尿道炎"治疗无效而来我科门诊就诊。就诊时症状：尿道灼热、茎中涩痛、尿时夹有少许白浊物、余沥不尽、睾丸隐痛、左腹股沟区隐痛、腰酸、阳痿不举。

查体：肛检：前列腺质地稍硬，轻度压痛；前列腺液镜检：卵磷脂小体30%，白细胞6～10个/HP，红细胞3个/HP（就诊前一天运动量较大），PH值6.3；舌质淡红，边见瘀点，苔黄略厚，脉弦细数。

诊断：精浊（西医：慢性前列腺炎）。

辨证：湿热蕴结，败精瘀阻，膀胱气化不利。

治法：清利湿热，化瘀通淋。

方药：萆薢 20g，石菖蒲 15g，乌药 9g，黄柏 12g，砂仁 5g（后下），赤小豆 30g，丹参 20g，白花蛇舌草 20g，瞿麦 10g，甘草 6g。嘱患者先服 3 剂。

二诊（6 月 18 日）：服前方 3 剂后效果不甚明显，前方加用淫羊藿 20g，丹参、白花蛇舌草加量至 30g，再服 5 剂。

三诊（6 月 23 日）：尿道灼痛明显减轻，尿色渐清。于是守方再服至 5 剂后，尿道灼热、茎中涩痛、睾丸隐痛及左腹股沟区隐痛诸症晨起时稍有感觉，基本消失，腰酸痛明显减轻，性功能也得到了明显改善。效不更方，续服 20 剂，乃愈。整个治疗中加入微波治疗。随访 2 年病未复发。

按语：慢性前列腺炎多症状复杂易变，病机属本虚标实，湿热为标，肾虚为本，瘀血是进入慢性过程的又一病理变化。湿热与瘀血搏结，致使病势缠绵。方中在运用清利湿热、活血化瘀的基础上，重用淫羊藿，一则利小便，引导湿浊邪气从小便而出；另一方面补肾化气，使攻中有补，不致克伐正气，补中有攻，又毋虑徒增湿热之虞；再者，淫羊藿乃强阳之物，在方中应有改善性功能的作用。

［张明超. 中医药治疗前列腺炎几点体会. 中华现代中西医杂志，2005，3（12）：1103～1104］

2. 徐福松医案——瘀血型精浊

沙某，31 岁，已婚。

初诊日期：1980 年 6 月 7 日。

主诉：右侧睾丸疼痛，腹股沟部胀痛 5 年余。

现病史：患者有慢性前列腺炎 5 年余，起因经常感冒，天热时同房过劳，而出现右睾丸疼痛，两腹股沟部胀痛，面色黧黑，间有遗精，余无明显不适。选用萆薢分清饮、六味地黄汤、封髓丹合黄连清心饮等治疗，遗精好转，余症未见改善，同时兼有尿末滴白，排尿不畅。

查体：前列腺左侧有压痛和结节；脉涩不利，舌质紫。

诊断：精浊（西医：慢性前列腺炎）。

辨证：瘀血阻滞。

治法：活血化瘀。

方药：王不留行子 15g，延胡索 10g，牡丹皮 10g，丹参 10g，皂角刺

10g，桃仁 10g，三棱 10g，莪术 10g，牛膝 10g，穿山甲 6g，红花 6g，苏木 6g，川芎 6g，赤芍 6g。

服 15 剂后排尿渐畅，再服 30 剂，滴白基本消失，睾丸及腹股沟部胀痛大有改善。再以原法治疗 68 天，复查前列腺结节已消失，舌质正常，脉亦流畅，临床基本痊愈。随访 1 年，未见复发。

按语：徐老认为，慢性前列腺炎瘀血证，病程较长，或会阴损伤。终末尿滴白量少，小便滴沥涩痛，或者肉眼血精，会阴部刺痛明显，痛引阴茎、睾丸、少腹、腰骶部，眼眶黧黑，舌质紫或有瘀斑，脉涩。肛门指检：前列腺质地较硬，或有结节。前列腺液中有红细胞。治宜活血化瘀为主。方选王不留行汤（见上方）。

[徐福松. 辨治精浊，攻补兼施. 古今名医临证金鉴. 男科卷. 北京：中国中医药出版社，1999：234]

3. 屠揆先医案——阴虚火旺型精浊

徐某，男，45 岁。

初诊日期：1985 年 6 月 12 日。

主诉：尿频、尿痛已 2 年多，近半年加剧。

现病史：1984 年 5 月经天津市某医院膀胱镜检查诊为：膀胱炎、前列腺炎。少腹按痛，腹部时有坠痛感，口渴。早年有遗精病，1960 年曾做精索静脉曲张手术。平时容易烦躁。

查体：前列腺液涂片卵磷脂小体（＋＋），白细胞少许；脉弦滑带数，舌布微黄苔，有淡紫斑。

诊断：精浊、淋症（西医：前列腺炎、膀胱炎）。

辨证：肾阴下虚，心火偏旺。

治法：滋养肾水，佐以清心安神。

方药：生地黄 12g，牡丹皮 12g，茯苓 10g，肉桂 4g，泽泻 12g，黄柏 12g，知母 12g，甘草梢 15g，地龙 12g，柏子仁 12g，黄连 4g。

三诊（9 月 4 日）：上方加减治疗二月余，夜尿四次，溺尾有时微痛，舌微黄苔，脉弦带数，少腹中部按之微痛，睡差。久病属虚，再以补肾养心为主。

处方：生地黄 20g，牡丹皮 15g，山药 10g，茯苓 10g，泽泻 10g，山茱萸 10g，知母 12g，黄柏 10g，生甘草 12g，柏子仁 10g，车前草（包煎）

30g。

服用上方至 10 月，症状消失。

按语：本例泌尿道症状虽不严重，但颇顽固，持续两年多未治愈。分析其原因，并非下焦之湿热太甚，而是肾水不足，心火偏旺，一则早年有遗精病，肾水早亏，再则精素静脉曲张作过手术，肾虚络瘀，势所难免。加以平时用脑烦劳，心火偏旺，故治法用知柏地黄汤之滋养肾水，苦寒坚阴为主，配合养心安神。在治疗过程中，并曾参用和络化瘀药物，但主要得力于持久应用知柏地黄汤之滋肾坚阴，肾水足、心火平，故症状随之而消除。

［董建华. 中国现代名中医医案精华. 北京：北京出版社，1997：268］

4. 相郭安医案——肾虚型精浊

某男，36 岁，教师。

初诊日期：1996 年 8 月 23 日。

主诉：便后尿道口滴出乳白色黏液 2 年余。

现病史：尿道口滴白日甚，伴头晕乏力，失眠健忘，腰酸膝软，会阴部冷痛，性功能低下，纳谷不香。

查体：直肠指诊前列腺稍饱满，表面光滑，中央沟尚存，压之微痛，尿道口有乳白黏液溢出。前列腺液常规检查：无异常。舌质淡胖，边有齿迹，苔白，脉细尺弱。

诊断：精浊（西医：慢性前列腺炎）。

辨证：肾气亏虚，固摄失常。

治法：补肾益气固摄。

方药：金樱子 20g，芡实 20g，白芥子 20g，沙苑子 20g，五味子 20g，莲须 15g，补骨脂 15g，肉苁蓉 15g，仙灵脾 10g，山茱萸 10g，煅龙骨、煅牡蛎各 15g。上药水煎服，每日 1 剂，早晚分服。

二诊：1 周后患者复诊，诉尿道口滴白及诸症好转，但觉口干口苦。原方加生地黄 15g，乌梅 30g。再进 7 剂后，尿道口滴白已止，腰酸膝软已息，舌淡红，苔薄白，脉细，无明显不适。嘱予中华乌鸡精口服液 10ml，每日 2 次，口服；金匮肾气丸 3g，每日 2 次，口服，调理 1 个月而病瘥。随访半年，病情未复发。

按语："肾者主蛰，封藏之本，精之处也。"肾亏则封藏失职，精关不固，游离其位，尿后滴白，且病程日久，治不得法，致肾气亏虚，固摄失常。本例初诊无明显阴亏之象，但投药后则见口干口苦，可见气为阳，无阴不化。随加生地黄、乌梅，酸甘化阴，使阴阳得衡，肾气日盛，封藏精固。

[相郭安. 前列腺病治验三则. 中医药临床杂志，2004，16（5）：460～461]

5. 宁克勤医案——肾虚湿热型精浊

赵某，男，33岁。

主诉：耻骨部胀痛伴尿后余沥间作2年。曾口服左氧氟沙星等抗生素，效不佳，此间反复发作。

现病史：耻骨部胀痛，会阴部不适，尿急、尿频、尿滴沥，性欲可，勃起欠佳，纳食可，夜寐安，大便畅。

查体：前列腺指检：前列腺左右叶对称，表面光滑，无结节，常大，压痛明显，中央沟在。前列腺液常规检查：卵磷脂小体中量/HP；白细胞＋＋＋/HP；pH6.7；乳白色。前列腺液培养：无细菌、真菌、支原体生长。舌质红，苔黄腻，脉沉细。

诊断：精浊（西医：慢性非细菌性前列腺炎）。

辨证：肾虚湿热。

治法：补肾导浊。

方药：萆薢15g，菟丝子10g，茯苓10g，泽泻10g，丹参10g，马鞭草15g，乌药6g，石菖蒲3g，泽兰10g，续断10g，莪术10g。服药28剂后症状缓解，复查前列腺液常规：卵磷脂小体中量/HP，白细胞5～10/HP，pH6.7，排尿症状缓解，会阴部时感胀痛。处方调整继巩固如下：萆薢15g，菟丝子10g，茯苓10g，泽泻10g，五味子10g，马鞭草15g，煅牡蛎20g，石菖蒲3g，乌药6g，制乳香10g，制没药10g，六一散15g。

按语：患者属青壮年男性，素嗜烟酒，则滋生湿热，循经下注；兼之驾车办公一族，常憋尿久坐，尿浊迫入精室，酿生湿热壅于精室，精室气机不畅，精浊相混，精离其位，久则肾气内损，化气行水失司，作强之官无能，故见会阴部胀痛，排尿异常，性功能下降等症状。本病辨证属肾虚湿热，虚实兼加之证，治疗当以补肾导浊，消补兼施，方用益肾导浊之萆菟汤，萆菟汤源于明代程钟龄的《医学心悟》。《医学心悟·赤白浊》云："浊之因有两种：一由肾虚败精流注，一由湿热渗入膀胱。肾气虚，补肾之中必兼利水，盖肾经有二窍，尿窍开则精窍闭也。湿热者，导湿之中必兼理脾，盖土旺则能胜湿，且土坚凝则水自澄清也。补肾，菟丝子丸主之；导湿，萆薢分清饮主之。"草菟汤组成：萆薢 15g，菟丝子 10g，茯苓 10g，五味子 10g，煅牡蛎 20g，马鞭草 15g，莪术 10g，石菖蒲 3g，六一散 15g。本方固肾清利兼用，消中有补，不会克伐正气；补中有消，勿虑徒增湿热，既可清利精室之湿浊，又可固摄肾中之精气。

［卢宗林. 宁克勤治疗慢性前列腺炎验方与思路. 辽宁中医杂志，2008，35（3）：443～444］

（陈德宁）

第十一节　精　癃

精癃是指精室肥大所引起的一种常见的老年男性泌尿生殖系统疾病。相当于西医学所说的前列腺增生症，俗称前列腺肥大。其特点是尿频、夜尿次数增多，严重者排尿困难，可发生尿潴留或尿失禁，甚至出现肾功能受损。

一、临证思辨与治疗

（一）病因病机

本病的基本病因病机为年老肾气渐衰，中气虚弱，痰瘀互结水道，三焦气化失司。

1. 老年肾气渐衰，阴阳容易失调，如真阴不足，相火偏亢，膀胱水液不利，则排尿频数，滞涩不爽。如肾阳虚衰，下元虚惫，固摄无权，则尿失禁或小便频数，淋沥不尽。

2. 长年负重劳伤，或房劳竭力，或过食辛辣，瘀结膀胱，久成癥块，阻塞水道，导致尿液排出受阻，终发癃闭。

3. 肺主治节，为水之上源，通调水道，下输膀胱，外感风寒、风热之邪，肺热壅滞，肺气失宣，不能输布，影响水道通调，以致尿闭或排尿不畅。

4. 脾胃功能紊乱，湿热下注膀胱，壅滞气机，气化失常，尿不能正常渗泄，发生尿闭或排尿滞涩。

5. 脾气虚弱，中气不足，不能收摄，膀胱失于约束，则发生遗尿失禁。

```
真阴不足──→相火偏亢
肾阳虚衰──→固摄无权      尿频、尿不尽、
瘀结癥块──→阻塞水道      尿闭、尿不畅、──→ 精癃
肺热失宣──→不能输布      遗尿、尿失禁
湿热下注──→气化失常
中气不足──→膀胱失约
```

（二）诊断思维

1. 辨病思维

（1）诊断要点

①症状与体征

本病发病年龄大多在 50～70 岁。轻者并不引起尿路梗阻而发生小便障碍；重者开始时小便次数增多，以夜间为甚，随着小便排出困难，有尿不尽之感，严重时要用力努挣才能排出。

由于尿液长期不能排尽而发生慢性尿潴留，以致尿液自行溢出或夜间遗尿。在病变过程中，常因受寒、劳累、房室过度、过食辛辣刺激等而突然发生排尿困难，甚至尿闭，膀胱胀痛，辗转不安。

严重者可引起肾功能损伤而出现肾功能不全的一系列症状。有些患者可并发尿路感染、膀胱结石、疝气或脱肛等。

②辅助检查

a. 直肠指检　前列腺常有不同程度的增大，表面光滑而无结节，边缘清楚，中等硬度而富有弹性，中央沟变浅或消失。

b. B 型超声　前列腺体积增大，中度增生腺体多为半月形图像，高度增生图像则为圆形；前列腺外形饱满，呈球形或椭圆形，严重者向膀胱内凸出；包膜完整、光滑且有连续性。经直肠检查时可见内腺明显瘤样增大，外腺受压萎缩，二者分界清晰。

c. 尿流动力学　前列腺增生早期，尿流率即开始发生变化，如最大尿流率和平均尿流率降低，排尿时间延长等。

d. 膀胱镜　前列腺增生时后尿道延长，膀胱颈可见突入膀胱的腺叶，

呈圆形，一叶或二叶甚至三叶增大，以及各叶增大的程度。输尿管间嵴及与膀胱颈之间的距离增宽，输尿管间嵴肥厚，膀胱壁有小梁小室样改变，可见憩室形成。

e. 前列腺组织穿刺活检　可见其纤维平滑肌及腺组织有不同程度的增生，增生结节边缘清楚，其周围有被挤压的前列腺组织。

（2）鉴别诊断

本病需与前列腺癌、神经源性膀胱功能障碍相鉴别：

前列腺增生症与前列腺癌、神经源性膀胱障碍鉴别表

	前列腺增生症	前列腺癌	神经源性膀胱功能障碍
转移	无	早期可有骨骼与肺转移	无
直肠指检	表面光滑，边缘清楚，硬度中等无结节，富有弹性	表面不光滑，界限不清，硬结或坚硬肿块，甚至与骨盆固定	肛门括约肌松弛
阴茎海绵体反射	正常	正常	消失
PSA	正常	增高	正常
酸性磷酸酶	正常	增高	正常

2. 辨证思维

精癃的辨证应抓住主证，审证求因；分清虚实，明辨寒热；权衡缓急，确立治法。

尿频、尿不畅、尿线细、尿不尽、甚则遗尿或尿闭，是精癃病的主证，其他均属兼证。辨证时应首先抓住主证，结合兼证，详加辨析。

如小便短赤热痛者属热证，兼小腹胀满，口苦口黏，舌红苔黄，脉数者，为下焦湿热；若小便不利，兼气短懒言，神疲乏力，纳谷不香，便溏脱肛，脉细无力者，为脾肾气虚；若小便不畅，兼尿道涩痛，闭塞不通，小腹胀满隐痛，舌黯或有瘀点瘀斑者，为气滞血瘀；若小便不利，兼头晕耳鸣，腰膝酸软，五心烦热，舌红少津，脉细数者，为肾阴亏虚；若小便不利，兼精神萎靡，畏寒肢冷，舌淡润，脉沉细者，为肾阳不足。

（三）治则思维

①中医治疗应以通为用，温肾益气，活血利尿是基本的治疗法则。②出现并发症时应采用中西医结合疗法。

（四）治疗方案

1. 辨证论治

（1）湿热下注

证候：小便频数黄赤，尿道灼热或涩痛，排尿不畅，甚或点滴不通，小腹胀满；或大便干燥，口苦口黏；舌暗红，苔黄腻，脉滑数或弦数。

辨证：湿热下注，壅结膀胱，气化不利，故小便频数黄赤，尿道灼热或涩痛，排尿不畅，甚或尿闭；尿液蓄积膀胱，气机不畅，故小腹胀满；湿热结聚下焦，阻滞气机，或热盛伤津，则大便干燥；湿热内蕴，故口苦口黏；舌红，苔黄腻，脉滑数或弦数，均为湿热下注之象。

治则：清热利湿，消癃通闭。

主方：八正散加减。

处方举例：车前子 30g（包煎），木通 10g，萹蓄 15g，瞿麦 15g，山栀 10g，大黄 10g，甘草梢 5g，滑石 30g，灯芯草 5g。

加减：尿频尿数尿黄，尿道灼热或涩痛者，加凤尾草 20g，白花蛇舌草 15g，葫芦茶 30g；口苦口黏者，加蒲公英 15g，黄柏 10g；小腹胀满者；加枳壳 10g，厚朴 5g。

（2）脾肾气虚

证候：尿频，滴沥不畅，尿线细，甚或夜间遗尿或尿闭不通；神疲乏力，纳谷不香，面色无华，便溏脱肛；舌淡，苔白，脉细无力。

辨证：脾肾气虚，膀胱气化失司，升清降浊失职，故尿频，滴沥不畅，尿线细，或尿闭不通；脾肾气虚，固摄无权，可见夜间遗尿；中气下陷，升提无力，清阳不升，故便溏脱肛；脾失健运，气血生化乏源，故纳谷不香，神疲乏力，面色无华；舌淡，苔白，脉细无力，均为脾肾气虚之象。

治则：补脾益气，温肾利尿。

主方：补中益气汤加菟丝子、肉苁蓉、补骨脂、车前子等。

处方举例：黄芪 30g，党参 30g，炒白术 15g，陈皮 10g，升麻 10g，柴胡 10g，炙甘草 5g，枳壳 30g，当归 10g，菟丝子 20g，肉苁蓉 15g，补骨脂 10g，车前子 20g（包煎）。

（3）气滞血瘀

证候：小便不畅，尿线变细或点滴而下，或尿道涩痛，闭塞不通，或小腹胀满隐痛，偶有血尿；舌质黯或有瘀点瘀斑，苔白或薄黄，脉弦或涩。

辨证：气机郁滞，肝气失于疏泄，气机不利；血瘀败精阻塞于内，或瘀结成块，阻塞于膀胱尿道之间，故小便不畅，尿线变细或点滴而下，或尿道涩痛，闭塞不通；膀胱气化不利，水蓄膀胱，气滞血瘀日久，不通则痛，故小腹胀满隐痛；瘀血日久则络破血溢，而偶见血尿；舌质黯或有瘀点瘀斑，苔白或薄黄，脉弦或涩为气滞血瘀之象。

治则：行气活血，通窍利尿。

主方：沉香散加减。

处方举例：沉香 3g，石韦 15g，滑石 20g，王不留行子 20g，当归10g，冬葵子 20g，白芍 15g，陈皮 10g，琥珀 10g，木通 10g，川牛膝15g，甘草 5g。

加减：伴血尿者，加大蓟 10g，小蓟 15g，参三七 10g；瘀甚者，加穿山甲 10g，蟋蟀虫 10g。

(4) 肾阴亏虚

证候：小便频数不爽，尿少热赤，或闭塞不通；头晕耳鸣，腰膝酸软，五心烦热，大便秘结；舌红少津，苔少或黄，脉细数。

辨证：肾阴亏虚，无阴则阳无以化，故小便频数不爽，或闭塞不通；肾阴亏虚，清空、肾府失养，故头晕耳鸣，腰膝酸软；阴虚生内热，故五心烦热，尿热尿赤；阴虚津少，故尿少而便秘；舌红少津，苔少或黄，脉细数，均为肾阴亏虚之象。

治则：滋补肾阴，通窍利尿。

主方：知柏地黄丸加丹参、琥珀、王不留行子、地龙等。

处方举例：知母 10g，黄柏 10g，熟地黄 30g，山药 15g，山茱萸 15g，牡丹皮 10g，茯苓 15g，泽泻 10g，丹参 15g，琥珀 5g，王不留行子 15g，地龙 10g，龟版胶 15g，玄参 20g。

加减：小便频数不爽，或闭塞不通，加肉桂 3～5g；腰膝酸软，加菟丝子 20g，桑寄生 20g；大便秘结者，加生大黄 5～10g。

(5) 肾阳不足

证候：小便频数，夜间尤甚，尿线变细，余沥不尽，尿程缩短，或点滴不爽，甚则尿闭不通；精神萎靡，面色无华，畏寒肢冷；舌质淡润，苔薄白，脉沉细。

辨证：肾阳不足，气化乏力，故小便频数，夜间尤甚，尿线变细，余沥不尽，尿程缩短，或点滴不爽，甚则尿闭不通；肾阳不振，命门火衰，温通失权，故精神萎靡，面色无华，畏寒肢冷；舌质淡润，苔薄白，脉沉细，均为肾阳不足之象。

治则：温补肾阳，通窍利尿。

主方：济生肾气丸加减。

处方举例：熟地黄 30g，山药 15g，山茱萸 15g，牡丹皮 10g，茯苓 15g，泽泻 10g，牛膝 20g，车前子 15g（包煎），肉桂 5g，附子 10g。

加减：小便频数，夜间尤甚，畏寒肢冷者，加补骨脂 10g，乌药 10g，杜仲 20g；小便点滴不爽，甚则尿闭不通者，加王不留行子 20g，冬葵子 20g；精神萎靡，面色无华者，加黄芪 30g，党参 20g，白术 15g。

2. 其他疗法

（1）中成药

①前列康片（普乐安片），口服，一次 3～4 片，一日 3 次。适用于肾气不固，腰膝酸软，尿后余沥或失禁，及慢性前列腺炎、前列腺增生具有上述症候者。

②前列舒乐颗粒，口服，一次 4g，一日 3 次，开水冲服。适用于肾脾两虚，气滞血瘀前列腺增生症。

③桂枝茯苓丸，口服，一次 1 丸，一日 1～2 次。适用于尿路瘀阻型前列腺增生症。表现为小便滴沥，尿线细或有分叉，甚至小便不通，小腹胀满疼痛，舌质紫暗或有瘀点，脉涩。

④补中益气丸，口服，小蜜丸一次 9g，大蜜丸一次 1 丸，一日 2～3 次。适用于中气不足型前列腺增生症。表现为小腹坠胀，排尿不畅或量小，甚至小便失禁、食欲不振，气短而声低，舌质淡、舌苔薄、脉细弱。

⑤金匮肾气丸，口服，水蜜丸一次 4～5g（20～25 粒），一日 2 次。适用于肾阳不足型前列腺增生症。表现为尿频、夜尿增多，小便不利，畏寒，下半身冷感，舌质淡胖，舌苔薄白。

⑥小金丸，打碎后口服，一次 1.2～3g，一日 2 次。适用于良性前列腺增生症。

⑦前列欣胶囊，口服，一次 4～6 粒，一日 3 次，或遵医嘱。适用于

瘀血凝聚，湿热下注所致的前列腺增生的症状改善。症见尿急，尿痛，排尿不畅，滴沥不净等。

⑧癃闭舒胶囊，口服，一次 3 粒，一日 2 次。适用于肾气不足，湿热瘀阻之癃闭所致尿频、尿急、尿赤、尿痛、尿细如线，小腹拘急疼痛，腰膝酸软等症；前列腺增生有以上症候者也可应用。

⑨复方雪参胶囊，口服，每次 3 粒，一天 3 次。适用于前列腺增生症。

（2）验方

①通淋方（叶景华验方）　肉桂 3g，炮穿山甲 10g，土鳖虫 10g，王不留行子 30g。临床应用时辨证加减。适用于前列腺增生症。

②前列腺增生方（王国立验方）　人参 20g，红景天 20g，淫羊藿 20g，枸杞子 15g，益智仁 10g，黄精 20g，丹参 20g，牛膝 25g，桃仁 10g，覆盆子 15g。以上药共为细末，每日早晚前半小时服 30g，晚饭后半小时服 30g。水煎服也可，每日一剂。服药期间要禁忌以下事物：a. 辛辣刺激性食物；b. 要防寒，注意保暖，脚不能凉；c. 房事要适度，不能过频。适用于前列腺增生症。

③温宣通淋方（夏忠诚验方）　补骨脂 15g，覆盆子 15g，肉桂 6g，乌药 10g，益智仁 12g，石韦 12g，瞿麦 10g，车前子 12g（包煎），桔梗 6g，桑白皮 10g，石菖蒲 15g，黄柏 12g，王不留行子 12g，冬葵子 10g，当归 15g，白芍 15g，甘草 6g。每日 1 剂，水煎 2 次混合浓汁 400ml，分 2 次饭前温服。适用于前列腺增生症。

④愈癃汤（王艳芳验方）　黄柏 15g，萆薢 10g，石菖蒲 10g，女贞子 15g，旱莲草 15g，生黄芪 15g，桃仁 10g，牛膝 12g，王不留行子 15g，皂角刺 8g，桂枝 10g，荷梗 10g，桔梗 6g，牡蛎 20g，琥珀 2g（研末分冲）。水煎取汁 300ml，早晚分服，日一剂。肺热壅盛，出现呼吸短促或有咳嗽，加黄芩；胃气上逆、恶心呕吐者，加陈皮、半夏、竹茹；血尿者加白茅根、小蓟；大便秘结加大黄、杏仁；中气不足、清气不升而致浊阴不降者加升麻。适用于良性前列腺增生症。

（3）外治法

①按摩法　两手臂上举后，枕于头下，两腿伸直稍分开用力收缩臀部肌肉，同时肛门紧缩上提，呼吸 3～6 次。然后放松肌肉，重复做 3～5

次。每次排尿前抬起脚跟并用脚尖支撑整个全身，像跳芭蕾舞的姿势，可手扶物体以协助平衡，再以伸懒腰的姿势排尿，不久可使排尿时尿液畅通，还能增加尿的射程。小便困难时，用左手捏右手小指指关节，用右手捏左手小指指关节，反复交替进行，可使小便畅通，而且减少残余尿。

②药浴　芒硝、益母草、瓜蒌、鲜葱各30g，大黄、金银花、艾叶、车前子各10g，水煎取汁，倒入盆内，趁热先熏后洗，待水温合适时坐入盆内揉洗会阴部。每天2～3次，连用两周。

③热熨法　食盐250g，炒热，布包熨脐腹部，冷后再炒再熨。

④保留灌肠法　大黄15g，泽兰、白芷各10g，肉桂6g，煎汤150ml，每日1次。

⑤栓剂塞肛　水蛭15g，桃仁12g，萆薢15g，穿山甲12g，西洋参12g，琥珀粉6g，车前子30g，大黄10g，红藤40g，蒲公英30g，黄柏10g，薏苡仁30g。

⑥脐疗法

a. 取独头蒜1个、生山栀3枚、盐少许，捣烂如泥敷脐部。

b. 生葱250g，食盐500g，炒热用布包好，敷于脐部和小腹部，冷了再换，经几次后可见效。

c. 生甘遂9g，冰片6g，共研细末，加适量面粉，用开水调成糊状，外敷于脐下4寸中极穴上，每日更换1次。

d. 急性子100g，肉桂50g，三七50g，法半夏100g，甘遂30g，大黄100g，商陆100g，枳壳100g，红花50g。9味药共研末，过80目筛，用矾士林调膏，每次50g摊涂牛皮纸上敷脐，每日1次，每次敷12小时。

e. 脐眼用温水洗净后，将麝香粉0.2g倒入脐中，再放入白胡椒粉1g，上用薄纱布覆盖，外用胶布固定。隔7～10天换药1次，10次1疗程。每疗程间休息5～7天，连用6个疗程。

f. 葱矾敷脐方　大葱白5根，白矾9g。将白矾研成细末，再混入葱白，捣成糊状。取一块8cm×8cm见方的塑料薄膜，将药糊全部撒在膜上，敷于肚脐处以胶带固定。

(3) 针灸疗法

①体针疗法　取中极、关元、三阴交、肾俞、次、膀胱俞。中极、关

元进针 1.5 寸，雀啄法；太冲穴向上斜刺 1.2 寸，肾俞、次髎、膀胱俞进针 1.5 寸，捻转手法；三阴交直刺 1 寸，捻转手法。

②体针疗法　取穴第 1 腰椎～第 4 骶椎夹脊穴、三阴交、太溪、太冲，直刺 1～1.5 寸，行平补平泻手法，留针 30 分钟。起针后，待患者排空尿后，行烧山火法对气海、关元穴交替行针，留针 10 分钟。每日 1 次。

③芒针疗法　取前列俞，用 28 号 5 寸毫针向内下斜刺 4 寸，行捻转补法使针感放射至尿道口、会阴及大腿内上侧；取肾俞、足三里，直刺 1 寸，捻转补法；三阴交直刺 1 寸，捻转泻法。每 10 分钟行针 1 次，留针 30 分钟。一天 1 次，10 天为 1 个疗程，连续 4 个疗程。

④芒刺疗法　取秩边穴捻转进针 5～6 寸，以患者会阴产生走窜感或排尿感为得气，不留针；再取中极，进针 3 寸，以针感向尿道走窜为度，不留针，每日 1 次。

⑤针灸并用　主穴有肾俞、次髎、膀胱俞、会阴、秩边，配穴有三阴交、中极、关元。每日 1 次，每次选取 6 个穴位，交替使用，主穴灸盒艾灸（会阴、秩边只刺不灸）。选取配穴时视患者情况行补或泻手法。

（4）食疗

①黑芝麻 200g，核桃仁、花生米各 250g，炒熟研粉，备用。每天吃早点前取 3 勺，开水冲调糊状食用，日久生效。

②肉桂 5g，车前草 30g，水煎取汁，加入粳米 50g，煮粥加红糖空腹食用。

（五）预后转归

前列腺增生症若得到及时而有效的治疗，绝大多数患者尿量逐渐增加，这是病情好转的标志，完全可能获得痊愈，预后较佳。如果失治或治疗不当，病情可加重，甚至转为尿潴留，危及生命。另有部分患者年岁已高，脏气虚弱，气血运行失畅，痰饮内伏，全身兼有其他病变，预后欠佳。

（六）预防与调护

1. 患者要注意及时排尿，避免膀胱过度充盈。
2. 慎起居，避风寒，忌饮酒、喝浓茶及食辛辣刺激性食物。

　　3. 保持大便通畅，忌憋尿，保持外阴部清洁卫生。

二、名家医案借鉴

1. 高道和医案——膀胱湿热型精癃

王某，男，63 岁，农民。

初诊日期：2003 年 7 月 16 日。

主诉：小便灼热不畅反复发作 5 年。

现病史：患者有前列腺增生症史，曾因排尿不出而导尿 2 次，近 5 天来因饮酒过度而致小便频数，尿量少，淋涩疼痛，尿色混浊，滴沥不尽，伴少腹窘迫胀痛，口干苦，大便结。

查体：尿常规：潜血＋，白细胞＋＋；彩色 B 超示：前列腺体积为 5.2cm×3.1cm×3.8cm，形态尚规则，内部回声尚均匀，膀胱内壁光整，残余尿 45ml；舌苔黄腻，脉弦滑。

诊断：精癃（西医：前列腺增生症）。

辨证：膀胱湿热，气化失司。

治法：清热化湿，泄利膀胱。

方药：公英葫芦茶加减。蒲公英 30g，葫芦茶 30g，黄柏 10g，制大黄 10g，瞿麦 10g，车前子（包煎）15g，冬葵子 10g，白茅根 30g，鬼箭羽 15g，莪术 10g，川牛膝 10g，王不留行子 10g，台乌药 10g，藿香 10g，生甘草 6g。

嘱其近期戒烟酒，忌辛辣、肥甘厚味之品。服 7 剂后尿次减少，渐通，灼痛好转，继服前方 14 剂渐愈。

按语：患者年过花甲，肾虚为本，饮酒过度，伤及脾胃，湿热内生；湿热中阻，下注膀胱。"膀胱者，州都之官，津液藏焉，气化则能出焉"（《素问·灵兰秘典论》），以致膀胱气化失常。本证治疗重在以蒲公英、葫芦茶、黄柏、大黄清膀胱之热；次以瞿麦、冬葵子、车前子利湿泄热；白茅根、鬼箭羽、莪术、川牛膝、王不留行子、台乌药等凉血开闭；藿香芳香化浊。诸药共奏清热利湿，泄利膀胱之功，使邪去正安也。

　　[高道和. 前列腺增生症治验三则. 江苏中医药，2004，25（8）：36～37]

2. 高道和医案——脾肾气虚型精癃

张某，男，67 岁，工人。

初诊日期：2002 年 3 月 9 日。

主诉：排尿无力，伴尿不尽 1 周。

现病史：患者自 10 年前经常出现夜尿频多，尿线变细或中断，曾在多家医院求治，诊为前列腺增生症，但疗效欠佳。1 周前因过度劳累而致排尿无力，尿量少，滴沥不尽，夜尿达 7～8 次，夜不能寐；伴神疲乏力，形寒肢冷，腰膝酸软，纳少腹胀，大便不实。

查体：舌苔白腻，脉细。

诊断：精癃（西医：前列腺增生症）。

辨证：脾肾气虚，膀胱开阖失司。

治法：健脾温肾，化气行水。

方药：老人癃闭汤加减。炒党参 20g，黄芪 20g，吴茱萸 3g，肉桂（后下）6g，川续断 10g，菟丝子 15g，苍术、白术各 10g，陈皮 10g，炙鸡内金 10g，革薢 10g，海藻 10g，昆布 10g，王不留行子 10g，川牛膝 15g。并嘱其注意保暖，忌食生冷。服药 14 剂。

复诊：夜尿减为 3～4 次，精神渐振，唯食后脘腹稍胀。按前方加煨木香 10g，焦山楂 15g，继服 7 剂后，小便自利。

按语：本例病逾 10 年，病久及肾，肾虚不能蒸化，"阳不胜其阴，则五脏争气，九窍不通"（《素问·生气通天论》）；加之过劳伤中，脾虚不能升运，"中气不足，溲便为之变"（《灵枢·素问》）。脾肾同病，故以党参、黄芪、苍术、白术、陈皮、吴茱萸、木香、焦山楂、炙鸡内金运脾化湿；以肉桂、川续断、菟丝子、吴茱萸温肾通阳；脾肾两虚，痰瘀互结，以海藻、昆布、王不留行子、川牛膝软坚散结，通利溺窍；革薢分清泌浊，消补并施。此例虽为脾肾同治，而治疗重点在脾，使得枢机运转，膀胱得以气化，气化则水行矣。

〔高道和. 前列腺增生症治验三则. 江苏中医药，2004，25（8）：36～37〕

3. 印会河医案——痰瘀凝滞型精癃

李某，男，78 岁。

初诊日期：1980 年。

主诉：小便淋漓不尽多年。

现病史：有高血压史，又患小便淋漓不尽多年。1 年前，因卒发不能排尿而急入北京某医院，检查诊断为"老年性前列腺肥大"。因高血压不适于做手术，故作留置导尿管处理，并建议求治中医。经多方医治，效果不显。尿管长期留置常诱发尿路感染，故于一年之中，几经住院治疗，甚感痛苦。患者形体消瘦，精神萎靡。

查体：舌苔黄腻，脉弦重按有力。

诊断：精癃（西医：前列腺增生症）。

辨证：气滞痰凝，尿道阻塞。

治法：理气活血，化痰散结。

方药：疏肝散结方加减。柴胡、牛膝各 10g，生牡蛎（先煎）30g，丹参 15g，当归 15g，赤芍 15g，海浮石（先煎）15g，海藻 15g，昆布 15g，夏枯草 15g，玄参 15g，川贝母 3g，肾精子 5 粒（以桂圆肉包裹，于第一次服时吞服）。

二诊：诉服药 2 剂后，自觉诸症减轻，并有排尿感，服 3 剂后，取出导尿管已能自行排尿。5 剂服毕，尿道通畅无阻。患者自知有效，又照原方进服 5 剂，共服 10 剂，多年之苦告愈。多次随访，未见复发。

按语：方中当归、赤芍、丹参养血活血，调理肝经，疏通经脉；柴胡疏肝解郁，条达气机，引药入于肝经；牡蛎、海藻、昆布、海浮石、玄参、贝母、夏枯草、肾精子软坚消积，消除癥积肿块；牛膝引药下行，使之直达病所，发挥药力；肾精子颗粒甚少，取胶囊装吞或以龙眼肉包裹，可防止肾精子黏附留着牙缝中，不能发挥药力。服用此方可使痹积得消，经脉流通，尿路通畅，癃闭之证乃因之而愈。经临床反复验证，疗效堪称满意。

［张丰强等. 首批国家级名老中医经验秘方精选. 北京：国际文化出版公司，1996：450～451］

4. 高道和医案——肝肾阴虚痰浊型精癃

华某某，男，72 岁，干部。

初诊日期：2003 年 6 月 10 日。

主诉：排尿费力间作 10 余年。

现病史：患者有高血压病、糖尿现病史 10 余年，用降压药及降糖药维持。自 6 年前因排尿费力，滴沥不畅，他院诊断为前列腺增生症，服用哈乐、保列治，症状时发时止。刻下：排尿无力，尿少尿频，尿后溺管灼热感明显，伴腰膝酸软，心烦失眠，夜间口干，大便不畅。舌红苔少，脉细带数。

查体：直肠指检：前列腺Ⅱ度增大，质地较硬，节结感明显，中央沟消失。尿常规正常。最大尿流率为13ml/s。彩色B超示膀胱残余尿40ml。

诊断：精癃（西医：前列腺增生症）。

辨证：肝肾阴虚，痰浊阻滞。

治法：补益肝肾，软坚散结。

方药：二海地黄汤加减。海藻15g，昆布20g，三棱10g，莪术10g，煅乌贼骨（先煎）30g，生地黄15g，牡丹皮10g，知母10g，天花粉15g，川续断10g，怀牛膝15g，荔枝草15g。

服14剂后，尿渐通畅，灼热感减轻。继服前方10剂，另加服杞菊地黄丸，以善其功。

按：年高病久，天癸竭，肾精亏损，阴阳失和，肾阳无以化，膀胱气化无权；相火妄动，煎熬津血，致痰凝瘀阻；肝阴不足，疏泄失常，经道受阻，水道不畅，出现上述诸症。故以生地黄、川续断、怀牛膝、荔枝草、知母、天花粉、牡丹皮壮少阴之水以利气化，潜厥阴之阳以疏经道，使肝有疏泄之用，肾有气化之功；以海藻，昆布、三棱、莪术、煅乌贼骨软坚散结，活血开闭，则水道自通也。然本病病程较长，恐一时难愈，需耐心守方，可获良效。

［高道和. 前列腺增生症治验三则. 江苏中医药，2004，25（8）：36～37］

5. 徐福松医案——肾阳亏虚型精癃

刘某某，72岁。

主诉：小便无力，余沥不尽5年。

现病史：小便无力，余沥不尽5年，曾在当地医院治疗乏效。入冬以来症情加重，畏寒肢冷，腰酸，小便滴沥不爽，夜尿3～4次，稍感风寒即增咳嗽气喘，咯痰色白。

查体：B超示：前列腺5.4cm×4.3cm×3.4cm，回声均匀，膀胱未见光团。舌淡，苔薄白，脉沉。

诊断：精癃（西医：前列腺增生症）。

辨证：肾阳虚衰。

治法：济生肾气丸加减。

方药：淡附片、甘草各 6g，肉桂 3g，黄芪、熟地黄、山药、泽泻、茯苓各 12g，车前子（包煎）15g，怀牛膝、乌药、杏仁各 10g。前后稍事加减共进 21 剂，患者体质增强，小便通畅，已无明显不适。

按语：高年肾阳不足，命门火衰，气不化水而致癃闭者，是"无阳则阴无以化"也，每见小便无力，滴沥不爽，面色㿠白，畏寒肢冷，腰背酸痛，尿液清冷，舌质淡苔薄白诸症。盖肺主一身之气，为水之上源，能通调水道下输膀胱，徐师每于温补肾阳时，配黄芪、杏仁以升提开肺，使上下升降有节，气化开阖有度，癃闭自通。此亦"病在下取之上"是也。

［薛玉书. 徐福松教授治疗前列腺增生用药经验拾零. 四川中医，2000，18（10）：4～5］

（陈德宁）

第八章　肛门直肠疾病

第一节　痔

痔是直肠末端黏膜下和肛管皮下的静脉丛发生扩大出口曲张所形成的柔软静脉团。是临床常见病、多发病，故民间有"十人九痔"之说。本病好发于20岁以上的成年人，以20～40岁的较为多见，儿童很少发生。根据发病部位的不同，分为内痔、外痔和混合痔。

内　痔

内痔是指肛门齿状线以上，直肠末端黏膜下的痔内静脉丛扩大曲张和充血所形成的柔软静脉团。是肛门直肠病中最常见的疾病。好发于截石位的3、7、11点处，又称为母痔区，其余部位发生的内痔均称子痔，内痔初起时，一般无明显的症状，只有在体格检查时才能发现，随着病情的逐渐加重，症状才显露出来，其特点是便血，痔核脱出，肛门不适感。

一、临证思辨与治疗

（一）病因病机

1. **先天不足**　脏腑素虚，先天性静脉壁薄弱，以致气血下坠，结聚肛门所成。

2. **饮食不节**　过食辛辣醇酒厚味，损伤脾胃，致燥热内生，下迫大肠所致。

3. **气血不畅**　久坐久蹲、负重远行、便秘努责、妇女生育过多、腹腔瘢痕，致血行不畅，血液瘀积，热与血相搏，气血纵横，筋脉交错，结滞不散而成。

病因病机示意图

先天不足
饮食不节　⎫　燥热内生　→　热血相搏　→　下注肛门成痔
气血不畅　⎭　血行不畅

（二）诊断思维

1. 辨病思维

（1）诊断要点

①症状

a. 便血　是内痔最常见的早期症状。初起多为无痛性便血，血色鲜红，不与粪便相混。又表现为手纸带血、滴血、喷射状出血，便后出血停止。出血呈间歇性，饮酒、劳累、过食辛辣食物、便秘等诱因常使症状加重。出血严重者可出现继发性贫血。

b. 脱出　随着痔核增大，排便时可脱出肛门外。若不及时回纳，可致内痔嵌顿。

c. 肛周潮湿、瘙痒　痔核反复脱出，肛门括约肌松弛，常有分泌物溢于肛门外，故感肛门潮湿；分泌物长期刺激肛周皮肤，易发湿疹、瘙痒不适。

d. 疼痛　脱出的痔核发生嵌顿，引起水肿、血栓形成、糜烂坏死，可有剧烈疼痛。

e. 便秘　患者常因出血而人为地控制排便，造成习惯性便秘，干燥粪便又极易擦伤痔核表面黏膜而出血，形成恶性循环。

②体征

肛门外观无异常表现，肛门指诊可以触到较为晚期的痔核，表现为柔软、表面光滑、无压痛的黏膜结节。肛门镜下可见齿状线上黏膜有结节突起，呈暗紫色或深红色，小者如蚕豆大小，大者可充满整个肠腔，有时可以见到黏膜表面糜烂、溃疡或渗血、出血点。

③辅助检查

血常规检查：晚期可因出血过多致血色素减少。

（2）鉴别诊断

本病需与直肠息肉、肛乳头肥大、脱肛、直肠癌、下消化道出血、肛裂相鉴别

内痔与直肠息肉、肛乳头肥大、脱肛、直肠癌、肛裂鉴别表

	内痔	直肠息肉	肛乳头肥大	脱肛	直肠癌	肛裂
好发人群	20 岁以上的成年人	儿童	—	—	中老年人	—
出血	手纸带血、滴血、喷射状出血，便后出血停止	有，但多无射血、滴血现象	无便血	不出血	粪便中混有脓血、黏液、腐臭的分泌物	便鲜血，量少
数量	多为 3 个母痔	多为单个	单个或多个	直肠黏膜呈环形脱出	多单发，易转移	多发于6、12点
形态	黏膜有结节突起，呈暗紫色或深红色	头圆而有长蒂，表面光滑，稍硬	灰白色，常有疼痛或肛门坠胀，便后可脱出肛门外	有皱襞，表面光滑，脱出后有黏液分泌	指诊可触及菜花样肿物或凸凹不平的溃疡、质硬、活动性差、易出血	伴有便秘
全身症状	无或较轻	无或较轻	无或较轻	无或较轻	后期可见食欲差，消瘦、贫血	无或较轻
预后	好	易发生恶变	好	好	差	好

另外，内痔还需与下消化道出血相鉴别。溃疡性结肠炎、克隆氏病、直肠血管瘤、憩室病、家族性息肉病等常有不同程度的便血，需做乙状结肠镜、纤维结肠镜检查或 X 线钡剂灌肠造影才能鉴别。

2. 辨证思维

大便带血、滴血或喷射状出血，血色鲜红，肛内肿物外脱，可自行回纳或不能自行回纳。初起多为实证，病久多转为虚证。

重点掌握的症状为大便带血，肛内肿物外脱。

局部体征为肛门镜下可见齿状线上黏膜呈暗紫色或深红色，有时可以见到黏膜表面糜烂、溃疡或渗血、出血点。重者肛门外观可见痔核脱出，水肿，甚至于紫暗坏死，糜烂渗液。病程久者黏膜表面纤维化。

（三）治则思维

内治：①按证型分型辨证施治。按风热肠燥——清热凉血祛风法；湿

热下注——清热利湿止血；气滞血瘀——清热利湿、行气活血；脾虚气陷——补中益气，升阳举陷。②及早治疗、消除症状为贵。

外治：包括熏洗法、外敷法、塞药法、枯痔法及手术疗法等，通常内外配合治疗可取得良好的效果。

（四）治疗方案

1. 辨证论治

（1）风热肠燥

证候：大便带血、滴血或喷射状出血，血色鲜红，大便秘结或有肛门瘙痒；舌质红，苔薄黄，脉数。

辨证：《症治要诀》说："血清而色鲜者，为肠风…"说明风邪可引起下血，而风多挟热，引至肠燥而血不循经而下溢，风又善行而数变，由风邪引起的便血，其色泽较鲜红，下血暴急呈喷射状。风性善行而数变，故可见肛门瘙痒，风为阳邪，故可见舌质红，苔薄黄，脉数。

治则：清热凉血祛风。

主方：凉血地黄汤加减。

处方举例：生地黄 10g，当归 10g，地榆炭 10g，槐角 10g，黄连 5g，天花粉 20g，升麻 5g，赤芍 10g，枳壳 10g，黄芩 10g，荆芥 10g，生甘草 5g。

加减：大便秘结者，加当归 10g，生地黄 10g，麻仁 20g，桃仁 10g。

（2）湿热下注

证候：便血色鲜红，量较多，肛内肿物外脱，可自己行回纳。肛门灼热，重坠不适；舌质红，苔黄腻，脉弦数。

辨证：湿分内外，外湿多因坐卧湿地，久居雾露潮湿之处而发；内湿多因饮食不节，恣食生冷、肥甘，损伤脾胃而生。湿与热结，致肛门部气血纵横，经络交错而生内痔。热盛则迫血妄行，血不循经，则血下溢而成便血；热积肠道，灼伤肠络，则肛门灼热；湿热下注大肠，肠道气机不利，经络阻滞，故肛门内肿物外脱。舌红，苔黄腻，脉弦数为湿热下注之征。

治则：清热利湿止血。

主方：脏连丸加减。

处方举例：黄连240g（研净末），公猪大肠（肥者一段，长1.2尺）将黄连末装入大肠内，两头以线扎紧，放砂锅内，下酒1250ml，慢火熬之，以酒干为度。将药肠取起，共捣如泥。如嫌湿，再晒1小时许，复捣为丸，如梧桐子大。每服3～4g，空心温开水送下。

加减：出血多者加地榆炭、仙鹤草以止血。

（3）气滞血瘀

证候：肛内肿物脱出，甚或嵌顿，肛管紧缩，坠胀疼痛，甚则内有血栓形成，肛缘水肿，触痛明显；舌质红，苔白，脉弦细涩。

辨证：气为血之帅，气行则血行，气滞则血瘀。热结肠燥，气机阻滞运行不畅，气滞则血瘀阻于肛门，导致肛门内肿物脱出，甚或嵌顿，肛管紧缩，坠胀疼痛。气机失畅，无力统摄，则血失统摄而不行其道，出现便血，血栓形成。瘀血为有形之邪，故可见舌质红，苔白，气机郁滞，故可见脉弦细涩。

治则：清热利湿，行气活血。

主方：止痛如神汤加减。

处方举例：秦艽9g，桃仁9g，皂角刺9g，熟大黄9g，炒苍术5g，防风5g，黄柏5g，当归5g，泽泻3g，槟榔3g。

（4）脾虚气陷

证候：肛门松弛，内痔脱出不能自行回纳，需用手还纳。便血色鲜红或淡；伴头晕、气短、面色少华、神疲自汗、纳少、便溏等；舌淡，苔薄白，脉细弱。

辨证：脾胃功能失常、妇人生育过多，小儿久泻下痢、老人气血衰退、某些慢性疾病等，皆能导致中气不足，脾虚气陷，无力摄纳而致内痔脱出不能还纳。同时，气血是相互依存的关系，气之于血，有温煦、化生、推动统摄的作用。故气虚无以生化，血必因之而虚少，气虚无力摄血，故可见便血色鲜红或淡，或伴头晕、气短、面色少华、神疲自汗、纳少、便溏等，舌淡，苔薄白，脉细弱均为脾虚气陷，气血两虚之征。

治则：补中益气，升阳举陷。

主方：补中益气汤加减。

处方举例：黄芪15g，党参12g，白术12g，当归9g，陈皮6g，升麻6g，柴胡6g，炙甘草6g。

加减：血虚者加当归 10g，熟地黄 10g，川芎 10g，白芍 10g。

2. 其他疗法

（1）中成药

①止红肠澼丸　每次 1 丸，每日 2 次，饭后温开水送服。适用于风热肠燥型内痔。

②地榆槐角丸　每次 1 丸，每日 2 次，温开水送服。适用于气滞血瘀及湿热下注型内痔。

③消痔片　每次 4～6 片，每日 2 次，适用于各型内痔患者。

④痔漏丸　每次 1 丸，每日 2 次，饭后温开水送服。适用于气滞血瘀型内痔。

（2）验方

①蒲黄野菊花汤（贾政泽验方）　蒲公英 75g，蒲黄 60g，野菊花 60g，忍冬藤 50g，大黄 60g，黄芩 60g，鱼腥草 60g。上方水煎 2 次，浓缩至 1000ml，冷却后，每 100ml 加冰片 5g，患者取侧卧位，从肛门注入药液 10ml，休息 5～10 分钟起床，每日 1～2 次，7 日为 1 疗程。适用于内痔发炎。

②银花炭煎（罗济群验方）　金银花炭 20g，槐角炭 20g，地榆炭 20g，山栀炭 20g，黄芩炭 25g，酒大黄炭 10g，升麻炭 6g，石莲子炭 15g。水煎服，每日 1 剂。适用于内痔出血。

③朴花外洗剂（邓凡禹验方）　野菊花 20g，红花 20g，朴硝 15g，明矾 15g。水煎熏洗坐浴，每日 1 剂。适用于内痔发炎。

（3）外治法

①熏洗法　以药物加水煮沸，先熏后洗，或用毛巾蘸药液乘热敷患处，具有活血止痛、收敛消肿等作用，常用五倍子汤、苦参汤等。

②外敷法　将药制成栓剂，塞入肛内，具有消肿、止痛、止血等作用，如痔疮栓。

③塞药法　将药物制成栓剂，塞入肛内，具有消肿、止痛、止血等作用，如痔疮栓。

④枯痔法　即以药物如枯痔散、灰皂散敷于Ⅱ、Ⅲ期脱出肛外的内痔痔核的表面，具有强腐作用，能使痔核干枯死，达到痔核脱落痊愈的目的。此法目前已少采用。

（4）插药疗法（枯痔钉疗法）该疗法是中医学治疗内痔的一种有效方法。它是将药末与糯米粉混合后加水制成两头尖、形如钉子的药条，插入痔核内，使痔核产生无菌性炎症反应，纤维组织增生或干枯坏死，从而使痔核萎缩或脱落，达到治疗目的。

（5）注射法

注射法是目前治疗内痔的常用方法之一。根据其药理作用的不同，分为硬化萎缩和坏死枯脱两种方法。但是坏死枯脱法术后常有大出血、感染、直肠狭窄等并发症，故目前临床上普遍采用内痔硬化剂注射疗法。

常用药物：5％～10％石炭酸甘油、5％鱼肝油酸纳、4％～6％明矾液、消痔灵（硬化萎缩剂）、枯痔液、新六号枯痔注射液（坏死枯脱剂）等。

（6）结扎疗法

关于痔结扎疗法，早在《太平圣惠方》中就有记栽"用蜘蛛丝，缠系痔鼠头，不觉悟自落。"是用丝线或药制丝线，纸裹药线缠扎痔核的根部，阻断了痔核的气血流通，使痔核坏死脱落、创面经修复而愈的治疗方法，目前常用的有贯穿结扎法和胶圈套扎法两种。

（7）针刺疗法

针刺攒竹、燕口、龈交、白环俞、长强、承山。用捻转泻法，行气后留针30分钟，每隔10分钟手法行针1分钟。每日1次，5日为1个疗程。适用于内痔出血、脱出和肛门坠胀不适等症状。

（五）预后转归

一般来说，内痔的预后较好。关键在于早期发现，早期治疗，若出现便血等症状，可首先考虑中药内服或熏洗坐浴治疗，早期内痔多数能缓解症状，若病程日久，便血不止或脱出明显，便需手术治疗，也可获得痊愈。

（六）预防与调护

1. 养成每天定时排便的良好习惯，防止便秘，蹲厕时间不宜过长，以免肛门部瘀血。

2. 注意饮食调和，多喝开水，多食蔬菜，少食辛辣食物。

3. 避免久坐久立，进行适当的活动或定时作肛门括约肌运动。

4. 发生内痔应及时治疗，防止进一步发展。

二、名家医案借鉴

1. 周济民医案——风热肠燥型内痔

刘某某，男，40岁。

初诊日期：1991年6月4日。

主诉：便血1月余。

现病史：患者1个月前大便干燥，便时带血，数日后症状加重，出现肛门灼热，下坠，未曾治疗。2日前饮酒后便血量多，前症加重，便干，3～4日一行，小便短赤。

查体：肛门局部检查；截石位肛门3、7、11点混合痔，黏膜脱出不能自行还纳。舌红，苔黄，脉弦数。

诊断：内痔（西医：内痔）。

辨证：风热肠燥。

治法：清热止血，润肠通便。

方药：槐花散加味：地榆10g，槐花12g，侧柏叶10g，仙鹤草15g，荆芥10g，枳壳10g，防风10g；生地黄15g，火麻仁9g，甘草10g。5剂。

二诊：服是方5剂，血止，肛门仍有灼热不适，大便略干，舌淡红，苔微黄，脉弦。继服5剂而愈。

按语：地榆、槐花、生地黄、侧柏叶能凉血止血、清肠热，再加仙鹤草加强止血作用；荆芥、防风祛风胜湿，火麻仁润肠通便，加枳壳行气以助大肠传导之功。甘草和中补虚，调和诸药。诸药合用共奏凉血止血、清热利湿、润肠通便之功。

[何永恒. 肛肠病名医医案·妙方解析. 北京：人民军医出版社，2007：6～7]

2. 彭显光医案——湿热下注型内痔

朱某某，男，49岁。

初诊日期：1989年8月13日。

主诉：间歇性大便时肛门射血伴肛门肿物脱出8年，加重2年。

现病史：患者8年前，无明显诱因大便时滴鲜血，伴肿物脱出，脱出物便后能自行回纳肛内。近2年出血加重，呈现喷射状，便后多次晕倒，肛内突出物需用手按压方可还纳，曾用止血药物治疗，效果不佳。伴有口苦咽干，胃脘痞满，食少便秘，肛门灼痛。

查体：肛门局部检查；截石位肛门1～3点、4～6点、9～11点各有2cm×1cm×1cm、2cm×1cm×1cm、2cm×1cm×1cm大小的红色囊肿物脱出于肛外，顶端有散在出血点，小便黄，舌质红，苔黄厚腻，脉弦数。

诊断：内痔（西医：内痔）。

辨证：湿热下注。

治法：清热除湿，消痔止血，润肠通便。

方药：消痔饮加味：地榆30g，槐角15g，黄芩15g，黄连10g，黄柏15g，朱砂莲15g，草决明20g，煅牡蛎15g，马勃15g，熟大黄30g，枳实12g，茯苓15g，甘草6g。4剂。

二诊：服药4剂后，血止，口苦咽干、胃脘痞满等症状消失，二便通畅，舌质淡，苔薄黄，脉细数。用上方去黄芩、黄连、熟大黄、枳实，加黄芪20g，当归12g，大枣4枚。

三诊：服药14天查痔核明显缩小无脱出，仅见6点、11点分别有0.9cm×0.4cm×0.4cm、0.4cm×0.4cm×0.2cm大小的内痔。中药继以前方治疗。

三诊：服药32天查痔核已全部萎缩。

追访1年无复发。

按语：彭氏认为，内痔的病因以脏腑本虚为主，在各种诱因的影响下，如七情过度、饮食不节、便秘、痢疾、久坐以及负重、竭力远行等均可使脏腑阴阳失调，气血不足，湿热内生，下趋大肠，血脉不行，筋脉横解而成痔。用清热解毒、活血止血、软坚收敛、消肿止痛的消痔余内服，意在消除痔静脉的扩张和瘀血，促使痔核萎缩而痊愈。

[何永恒. 肛肠病名医医案·妙方解析. 北京：人民军医出版社，2007：4～5]

3. 医案——脾虚气陷型内痔

李某某，女，52岁。

初诊日期：1989年7月28日。

主诉：便血10天。

现病史：患者便后流鲜血，或无大便自流鲜血10天，每次流血量20

～30ml，每日次数不等，伴少腹隐痛，头晕心慌。

查体：肛门局部检查；膝胸位肛门 4 点有一 1.5cm×1.5cm×1cm 痔核，充血水肿，有血迹。舌淡，少苔，脉沉数。

诊断：内痔（西医：内痔）。

辨证：脾虚气陷。

治法：温养脾肾。

方药：黄土汤加味：熟地黄 30g，白术 18g，炙甘草 18g，熟附子 9g，黄芩 6g，阿胶 15g（烊化），侧柏叶 9g，黄土 60g 用开水泡黄土，澄清取水煎药。2 剂。

二诊：出血症好转，昨日大便 3 次，仅有 1 次便血，今日大便无便血，头晕心慌消失。改归脾丸善后。

按语：《金匮要略》云"下血，先便后血，此远血也，黄土汤主之"。黄土性湿入脾，合白术、附子以复中州之气，固出血之本，又用阿胶、熟地、甘草滋肾养血，补益阴血。又虑辛温之品致热出血，佐黄芩之苦寒制之，加用侧柏叶增强止血作用。遂收补气益服，脾气统摄功用恢复之效。

[何永恒. 肛肠病名医医案·妙方解析. 北京：人民军医出版社，2007：7]

外　痔

外痔发生于齿状线以下，是由痔外静脉丛扩大曲张或痔外静脉丛破裂或反复发炎纤维增生而成的疾病。其表面被皮肤覆盖，不易出血，其形状大小不规则。其特点是自觉肛门坠胀、疼痛、有异物感。由于临床症状和病理特点及其过程的不同，可分为静脉曲张性外痔、血栓性外痔和结缔组织外痔等。

一、临证思辨与治疗

（一）病因病机

1. 肛门裂伤、内痔反复脱垂或产育努责，导致邪毒外侵，湿热下注，使局部气血运行不畅，筋脉阻滞，瘀结不散，日久结为皮赘。

2. 腹压增加　　多因Ⅱ、Ⅲ期内痔反复脱出，或经产、负重努力，腹压增加致筋脉横解，瘀结不散而成。

3. 努挣负重　　由于排便努挣或用力负重致肛缘痔外静脉破裂，离经之血瘀积皮下而成。

病因病机示意图

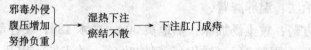

（二）诊断思维

1. 辨病思维

（1）诊断要点

①症状

a. 肛门异物感　　肛门边缘处赘生皮瓣，逐渐增大，质地柔软，一般无疼痛，不出血，仅觉肛门有异物感，常因染毒而肿胀，自觉疼痛，肿胀消失后，赘皮依然存在。

b. 肛门坠胀不适　　肛缘形成的柔软团块。以肛门坠胀不适为主要症状。

c. 疼痛　　外痔发炎时易出现肛门部疼痛，或肛缘血管破裂时肛缘皮下出现触痛性肿物，排便、坐下、行走甚至咳嗽等动作均可使疼痛加剧。

d. 便秘　　患者常因肛门疼痛而人为地控制排便，造成习惯性便秘，干燥粪便又极易加重肛门疼痛，形成恶性循环。

②体征

检查时可见肛门边缘处赘生皮瓣或柔软团块，质地柔软，或在肛缘皮肤表面有一暗紫色圆形硬结节，界限清楚，触按痛剧。

③分类

a. 结缔组织外痔　　肛门边缘处赘生皮瓣，逐渐增大，质地柔软，一般无疼痛，不出血，仅觉肛门有异物感，常因染毒而肿胀，自觉疼痛，肿胀消失后，赘皮依然存在。若发生于截石位6、12点处的外痔，常由肛裂引起，又称哨兵痔或裂痔；若发于3、7、11点处的外痔，多伴有内痔；赘皮呈环形或形如花冠状的，多见于经产妇。

b. 静脉曲张性外痔　发生在肛管或肛缘皮下，局部有椭圆形或长形肿物，触之柔软。便时或下蹲等致腹压增加时，肿物增大，并呈暗紫色，按之较硬，便后或按摩后肿物缩小变软。一般不疼痛，仅觉肛门部坠胀不适。若便后肿物不缩小，可致周围组织水肿而引起疼痛。有静脉曲张外痔的患者，多伴有内痔。

c. 血栓性外痔　肛门部突然剧烈疼痛，肛缘皮下有一触痛性肿物，排便、坐下、行走甚至咳嗽等动作均可使疼痛加剧。有时可使疼痛加剧。检查时在肛缘皮肤表面有一暗紫色圆形硬结节，界限清楚，触按痛剧。有时经 3～5 天血块自行吸收，疼痛缓解而自愈。

（2）鉴别诊断

本病需与内痔嵌顿、肛裂相鉴别

外痔与内痔嵌顿、肛裂鉴别表

	外痔	内痔嵌顿	肛裂
疼痛	外痔发炎或血栓性外痔时持续疼痛	持续疼痛	肛门疼痛呈周期性
便血	无便血	无便血	便鲜血
形态	肛缘皮下有触痛性肿物	齿线上内痔脱出、嵌顿，皮瓣水肿	局部检查可见 6 或 12 点处有纵形裂口
消退时间	经 3～5 天血块自行吸收，疼痛缓解而自愈。	消退缓慢，痔核表面糜烂伴有感染时有分泌物和臭味	新鲜肛裂 1～2 天可自愈，陈旧性肛裂不能自愈

2. 辨证思维

便后肛缘肿物隆起不缩小，坠胀明显，甚则灼热疼痛，伴口渴便秘。本病多为实证。

重点掌握的症状为肛门异物感，肛门坠胀不适。局部体征为检查时可见肛门边缘处赘生皮瓣或柔软团块，质地柔软，或在肛缘皮肤表面有一暗紫色圆形硬结节，界限清楚，触按痛剧。

（三）治则思维

内治：①按证型分型辨证施治：按湿热下注——清热利湿止血；血热瘀结——清热利湿、行气活血。②及早治疗、消除症状为贵。

外治：包括熏洗法、外敷法、塞药法、枯痔法及手术疗法等，通常内外配合治疗可取得良好的效果。

（四）治疗方案

1. 辨证论治

（1）湿热下注

证候：便后肛缘肿物隆起不缩小，坠胀明显，甚则灼热疼痛；便秘溲赤；舌红，苔黄腻，脉滑数。

辨证：饮食不节，恣食生冷、肥甘，过食辛辣，损伤脾胃，均可致湿热内生，湿与热结，致肛门部气血纵横，经络阻滞，浊气瘀血凝滞而生肛缘肿物。热结肠道则肛门坠胀明显，甚则灼热疼痛。湿热相搏，则见舌红，苔黄腻，脉滑数。

治则：清热利湿，活血散瘀。

主方：萆薢化毒汤合活血散瘀汤加减。

处方举例

萆薢化毒汤：萆薢 10g，当归尾 10g，牡丹皮 10g，牛膝 10g，防己 5g，木瓜 10g，薏苡仁 15g，秦艽 10g。

活血散瘀汤：川芎 6g，当归 6g，防风 6g，赤芍 6g，苏木 6g，红花 6g，黄芩 6g，皂角刺 6g，连翘 9g，天花粉 9g，大黄 9g。

加减：大便秘结者，加火麻仁 20g，桃仁 10g。

（2）血热瘀结

证候：肛缘肿物突起，其色暗紫，疼痛剧烈难忍，肛门坠胀；伴口渴便秘；舌紫，苔薄黄，脉弦涩。

辨证：饮食不节，过食辛辣，热结肠燥，湿热积聚，壅塞而血凝，气机阻滞运行不畅，故可见肛缘肿物突起，血液瘀阻于肛门，故可见肿物色暗紫，疼痛剧烈难忍，热盛伤津，则口渴便秘，气滞则脉弦涩，血瘀则舌紫，苔薄黄。

治则：清热凉血，散瘀消肿。

主方：凉血地黄汤合活血散瘀汤加减。

处方举例

凉血地黄汤：生地黄 10g，当归 10g，地榆 10g，槐角 10g，黄连 5g，天花粉 20g，升麻 5g，赤芍 10g，枳壳 10g，黄芩 10g，荆芥 10g，生甘草 5g。

活血散瘀汤：川芎 6g，当归 6g，防风 6g，赤芍 6g，苏木 6g，红花 6g，黄芩 6g，皂角刺 6g，连翘 9g，天花粉 9g，大黄 9g。

加减：疼痛剧烈者可加元胡 10g。

2. 其他疗法

（1）中成药

①痔速宁　每次 4 片，每日 3 次，饭后温开水送服。退肿通便，适用于外痔。

②痔疮片　每次 4～5 片，每日 3 次，温开水送服。破瘀消肿，凉血止痛，适用于外痔。

③化痔灵　每次 4～6 片，每日 3 次，凉血止血，消炎止痛，适用于外痔患者。

（2）验方

①硝黄五倍汤（陈治国验方）　大黄 30g，芒硝 30g，蒲公英 15g，川花椒 15g，五倍子 15g，五味子 15g，马齿苋 15g，川乌 10g，草乌 10g。上药头煎取液 1000ml，二煎取液 500ml，两煎混合，熏洗患处，1 次 20 分钟，每日 1～2 次，5 日为一疗程。适用于外痔水肿或血栓外痔。

②川芎祛瘀汤（周孜验方）　牡丹皮 30g，川芎 30g，赤芍 30g，黄芩 20g，黄柏 20g，甘草 20g。水煎熏洗坐浴，每日 1 剂。适用于外痔水肿。

③痔炎灵（王济平验方）　乌药 150g，大黄 150g，当归 150g，血竭 150g，地榆 150g，黄柏 75g，黄连 75g，石菖蒲 75g，红花 75g，冰片 50g，枯矾 50g。上药共为细末，过 120 目筛，加凡士林 1500g 调匀，分装容器，高压消毒后备用。用时，局部以 1∶5000 高锰酸钾溶液坐浴，后将药涂在纱布上敷患处，胶布固定，1 日换药 2 次。适用于外痔。

（3）外治法

①熏洗法　药物加水煮沸，先熏后洗，或用毛巾蘸药液乘热敷患处，具有活血止痛、收敛消肿等作用，常用苦参汤等。

②外敷法　将药外敷于肿物上，具有消肿、止痛、止血等作用，如外敷消痔膏、黄连膏等。

（五）预后转归

一般来说，外痔的预后较好。若外痔无发炎或肿痛者，一般可不予以用药治疗，注意保持肛门清洁即可。若出现肿物疼痛者，则应及早治疗，以消为贵。内服药物配合外洗或外敷，则很快即可痊愈。

（六）预防与调护

1. 养成每天定时排便的良好习惯，防止便秘，蹲厕时间不宜过长，以免肛门部瘀血。
2. 注意饮食调和，多喝开水，多食蔬菜，少食辛辣食物。
3. 避免久坐久立，进行适当的活动或定时作肛门括约肌运动。

二、名家医案借鉴

王嘉麟医案——血热瘀结型外痔

耿某某，女，36 岁。

初诊日期：1992 年 10 月 12 日。

主诉：肛门肿物疼痛 2 天。

现病史：患者大便干燥，排便努挣后出现肛门肿物，质硬痛不可忍。

查体：肛门局部检查；截石位肛门 6 点可见蚕豆大小肿物，表皮色紫，触痛，质硬，无出血。舌暗红，苔薄黄。

诊断：血栓外痔（西医：外痔）。

辨证：血热瘀结。

治法：清热凉血。

方药：痔疮肿痛方加味：防风 10g，秦艽 10g，黄芩 10g，当归尾 10g，金银花 15g，土茯苓 15g，延胡索 10g，赤芍 10g，全瓜蒌 30g。5 剂。

二诊：服是方 5 剂，便调痛减，继服 5 剂。

外治法：痔科浴液外洗热敷，每日 2 次，紫色消肿膏外敷，10 天后消肿。

按语：防风、秦艽、玄胡疏风活血止痛，当归尾、赤芍、桃仁活血化瘀消肿，金银花、土茯苓、黄芩、清热利湿解毒；瓜蒌开肺宽肠以通便，痔科浴液、紫色消肿膏具有清热解毒、活血止痛作用。内外兼治，常获全功。

［何永恒. 肛肠病名医医案·妙方解析. 北京：人民军医出版社，2007：4］

混 合 痔

　　混合痔是指同一方位的内外痔静脉丛曲张，相互沟通吻合，使内痔部分和外痔部分形成一整体者。内痔、外痔由于失治、误治或疾病自然发展，其中很大一部分病人以混合痔就医，多发于截石位 3、7、11 点处，以 11 点处最为多见。兼有内痔、外痔的双重症状。

一、临证思辨与治疗

（一）病因病机

　　1. 先天不足　脏腑素虚，先天性静脉壁薄弱，以致气血下坠，结聚肛门所成。

　　2. 饮食不节　过食辛辣醇酒厚味，损伤脾胃，致燥热内生，下迫大肠所致。

　　3. 气血不畅　病程日久，反复脱出、便秘努责、妇女生育过多、腹腔癥瘕，致筋脉横解，瘀结不散而成。

病因病机示意图

```
先天不足 ┐      燥热内生
饮食不节 ├──→           ──→ 热血相搏 ──→ 下注肛门成痔
气血不畅 ┘      血行不畅
```

（二）诊断思维

1. 辨病思维

（1）诊断要点

①症状

混合痔是齿状线上、下均有痔核存在的痔疮，因此症状有：

a. 便血或脱出　均为内痔的主要症状，Ⅰ、Ⅱ期内痔以便血为主，Ⅱ、Ⅲ期内痔以脱出为主。

b. 肿痛　为血栓性外痔和静脉曲张型外痔的主要症状，单纯内痔无疼痛表现。

c. 肛周潮湿、瘙痒　为内痔与外痔均存在的症状。内痔痔核反复脱出，肛门括约肌松弛，常有分泌物溢于肛门外，刺激肛门皮肤出现湿疹、瘙痒不适。外痔使局部不易清洁，出现瘙痒，甚至感染而出现肛门疼痛。

d. 贫血　内痔出血过多引起。

②体征

肛门边缘处赘生皮瓣，或柔软团块，或肛缘皮肤表面有一暗紫色圆形硬结节，界限清楚，触按痛剧。肛门指诊可以触到较为晚期的痔核，表现为柔软、表面光滑、无压痛的黏膜结节。肛门镜下可见齿状线上黏膜有结节突起，呈暗紫色或深红色，小者如蚕豆大小，大者可充满整个肠腔，有时可以见到黏膜表面糜烂、溃疡或渗血、出血点。

③辅助检查

血常规检查：晚期可因出血过多致血色素减少。

2. 辨证思维

便血及肛门部肿物，可有肛门坠胀、异物感或疼痛。可伴有局部分泌物或瘙痒。肛管内齿线上下同一方位出现肿物（齿状线下亦可为赘皮）。初起多为实证，病久多转为虚证。

重点掌握的症状为肛管内齿状线上下同一方位出现肿物。

局部体征为肛门边缘处赘生皮瓣，或柔软团块，或肛缘皮肤表面有一暗紫色圆形硬结节，界限清楚，触按痛剧。肛门指诊可以触到较为晚期的痔核，表现为柔软、表面光滑、无压痛的黏膜结节。肛门镜下可见齿状线上黏膜有结节突起，呈暗紫色或深红色，小者如蚕豆大小，大者可充满整个肠腔，有时可以见到黏膜表面糜烂、溃疡或渗血、出血点。

（三）治则思维

内治：参见内痔。

外治：参见静脉曲张外痔。

（四）治疗方案

1. 辨证论治

参见内痔。

2. 其他疗法

（1）中成药 参见内痔及外痔。

（2）验方 参见内痔及外痔。

（3）外治法 必要时行外痔剥离、内痔结扎术。

操作方法：取侧卧位或截石位，局部消毒，行局麻或腰俞穴麻醉。将混合痔充分暴露，在其外痔部分作"v"字形皮肤切口，用血管钳钝性剥离外痔皮下静脉丛，至齿状线稍上。然后用弯形血管钳夹住被剥离的外痔皮瓣和内痔基底部，在内痔基底正中用圆针粗丝线贯穿作"8"字形结扎，剪去"v"字形内的皮肤及静脉丛，使在肛门部呈一放射状伤口。同法处理其他痔核，创面外用桃花散、红油膏纱布敷盖。术后当天限制大便，以后每次便后用1：5000高锰酸钾溶液或温水坐浴，常规换药。若混合痔的外痔静脉丛不很明显，可在外痔中间作一放射状切口，然后用止血钳剥离静脉丛，剪修两侧皮瓣，成一小"V"字形切口。外痔剥离时要选好切口，照顾外痔部分的整体关系，手术中注意保留适当的黏膜和皮肤，以防术后肛门直肠狭窄。术后处理参见内痔贯穿结扎法。

（4）针刺疗法 参见内痔。

（五）预后转归

一般来说，混合痔的预后较好。关键在于早期发现，早期治疗，若出现便血等症状，可首先考虑中药内服或熏洗坐浴治疗，早期混合痔多数能缓解症状，若病程日久，便血不止或脱出明显，或肛门肿物肿痛明显，便需手术治疗，也可获得痊愈。

（六）预防与调护

1. 养成每天定时排便的良好习惯，防止便秘，蹲厕时间不宜过长，以免肛门部瘀血。

2. 注意饮食调和，多喝开水，多食蔬菜，少食辛辣食物。

3. 避免久坐久立，进行适当的活动或定时作肛门括约肌运动。

4. 发生内痔应及时治疗，防止进一步发展。

二、名家医案借鉴

1. 王嘉麟医案——风热肠燥型混合痔

满某某，女，65岁。

初诊日期：1991年6月4日。

主诉：便血8年，加重10天。

现病史：患者大便干燥，间歇性便血8年，近10天来便血呈喷射状，色鲜红，近期有心绞痛发作史，青光眼病史5年。化验血常规基本正常，其中血红蛋白10g。

查体：肛门局部检查；截石位肛门11、3、9点混合痔，黏膜脱出不能自行还纳，肛镜下见3点痔核渗鲜血。指诊，直肠黏膜光滑，未及其他硬性肿物。舌暗红，苔黄腻，脉结代。

诊断：混合痔（西医：混合痔）。

辨证：风热肠燥。

治法：凉血止血，清热利湿，润肠通便。

方药：便血方加味：地榆炭10g，槐花炭10g，黄芩10g，仙鹤草30g，椿根皮12g，连翘10g，金银花15g，全瓜蒌30g，三七粉3g（冲）。7剂。

二诊：服上方7剂，便调血止。

按语：地榆炭、槐花炭能凉血止血、解毒敛疮，炒炭能加强止血效果；黄芩、连翘、金银花清热解毒利湿；全瓜蒌开肺宽肠以通便；三七化瘀止血、活血定痛，用于各种内外出血证，有止血而不留瘀、化瘀不伤正之特点。诸药合用共奏凉血止血、清热利湿、润肠通便之功。

[何永恒. 肛肠病名医医案·妙方解析. 北京：人民军医出版社，2007：3]

2. 陆观虎医案——湿热下注型混合痔

张某某，女，34岁。

主诉：痔痛。

现病史：患者大便干燥，痔痛，头晕，疲倦。

查体：肛门局部检查；截石位肛门3、7、11点混合痔水肿。舌红，苔黄腻，脉细数。

　　诊断：混合痔（西医：混合痔）。

　　辨证：湿热下注。

　　治法：清热利湿。

　　方药：茯苓 9g，猪苓 6g，赤茯苓 6g，焦稻芽 9g，焦薏苡仁 9g，杭菊花 6g，海桐皮 6g，槐角 9g，当归 6g，桑枝 9g，丝瓜络 6g，大蓟 6g，小蓟 6g。

　　按语：茯苓、猪苓、赤茯苓、焦薏苡仁渗湿宁心，利水化湿热；当归、大蓟、小蓟养血润肠止痛，破瘀生新，桑枝、丝瓜络通经活络；海桐皮祛风除湿；杭菊花清热去头风；焦稻芽消食导滞开胃；槐角化湿热疗痔疮。

　　　　[何永恒. 肛肠病名医医案·妙方解析. 北京：人民军医出版社，2007：7～8]

3. 武俊侠医案——气滞血瘀型混合痔

　　冯某某，男，54 岁。

　　初诊日期：1991 年 4 月 1 日。

　　主诉：便干、肛门肿物部出疼痛 4 天。

　　现病史：患者 4 天前因 3 天未解大便，下蹲努挣后，肛门肿物脱出不能还纳，活动行走不便。

　　查体：肛门局部检查；胸膝位肛门 2～5 点、6～7 点、8～11 点分别有约大枣大小肿物，伴有内痔脱出，黏膜紫红，无明显出血点，触痛明显。舌淡红，苔薄黄腻，脉弦。

　　诊断：混合痔（西医：混合痔）。

　　辨证：气滞血瘀。

　　治法：行气活血，消肿止痛。

　　方药：活血止痛汤：苏木、芒硝各 30g，川芎、草乌、红花、赤芍、黄柏各 15g，川花椒 10g。取此药剂，置于小瓷盆中，加水至 2500ml 左右，温火煮沸后，微火煎 25 分钟至药液 1500ml 左右，即熏蒸 10 分钟，待温度适中则坐浴或用毛巾蘸药热敷于患处 20 分钟，分早晚两次，第二日原方加鱼腥草、马齿苋各 20g，3 剂，每日 1 剂，早晚各 1 次，外敷黄连素软膏予以配合治疗。

　　二诊：熏洗热敷后，疼痛减轻，肿块稍有缩小，继用上药 9 剂。

　　三诊：疼痛消失，肿块消失后，留有皮赘，随后做内扎内注外切术，痊愈出院。

按语：内痔嵌顿，外痔发炎，肛门术后水肿，均为肛门局部气滞血瘀，湿热之邪壅滞的标实证。医者针对病因，以红花、赤芍清热凉血祛瘀，消肿止痛；川芎、草乌宣泄肿毒、温经通络；花椒解毒止痛；芒硝清热祛瘀，软坚消肿；鱼腥草、马齿苋清热解毒。全方水煎局部熏洗，促进局部血液循环，从而达到疏通经络、行气活血、消肿止痛的功效。

[何永恒. 肛肠病名医医案·妙方解析. 北京：人民军医出版社，2007：5～6]

（张悦　温玉玲）

第二节　肛隐窝炎

肛隐窝炎是肛隐窝、肛门瓣发生的急、慢性炎症性疾病，又称肛窦炎，常并发肛乳头炎、肛乳头肥大。可发生于任何年龄，以青壮年为主，女性大于男性。其特点是肛门部不适和肛门潮湿有分泌物。肛隐窝炎是肛周化脓性疾病的重要诱因，据统计，约85%的肛门直肠疾病（如肛周脓肿、肛漏、肛裂等）是由肛窦感染所引起的，因此对本病的早期诊断、治疗有积极的意义。

一、临证思辨与治疗

（一）病因病机

1. 饮食不节　过食辛辣厚味，温燥之品，致肛门气血失和，气血瘀阻，壅聚于肛门而成。
2. 虫积骚扰、湿热下注肛门大肠，络脉瘀阻而后炎症。
3. 感染邪毒　肠燥便秘，肛门破溃感受湿热毒邪，络脉瘀阻，湿热毒邪聚于肛门而生。

病因病机示意图

饮食不节 ⎫
虫积骚扰 ⎬ → 气血失和　→ 湿热毒邪 → 易变生他病
感染邪毒 ⎭ 　络脉瘀阻　　 聚于肛门

（二）诊断思维

1. 辨病思维

（1）诊断要点

①症状

a. 疼痛　一般为撕裂痛或烧灼样痛，排便时症状加重。

b. 排便不尽感　排便后多有排便不尽感，肛内异物感和下坠感，严重者有里急后重感。

c. 瘙痒　常与疼痛、排便不尽感等表现混杂出现，瘙痒伴胀痛感，无法抓挠感。可向会阴前后放射。皮肤呈潮红色。

d. 会阴部不适　出现反射性疼痛后向会阴部放射引起会阴部不适。

②体征

肛门指检可见肛门口紧缩感，肛隐窝发生炎症处有明显压痛、硬结或凹陷，或可触及肿大、压痛的肛乳头。无明显全身症状。

③辅助检查

a. 血常规检查　一般无异常，严重感染时可有白细胞增高。

b. 肛镜检查　可见肛隐窝和肛乳头红肿，并有脓性分泌物，或有红色肉芽肿胀。

c. 探针检查　探查肛隐窝时，肛隐窝变深，并有脓液排出。

d. 全身检查　肛隐窝炎的病变在局部，但不可忽视全身检查，如糖尿病人抵抗力低下，可并发肛窦炎，应在治疗糖尿病的基础上治疗治疗局部病变。

（2）鉴别诊断

本病需与肛裂、直肠息肉相鉴别

肛隐窝炎与肛裂、直肠息肉鉴别表

	肛隐窝炎	肛裂	直肠息肉
位置	肛窦	多位于截石位6、12点	直肠齿状线黏膜上
疼痛	疼痛明显	疼痛的时间长，有特殊的疼痛周期和疼痛间歇期	多无疼痛
出血	多无出血	排便时有鲜血	有便血及黏液
形态	肛隐窝和肛乳头红肿，并有脓性分泌物，或有红色肉芽肿胀	肛管有纵行裂口	色鲜红或紫红
预后	好	好	易恶变

2. 辨证思维

多为实证，常见症状为肛门坠胀不适，或可出现灼热刺痛，便时加剧，粪便夹有黏液，肛门湿痒；伴口干、便秘；苔黄腻，脉滑数

重点掌握的症状为肛门坠胀不适，或可出现灼热刺痛，便时加剧。局部体征为探针检查肛隐窝时，肛隐窝变深，并有脓液排出。肛镜检查可见肛隐窝和肛乳头红肿，并有脓性分泌物，或有红色肉芽肿胀。

（三）治则思维

内治：以清热利湿为主。

外治：保守治疗，无效或有合并症时，即采用手术治疗。

（四）治疗方案

1. 辨证论治

湿热下注

证候：常见肛门坠胀不适，或可出现灼热刺痛，便时加剧，粪便夹有黏液，肛门湿痒；伴口干、便秘；苔黄腻，脉滑数。

辨证：饮食不节，过食辛辣厚味后气血瘀滞，络脉瘀阻，内化为湿热毒邪聚于肛门。气血运行不畅故可见肛门坠胀不适；重则气血不通，不通则痛，故可出现灼热刺痛，便时加剧；湿热下注，故粪便夹有黏液，肛门湿痒；热伤津液，故可见口干、便秘；苔黄腻，脉滑数亦是湿热之象。

治则：清热利湿。

主方：止痛如神汤或凉血地黄汤加减。

处方举例

止痛如神汤：秦艽 9g，桃仁 9g，皂角刺 9g，熟大黄 9g，炒苍术 5g，防风 5g，酒炒黄柏 5g，当归尾 5g，泽泻 3g，槟榔 3g。

凉血地黄汤：生地黄 10g，当归 10g，地榆 10g，槐角 10g，黄连 10g，天花粉 20g，升麻 10g，赤芍 10g，枳壳 10g，黄芩 10g，荆芥 10g，甘草 5g。

加减：便干太甚者，加火麻仁 30g，瘀血重者，加川芎 10g，红花 10g，气滞者加木香 10g，枳壳 10g。

2. 其他疗法

（1）中成药

①龙胆泻肝丸　每次 10g，每日 2 次，饭后温开水送服。

②解毒消炎丸　每次 4～6 粒，每日 3 次，温开水送服。

（2）验方

①蒲公英汤　蒲公英 100～150g 水煎服，每日 1 剂。或煎水坐浴每日 2～3 次，可消炎止痛。

②鱼腥草汤　鱼腥草 100g（鲜品 250g），水煎浓缩成 50～80ml 保留灌肠，二煎 100ml 坐浴，每日 2～3 次，具有消肿止痛、活血化瘀的作用。

③猪胆汁　新鲜猪胆一个，浓白糖水送服新鲜猪胆汁，每日 1 次，每晚温盐水熏洗肛门，3～5 周可愈，本法可清热解毒、消肿散结。

（3）外治法

①熏洗法　用苦参汤煎水先熏后洗，每天 2 次。

②塞药法　用痔疮宁栓，每天坐浴后塞入肛内，每天 2 次。或用红油膏、九华膏搽入肛门。

（4）针刺疗法

针刺合谷、长强，用捻转泻法，发热时加双侧曲池、大椎穴，行气后留针 30 分钟，每隔 10 分钟手法行针 1 分钟。每日 1 次，6 日为 1 个疗程。

（五）预后转归

一般来说，肛隐窝炎的预后较好。关键在于早期发现，早期治疗，宜早不宜晚，肛隐窝炎是引起肛门直肠外科疾病的原发病灶，若病程日久，极易引起肛痈、肛漏、肛裂、肛乳头瘤等其他疾病，故肛隐窝炎的早期诊断治疗，是预防肛周疾病的关键，只要治疗恰当，也可获得痊愈。

（六）预防与调护

1. 保持排便通畅及肛门清洁，及时治疗慢性肠道炎症、便秘及腹泻等。

2. 肛门有痔、瘘病变时应及时就医。

3. 忌食辛辣之品，不过食膏粱厚味。

二、名家医案借鉴

王莹先医案——湿热下注型肛隐窝炎

李某某，男，32 岁。

初诊日期：1996 年 6 月 14 日。

主诉：肛内胀痛 1 年。

现病史：患者肛内胀痛间作 1 年，偶有刺痛，疼痛向臀部放射，大便较干，1～2 日一行，便秘时肛门稍痛，便后很快缓解，无便血。

查体：肛门局部检查；肛门指诊 6 点齿状线附近有绿豆大小硬结，压痛明显，肛门镜见 6 点齿状线肛窦红肿，舌红，苔黄腻，脉滑数。

诊断：肛窦炎（西医：肛隐窝炎）。

辨证：湿热下注。

治法：清热利湿，活血化瘀。

方药：黄芩 9g，制大黄 9g，牛膝 10g，桃仁 6g，皂角刺 6g，当归尾 10g，泽泻 10g，川芎 6g，赤芍 6g，甘草 10g。每日一剂，水煎服，第三煎保留灌肠，3 剂。

二诊：药用 3 天后，肛门胀痛明显减轻。

三诊：药用 7 天后，诸症消失。

1 年随访未发。

按语：肛窦炎主要以肛门下坠胀痛不适为见症，多因湿热之邪下注结聚肛门瘀而不散所致。因此清热利湿、活血化瘀是治疗本病的基本治法。本案以黄芩、泽泻清利大肠湿热，桃仁、皂角刺、当归尾、赤芍、川芎活血化瘀，消肿止痛，改善微循环，促进局部病灶恢复，大黄破血瘀，清血热，消肿痛，取其逐瘀泄热之力，热清则毒解，瘀散则血活，肿消痛止。在治疗上内服与保留灌肠相结合，使药物直达病所而达治疗目的。

［何永恒. 肛肠病名医医案·妙方解析. 北京：人民军医出版社，2007：47］

（张悦　温玉玲）

第三节　肛　痛

　　肛痛是肛管直肠周围间隙发生急、慢性感染而形成的脓肿。相当于西医学所说的肛门直肠周围脓肿。系由于肛腺感染后炎症向肛管直肠周围间隙组织蔓延而成，多见于20～40岁的青壮年，多数发病急骤，疼痛剧烈，伴有高热，宜及早治疗。由于发生的部位不同，可有不同的名称，如肛门旁皮下脓肿、坐骨直肠间隙脓肿、骨盆直肠间隙脓肿。中医学对本病也有不同的称谓，如脏毒、悬痈、坐马痈、跨马痈等。其特点是多发病急骤，疼痛剧烈，伴高热，破溃后多形成肛瘘。

一、临证思辨与治疗

（一）病因病机

　　1. 湿热下注　本病多因过食肥甘、辛辣、醇酒等辛热之品，湿热内生，下注大肠，蕴阻肛门而成。
　　2. 破损染毒　肛门破损染毒，致经络阻塞，气血凝滞而成。
　　3. 正虚邪乘　肺、脾、肾亏损，湿热乘虚下注而成。

病因病机示意图

```
湿热下注 ⎫
破损染毒 ⎬ ⟶  脉络阻塞   ⟶  血败肉腐
正虚邪乘 ⎭      气血凝滞
```

（二）诊断思维

1. 辨病思维
（1）诊断要点
①症状
发病男性多于女性，尤以青壮年为多，主要表现为肛门周围疼痛、肿

胀、有结块，伴有不同程度的发热、倦怠等全身症状。

由于脓肿的部位和深浅不同，症状也有差异，如肛提肌以上的间隙脓肿，位置深隐，全身症状重而局部症状轻；肛提肌以下的间隙脓肿，部位浅，局部红、肿、热、痛明显而全身症状较轻。

a. 肛门旁皮下脓肿　发生于肛门周围的皮下组织内，局部红、肿、热、痛明显，脓成按之有波动感，全身症状轻微。

b. 坐骨直肠间隙脓肿　发于肛门与坐骨结节之间，感染区域比肛门皮下脓肿广泛而深。初起仅感肛门部不适或微痛，逐渐出现发热、畏寒、头痛、食欲不振等症状，继而局部症状加剧，肛门有灼痛或跳痛，在排便、咳嗽、行走时疼痛加剧，甚则坐卧不安。

c. 骨盆直肠间隙脓肿　位于肛提肌以上，腹膜以下，位置深隐，局部症状不明显，有时仅有直肠下坠感，但全身症状明显。

d. 直肠后间隙脓肿　症状与骨盆直肠间隙脓肿相同，但直肠内有明显的坠胀感，骶尾部可产生钝痛，并可放射至下肢。

本病约5～7天成脓，若成脓期逾月，溃后脓出色灰稀薄，不臭或微臭，无发热或低热，应考虑结核性脓肿。

②体征

a. 肛门旁皮下脓肿　肛缘有一微红色突起的包块，触痛明显。

b. 坐骨直肠间隙脓肿　肛门两侧不对称，一侧稍高突，皮肤不红、灼热，有触痛，早期较硬，难以发现波动感，肛门指诊患侧饱满，有明显的压痛和波动感，其上端位于肛直环平面以上。

c. 骨盆直肠间隙脓肿　早期肛门外无包块，肛门指诊可触及患侧直肠壁处隆起、压痛及波动感。

d. 直肠后间隙脓肿　在尾骨与肛门之间有明显的深部压痛。肛门指诊直肠后方肠壁处有触痛、隆起和波动感。

③辅助检查

a. 血常规检查　白细胞及中性粒细胞可有不同程度的增加。

b. 超声波检查　可于肛周发现液性暗区，有助于了解肛痈的大小、位置及与肛门括约肌和肛提肌的关系。

（2）鉴别诊断

本病需与肛周毛囊炎、疖肿、骶骨前畸胎瘤继发感染、骶髂关节结核

性脓肿相鉴别

肛痈与肛周毛囊炎疖肿、骶骨前畸胎瘤继发感染、骶髂关节结核性脓肿鉴别表

	肛痈	肛周毛囊炎、疖肿	骶骨前畸胎瘤继发感染	骶髂关节结核性脓肿
位置	肛门皮下、坐骨直肠间隙、骨盆直肠间隙、直肠后间隙	在皮肤或皮下	骶骨前	骶髂关节
与肛窦的关系	发病于肛窦	与肛窦无病理性联系	与肛窦无病理性联系	与肛窦无病理性联系
指诊	肛内或肛外可触及肿块	肛门内无异常	直肠后有肿块，光滑，无明显压痛，有囊性感	触痛不明显
病程	易成脓，病程短	易溃易敛，病程短破溃后不会形成肛漏	感染后易成脓，病程短	病程长，有结核病史
x线	—	—	x线检查可见骶骨与直肠之间的组织增厚和肿物，或见骶前肿物将直肠推向前方，肿物内有散在钙化阴影、骨质、牙齿	x线检查可见骨质改变

2. 辨证思维

多有疼痛剧烈，持续加剧，伴有发热，溲赤、便秘、舌红等特征。其中肛周肿痛，持续加剧，伴有恶寒、发热、便秘、溲赤；肛周红肿，触痛明显，质硬或按之有波动感等临床表现多为实证，肛周肿痛，皮色暗红，成脓时间长，溃后脓出稀薄，疮口难敛；伴有午后潮热，心烦口干，盗汗；舌红，苔少，脉细数等临床表现多为虚证。

重点掌握的症状为疼痛剧烈，持续加剧，伴有发热。局部体征为肛门指诊时肛周红肿，触痛明显，肛内或肛外可触及质硬或按之有波动感之肿块。

（三）治则思维

内治：①按疏、清、补分期辨证施治。按脓肿早期——消法；脓肿中期——托法；脓肿后期——由于肛痈的特殊表现慎补。②理气通络贯穿始终。③及早治疗、以消为贵。

外治：以手术为主，掌握好成脓即行切开的原则及保证引流通畅。

（四）治疗方案

1. 辨证论治

（1）热毒蕴结

证候：肛门周围突然肿痛，持续加剧，伴有恶寒、发热、便秘、溲赤；肛周红肿，触痛明显，质硬，皮肤焮热；舌红，苔薄黄，脉数。

辨证：过食辛热之品后湿热内生，下注肛门，气血壅滞不通则肛门周围肿痛，持续加剧，皮肤焮热；邪热伤津则便秘，邪热内盛，正邪相争，营卫失和，故恶寒发热，舌红苔薄黄，脉滑数均为热毒蕴结之象。

治则：清热解毒。

主方：仙方活命饮或黄连解毒汤加减。

处方举例

仙方活命饮：金银花 30g，防风 12g，白芷 6g，当归 9g，陈皮 12g，赤芍 12g，天花粉 12g，贝母 15g，乳香 9g，没药 9g，穿山甲 12g，皂角刺 12g，甘草 6g。

黄连解毒汤：黄连 6g，黄芩 6g，黄柏 6g，山栀 9g。

加减：若有湿热之象，如舌苔黄腻、脉滑数等，可合用萆薢渗湿汤。

（2）火毒炽盛

证候：肛周肿痛剧烈，持续数日，痛如鸡啄，难以入寐；伴恶寒发热，口干便秘，小便困难；肛周红肿，按之有波动感或穿刺有脓；舌红，苔黄，脉弦滑。

辨证：气血壅滞不通则肛周肿痛剧烈，持续数日，热盛肉腐，蒸酿成脓则痛如鸡啄，难以入寐，邪热伤津则口干便秘，小便困难，舌红，苔黄，脉弦滑。

治则：清热解毒透脓。

主方：透脓散。

处方举例：黄芪 15g，炒穿山甲 10g，川芎 10g，皂角刺 10g。

（3）阴虚毒恋

证候：肛周肿痛，皮色暗红，成脓时间长，溃后脓出稀薄，疮口难敛；伴有午后潮热，心烦口干，盗汗；舌红，苔少，脉细数。

辨证：病久肺、脾、肾亏损，正气已虚，复加外邪未解，郁久化热，湿热乘虚下注则肛门肿痛，溃后脓出稀薄，疮口难敛；阴虚内热则午后潮热，心烦口干，盗汗，舌红，苔少，脉细数亦是阴虚毒恋之象。

治则：养阴清热，祛湿解毒。

主方：青蒿鳖甲汤合三妙丸加减。

处方举例

青蒿鳖甲汤：青蒿 12g，鳖甲 15g，知母 12g，生地黄 15g，牡丹皮 9g。

三妙丸：苍术 180g，黄柏 120g，牛膝 60g，研为细末，水煮面糊为丸，如梧桐子大。

加减：肺虚者，加沙参、麦冬；脾虚者，加白术、山药、扁豆；肾虚者，加龟版、玄参，生地黄改熟地黄。

2. 其他疗法

（1）中成药

①脏连丸　每次 5g，每日 2 次，饭后温开水送服。适用于脓肿早期局部肿痛者。

②二妙丸　每次 5g，每日 2 次，温开水送服。适用于脓肿早期脓未成者。

（2）验方

①防风、黄芩、龙胆草、苦参各 15g，鱼腥草、生大黄各 30g，水煎熏洗坐浴，每日 1 剂。每次 20～30 分钟。

②大黄、黄柏各 60g，姜黄 6g，白芷 60g，川厚朴、陈皮、甘草、苍术、胆南星各 24g，天花粉 120g，共研细末，与凡士林配成 20％软膏外敷。

（3）外治法

①玉露膏外敷　芙蓉花叶晒干研细末，用凡士林调成 30％软膏敷患处，每日 2～3 次，有凉血、清热消肿之功。

②金黄膏外敷　黄柏、大黄、姜黄、白芷各 60g，川厚朴、陈皮、苍术、胆南星、甘草各 25g，天花粉 30g 共研细末，以茶水调和外敷或配成 3％凡士林软膏，敷患处，每日 2～3 次，有清热除湿、散瘀化痰、止痛消肿之功。

（五）预后转归

一般来说，肛痛的预后较好。关键在于早期发现，早期治疗，未成脓时以消为贵，成脓后宜早期切开排脓，因皮肤较坚韧，故不能让其自溃，如不早期切开，脓液必然增大加深。病久甚则穿孔成瘘，迁延时日，徒增痛苦。但即使形成肛瘘，只要治疗恰当，也可获得痊愈。

（六）预防与调护

1. 保持大便通畅，注意肛门清洁。
2. 积极防治肛门病变，如肛隐窝炎、肛腺炎、肛乳头炎、直肠炎、内外痔等。
3. 患病后应及早治疗，防止炎症范围扩大。

二、名家医案借鉴

1. 强东秀医案——热毒蕴结型肛痈

吐某某，男，38岁。

初诊日期：1990年2月20日。

主诉：肛门疼痛4天。

现病史：患者4天来大便干燥，用力排便时肛门局部灼热，疼痛，排便困难，坐卧不安，受压或咳嗽时疼痛加剧。

查体：肛门局部检查；距肛缘2cm处有2cm×3cm的肿块，质硬色红，灼热，压之疼痛。

诊断：肛痈（西医：肛周脓肿）。

辨证：热毒蕴结。

治法：清热解毒，活血化瘀，消肿止痛。

方药：仙方活命饮加味　金银花30g，防风10g，白芷10g，当归12g，陈皮6g，赤芍12g，天花粉15g，贝母10g，槐角20g，地榆15g，穿山甲10g，皂角刺20g，甘草6g，牡丹皮8g，加丹参、桃仁、火麻仁、大黄等。3剂。

二诊：服是方3剂，肛周肿块疼痛减轻，大便通畅。

三诊：加服是方3剂，肛周肿块全消。

观察2月无复发。

按语：祖国医学认为"痈"热壅于外，阳气之毒也。急性热性脓肿，发于肉脉之间，属阳。湿热之邪郁热则溃腐成痈。本案患者是青壮年，大便干结 4 天，肛周肿物质硬色红，疼痛剧烈，证属湿热内生，局部气血凝滞积聚。所幸未酿脓，宜消宜散，以仙方活命饮加大剂清热解毒、活血化瘀之品，实系对证之法。

[何永恒. 肛肠病名医医案·妙方解析. 北京：人民军医出版社，2007：26～27]

2. 医案——火毒炽盛型肛痈

徐某某，男，30 岁。

初诊日期：1983 年 4 月 10 日。

主诉：肛门疼痛 7 天。

现病史：患者肛门疼痛 7 天，逐渐加重，痛如鸡啄，壮热口渴，心烦纳呆，便秘溲赤。

查体：肛门局部检查；膝胸位近肛门 9 点处，红肿高突，触之灼热，压痛拒按，按之应指。舌红，苔黄腻，脉洪数。

诊断：肛痈（西医：肛周脓肿）。

辨证：火毒炽盛。

治法：托里透脓。

方药：透脓汤加味　三棱 9g，莪术 9g，穿山甲 9g，皂角刺 9g，败酱草 30g，蒲公英 24g，紫花地丁 24g，大黄 6g。

二诊：服是方 1 剂，脓肿溃破，流黄稠脓液 300ml。将溃口用指法扩大，刮去腐肉，再以"解毒方"煎汤坐浴。方用马齿苋 15g，瓦松 5g，文蛤 9g，槐花 15g，黄柏 9g，侧柏叶 9g，芒硝 30g，加水 3000ml 水煎熏洗坐浴 20 分钟，早晚各 1 次，每日 1 剂，7 剂。

三诊：7 剂后诸症渐消，疮口愈合。

按语：经曰："高粱之变，足生大丁"。患者平素嗜酒，过食肥甘，湿热蕴毒，肉腐成脓，病情险恶，防其毒邪内陷，惟有透其脓，使毒邪外出，方能化险为夷，故以三棱、莪术、穿山甲、皂角刺行气破血以溃脓，败酱草、蒲公英、紫花地丁清热解毒以消痈，大黄清热解毒祛瘀，助诸药清热攻下，破瘀排脓。外用"解毒方"直达病所，消肿止痛，以防瘘管形成，药专力宏，应手而验。

[何永恒. 肛肠病名医医案·妙方解析. 北京：人民军医出版社，2007：27～28]

（张悦　温玉玲）

第四节　肛　漏

肛漏是指直肠或肛管与周围皮肤相通所形成的瘘管，也称肛瘘。任何年龄均可发生，但以青壮年多见，男性多于女性，一般由原发性内口、瘘管和继发性外口三部分组成，也有仅具内口或外口者。内口为原发性，绝大多数在肛管齿状线处的肛窦内；外口是继发的，在肛门周围皮肤上，常不止一个，瘘管可以穿过内、外括约肌和肛提肌向直肠、肛管周围间隙穿通，多是肛痈的后遗症。临床上分为化脓性或结核性两类。其特点是以局部反复流脓、疼痛、瘙痒为主要症状，并可触及或探及瘘管通到直肠。

一、临证思辨与治疗

（一）病因病机

1. 余毒未尽　肛痈溃后，余毒未尽，蕴结不散，血行不畅，疮口不合，日久成漏。

2. 正虚邪乘　有虚劳久嗽，肺、脾、肾亏损，邪乘于下，郁久肉腐成脓，溃后成瘘。

病因病机示意图

余毒未尽 ⎱
　　　　 ⎰ → 蕴结不散郁 → 溃后成漏 → 久不收口耗
正虚邪乘　　 久肉腐成脓　　　　　　　 伤气血成脓

（二）诊断思维

1. 辨病思维

（1）诊断要点

①症状

a. 流脓局部间歇性或持续性流脓，久不收口。一般初形成的漏流脓较多，有粪臭味，色黄而稠；久之则脓水稀少，或时有时无，呈间歇性流脓；若过于疲劳，则脓水增多，有时可有粪便流出；若脓液已少而突然又增多，兼有肛门部疼痛者，常表示有急性感染或有新的支管形成。

b. 疼痛　当瘘管通畅时，一般不觉疼痛，而仅有局部坠胀感。若外口自行闭合，脓液积聚，可出现局部疼痛，或有寒热；若溃破后脓水流出，症状可迅速减轻或消失。但也可因内口较大，粪便流入管道而引起疼痛，尤其是排便时疼痛加剧。

c. 瘙痒　由于脓液不断刺激肛门周围皮肤而引起瘙痒，有时可伴发肛周湿疮。

②体征

肛门视诊可见外口，外口凸起较小者多为化脓性；外口较大，凹陷，周围皮肤暗紫，皮下有穿凿性者，应考虑复杂性或结核性肛漏。低位肛漏可在肛周皮下触及硬索，高位或结核性者一般不易触及。以探针探查，常可找到内口。

③辅助检查

a. 血常规检查　一般无异常，当有急性感染时白细胞及中性粒细胞可有不同程度的增加。

b. x线碘油造影术　可显示瘘管走行、深浅、有无分支及内口的位置，与直肠及周围脏器的关系等，为手术提供可靠的要点。

④肛漏的分类及发展规律

a. 单纯性肛漏　指肛门旁皮肤仅有 1 个外口，直通入齿状线上肛隐窝之内口者，称为完全漏，又叫内外漏；若只有外口下连漏管而无内口者，称为单口外漏，又叫外盲漏；若只有内口与漏管相通而无外口的，称为单口内漏，又叫内盲漏。

b. 复杂性肛漏　指在肛门内、外有 3 个以上的开口；或管道穿通 2 个以上间隙；或管道多而支管横生；或管道绕肛门而生，形如马蹄者，称为马蹄形肛漏。

1975 年全国首届肛肠学术会议制定了肛漏的统一分类标准，以外括约肌深部画线为标志，漏管经过此线以上者为高位，在此线以下者为低位，其分类如下

低位单纯性肛漏：只有 1 个漏管，并通过外括约肌深层以下，内口在肛窦附近。

低位复杂性肛漏：漏管在外括约肌深层以下，有 2 个以上外口，或 2 条以上管道，内口在肛窦部位。

高位单纯性肛漏：仅有 1 条管道，漏管穿过外括约肌深层以上，内口位于肛窦部位。

高位复杂性肛漏：有 2 个以上外口及管道有分支窦道，其主管道通过外括约肌深层以上，有 1 个或 2 个以上内口者。

肛漏的发展规律：将肛门两侧的坐骨结节画一条横线，当漏管外口在横线之前距离肛缘 4cm 以内，内口在齿状线处与外口位置相对，其管道多为直行；如外口在距离肛缘 4cm 以外，或外口在横线之后，内口多在后正中齿状线处，其漏管多为弯曲或马蹄形。

（2）鉴别诊断

本病需与肛周毛囊炎、疖肿、骶骨前畸胎瘤继发感染、骶髂关节结核性脓肿相鉴别

肛漏与肛门部化脓性汗腺炎、骶前畸胎瘤溃破鉴别表

	肛漏	肛门部化脓性汗腺炎	骶前畸胎瘤溃破
位置	直肠、肛管与周围皮肤相通所形成的瘘管	皮肤及皮下组织	溃破后在肛门后尾骨前有外口
与肛窦的关系	内口位于肛窦	无内口，与肛窦无病理性联系	无内口，与肛窦无病理性联系
体征	低位肛漏可在肛周皮下触及硬索	肛周皮下多处漏管及外口，肛管内无内口	肛门指诊常可触及骶前有囊性肿物感而无内口。手术可见腔内有毛发、牙齿、骨质等

2. 辨证思维

多有局部间歇性或持续性流脓，久不收口，肛门周围皮肤瘙痒等特征。其中脓质稠厚，肛门胀痛，局部灼热等临床表现多为实证，流脓液，质地稀薄，肛门隐隐作痛，外口凹陷，漏管潜行，等临床表现多为虚证。

重点掌握的症状为流脓，久不收口，肛门周围皮肤瘙痒。局部体征为肛漏有外口、管道、内口可征。

（三）治则思维

内治：多用于手术前后以增强体质，减轻症状，控制炎症发展。

外治：以手术为主。

（四）治疗方案

1. 辨证论治

（1）湿热下注

证候：肛周经常流脓液，脓质稠厚，肛门胀痛，局部灼热；肛周有溃口，按之有索状物通向肛内；舌红，苔黄，脉弦或滑。

辨证：过食辛热之品后湿热内生，下注肛门，郁久不散，入则化热，热盛肉腐，则肛周经常流脓液，脓质稠厚，气血壅滞不通则肛门胀痛，局部灼热，舌红，苔黄，脉弦或滑均为湿热下注之象。

治则：清热利湿。

主方：二妙丸合萆薢渗湿汤加减。

处方举例

二妙丸：苍术 180g，黄柏 120g，研为细末，水煮面糊为丸，如梧桐子大。

萆薢渗湿汤：萆薢 10g，薏苡仁 15g，黄柏 10g，赤苓 10g，牡丹皮 10g，泽泻 10g，通草 5g。

加减：便秘者加大黄、火麻仁；痛甚者加延胡索、防风。

（2）正虚邪恋

证候：肛周流脓液，质地稀薄，肛门隐隐作痛，外口皮色暗淡，漏口时溃时愈；肛周有溃口，按之质较硬，或有脓液从溃口流出，且多有条索状物通向肛内；伴神疲乏力；舌淡，苔薄，脉濡。

辨证：病程日久，正气已虚，运化失常，则湿热内生，下注肛门大肠，故肛门隐隐作痛，肛周流质地稀薄脓液，气虚则漏口时溃时愈，神疲乏力，正虚邪恋故舌淡，苔薄，脉濡。

治则：托里透毒。

主方：托里消毒散加减。

处方举例：人参 10g，当归 10g，川芎 10g，皂角刺 3g，白芍 10g，白术 10g，茯苓 10g，金银花 15g，白芷 6g，桔梗 10g，黄芪 10g，甘草 5g。

（3）阴液亏损

证候：肛周溃口，外口凹陷，漏管潜行，局部常无硬索状物可扪及，脓出稀薄；可伴有潮热盗汗，心烦口干；舌红，少苔，脉细数。

辨证：素体阴虚，复加外邪未解，郁久化热，湿热乘虚下注则肛周溃口脓出稀薄，阴虚则潮热盗汗，心烦口干，舌红，苔少，脉细数亦是阴液亏损之象。

治则：养阴清热。

主方：青蒿鳖甲汤加减。

处方举例：青蒿 12g，鳖甲 15g，知母 12g，生地黄 15g，牡丹皮 9g。

加减：肺虚者加沙参、麦门冬；脾虚者加白术、山药。

2. 其他疗法

（1）中成药

①脏连丸　每次 5g，每日 2 次，饭后温开水送服。适用于肛漏早期，局部肿痛流脓水者。

②二妙丸　每次 5g，每日 2 次，温开水送服。适用于肛漏各期，局部流脓水，肛门瘙痒者。

③十全大补丸　每次 1 丸，每日 2～3 次，温开水送服。适用于肛漏经久不愈，肉芽不鲜，脓水不多，形体消瘦者。

（2）验方

①露蜂房、白芷各 30g，水煎熏洗坐浴，每日 1 剂。每次 20～30 分钟。

②大腹皮、生大黄各 30g，水煎熏洗坐浴，每日 1 剂。每次 20～30 分钟。

③鲜榆白皮、白糖各 15g，二味放入石臼内捣烂，搓条如针状，徐徐纳入瘘管，可使瘘管自行脱落。每日上药一次。

（3）外治法

①祛毒汤熏洗　祛毒汤：瓦松、马齿苋、甘草各 15g，五倍子、川花椒、防风、苍术、枳壳、侧柏叶、葱白各 9g，芒硝 30g，上药加水煎后，煮沸先熏后坐浴 10～20 分钟，每日 2 次，有消肿、散结、敛口之功。

②脱管法　将药物做成棒状或条状，插入瘘管内或将药放在纸中，插入瘘管，蚀去恶肉，用生肌散收口。常用药物有以下几种：

a. 砒霜 15g，红矾 37g，黄丹 18g 水飞二次焙干，蝎梢 8 个瓦上焙干，草乌头 6g 去皮使用，烧制而成，研细用皮纸裹之，插入瘘道，次日见疮口成黑色，待腐肉脱落，出现鲜红色肉时可换用生肌散治疗。

b. 信石 3g，白矾 6g，密陀僧、辰砂各 1.5g，烧制后，研细加入白面粉混合，作成锭子，插入瘘道。

c. 一般用枯痔钉，将其插入瘘道，当腐肉被破坏后，出现鲜红色肉时可用生肌散治疗。

（4）其他疗法

手术方法：可采用挂线疗法，或切开疗法。

（五）预后转归

一般来说，肛漏的预后较好。关键在于早期发现，早期治疗，采用手术治疗，最重要的是消除感染的肛门腺，将漏管内感染的异物清除，这是治疗的关键。早期治疗可以避免多重感染，形成多个管道，找准内口，并正确处理内口，则可使肛漏一次治愈。

（六）预防与调护

1. 经常保持肛门清洁，养成良好的卫生习惯。
2. 发现肛痈宜早期治疗，可以防止后遗肛漏。
3. 肛漏患者应及早治疗，避免外口堵塞而引起脓液积聚，排泄不畅，引发新的支管。

二、名家医案借鉴

1. 医案——湿热下注型肛漏

黄某某，男，21岁。

初诊日期：1998年5月4日。

主诉：肛门坠胀潮湿，时有分泌物外溢5天。

现病史：患者1997年12月时，肛门旁出现红肿疼痛，曾在当地医院行抗生素治疗，效果不佳，数天后，肿块自行破溃，脓液流出，缓解后时感肛门坠胀、潮湿，分泌物外溢，肛周时作痒，门诊以"肛漏"收住院。

查体：肛门局部检查：截石位肛门5点距肛门3cm处有一米粒大小外口，挤压后在极少量白色脓性分泌物外溢，触诊不明显条索状物通向肛内。指诊进肛2.5cm肛窦处有明显硬结，色淡红，胸片示：肺部未见病理反应。舌淡红，苔薄黄，脉滑数。

诊断：肛漏（西医：肛瘘）。

辨证：湿热下注。

治法：清热利湿。

方药：二妙丸、草薢渗湿汤加减　苍术 9g，黄柏 6g，草薢 10g，薏苡仁 12g，茯苓 9g，牡丹皮 9g，泽泻 9g，通草 1.5g，生甘草 6g。水煎服，每日 1 剂，每日 2 次。

外治：局麻下，行切开缝合术加引流术。

按语：本病为湿热郁结于肛门部，致气血运行不畅，毒邪停留，故以清热利湿为主，使湿热清除，气血运行通畅，加上外治手术切开缝合加引流术，使得湿热清除，气血通而愈。

[何永恒. 肛肠病名医医案·妙方解析. 北京：人民军医出版社，2007：43～44]

2. 医案——阴液亏损型肛漏

陈某某，女，34 岁。

初诊日期：1988 年 12 月 10 日。

主诉：肛门旁分泌物外溢 1 个月。

现病史：患者 1 个月前因肛左侧生一脓疱，经外科手术切开后，1 月余疮口不愈合，伴有形寒肢冷，身体消瘦、乏力纳呆。

查体：肛门局部检查：疮口肉芽苍白，周围水肿，流清稀脓液，舌淡红，少苔，脉细数。实验室检查：血沉 45ml/h，白细胞 $5.6×10^9$/L，中性 0.60，淋巴细胞 0.4，细菌培养见有结核菌生长。

诊断：肛漏（西医：肛瘘）。

辨证：阴液亏损。

治法：补气养阴，杀虫抗痨。

方药：猫眼草 30g，鸡蛋 2 枚。先将猫眼草煮 20 分钟，再打入鸡蛋（荷包蛋），待鸡蛋煮熟后，即可弃汤食鸡蛋。每日 1～2 次，连食 7 天。

服用 5 天后，伤口渐渐愈合，周围水肿尚未消失。服药 7 天后，水肿消失，继服 7 日善后，随访 2 年未复发。

按语：结核性肛漏，乃气血亏虚，痨虫侵蚀所致。脓液清稀淋漓，久不收口，病属阴疽。本方药物价廉，服用方便，具有益气养阴，杀虫抗痨之效。

[何永恒. 肛肠病名医医案·妙方解析. 北京：人民军医出版社，2007：41～42]

（张悦　温玉玲）

第五节　肛　裂

　　肛管的皮肤全层纵行裂开并形成感染性溃疡者称肛裂。本病好发于青壮年，女性多于男性。肛裂的部位一般在肛门前后正中位，尤以后位多见，位于前正中线的肛裂多见于女性，发生在肛门两侧者较少。临床上以肛门周期性疼痛、出血、便秘为主要特点。中医将本病称为"钩肠痔"、"裂痔"等。

一、临证思辨与治疗

（一）病因病机

　　1. 阴虚津乏　年老体虚，或产后血虚，致阴液亏虚，津亏肠燥，因而大便秘结，排便努责成裂，染毒形成慢性溃疡。

　　2. 热结肠燥　风热燥火结于胃肠，灼伤津液，水不行舟，大便秘结，排便努责，损伤肛门皮肤成裂，染毒形成慢性溃疡。

病因病机示意图

$$\left.\begin{array}{l}\text{阴虚津乏}\\\text{热结肠燥}\end{array}\right\} \longrightarrow \text{大便秘结} \longrightarrow \text{肛门皮肤裂伤} \longrightarrow \begin{array}{l}\text{染毒形成慢}\\\text{性溃疡成脓}\end{array}$$

（二）诊断思维

1. 辨病思维

（1）诊断要点

①症状

　　a. 疼痛　周期性疼痛是肛裂的主要症状，常因排便时肛管扩张刺激溃疡面，引发撕裂样疼痛，或灼痛，或刀割样疼痛，持续数分钟后减轻或缓解，称为疼痛间歇期，时间一般在 5 分钟左右；随后括约肌持续性痉挛收缩而剧烈疼痛，可持续数小时，使病人坐卧不安，十分痛苦，直到括约肌疲劳松弛后，疼痛逐渐缓解，这一过程为肛裂疼痛周期。病情严重时，咳嗽、喷嚏都可以引起疼痛，并向骨盆及下肢放射。

b. 出血　大便时出血，量不多，鲜红色，有时染红便纸，或附着于粪便表面，有时滴血。

c. 便秘　病人多数有习惯性便秘，又因恐惧大便时疼痛，不愿定时排便，故便秘加重，形成恶性循环。

②体征

就诊时可见肛管纵行裂口或纵行梭形溃疡，多位于截石位 6 点和 12 点处。肛门括约肌痉挛，指检时可引起剧烈疼痛，故禁止指检。陈旧性肛裂可见到赘皮外痔、肛乳头肥大等并发症。

③辅助检查

血常规检查：一般无异常，当有急性感染时白细胞及中性粒细胞可有不同程度的增加。

④分类

a. 早期肛裂发病时间较短，仅在肛管皮肤见一个小的溃疡，创面浅而色鲜红，边缘整齐而有弹性。

b. 陈旧性肛裂　早期肛裂未经适当治疗，继续感染，由于括约肌经常保持收缩状态，造成创口引流不畅，于是边缘变硬变厚，裂口周围组织发炎、充血、水肿，使浅部静脉及淋巴回流受阻，引起水肿及结缔组织增生，形成赘皮性外痔。在裂口上端齿状线附近并发肛窦炎、肛乳头炎，形成单口内瘘及肛乳头肥大。溃疡基底因炎症刺激结缔组织增生，黏膜增厚变硬形成栉膜带，妨碍括约肌松弛，致使裂口边缘不整齐，缺乏弹性，形成较深较大的溃疡而不易愈合。裂口、栉膜带、赘皮性外痔、单口内瘘、肛窦炎、肛乳头炎和肛乳头肥大的病理改变是陈旧性肛裂的特征。

（2）鉴别诊断

本病需与结核性溃疡、肛门皲裂、梅毒性溃疡相鉴别

肛裂与结核性溃疡、肛门皲裂、梅毒性溃疡鉴别表

	肛裂	结核性溃疡	肛门皲裂	梅毒性溃疡
疼痛	疼痛明显	疼痛不明显	疼痛轻	溃疡不痛
位置	多位于截石位6、12点	位置不定	位置不定	位于肛门侧面
裂口数量	单发或多发	单发或多发	裂口为多发	单发或多发
形态	纵行裂口或纵行梭形溃疡	溃疡面可见干酪样坏死物，底不平，色灰，呈卵圆形	一般较表浅	溃疡呈圆形或梭形，微微突起，较硬，有少量分泌物
特殊体征	—	—	—	患者多有性病史，双侧腹股沟淋巴结肿大

2. 辨证思维

有肛门周期性疼痛、出血、便秘等特征。其中患者形体健壮，肛门刺痛，脉数有力等多为实证，患者形体衰弱，面色萎黄，脉细无力等多为虚证。

重点掌握的症状为肛门周期性疼痛、出血、便秘。局部体征为肛管纵行裂口或纵行梭形溃疡，多位于截石位6点和12点处。

（三）治则思维

内治：早期肛裂可采用保守治疗，在治疗过程中，应注意防止便秘，解除括约肌痉挛，以中断恶性循环，促使肛裂愈合。

外治：陈旧性肛裂多需采用手术治疗。

（四）治疗方案

1. 辨证论治

（1）血热肠燥

证候：大便二三日一行，质干硬，便时肛门疼痛，便时滴血或手纸染血，裂口色红；腹部胀满，溲黄；舌偏红，脉弦数。

辨证：过食辛热之品后引起实热燥火结于肠内，灼伤津液，水不行舟，则大便秘结，腹部胀满，热盛则见溲黄，迫血妄行则可见便时滴血或手纸染血，大便干燥排便努责，致肛门裂伤则疼痛难忍，舌偏红，脉弦数均为血热肠燥之象。

治则：清热润肠通便。

主方：凉血地黄汤合脾约麻仁丸加减。

处方举例

凉血地黄汤：生地黄 10g，当归 10g，地榆 10g，槐角 10g，黄连 10g，天花粉 20g，升麻 10g，赤芍 10g，枳壳 10g，黄芩 10g，荆芥 10g，甘草 5g。

脾约麻仁丸：火麻仁，枳实，大黄，厚朴，杏仁，为末，炼蜜为丸，如梧桐子大。

加减：便秘者加芒硝。

（2）阴虚津亏

证候：大便干结，数日一行，便时疼痛，点滴下血，裂口深红；口干咽燥，五心烦热；舌红，苔少或无苔，脉细数。

辨证：年老体虚，或产后血虚，致阴液亏虚，无以润滑肠道，津亏肠燥因而大便干结，数日一行，阴虚故可见口干咽燥，五心烦热，大便干燥排便努责，致肛门裂伤则便时疼痛，点滴下血，舌红，苔少或无苔，脉细数均为阴虚津亏之象。

治则：养阴清热润肠。

主方：润肠汤加减。

处方举例：当归 20g，生地黄 10g，火麻仁 30g，桃仁 30g，甘草 5g。

加减：阴虚甚虚者加元参、麦冬；血虚者加何首乌、赤芍。

（3）气滞血瘀

证候：肛门刺痛明显，便时便后尤甚，肛门紧缩，裂口色紫暗；舌紫黯，脉弦或涩。

辨证：风热燥火结于胃肠，气血运行不利，气滞血瘀，结于魄门，肠道气化不利，大便失于推动，滞而不行，久则干结，努责致肛门裂伤，气血运行不畅，不通则痛，故可见肛门刺痛明显，便时便后尤甚，肛门紧缩，舌紫黯，脉弦或涩亦是气滞血瘀之象。

治则：理气活血，润肠通便。

主方：六磨汤加减。

处方举例：六磨汤。槟榔 10g，沉香 6g，木香 10g，乌药 10g，枳壳 8g，大黄 6g。

加减：出血量多者加蒲黄炭、侧柏炭。

2. 其他疗法

（1）中成药

①麻仁润肠丸 每次 1 丸，每日 2 次，饭后温开水送服。适用于肠胃燥热，大便秘结者。

②栀子金花丸 每次 6g，每日 2 次，温开水送服。适用于风热肠燥便秘引起的肛裂者。

（2）验方

①肛裂熏洗方（马学成验方） 花椒、菊花各 6g，桑叶 12g，苦参、陈艾叶、金银花、蛇床子各 30g，蒲公英 18g，黄芩 15g，水煎熏洗坐浴，每日 1 剂。每次 20～30 分钟。

②肛裂坐浴散（李天顺验方） 五倍子 30g，明矾、大黄各 20g，连翘、川花椒各 15g，赤芍、红花、白及、乳香、没药各 12g，水煎熏洗坐浴，每日 1 剂。每次 20～30 分钟。

③裂愈散（郑向阳验方） 黄连 20g，蚕卵 30g，冰片 1g，麝香 0.5g，先将黄连研细过筛，蚕卵、冰片、麝香均研细末，诸药和匀，以清油调成糊状。涂于裂口处，每日 1 次。

（3）外治法

①早期肛裂可用生肌玉红膏蘸生肌散涂于裂口，每天 1～2 次。每天便后以 1：5000 高锰酸钾液坐浴，也可用苦参汤或花椒食盐水坐浴，有促进血液循环、保持局部清洁、减少刺激的作用。

②陈旧性肛裂可用七三丹或桔痔散等腐蚀药搽于裂口，2～3 天腐脱后，改用生肌白玉膏、生肌散收口。或用 5% 石炭酸甘油涂擦患处后，再用 75% 乙醇擦去。另外，可选用封闭疗法，于长强穴用 0.5%～1% 普鲁卡因 5～10ml 作扇形注射，隔天 1 次，5 天为 1 个疗程；亦可于裂口基底部注入长效止痛液（亚甲蓝 0.2g，盐酸普鲁卡因 2g，加水至 100ml，过滤消毒）3～5ml，每周 1 次。

（五）预后转归

一般来说，肛裂的预后较好。关键在于早期发现，早期治疗，肛裂初起时裂口较浅，通过调理肠胃，治疗便秘则裂口较易愈合，若病程日久，未及时治疗则裂口加深，较难自愈，需手术治疗，手术切除栉膜带后则可治愈。

（六）预防与调护

1. 养成良好的排便习惯，及时治疗便秘。
2. 饮食中应多含蔬菜水果，防止大便干燥，避免粗硬粪便擦伤肛门。
3. 注意肛门清洁，避免感染。肛裂发生后宜及早治疗，防止继发其他肛门疾病。

二、名家医案借鉴

1. 周生彤医案——血热肠燥型肛裂

何某某，男，26 岁。

初诊日期：1999 年 2 月 4 日。

主诉：便时肛门疼痛，出血 3 天。

现病史：患者素有大便出血 4 年余，每遇大便干燥时，肛门疼痛，出血量多，色鲜红。曾保守治疗，效果不显。近 3 天来，症状加重，大便干，2～3 日一行，便时肛门疼痛剧烈，出血量少，色鲜红，呈点滴状。伴有口渴喜冷饮。平时喜食辛辣食物。

查体：肛门局部检查：肛门截石位 6 点有一深约 0.5cm 的裂口，有结缔组织增生，裂口面空旷，触痛明显，指诊括约肌紧张，6 点肛缘向尾骨方向触及一条索状物，未见外口。镜检 5 点肛乳头肥大。舌红，苔薄黄，脉弦数。

诊断：肛裂（西医：肛裂）。

辨证：血热肠燥。

治法：通腑泄热。

方药：大承气汤加减　生大黄 9g（后下），芒硝 9g（冲服），厚朴 9g，枳实 6g，甘草 3g。水煎服，每日 1 剂，每日 2 次。

外治：局麻下行肛裂切开 T 形缝合术，术毕将白及四黄膏塞入肛内。

经住院、手术、换药 7 天而愈。

按语：患者平素喜食辛辣，而致湿热内生，热结肠燥，致大便秘结，擦破肛管皮肤，形成肛裂。肠燥实热，感受邪毒，而致慢性溃疡。病史较久，瘀血阻滞致肛乳头肥大。由于本病为血热肠燥所致的便秘，病程日久致肛裂，故采用通腑泄热以解除便秘之因，手术用肛裂切开 T 形缝合解除溃疡状态，术后用祛腐生新药以生肌收口，彻底治愈慢性肛裂。

[何永恒. 肛肠病名医医案·妙方解析. 北京：人民军医出版社，2007：53～54]

2. 曾清泉医案——阴虚津亏型肛裂

颜某某，女，45 岁。

初诊日期：1998 年 10 月 22 日。

主诉：便时肛门疼痛，出血 1 周。

现病史：患者 6 个月前曾有大便出血，初时便干，出血，量多，色鲜红，呈点滴状，未作任何处理。近 1 周来病情加重，大便带血，量多，色鲜红，呈喷射状，便时肛门疼痛，大便干燥，日行 1 次，小便通畅，伴有口干喜饮。

查体：肛门局部检查：肛门截石位 6 点有一赘生物，肛管部可见一新鲜裂口渗血。3 点皮下可见静脉曲张团，肛门括约肌松弛，按摩后可见齿状线上黏膜脱出，齿线部凹陷不明显。舌红，苔薄白，脉细数。

诊断：肛裂、混合痔（西医：肛裂、混合痔）。

辨证：阴虚津亏。

治法：滋阴润燥，通便止血。

方药：润肠汤加减。当归 9g，生地黄 12g，熟地黄 12g，火麻仁 10g，桃仁 10g，槐花 9g，玄参 9g，石菖蒲 10g。水煎服，每日 1 剂，每日 2 次。

外治：①熏洗　苦参汤加减：苦参 30g，蛇床子 30g，白芷 10g，金银花 30g，黄柏 15g，石菖蒲 10g。每日 1 剂，熏洗，每日 2 次。②手术经保守治疗 5 天后局部病灶改善不显但疼痛减轻，考虑不用手术，无法解决复杂病情，故于 1998 年 10 月 27 日上午进行"内痔四步注射术"、"肛裂、外痔切开剥离加 T 形缝合术"。术后恢复良好，共住院 10 天出院。

按语：患者曾有大便出血 6 个月未作任何处理，有血受损，阴虚内热致热结肠燥，大便干结，排便努责，擦破肛管皮肤而成肛裂。由于本病肛裂为新鲜创面，故想保守治疗恢复，但经过保守内服、外治、熏洗 5 天而效果不显，症状没有减轻，创面未愈合，最终以手术而治愈。

[何永恒. 肛肠病名医医案·妙方解析. 北京：人民军医出版社，2007：54]

3. 周生彤医案——气滞血瘀型肛裂

马某某，男，40 岁。

初诊日期：1989 年 2 月 20 日。

主诉：便时肛门疼痛。

现病史　患者因肛门周围湿疹，用祛风燥湿止痒药熏洗过甚，湿疹愈后又致肛裂 5 处，痛不可忍。

诊断：肛裂（西医：肛裂）。

辨证：气滞血瘀。

治法　活血止痛

方药　先将肛门用花椒水熏洗干净后，外敷二味散（当归、生地黄等量，研细末），每日 1 次，治疗期间勿做骑跨活动，3 天即愈。

按语：肛裂虽系小恙，但可给患者带来很大的痛苦，用中药外洗外敷效果明显。方中当归活血消肿止痛，生地黄清热滋阴止血，凝痂敛口，共凑解毒、活血消肿止痛、生肌敛口之力，屡用效验。

［何永恒. 肛肠病名医医案·妙方解析. 北京：人民军医出版社，2007：52～53］

（张悦　温玉玲）

第六节　脱　肛

脱肛是直肠黏膜、肛管、直肠全层和部分乙状结肠向下移位而脱出肛门外的一种疾病。任何年龄均可发生，一般小儿与老年人多见，男性多于女性。其特点是以直肠黏膜及直肠反复脱出肛门外伴肛门松弛。相当于西医学所说的直肠脱垂。

一、临证思辨与治疗

（一）病因病机

1. 气虚下陷　小儿气血未旺，老年人气血衰退，中气不足，或妇女分娩用力耗气，气血亏损，以及慢性泻痢、习惯性便秘、长期咳嗽均易导致气虚下陷，固摄失司，以致肛管直肠向外脱出。

2. 湿热内蕴　饮食不节致湿热内生，下注大肠，迫直肠而脱出嵌顿不能还纳。

病因病机示意图

气虚下陷 ⎱
湿热内蕴 ⎰ ⟶ 固摄失司 ⟶ 直肠脱出肛门外 ⟶ 嵌顿不能还纳

（二）诊断思维

1. 辨病思维

（1）诊断要点

①症状

起病缓慢，无明显全身症状，早期便后有黏膜从肛门脱出，便后能自行还纳，以后渐渐不能自然凹复，须手托或平卧方能复位。日久失治，致使直肠各层组织向下移位，直肠或部分乙状结肠脱出，甚至咳嗽、蹲下或行走时也可脱出。患者常有大便不尽和大便不畅，或出现下腹部坠痛，腰部、腹股沟及两侧下肢有酸胀和沉重感觉。因直肠黏膜反复脱出暴露在外，常发生充血、水肿、糜烂、出血，故肛门可流出黏液，刺激肛周皮肤，引起瘙痒。

②体征

查体可见肛门呈散开状，指检常发现肛门括约肌松弛，收缩力减弱。肛门镜可看到直肠内黏膜折叠。

③分度

直肠脱垂可分为三度

a. 一度脱垂为直肠黏膜脱出，脱出物淡红色，长 3～5cm，触之柔软，无弹性，不易出血，便后可自行回纳。

b. 二度脱垂为直肠全层脱出，脱出物长 5～10cm，呈圆锥状，淡红色，表面为环状而有层次的黏膜皱襞，触之较厚，有弹性，肛门松弛，便后有时需用手回复。

c. 三度脱垂为直肠及部分乙状结肠脱出，长达 10cm 以上，呈圆柱形，触之很厚，肛门松弛无力。

（2）鉴别诊断

本病需与内痔脱出相鉴别

直肠脱垂与内痔脱出鉴别表

	直肠脱垂	内痔脱出
脱出物	直肠	痔核
形态	环状黏膜皱襞脱出，色淡白或淡红	分颗脱出，无环状黏膜皱襞，黯红色或青紫色
出血	无出血	容易出血
括约肌	松弛	正常

2. 辨证思维

直肠黏膜从肛门脱出为主要特征。本病以本虚为主，当感受外邪或湿热内生，又可虚实夹杂。

重点掌握的症状为直肠黏膜或直肠全层脱垂。局部体征为指检常发现肛门括约肌松弛，收缩力减弱。肛门镜可看到直肠内黏膜折叠。

（三）治则思维

内治：本虚为主，注重补中益气，升提固脱是治疗的根本原则。

外治：若单纯使用中药，效果欠佳，应当配合药物注射或手术治疗。使直肠与周围组织或直肠各层组织粘连固定，使直肠不再下脱。

（四）治疗方案

1. 辨证论治

（1）脾虚气陷

证候：便时肛内肿物脱出，轻重程度不一，色淡红；伴有肛门坠胀，大便带血，神疲乏力，食欲不振，甚则头昏耳鸣，腰膝酸软；舌淡，苔薄白，脉细弱。

辨证：小儿气血未旺，老年人气血衰退，中气不足，或妇女分娩用力耗气，气血亏损，均易导致气虚下陷，固摄失司，升举无力，大肠失托而下陷，以致肛管直肠向外脱出，肛门坠胀，气虚不荣故神疲乏力，食欲不振，甚则头昏耳鸣，腰膝酸软，气虚不能摄血，故大便带血，舌淡，苔薄白，脉细弱均为脾虚之象。

治则：补气升提，收敛固涩。

主方：补中益气汤加减。

处方举例：黄芪 15g，党参 12g，白术 12g，当归 9g，陈皮 6g，升麻 6g，柴胡 6g，炙甘草 6g。

加减：脱垂较重而不能自行还纳者，宜重用升麻、柴胡、党参、黄芪；腰酸耳鸣者，加山茱萸、覆盆子、诃子肉。

（2）湿热下注

证候：肛内肿物脱出，色紫黯或深红，甚则表面溃破、糜烂，肛门坠痛，肛内指检有灼热感；舌红，苔黄腻，脉弦数。

辨证：饮食不节致湿热内生，下注大肠，迫直肠脱出而嵌顿不能还纳，故肛内肿物脱出，肛门灼热坠痛，嵌顿日久，则表面溃破、糜烂，舌红，苔黄腻，脉弦数皆为湿热内蕴下注之征。

治则：清热利湿。

主方：萆薢渗湿汤加减。

处方举例：萆薢 10g，薏苡仁 15g，黄柏 10g，赤苓 10g，牡丹皮 10g，泽泻 10g，通草 5g。

加减：出血多者，加地榆、槐花、侧柏炭。

2. 其他疗法

（1）中成药

①补中益气丸　每次 1 丸，每日 2～3 次，饭后温开水送服。适用于脾虚气陷之脱肛。

②麻仁润肠丸　每次 1 丸，每日 2 次，温开水送服。适用于脱肛兼大便秘结者。

③十全大补丸　每次 1 丸，每日 2～3 次，温开水送服。适用于脾虚气陷之脱肛。

（2）验方

①石榴皮 30g，明矾 15g，水煎熏洗坐浴，每日 1 剂。每次 20～30 分钟，适用于脱肛不收者。

②马勃 15g，焙干，研末，香油调擦，适用于肛门红肿之脱肛。

③黄芪 15g，升麻 9g，五倍子 30g，水煎服，每日 1 剂，适用于气虚脱肛者。

（3）外治法

①熏洗以苦参汤加石榴皮、枯矾、五倍子煎水熏洗，每天 2 次。

②外敷以五倍子散或马勃散外敷。

（4）其他疗法

①注射法　黏膜下注射法或直肠周围注射法。

②针灸　体针及电针取穴长强、百会、足三里、承山、八髎、提肛穴。梅花针在肛门周围外括约肌部位点刺。

（五）预后转归

一般来说，脱肛的预后较好。关键在于早期发现，早期治疗，在症状较轻时可采用内、外药物及针灸治疗，可以增强盆腔内的张力，增强对直肠的支持固定作用。对一度直肠脱垂，尤其对儿童可收到较好疗效。但对于二、三度直肠脱垂仅能改善症状，很难彻底治愈。此时则应采用注射与手术治疗，主要是使直肠与周围组织或直肠各层组织粘连固定，使直肠不再下脱。只要治疗恰当，也可获得痊愈。

（六）预防与调护

1. 患者脱肛后应及时治疗，防止发展到严重程度。

2. 避免负重远行，积极治疗慢性腹泻、便秘、慢性咳嗽等，防止腹压过度增高。

3. 局部可采用丁字形托带垫棉固定，或每天进行提肛运动锻炼。

二、名家医案借鉴

1. 彭显光医案——脾虚气陷型脱肛

王某某，男，26 岁。

初诊日期：1963 年 7 月 2 日。

主诉：直肠脱出 2 年。

现病史：患者 2 年前出现便后直肠脱垂，屡治无效，近年来脱出加重，需用手托回，伴消瘦乏力，食少便溏，曾有十二指肠溃疡病史。

查体：肛门局部检查：蹲位可见直肠脱出约 5cm，有环状沟，舌淡，苔薄白，脉细无力。

　　诊断：脱肛（西医：直肠脱垂）。

　　辨证：脾虚气陷。

　　治法：补气健脾，升阳举陷。

　　方药：补中益气汤加减　黄芪 30g，党参 20g，白术 15g，当归 9g，陈皮 9g，升麻 15g，柴胡 15g，炙甘草 6g，山药 20g。煅牡蛎 15g（冲）。

　　局部治疗：用五倍子、煅龙骨、煅牡蛎各 15g，冰片 5g，共研细末，大便后涂敷于脱垂部分，纱布包扎。

　　连续服药 20 剂后，于 1963 年 7 月 22 日痊愈出院，随访 11 年无复发。

　　按语：古人云"脾为气血生化之源"，脾主升清，若脾胃之气虚，气血生化无源，则四肢百骸失其所养，气虚日久则陷，固摄失司而见大肠脱出，故此治疗宜补气健脾，升阳举陷。方中重用黄芪、党参、柴胡、升麻补中升举，山药、煅牡蛎健脾固涩。

[何永恒. 肛肠病名医医案·妙方解析. 北京：人民军医出版社，2007：59]

2. 张有载医案——湿热下注型脱肛

易某某，男，49 岁。

　　主诉：直肠脱出半个月。

　　现病史：患者素有直肠脱垂病史，近因白天烤火，晚上熬夜，加以偏食煎炒，大便干结难解，脱肛不收，露出肛门外已半月。现面色晦暗，口唇燥裂。

　　查体：肛门局部检查；蹲位可见直肠脱出约 4 寸，已发炎肿大，颜色深红，舌红，苔黄厚。

　　诊断：脱肛（西医：直肠脱垂）。

　　辨证：湿热下注。

　　治法：清胃泄热。

　　方药：清胃散加减　生地黄 18g，升麻 10g，羌活 10g，防风 10g，黄连 5g，当归 10g，赤芍 10g，牡丹皮 10g，石膏 30g，大黄 9g，枳实 10g。水煎服，日 1 剂。

　　局部治疗：用芒硝 60g，泡沸水待冷，患者坐浴，浴后直肠四周涂上四环素软膏，然后垫消毒垫，外用纱布兜紧。

　　按语：本方以黄连、石膏清胃热，生地黄、牡丹皮泄热凉血，升麻、当归升清润燥，大黄、枳实导滞降浊，羌活、防风、赤芍能升下陷之清气，疏血中之风热，服一剂，即下燥屎数枚。继服二剂大便通畅，肛门坠胀顿减。肛虽仍脱，但可托上，并能下床活动。药既中病，不必更方，原方去大黄，再服二十余剂，直肠已不下垂而愈。

　　［何永恒. 肛肠病名医医案·妙方解析. 北京：人民军医出版社，2007：61～62］

（张悦　温玉玲）

第七节　息肉痔

　　息肉痔是指直肠内黏膜上的赘生物，是一种常见的直肠良性肿瘤。其临床特点为肿物蒂小质嫩，其色鲜红，便后出血。小的直径仅 2mm 以下，大的的直径 10cm 以上，分为单发性和多发性两种，前者多见于儿童，后者多见于青壮年，息肉多数为腺瘤性。很多息肉积聚在一段或全段大肠称息肉病。部分患者可以发生癌变，尤以多发性息肉恶性变较多。

一、临证思辨与治疗

（一）病因病机

　　1. 湿热下注　本病多因过食辛热之品，湿热下迫大肠，以致肠道气机不利，经络阻滞，瘀血浊气凝聚而成。

　　2. 气滞血瘀　患病日久腑气阻滞，气血凝结，脉络阻塞而成。

　　3. 先天亏损，正虚瘀结　先天亏损则正气不足，气虚血不行，瘀结于脉络而生肿物。

　　4. 寒凝结滞，阴盛阳虚　患病日久脾肾阳虚，阴寒内盛，运化无权，气血凝结，脉络瘀阻而成。

病因病机示意图

湿热下注
先天亏损　→　脉络阻塞　→　瘀浊气凝而生肿物　→　病久气血亏虚
患病日久　　　气滞血瘀

（二）诊断思维

1. 辨病思维

（1）诊断要点

①症状

a. 便血　常呈鲜红色，以左侧大肠息肉多见，甚至引起贫血，多为无痛性便血。

b. 粪便改变　多为黏液便，稀便内常见泡沫，秽臭，有时带脓血，里急后重。

c. 息肉脱出　直肠低位带蒂息肉，大便时可脱出肛门外，小的能自行回纳，大的便后需用手推回，小儿多见。

d. 腹痛　少见，有较大息肉引起肠套叠，造成腹痛。

e. 腹泻　严重黏液便可引起假腹泻，大便次数增多，日3～10次不等。

f. 全身表现　腹泻可引起脱水，营养不良，久之则出现体重减轻、消瘦无力、贫血等。

②体征

多数无特殊体征，重症者可体重减轻、消瘦无力、贫血，肛门指诊对低位息肉有重要诊断价值，可触及大小不等的肿物，质柔软，活动度大，有长蒂时常有肿物出没不定的情况。

③辅助检查

a. 血常规检查　初期一般正常，严重便血者可有血色素降低等贫血改变。

b. 血生化检查　严重腹泻患者。可有血生化改变，如电解质紊乱等。

c. X线检查　结肠气钡造影检查对于诊断也有一定帮助，可发现直肠结肠充盈缺损，激惹等改变。

d. 内窥镜检查　直肠镜与乙状结肠镜检并取活组织行病理检查是十

分必要的，可发现息肉，查明肿物性质。

（2）鉴别诊断

本病需与直肠癌、肛乳头肥大、内痔相鉴别

息肉痔与直肠癌、肛乳头肥大、内痔鉴别表

	息肉痔	直肠癌	肛乳头肥大	内痔
好发人群	儿童/青壮年	40～50岁男多于女	成年人	成年人
便血	有	有	无	有
脱出	有	无	有	有
大便形状改变	无	大便变扁变细	无	无
位置	直肠	直肠	肛窦附近	齿线上左中、右前、右后三处
全身症状	无	有	无	无
指诊	可触及大小不等的肿物，质柔软，活动度大	可触及坚硬不规则、活动范围小、基底粘连而压痛的肿物，指套上有脓血黏液，有恶臭味	质韧，表面光滑	基底较宽而无蒂
镜检	表面光滑肿物	菜花样肿物，局部浸润	呈灰白色	黏膜隆起，多数表面充血糜烂
预后	好	差	好	好

2. 辨证思维

多有便血，色鲜红，可伴有黏液或肛门坠胀。排便后可有肿物脱出肛门外，可自行回纳或手法复位。其中大便不爽，小腹胀痛，便内有鲜血或黏液，气味臭秽等临床表现多为实证；腹痛绵绵，大便稀薄，常伴有泡沫和黏液，息肉脱出不易还纳，面色萎黄，纳差，消瘦等临床表现多为虚证。

重点掌握的症状为黏浊血便，肿物脱出肛门外。局部体征为肛门指诊可触及低位息肉或高位带蒂息肉，肿物柔软或坚韧，光滑，可活动。直肠镜检查赘生物有蒂或广基，表面为黏膜样组织，单发或多发。

（三）治则思维

内治：本病以外治为主，伴出血或其他兼症者或多发性息肉者可应用内治法治疗。

外治：本病以外治为主。

（四）治疗方案

1. 辨证论治

（1）胃肠湿热

证候：大便不爽，小腹胀痛，便内有鲜血或黏液，气味臭秽；舌红苔黄，脉滑数。

辨证：过食辛热之品后湿热内生，下注肛门，故大便不爽，便内有鲜血或黏液，气味臭秽；湿热内生，气血不通，不通则痛，故小腹胀痛，舌红苔黄，脉滑数均为胃肠湿热之象。

治则：清热利湿，解毒散结。

主方：萆薢渗湿汤加减。

处方举例：萆薢 10g，薏苡仁 15g，黄柏 10g，赤茯苓 10g，牡丹皮 10g，泽泻 10g，通草 5g。

加减：腹泻加黄连、马齿苋；便血加地榆、槐角、炒荆芥。

（2）脾胃虚弱

证候：腹痛绵绵，大便稀薄，常伴有泡沫和黏液，息肉脱出不易还纳；面色萎黄，纳差，消瘦；舌淡，苔薄白，脉弱。

辨证：患者平素体弱，或病程日久则脾胃虚弱，脾气主升，脾气不足则升举无力，故见息肉脱出不易还纳，固涩无权故大便稀薄，常伴有泡沫和黏液，脾胃虚弱，日久寒从内生，故见腹痛绵绵，脾气不足，营血失充故可见面色萎黄，纳差，消瘦，舌淡，苔薄白，脉弱均为脾胃虚弱之象。

治则：补益脾胃。

主方：参苓白术散加减。

处方举例：党参 10g，茯苓 20g，白术 20g，砂仁 10g，薏苡仁 10g，桔梗 15g，山药 20g，白扁豆 15g，陈皮 10g，莲子 10g，甘草 10g。

加减：纳少腹胀者，加鸡内金、炒麦芽、山药，气滞者加香附、木香，久脱不回者，加五倍子、金樱子、乌梅。

2. 其他疗法

（1）中成药

①加味香连丸　每次 6g，每日 3 次，饭后温开水送服。适用于胃肠

湿热型息肉痔。

②补中益气丸　每次 3g，每日 2 次，温开水送服。适用于脾胃虚弱型息肉痔。

（2）验方

①葱硝汤　大葱 3 根，芒硝 45g，水煎熏洗坐浴，每日 1 剂。每次 20～30 分钟。

②马莲花煎剂　马齿苋 30g，黄连 15g，金银花 30g，红花 15g，防风 10g，荆芥 10g，水煎熏洗坐浴，每日 1 剂。每次 20～30 分钟。

③二枝煎　槐枝 250g，柳枝 250g，鲜者适当加量，切成段，水煎熏洗坐浴，每日 1 次。每次 30 分钟。

（3）外治法

息肉痔可用具有收敛、软坚散结作用之药液保留灌肠，灌肠方如下

①6％明矾液 50ml，保留灌肠，每日 1 次。

②乌梅 12g，五倍子 6g，五味子 6g，牡蛎 30g，夏枯草 30g，海浮石 12g，紫草 15g，贯众 15g。浓煎为 150～200ml，每次 50ml，保留灌肠，每日 1 次。

（4）其他疗法

①注射疗法

适应症：适用于小儿无蒂息肉。

药物：6％～8％明矾液，或 5％鱼肝油酸钠。

操作：侧卧位，局部消毒麻醉，在肛镜下找到息肉，再消毒，将药液注入息肉基底部，一般用药 0.3～0.5ml，术后防止便秘，每日服麻仁丸 9g 或液体石蜡 20ml。

②结扎法

适应症：适用于低位带蒂息肉。

操作：侧卧位或截石位，局部消毒，局麻扩肛后，用食指将息肉轻轻拉出肛外，或在肛镜下用组织钳夹住息肉轻轻拉出肛外，用圆针丝线在息肉基底贯穿结扎，然后切除息肉，肛内注入九华膏。

③电烙法

适应症：适用于较高位的小息肉。

操作：膝胸位或俯卧位，在肛镜或乙状结肠镜下找到息肉，直接用电

灼器烧灼息肉根部，无蒂息肉可烧灼中央部，但须注意，切勿烧灼过深，以免引起肠穿孔。术后卧床休息 1 小时，1 周后复查。如脱落不全，可电灼第二次。

（五）预后转归

一般来说，息肉痔的预后较好。早期因症状较轻，多被病人所忽视，随着肿物增大，症状才表现明显，病程进展缓慢，为良性肿瘤，切除后不易复发。

（六）预防与调护

1. 及时治疗内外痔、肛窦炎、肛裂、慢性肠炎等疾病。
2. 防止便秘，注意保持肛门部清洁卫生。

二、名家医案借鉴

马伯涵医案——胃肠湿热型息肉痔

党某某，男，27 岁。

初诊日期：1985 年 7 月 16 日。

主诉：腹痛伴便血 2 年。

现病史：患者 2 年来不规则腹痛，便时鲜血滴下，粪便呈现柏油状，腹查无阳性体征。

查体：肛门局部检查；排除内、外痔、肛裂等。粪便隐血试验＋＋＋，钡餐检查小肠下段有带蒂状充盈缺损 2 处，均大于蚕豆，表面糜烂渗血。

诊断：息肉痔（西医：直肠结肠息肉）。

辨证：胃肠湿热。

治法：清热利湿，活血散结。

方药：活血消息汤 丹参 30g，生地榆 15g，凌霄花 15g，半枝莲 15g，桃仁 15g，赤芍 12g，穿山甲、皂角刺、三棱、牡丹皮、槐花、山慈姑、牛膝各 12g，5 剂。

二诊：腹痛减轻，血止。

后服药 48 剂后症状全消，大便隐血试验（－），钡餐及乙状结肠镜检均未发现息肉存在。

按语：本案以祛风散结、化痰软坚立法，自创活血消息汤以丹参、穿山甲、皂角刺，通经祛痰软坚，赤芍、牡丹皮、槐花、地榆活血凉血止血，半枝莲、山慈姑清热解毒，消瘀散结。全方共奏通经活络、消瘀软坚之效。但息肉系难顽痼疾，一定要坚持长期治疗，才能获效。

[何永恒. 肛肠病名医医案·妙方解析. 北京：人民军医出版社，2007：139～140]

（张悦　温玉玲）

第八节　锁肛痔

本病是发生在肛管直肠的恶性肿瘤，病至后期，肿瘤阻塞，肛门狭窄，排便困难，犹如锁住肛门一样，故称为锁肛痔。相当于西医学所说的肛管直肠癌。《外科大成》中说"锁肛痔，肛门内外如竹付锁紧，形如海蜇，里急后重，便类细而带扁，时流臭水……"。对本病的症状和预后作了详细的描述。本病的发病年龄多在 40 岁以上，偶见于青年人，其早期特点是便血、大便习惯改变。

一、临证思辨与治疗

（一）病因病机

1. 湿热下注　饮食不洁，久痢久泻，息肉虫积，损伤脾胃，运化失司，湿热内生，热毒蕴结，流注大肠，蕴毒积聚，结而为肿。

2. 气滞血瘀　忧思抑郁，脾胃不和，湿热蕴结，日久化毒，乘虚下注浸淫肠道，气滞血瘀，湿毒瘀滞凝结而成肿瘤。

病因病机示意图

饮食不洁 ┐　　　　湿热下注
久痢久泻 ├─→　　　　　　─→ 湿毒瘀结 ─→ 湿毒瘀结 ─→ 脾肾两亏
忧思抑郁 ┘　　　　气滞血瘀

（二）诊断思维

1. 辨病思维

（1）诊断要点

①症状

初期表现为直肠黏膜或肛门皮肤突起小硬结，无明显症状，病情进一步发展出现一系列改变。

a. 便血是直肠癌最常见的早期症状。大便带血，血为鲜红或暗红，量不多，同时伴有黏液，呈持续性，常被误认为"痔疮"。病情进一步发展，可出现大便次数增多，有里急后重、排便不尽感，粪便中有血、脓、黏液，并有特殊的臭味。

b. 排便习惯改变也是直肠癌常见的早期症状。表现为排便次数增多，便意频繁，有排便不尽感等。有时为便秘，同时肛内有不适或下坠感。

c. 大便变形病程后期因肠腔狭窄，粪便少，大便形状变细、变扁，并出现腹胀、腹痛、肠鸣音亢进等肠梗阻征象。

d. 转移征象 首先是直接蔓延，后期穿过肠壁，侵入膀胱、阴道壁、前列腺等邻近组织，若侵及膀胱、尿道时有排尿不畅及尿痛、尿频。侵及骶前神经丛时，在直肠内或骶骨部可有剧烈持续性疼痛，并向下腹部、腰部或下肢放射。另外，可经淋巴向上转移至沿直肠上静脉走行的淋巴结。约 10%~15% 的患者在确诊时癌症已经过门静脉血行转移至肝脏，出现肝肿大、腹水和黄疸等。

晚期患者可出现食欲不振、全身衰弱无力、贫血、极度消瘦等恶病质表现。

②体征

肛门部可看到突起包块或溃疡，基底不平，质硬，并可能有转移结节和腹股沟淋巴结转移。直肠指检是诊断直肠癌的最重要的方法。80% 的直肠癌位于手指可触及的部位，肿瘤较大时指检可以清楚地扪到肠壁上的硬块、巨大溃疡或肠腔狭窄。退指后可见指套上染有血、脓和黏液。

③辅助检查

a. 直肠镜或乙状结肠镜检查 对所有指检可疑或已明确无疑的直肠癌均应进行直肠镜或乙状结肠镜检查，不仅可以看到直肠内病变的范围，更重要的是取活组织进行病理检查，以确定诊断。

　　b. 钡剂灌肠检查　可以发现肠腔狭窄或钡影残缺等。为排除结肠中多发性原发癌，应常规进行钡剂灌肠或气钡双重造影术。

　　c. 其他检查　直肠下端癌肿较大时，女性病人应行阴道及双合诊检查，男性病人必要时应行膀胱镜检查。疑有肝转移时应行 B 型超声检查、CT 或同位素扫描。直肠癌肿侵及肛管而有腹股沟淋巴结肿大时，应将淋巴结切除活检。

　　(2) 鉴别诊断

　　早期排便次数增多或便血应与痢疾、肠炎、内痔出血等鉴别；指诊触到肿块，应与息肉、肛乳头肥大等鉴别；肛管癌性溃疡应与肛漏、湿疣等鉴别。

锁肛痔与痢疾、肠炎、内痔鉴别表

	锁肛痔	痢疾	肠炎	内痔
大便次数	增多	增多	增多	正常
大便形态	变细、变扁，伴有黏液	稀水样，伴有脓血	稀水样	正常
便血	量少、色或鲜红暗红	脓血状	无便血	鲜血，不与大便相混
大便检查	便血或大便常规潜血阳性	大便培养可找到痢疾杆菌	大便常规中可见白细胞增高	便血
预后	差	好	好	好

锁肛痔与息肉、肛乳头肥大鉴别表

	锁肛痔	直肠息肉	肛乳头肥大
位置	肛管直肠	直肠	肛管齿线处
肿物形态	直肠壁上的硬块、巨大溃疡或肠腔狭窄	柔软的球形肿物，有蒂或无蒂，表面光滑	尖端呈三角形，色灰白
便血	伴有便血	无便血	无便血
预后	差	好	好

锁肛痔与肛漏、湿疣鉴别表

	锁肛痔	肛漏	湿疣
位置	肛管直肠	肛门周围有外口，内口位于齿线处	肛门周围
肿物形态	直肠壁上的硬块、巨大溃疡或肠腔狭窄	外口处渗脓渗液	簇生状物，呈菜花样、乳头状、鸡冠状
便血	伴有便血	无便血	无便血
预后	差	好	好

2. 辨证思维

便血，排便习惯的改变是直肠癌最常见的早期症状。早期以标实为主，晚期以本虚为主要表现，早期多为肛门坠胀，排便次增多，大便带血，色泽暗红，或夹黏液，或下痢赤白，里急后重，排便困难；或肛周肿物隆起，触之坚硬如石，疼痛拒按；晚期多为面色无华，消瘦乏力，便溏或排便困难，便中带血，色泽紫暗，肛门坠胀；或伴心烦口干，夜间盗汗。

重点掌握的症状为便血，排便习惯的改变。局部体征为肛门指诊肛门部可看到突起包块或溃疡，基底不平，质硬，并可能有卫星转移结节和腹股沟淋巴结转移。

（三）治则思维

内治：根据情况术前、术后应用中医药疗法、放疗或化疗可以提高疗效。

外治：本病一经诊断，应及早采取根治性手术治疗。

（四）治疗方案

1. 辨证论治

（1）湿热蕴结

证候：肛门坠胀，排便次增多，大便带血，色泽暗红，或夹黏液，或下痢赤白，里急后重；舌红，苔黄腻，脉滑数。

辨证：过食辛热之品后湿热内生，下注肛门，气血壅滞不通则肛门坠胀，湿性黏滞故见排便次增多，夹黏液，或下痢赤白，里急后重；热盛迫血妄行故见大便带血，色泽暗红，舌红苔黄腻，脉滑数均为湿热蕴结之象。

治则：清热利湿。

主方：槐角地榆丸加减。

处方举例：槐角 200g，地榆炭、白芍、枳壳、荆芥、椿根白皮、山栀、黄芩、生地黄各 100g，研细粉，炼蜜为丸，每服 1 丸，每日 2 次。

加减：热盛者加败酱草，黄柏以清热。

（2）气滞血瘀

证候：肛周肿物隆起，触之坚硬如石，疼痛拒按，或大便带血，色紫暗，里急后重，排便困难；舌紫黯，脉涩。

辨证：过食辛热之品后湿热内生，留滞于体内，瘀毒内结故肛周肿物隆起，触之坚硬如石，疼痛拒按，热盛迫血妄行故见大便带血，色紫暗，腑气不通故里急后重，排便困难，舌紫黯，脉涩亦是气滞血瘀之象。

治则：行气活血。

主方：桃红四物汤合失笑散加减。

处方举例

桃红四物汤：桃仁 6g，红花 4g，川芎 8g，熟地黄 15g，白芍 10g，当归 12g。

失笑散：五灵脂、蒲黄各等份，散剂，每次 6～12g，包煎。

加减：可加三棱、莪术以破血消积。

（3）气阴两虚

证候：面色无华，消瘦乏力，便溏或排便困难，便中带血，色泽紫暗，肛门坠胀；或伴心烦口干，夜间盗汗；舌红或绛，苔少，脉细弱或细数。

辨证：病久脾、肾亏损，脾气虚故面色无华，消瘦乏力，便溏，气不摄血故便中带血，便血日久，阴液亏损故心烦口干，夜间盗汗，气阴两虚则舌红或绛，苔少，脉细弱或细数。

治则：益气养阴，清热解毒。

主方：四君子汤合增液汤加减。

处方举例

四君子汤：人参 10g，茯苓 9g，白术 10g，甘草 6g。

增液汤：玄参 30g，麦冬 24g，生地黄 24g。

2. 其他疗法

（1）中成药

①扶正防癌口服液　每次 1 支，每日 3 次，能扶正培本，增强机体免疫力。

②消瘤丸　每次 3g，每日 3 次，温开水送服。能软坚散结，抗癌。

（2）验方

通幽消坚汤（张书林验方）　白花蛇舌草 35g，槐角 35g，槐花 35g，龙葵 20g，仙鹤草 20g，地榆 20g，当归 10g，黄芪 10g，败酱草 10g，穿

山甲 15g，昆布 15g，三七 5g，大黄 5g，黄药子 30g。水煎服，每剂煎取
400ml，分 3 次服，每日 1 剂。

（3）外治法

①外敷　溃烂者外敷九华膏或黄连膏。

②灌肠　败酱草 30g，白花蛇舌草 30g，水煎 80ml，保留灌肠，每天
2 次，每次 40ml。

（五）预后转归

一般来说，锁肛痔的预后较差。对能切除的肛管直肠癌应尽早行根治
性切除术。

（六）预防与调护

40 岁以上，出现排便习惯改变及便血者，即应早期就诊，警惕直肠
癌的发生。

二、名家医案借鉴

1. 乔保钧医案——湿热蕴结型锁肛痔

高某某，女，30 岁。

初诊日期：1987 年 10 月 24 日。

主诉：腹痛伴便血 2 月。

现病史：患者 2 个月来少腹坠胀疼痛，阵发性加剧，大便夹带血性黏
液，里急后重，当地卫生院诊为"痢疾"，经用痢特灵、庆大霉素等等住
院治疗十余天，少腹胀痛不减，便血日益严重，特转诊我科求治。

刻诊：大便下血，每日多次，血多粪少，夹带脓液，甚则纯血无便，
血色鲜红，气味异常，伴少腹胀痛、里急后重，口干喜饮，饮食尚可。

查体：形体消瘦，精神尚可，面色晦暗，小腹腹肌紧张，按压疼痛。
肠镜及病检示：直肠癌。舌红，苔黄腻，边不齐，脉弦滑数。

诊断：锁肛痔（西医：直肠癌）。

辨证：胃肠湿热。

治法：清热燥湿，凉血解毒，行气导滞。

方药：白头翁汤　白头翁 15g，黄连 9g，黄柏 10g，苦参 10g，木香 9g，槟榔 13g，枳壳 7g，地榆 10g，白芍 30g，白花蛇舌草 30g。10 剂。

二诊（11 月 10 日）：上方显效，胀痛消失，下血明显减少，患者喜不自禁，惟后重不除。舌红，苔黄略腻，脉弦滑数。病虽有减，病机未变，治仍宗上方加槟榔 9g，白花蛇舌草 30g。继进 10 剂。

2 月后患者登门相告。上药尽剂，血止痛失，精神大振，已恢复正常劳动。遂劝其趁正气不虚及时手术，以求根治。

按语：本案下血，显系肠癌所致。治疗却立足中医辨证，不受西医诊断所囿。据少腹胀痛、里急后重、便带脓血等兼症分析，证乃湿热毒邪结聚，阻滞下焦气机，灼伤肠道血络。其病机恰与湿热疫毒痢相同，故可异病同治，方选白头翁汤为基础，治重清热燥湿，凉血解毒，加苦参助黄连、黄柏以燥湿，加白花蛇舌草助白头翁以解毒，加生大黄、地榆、白芍、仙鹤草增凉血止血之功，加木香、槟榔、沉香、山楂行气导滞。

[何永恒. 肛肠病名医医案·妙方解析. 北京：人民军医出版社，2007：157～158]

2. 刘志明医案——气滞血瘀型锁肛痔

蔡某某，女，43 岁。

初诊日期：1981 年 6 月 29 日。

主诉：腹痛伴便血 6 年。

现病史：患者于 1975 年下半年出现左下腹隐痛，大便每日 2～4 次，便稀带黏液，多次大便常规提示白细胞满视野。1976 年做肠镜示慢性结肠炎，经西医治疗效果不显。1982 年 1 月起，腹痛加重，并向骶尾部放射，大便仍稀，除黏液外，常有鲜血，病理确诊为乙状结肠癌。曾于 1981 年 2 月经北京某医院乙状结肠镜及钡灌肠示乙状结肠中段左侧壁有 1.9×1.3cm 局限扁平隆起。病理报告示：乙状结肠腺癌。3 月初行乙状结肠部分切除，乙状结肠、直肠端吻合术，术后配合化疗，症状改善明显。但 1 月后，腹痛、便脓血又作，虽经化疗、支持疗法，不见好转，西医考虑为癌扩散，并与其家属谈话谓"预后不良"，且患者体质每况愈下，不能再接受化疗，遂来我院求治中医。

诊其形体消瘦，面色苍白，脐周及少腹阵阵作痛，痛甚则欲便，大便每日 3～4 次，稀，可见黏液及血，排便不畅，里急后重，口中黏腻而苦，纳呆，心悸乏力，睡眠不实。舌苔黄腻，脉细滑。大便常规示：红细胞、白细胞均满视野。

诊断：锁肛痔（西医：直肠癌）。

辨证：气滞血瘀。

治法：清热利湿，调气行血，兼以扶正。

方药：当归9g，防风9g，枳壳9g，黄芩9g，黄连9g，白芍9g，厚朴9g，槟榔9g，黄芪15g，木香4.5g，薏苡仁18g，甘草6g，日一剂。

二诊（7月7日）：服用上方近1月，腹痛减轻，大便中脓血亦减少，黄腻苔已化，仍宗上方进退。去防风、枳壳、黄连、薏苡仁，加太子参12g、苍术9g、陈皮9g、焦三仙（山楂、麦芽、神曲）18g。水煎服，日一剂。

继以上方加减，坚持服药2年余，患者体质明显增强，体重增加，饮食改善，腹痛缓解，大便每日一行，已成形，仅有少许黏液，大便镜检已无红细胞，临床症状基本消失，治后，至1983年11月已存活2年余，并能从事轻微家务劳动，恢复半日工作。

按语：患者腹痛、便脓血已六年，确诊为结肠癌，行手术后，症状虽减一时，然又复发同前，乃属湿热蕴结，气血阻滞之证。便带脓血，滞下不爽，当予清热消滞，行气活血之法，故取黄芩、黄连等苦寒之剂清之燥之，以去湿热之邪，合木香、槟榔、枳壳、厚朴等行气导滞之品，气调则后重自除，取当归行血，血行则脓血自愈，白芍一味，性味酸甘，有补脾制肝之功，法于古方芍药汤之意。又因病发六年，气血耗伤，形体疲惫，取黄芩、黄连之微清可也，补之又不得过于温燥，防风加油，取黄芪、太子参淡补可也。如此，既无滞邪之忧，元旦无伤正之害，是为两全之计，终为显效。

［何永恒. 肛肠病名医医案·妙方解析. 北京：人民军医出版社，2007：163～165］

3. 何任医案——气阴两虚型锁肛痔

吴某某，女，37岁。

初诊日期：1990年6月20日。

主诉：腹泻2月。

现病史：患者1990年4月初患乙状结肠癌，经某肿瘤医院行手术切除并进行化疗。半月后，因体力虚弱明显（血象：血红蛋白62g/L，白细胞$1.3×10^9$/L），恶心，呕吐，乃终止化疗，请求中医治疗。诊时，腹泻

（日 15 次左右），浑身乏力，面色苍白，头晕，神怠，毛发稀少枯黄，苔白薄腻，脉濡。

诊断：锁肛痔（西医：直肠癌）。

辨证：气阴两虚。

治法：扶正健脾，祛邪抗癌。

方药：生晒参 6g（另煎），黄芪 20g，苍术 15g，白术 15g，白芍 18g，黄连 4g，木香 9g，七叶一枝花 15g，白花蛇舌草 15g，猫人参 30g，蒲公英 30g，马齿苋 30g，薏苡仁 100g（分次煮，每日晨空腹服用）。

二诊（6 月 27 日）：有药 7 剂，腹痛减轻，腹泻次数减少，日 7～10 次。药后见效，原方再进。

复诊（7 月 2 日）：大便基本正常，日 1～2 次，已成形，腹痛基本消失，头晕、虚乏好转，恶心除，精神渐朗。血象检查：白细胞 3.8×10^9/L，血红蛋白 98g/L。饮食渐增，面色略有好转。原方去马齿苋、木香，加山药 15g、绞股蓝 30g、归脾丸 30g（包煎）。

复诊（9 月 5 日）：症情稳好，大便正常，纳食好，夜寐较安，血象检查正常，惟下肢软乏。上方去黄连，加续断 9g、川牛膝 9g。

复诊（11 月 20 日）：体征消失，二便正常，体力恢复较快，血象及 B 超、CT 等检查均正常。续以上方加减，调治年余，再次复查均正常，病得康复。自感恢复良好，于 1992 年 1 月 3 日工作上班，后又坚持继续服药 2 年，其中又经 3 次复查，未见异常。

按语：本病属于中医"脏毒"范畴，其发病主要原因为胃肠失和，湿浊内生，郁而化热，或饮食不节损伤胃肠，酿成湿热，浸淫肠道，肠道气血运行不畅，日久蕴结化为瘀毒，致使正气内耗，邪毒内盛而发病成癌。中医治疗本病主要运用扶正祛邪与辨证施治相结合的原则。本案肠癌虽经手术切除，但症状未改善，又因化疗而正气日虚，体力不支，至此，患者要求中医治疗。笔者则视病情辨证施治，以扶正祛邪为大法，随症略作加减。共调治 2 年，得以康复。

[何永恒. 肛肠病名医医案·妙方解析. 北京：人民军医出版社，2007：165～166]

（张悦 温玉玲）

第九节　肛门湿疹

　　肛门湿疹临床以肛门瘙痒、局部分泌物增多、皮疹呈多形性、易复发为主要特点。是肛肠科常见的一种过敏性皮肤病。其病变多局限于肛门口及其肛周皮肤，也可延及会阴及外生殖器等部位。病程一般较长，由于分泌物的反复刺激，肛门及周围皮肤常常变厚、皮革样化，皮肤皲裂。本病任何年龄与性别均可发生。祖国医学文献称为"浸淫症"、"绣球风"、"风湿疡"。

一、临证思辨与治疗

（一）病因病机

　　1. 湿热下注　平素饮食不节，恣食生冷、肥甘，损伤脾胃，脾失健运，湿热内生，下注蕴阻于肛门，浸淫肌肤而成。

　　2. 血虚风燥　素体阴血亏损，或病程日久，耗伤阴血，血虚则生风生燥，肤失所养则皮肤干燥、粗糙、瘙痒。

病因病机示意图

湿热下注
血虚风燥 } → 糜烂瘙痒 → 耗伤阴血
肌肤失养 → 皮厚如革
皲裂顽痒

（二）诊断思维

1. 辨病思维

（1）诊断要点

①症状

a. 瘙痒　瘙痒是初起症状，常自觉肛门及肛周皮肤瘙痒剧烈，擦拭方觉舒适。

b. 肛门潮湿　由于湿疹分泌物多，肛门潮湿明显，轻则终日潮湿，有腥臭气味，重则内裤黏附于肛门上，夜间尤其明显。

　　c. 疼痛　患者因为瘙痒而用手搔抓引起皮肤破损而出现疼痛。

　　②体征

　　肛门湿疹外观可见：皮损有多样性。初起为患处皮肤潮红，肿胀，向健康皮肤蔓延，为"红斑样湿疹"；继而出现散在或片状的小米粒样大小丘疹，为"丘疹性湿疹"；丘疹充满浆液，形成丘疱或水疱，为"水疱样湿疹"；感染后形成脓疱，为"脓疱样湿疹"；破裂后疮面糜烂渗液，为"糜烂性湿疹"；渗液干燥后，形成痂皮，为"结痂性湿疹"；治疗后炎症消退，皮肤覆以鳞屑，为"鳞屑性湿疹"。以上皮损可同时并存。且皮损向周围皮肤弥漫，无明显边界性。湿疹若反复发作，会出现患处皮肤弹性减弱或丧失，皮肤增厚，苔藓样变，色素沉着或脱失。

　　③辅助检查

　　无特异性，血液中嗜酸性粒细胞可能增加。

　　④分期

　　a. 急性湿疹：病程短，皮损有红斑、丘疹、渗出、糜烂、结痂、脱屑等，可二至三种皮损并存。呈间歇性或阵发性发作，夜间症状明显。

　　b. 亚急性湿疹：多由急性湿疹迁延不愈而来，水疱不多，渗液少，尚可见红斑、丘疹、糜烂、结痂、脱屑等。

　　c. 慢性湿疹：肛缘皮肤增厚粗糙，呈苔藓样变，弹性减弱或消失。伴有皲裂、颜色棕红或灰白色，皮损边界不清，瘙痒剧烈。病程较长，反复发作。

　　（2）鉴别诊断

　　本病需与肛周接触性皮炎、肛门瘙痒症、肛周神经性皮炎相鉴别

肛门湿疹与肛周接触性皮炎、肛门瘙痒症、肛周神经性皮炎鉴别表

	肛门湿疹	肛周接触性皮炎	肛门瘙痒症	肛周神经性皮炎
病史	—	有致敏物接触史	多因外界刺激诱发	—
皮损形态	红斑、丘疹、渗出、糜烂、结痂、脱屑等，可二至三种皮损并存	为单一形态，界限清楚	破溃、糜烂、皲裂	苔藓化、不易有渗出，皮疹扁平，色正常
部位	肛门及肛周皮肤	病变局限于接触的部位	肛门及肛周皮肤	好发于尾骶部及阴囊
病程	可反复发作	不接触致敏物不复发	呈阵发性	病程缓慢

2. 辨证思维

有瘙痒、肛门潮湿、疼痛等特征。其中瘙痒剧烈、皮损红肿、渗液色黄味臭等多为实证，瘙痒日轻夜重，皮损结痂、鳞屑，病程缠绵等多为虚证。

重点掌握的症状为瘙痒、肛门潮湿、搔抓后疼痛。局部体征为有多样性皮损。

（三）治则思维

内治：当在辨清寒热虚实的基础上，以胃气为本，分别采取清热利湿、养血润燥、健脾益气的方法。

外治：包括熏洗法、湿敷法、敷药法等，通常需要内外配合治疗。

（四）治疗方案

1. 辨证论治

（1）湿热下注

证候：发病急骤，肛门皮肤潮红，伴有丘疹、水疱、黄水淋漓，局部灼热瘙痒，大便秘结，小便短赤，舌红，苔黄腻，脉弦滑或弦数。

辨证：平素饮食不节，恣食生冷、肥甘，损伤脾胃，脾失健运，湿热内生，下注蕴阻于肛门，浸淫肌肤而成。热积肠道，灼伤肠络，则肛门局部灼热；湿热充于腠理肌肤，故可见肛门皮肤潮红，伴有丘疹、水疱、黄水淋漓，热盛则大便秘结，小便短赤，舌红，苔黄腻，脉弦滑或弦数均为湿热下注之象。

治则：清热利湿止痒。

主方：萆薢渗湿汤加减。

处方举例：萆薢 10g，薏苡仁 15g，黄柏 10g，赤茯苓 10g，牡丹皮 10g，泽泻 10g，通草 5g。

加减：湿盛者加车前子、菖蒲；痒甚者加地肤子。

（2）血虚风燥

证候：肛周皮肤增厚，伴角化皲裂，皮损表面有抓痕和血痂。病程缠绵，反复发作。伴有心烦，或午后低热，夜寐不佳。舌淡苔白，脉弦细或沉细。

辨证：素体阴血亏损，血虚则生风生燥，肤失所养则皮肤干燥、粗糙。血虚心神失养则见心烦、夜寐不佳。脉细亦为血虚之象。

治则：养血润燥，祛风止痒。

主方：四物消风饮加减。

处方举例

四物消风饮　生地黄15g，当归10g，荆芥10g，防风10g，赤芍10g，川芎10g，白鲜皮10g，蝉蜕10g，薄荷10g，独活10g，柴胡10g，大枣10g

加减　血瘀者加鸡血藤、丹参；痒甚者加地肤子。

（3）脾虚湿盛

证候：肛周皮肤粗糙肥厚，伴有少量渗液，味腥而黏，有抓痕、血痂及鳞屑。口渴不思饮，大便不干或便溏。舌胖淡，边有齿痕，苔白腻，脉沉缓或滑。

辨证：素体脾胃虚弱或恣食生冷、肥甘，损伤脾胃，致湿浊内生。湿性黏滞，重浊而趋下，蕴于肛门皮肤。水湿内蕴则见肛周皮肤有渗液，味腥而黏，痒甚搔抓则有抓痕、血痂及鳞屑。湿邪困脾，脾不健运，清浊不分则见便溏。舌胖淡，边有齿痕，苔白腻，脉沉缓或滑亦是脾虚湿盛之象。

治则：健脾益气，燥湿祛风。

主方：除湿胃苓汤加减。

处方举例

除湿胃苓汤：苍术15g，白术15g，厚朴8g，陈皮8g，甘草6g，桂枝7g，泽泻10g，茯苓15g，猪苓15g，党参10g，防己10g，萹蓄10g。

加减：湿重者加徐长卿、薏苡仁、车前子。

2. 其他疗法

（1）中成药

①湿毒膏　每日2次，涂敷患处，外用纱布包扎固定，适用于脾虚湿盛者。

②五倍子散　每日3次，涂敷患处，能收湿止痒，适用于血虚风燥者。

③龙胆泻肝丸、二妙丸：每日3次，每次6g内服，适用于湿热下注型肛门湿疹。

（2）验方

①全蝎散（《中医皮肤病简编》陕西科学技术出版社）　全蝎15g，

白矾 62g，冰片 3g。将白矾入锅内化开后，加入全蝎，煅枯待冷后与冰片共研细末。用于慢性湿疹奇痒不止。

②佗柏散（朱仁康验方）　密佗僧 30g，黄柏 20g，冰片 2g，外涂患处。有渗出时干敷，无渗出时麻油调服。用于急性肛门湿疹。

③（顾伯华验方）　车前草 100g，捣汁口服，适应症为湿热下注型肛门湿疹。

④（顾伯华验方）　10％明矾水温热外洗，适用于慢性湿疹肛门作痒者。

（3）针刺疗法

主穴：血海、三阴交、会阴。配穴：脾虚配足三里、关元；瘙痒明显配太溪、长强。采用平补平泻针法，每日一次。

（五）预后转归

一般来说，肛门湿疹是一种比较难以彻底治愈的肛门周围皮肤病。容易复发，迁延反复数年而不愈。临床应内服外用联合治疗，方能取得较好效果。

（六）预防与调护

1. 避免进食烟、酒、鱼、虾等刺激性食物和已知的过敏物品。

2. 避免外界刺激，如热水烫洗、肥皂和强烈的刺激性药物外用。尽量不搔抓，同时避免穿通透性不良、过紧过窄之裤。

3. 注意肛门清洁，避免感染。积极参加体育活动，增强体质，提高机体抗病能力。

二、名家医案借鉴

1. 刘明学医案——湿热下注型肛门湿疹

陈某某，女，34 岁。

初诊日期：1996 年 10 月 1 日。

主诉：肛门周围潮湿、痒疼不适 1 年余。

现病史：患者 1 年来肛门周围潮湿、痒疼不适，月经期尤其严重，纳差，体形消瘦。曾使用皮炎平等外用，可稍有缓解，但不长久。内服息斯敏等药，效果不佳。

查体：肛门局部检查：肛门周围潮湿，皮肤粗糙并伴有粟粒型小疱疹及明显抓痕。舌淡，苔黄厚腻，脉滑。

诊断：肛门风湿疡（西医：肛门湿疹）。

辨证：湿热下注。

治法：清热利湿，祛风止痒。

方药：除湿止痒外洗剂：苦参、野菊花、蛇床子、大黄、川花椒、地榆、荆芥、甘草，水煎熏洗、坐浴，每次15分钟，每日2次。

3日后复诊，症状缓解。

1周后复查，肛门周围潮湿疱疹消失，皮肤有所改变，继续用药，4周后痊愈，随访半年无复发。

按语：肛门湿疹为肛肠科常见病，近年由于人群饮食结构改变，过食辛辣刺激之品，致湿热之邪蕴积，挟热下注，故其发病率很高。本案以清热解毒祛湿之法，方用苦参、川花椒清热燥湿，祛风杀虫止痒；地榆、大黄泻血分实热；蛇床子祛风燥湿；野菊花疏风散热，降火解毒；甘草和中，共奏清热除湿止痒之功。熏洗坐浴，亦为便易之法。

[何永恒. 肛肠病名医医案·妙方解析. 北京：人民军医出版社，2007：85]

2. 陈映标医案——血虚风燥型肛门湿疹

吴某，男，44岁。

初诊日期：1991年7月21日。

主诉：肛门瘙痒1年。

现病史：患者1年来肛门瘙痒，有时伴有肛门疼痛，皮肤渗出少量黏液，多方治疗，反复难愈。

查体：肛门局部检查：距肛门2.5cm可见皮肤环形增厚，色泽暗，片状糜烂渗出。舌淡，苔薄白，脉细弦。

诊断：肛门风湿疡（西医：肛门湿疹）。

辨证：血虚生风，瘀阻脉络。

治法：养血祛风，活血化瘀。

方药：四物消风散加减　荆芥、防风、当归、赤芍、桃仁、白鲜皮各10g，生地黄15g，川芎10g，丹参15g，甘草3g。3剂，水煎服，每日1

剂。外用苍术 15g，艾叶 60g，水煎待温坐浴，每日 1～2 次。

二诊：肛门痒痛锐减，肛缘皮肤渗出减少，守上方 5 剂。

三诊：诸症消失，惟肛缘皮肤色泽尚未恢复正常，嘱原方再进 5 剂以巩固疗效。随访 5 年未见复发。

按语：湿疹形发于外而实发于内，如过食辛辣刺激之物损伤脾胃，则湿热内生，运化失职，蕴结于肛周皮肤，从风则瘙痒难耐，从湿则浸淫流水，湿性黏滞，缠绵难愈。日久则耗伤阴血，肌肤失荣。本案患者肛周湿疹日久，局部皮肤色暗、增厚、糜烂、渗出，此因血虚生风，瘀血阻络所致，故以"治风先治血，血行风自灭"立论，方以四物消风散加味，内外合法，从而使风湿去，瘀血清，湿疹渐愈。

[何永恒. 肛肠病名医医案·妙方解析. 北京：人民军医出版社，2007：84～85]

3. 刘敏医案——血虚风燥型肛裂

植某某，女，73 岁。

初诊日期：1993 年 6 月 23 日。

主诉：肛门瘙痒 12 年。

现病史　患者 12 年来肛门剧烈瘙痒，伴有心烦易怒，夜寐不安，大便溏，小便时白浊，口干。曾在多家医院就诊，屡用中药及扑尔敏、肤轻松等药治疗，每次症状缓解 5～6 天后复发。

查体：肛门局部检查：肛门周围皮肤粗糙增厚，呈灰白色，伴有少量渗液，味腥而黏，皮损表面有抓痕及血痂，伴有鳞屑，舌边红，苔白厚，脉弦滑。

诊断：肛门风湿疡（西医：肛门湿疹）。

辨证：脾湿肝郁，血虚风燥。

治法：健脾疏肝，养血除湿祛风。

方药：乌梢蛇、党参、白芍、丹参各 15g，茯苓、白蒺藜各 30g，当归、红花、生甘草各 10g，全蝎 6g，蜈蚣 2 条。加龙齿、绵茵陈各 30g，川草薢 15g。水煎服，每日 1 剂。同时在药渣中加入蛇床子、地肤子各 30g 复煎，取药汁约 500ml，每晚睡前熏洗坐浴，每日 2 次止痒膏涂敷。

止痒膏处方：锌氧粉 12g，硼酸粉、冰片各 6g，珍珠粉 1g，黄丹、薄荷脑各 3g，石炭酸 2ml，皮康霜 40g，凡士林 250g。

治疗一疗程（30 天）后肛门瘙痒消失，检查肛周皮肤光滑，随访 2

年未发。

　　按语：慢性肛门湿疹多由于急性或亚急性湿疹治疗不当或不彻底，致邪毒久留，耗伤阴生风，风燥郁结，肌肤失荣而成。病位多涉及肝脾二脏，病久多兼瘀，因此治疗本病以健脾燥湿，疏肝养血祛风为法。本病案以党参、白术健脾；白蒺藜、白芍疏肝养血和营，祛风止痒；生地黄、当归养血润肤；乌梢蛇、全蝎、蜈蚣剔风邪、止顽痒；丹参、红花养血活血；甘草和中，再复煎熏洗坐浴，使药效直达病所，配合止痒膏外用，更加速病变皮肤康复。

　　[何永恒. 肛肠病名医医案·妙方解析. 北京：人民军医出版社，2007：83～84]

（张悦　温玉玲）

第十节　肛门瘙痒症

　　肛门瘙痒症是肛门皮肤剧烈瘙痒，搔抓后引起抓痕、血痂、皮肤肥厚、苔藓样变为主症的肛门皮肤病。是肛肠科常见的一种局限性神经机能障碍性皮肤病。一般局限于肛门周围，有的可蔓延至会阴、外阴或阴囊后方。多发生于20～40岁中年人，男性多于女性。祖国医学文献称为"痒症"、"痒风"、"风瘙痒"。

一、临证思辨与治疗

（一）病因病机

　　1. 外感风热　风热之邪客于皮肤，致使经络受阻，皮肤作痒。

　　2. 湿热下注　饮食不当，恣食辛辣或肥甘之品，脾胃湿热内蕴，通降失司，积湿生热下注肛门，浸淫肌肤而成瘙痒。

　　3. 血虚风盛　素体虚弱，气血不足或病程日久，耗伤阴血，血虚生风或风邪乘虚而入而肛门奇痒。

病因病机示意图

外感风热⎫
湿热下注⎬→ 经络受阻 → 日久血虚 → 肛门顽痒
血虚风盛⎭　　　　　　　　肌肤失养

（二）诊断思维

1. 辨病思维

（1）诊断要点

①症状

a. 瘙痒　初起症状为肛门周围顽固性瘙痒，常自觉如虫咬之感，时重时轻，可蔓延到前阴。

b. 疼痛　患者因为瘙痒而用手搔抓引起皮肤灼痛，如虫咬或针刺感，夜间尤其严重。

②体征

肛门外观可见：长期搔抓引起患处皮肤增厚，皱襞肥大，皮色变浅或加深，与周围皮肤有明显界限，可有破溃、糜烂、渗液、出血等，久之可出现苔藓样变。

③辅助检查

查找病因：粪便检查有无肠道寄生虫病，血糖检测有无糖尿病，皮肤变态试验以检查皮肤对食物和真菌有无敏感反应。

（2）鉴别诊断

本病需与老年性瘙痒症、冬季瘙痒症、内分泌性瘙痒相鉴别

肛门瘙痒症与老年性瘙痒症、冬季瘙痒症、内分泌性瘙痒鉴别表

	肛门瘙痒症	老年性瘙痒症	冬季瘙痒症	内分泌性瘙痒
病因	局限性神经机能障碍	年老皮肤萎缩、干燥变性	与皮肤温度骤变有关	因糖尿病皮肤含糖量增高刺激神经末梢所致
部位	肛门及肛周皮肤	躯干四肢为主，可波及阴部及肛门	躯干、小腿屈面、关节周围、股内侧及肛门	全身和会阴、肛门
发病特点	多发生于 20～40 岁中年人	多见于 60 岁以上老人	常在脱衣就寝前发作	见于糖尿病病人

2. 辨证思维

以肛门瘙痒为主要特征。其中肛门瘙痒时作时休，起病突然，消退也

快，易反复发作，肛周皮肤无潮湿者多为实证，瘙痒经久不愈，病程缠绵，肛周皮肤呈灰白色及苔藓样变等多为虚证。

重点掌握的症状为瘙痒、搔抓后疼痛。局部体征为长期搔抓引起患处皮肤增厚，皱襞肥大，皮色改变及苔藓样变。

（三）治则思维

内治：以内服中药为主，在辨清寒热虚实的基础上，采取清热利湿、养血润燥、祛风止痒的方法。

外治：包括熏洗法、敷药法等，通常需要内外配合治疗。

（四）治疗方案

1. 辨证论治

（1）风热外袭

证候：肛周皮肤瘙痒，伴灼热感，遇热则痒甚，肛周皮肤不潮湿，皮损不明显，瘙痒易作易休，伴有口苦，心烦易怒，大便秘结，小便短赤。舌尖红，苔薄黄，脉数略浮。

辨证：皮肤腠理不密，风热之邪客于皮肤，致使经络受阻，皮肤作痒，风行善变，作于肌肤，故瘙痒易作易休，热邪扰心，故心烦易怒，热盛则大便秘结，小便短赤。舌尖红，苔薄黄，脉数略浮亦是脾虚湿盛之象。

治则：疏风清热，凉血止痒。

主方：消风散合四物汤加减。

处方举例

消风散：荆芥 10g，防风 10g，当归 10g，生地黄 10g，苦参 20g，炒苍术 15g，蝉蜕 10g，胡麻仁 15g，牛蒡子 15g，知母 10g，煅石膏 15g，木通 6g，甘草 6g。

四物汤：熟地黄 15g，当归 10g，白芍 10g，川芎 10g。

加减：血热盛者，加牡丹皮、浮萍；风盛者加全蝎、防风；夜间痒甚者，加珍珠母、牡蛎。

（2）湿热内蕴

证候：肛门皮肤瘙痒、潮湿，蔓及阴部，局部常有破溃、出血，肛周皮肤粗糙，增厚，可伴有纳差，大便秘结，小便短赤，舌红，苔黄腻，脉弦滑。

辨证：平素饮食不节，恣食生冷、肥甘，损伤脾胃，湿热内生，蕴阻于肛门，故肛门皮肤瘙痒；热积肠道，灼伤肠络，则肛门局部灼热；湿热充于腠理肌肤，故可见肛门皮肤潮湿，蔓及阴部；胃失和降，则可见纳差；下焦湿热则大便秘结，小便短赤；舌红，苔黄腻，脉弦滑均为湿热下注之象。

治则：清热利湿止痒。

主方：龙胆泻肝汤加减。

处方举例

龙胆泻肝汤　龙胆草 15g，当归 15g，生地黄 15g，柴胡 9g，车前子 10g（包煎），泽泻 10g，木通 10g

加减：大便秘结加决明子、火麻仁；食欲不振加莱菔子、麦芽；痒甚加钩藤、蜈蚣。

（3）血虚风盛

证候：肛门奇痒难忍，皮肤干燥，无光泽少弹性，常因搔痒有抓痕和血痂。伴有夜寐不佳及梦多，病程日久难愈。舌淡少苔，脉弦细。

辨证：素体阴血亏损，或病久气血被耗以至血气亏虚，血虚则生风生燥，肤失所养则皮肤干燥；血虚心神失养则见夜寐不佳；脉细亦为血虚之象。

治则：养血润燥，熄风止痒。

主方：当归饮子加减。

处方举例

当归饮子　当归 15g，生地黄 10g，白芍 10g，川芎 15g，何首乌 15g，荆芥 10g，防风 10g，白蒺藜 10g，黄芪 15g，甘草 6g.

加减　梦多加柏子仁、远志；午后低热加牡丹皮、地骨皮；心悸气短、自汗乏力加山药、党参。

2．其他疗法

（1）外治法

①三黄洗剂　每日 3～4 次，擦于患处，适用于搔抓后有湿疹样变者。

②黄连膏　每日 3 次，擦于患处，适用于皮肤干燥发痒血虚风燥者。

（2）验方

①全虫方（赵炳南验方）　全虫（打）6g，皂角刺12g，皂角6g，刺蒺藜15～30g，炒槐花15～30g，威灵仙12～30g，苦参6g，白鲜皮15g，黄柏15g。适用于慢性肛门瘙痒症。

②蛇床子、白鲜皮、苦参30g，大风子15g，加水浓煎成600ml，坐盆熏洗。

（3）针刺疗法

主穴：肾俞、长强、承山、太溪，每日选2～3个穴位，采用强刺激手法，每日针1次。配穴：大便秘结、腹胀配气海、脾俞；心烦低热、夜不能眠配神门、曲池。

（五）预后转归

一般来说，肛门瘙痒如有明确的病因，针对病因治疗则易治愈。若不明原因的肛门瘙痒则是一种比较难以彻底治愈的肛门周围皮肤病。容易复发，迁延反复数年而不愈。临床应内服外用联合治疗，方能取得较好效果。

（六）预防与调护

1. 多吃蔬菜水果，不吃或少吃刺激性食物，如辣椒、浓茶、咖啡、高度酒等。

2. 保持肛门清洁干爽，内裤不要过紧、过硬，宜穿纯绵宽松合体的内裤，不穿人造纤维内裤，并勤洗勤换。忌用热水烫洗、肥皂反复清洗肛门。

3. 注意劳逸结合，保持心情愉快，防止过度紧张和焦虑不安，不搔抓肛门，不用过硬的物品擦肛门。

二、名家医案借鉴

1. 邹桃生医案——血虚风盛型肛门瘙痒症

赖某，男，58岁。

初诊日期：1984年11月16日。

主诉：肛门瘙痒3年。

现病史：患者3年来不明原因肛门瘙痒，中西药遍用，瘙痒仍作，现瘙痒夜间为甚，腰膝酸软，烦躁难寐，形体消瘦，纳少。

查体：肛门局部检查：肛周皮肤干燥，脱屑，肥厚，呈苔藓样变。舌红，少苔，脉细略数。

诊断：肛门风瘙痒（西医：肛门瘙痒症）。

辨证：肝肾阴虚，血虚风盛。

治法：滋益肝肾，养血熄风。

方药：熟地黄 24g，枸杞子 15g，女贞子 15g，菟丝子 30g，何首乌 12g，黑芝麻 15g，当归 12g，川芎 10g，白芍 10g，全蝎 6g，白蒺藜 10g，炙甘草 6g。每日 1 剂，水煎服。另用苦参 60g，白鲜皮 30g，明矾 10g，冰片 3g。水煎坐浴，早晚各 1 次。

治疗 1 个月，瘙痒停止，纳增眠安，体质渐复，随访 3 年未见复发。

按语：肾主藏精，系人身阴阳之根本，且开窍于二阴，故肛门病变与肾关系密切。年老肾亏，风从内生，即作斯证，治疗则宜紧紧把握肾亏这个主要病机而施以补肾之法，再辅以养血熄风之品，配用祛风止痒清热燥湿之剂外用坐浴，内外兼治，标本兼顾，乃获佳效。

[何永恒. 肛肠病名医医案・妙方解析. 北京：人民军医出版社，2007：89~90]

2. 马平义医案——湿热下注型肛门瘙痒症

纪某某，男，34 岁。

主诉：间断性肛门瘙痒 2 年余。

现病史：患者 2 年来肛门周围瘙痒，夜间尤甚，发作时奇痒难耐。曾用过激素等中西药物内服外涂，效果不佳。

查体：肛门局部检查：肛门周围皮肤粗糙肥厚，呈灰白色，弹性差，有辐射状皱襞纹。

诊断：肛门风瘙痒（西医：肛门瘙痒症）。

辨证：湿热内蕴。

治法：清热泻火，燥湿止痒。

方药：龙胆泻肝汤内服：龙胆草、车前子（包煎）、木通、黄芩、山栀、生地黄各 10g，泽泻 12g，柴胡、甘草各 6g。水煎服，每日 1 剂，7 天为一疗程。

坐浴方药：苦参 20g，黄柏、地肤子、蛇床子各 15g，五倍子、明矾各 10g，冰片 3g，用水 2000ml 煎 30 分钟，肛门坐浴，熏洗患处，早晚各

1次，7天为一疗程。

1个疗程（7天）后症状明显减轻，2个疗程（14天）后症状完全消失，随访2年无复发。

按语：肛门皮肤病虽发于人体体表，但与脏腑气血密切相关，所谓"有诸内必形诸外"。因此，肛门皮肤病的治疗一般多必须内治与外治并重。肛门瘙痒症虽病在皮肤，实则是由于肝胆实火致风湿热邪客于肌肤，风胜夹湿，湿热下注，阻于肛门周围皮肤所致。应用龙胆泻肝汤以泻肝胆实火，清下焦湿热，起到治本之目的。方中龙胆草泻肝胆实火，下清下焦湿热，合黄芩、山栀苦寒泻火；泽泻、木通、车前子清热利湿，使湿热从水道排出；加入当归、生地黄滋阴养血，以防止邪去而伤正。应用此方以治内的同时，加用中药坐浴以治外。坐浴方中的黄柏、苦参清热燥湿，泻火解毒；明矾、冰片燥湿杀虫、祛湿止痒之功效。内服坐浴合用，起到了较理想的治疗效果。

［何永恒. 肛肠病名医医案·妙方解析. 北京：人民军医出版社，2007：90～91］

（张悦　温玉玲）

第九章 外　伤

第一节 冻　疮

　　冻疮是人体遭受寒邪侵袭所引起的局部性或全身性损伤。临床上以暴露部位的局部性冻疮最为常见，根据受冻部位的不同，分别称为"水浸手"、"水浸足"、"战壕足"等，全身性冻伤称"冻死"。本病的临床特点是轻者局部红肿发凉，痛痒疼痛，皮肤青紫或起水疱、溃烂；重者可发生肢体坏死、脱疽；全身性冻伤者体温下降，四肢僵硬，甚则阳气亡绝而死亡。相当于西医学所说的冻伤。

一、临证思辨与治疗

（一）病因病机

　　本病总因寒邪侵袭肌肤，寒凝血脉，阳气失于温通，气血凝滞而成。

　　1. 寒邪外侵　时值冬令，衣着单薄，肢体长期暴露在寒冷、潮湿或冷暖变化较快的环境中，致寒凝血瘀而发。或久静少动，血流运行缓慢，或疲劳、饥饿而御寒不力，寒邪着于肌肤，寒凝血瘀而发。

　　2. 元气虚弱　素体气血不足，肌肤失于温煦，或对寒冷刺激敏感，寒凝血瘀而发。

病因病机示意图

$$\left.\begin{array}{l}\text{寒邪外侵}\\\text{元气虚弱，不耐其寒}\end{array}\right\}\longrightarrow\begin{array}{l}\text{寒凝血瘀}\\\text{经络阻塞}\end{array}\longrightarrow\text{冻疮}$$

（二）诊断思维

1. 辨病思维

（1）诊断要点

①症状

a. 局部性冻疮：主要发生在手足、耳廓、面颊等暴露部位，多呈对称性。轻者受冻部位先有寒冷感和针刺样疼痛，皮肤呈苍白、发凉，继而出现红肿硬结或斑块，自觉灼痛、麻木、瘙痒；重者受冻部位皮肤呈灰白、暗红或紫色，并有大小不等的水疱或肿块，疼痛剧烈，或局部感觉消失。如果出现紫色血疱，势将腐烂，溃后渗液、流脓，甚至形成溃疡。严重的可导致肌肉、筋骨损伤。

Ⅰ度（红斑性冻疮）：损伤在表皮层。局部皮肤红斑、水肿，自觉发热、瘙痒或灼痛。

Ⅱ度（水疱性冻疮）：损伤达真皮层。皮肤红肿更加显著，有水疱或大疱形成，疱液呈黄色或为血性。疼痛较重，对冷、热、针刺不敏感。

Ⅲ度（腐蚀性冻疮）：损伤达皮肤全层，严重者可深及皮下组织。创面由苍白变成黑褐色，皮肤温度极低，触之冰冷，痛觉迟钝或消失。一般呈干性坏疽，坏死皮肤周围红肿、疼痛，可出现血性水疱。若无感染，坏死组织干燥成痂，脱落后形成肉芽创面，愈合后形成瘢痕。

Ⅳ度（坏死性冻疮）：损伤深达肌肉、骨骼。表现类似于Ⅲ度冻疮，局部组织发生坏死，分为干性坏疽和湿性坏疽。干性坏疽表现为坏死组织周围出现炎症反应，肢端坏死脱落后可致残；并发感染后形成湿性坏疽，出现发热、寒战等全身症状，甚至合并脓毒血症而危及生命。

b. 全身性冻伤：开始时全身血管收缩，产生寒战，随着体温下降，患者出现疼痛性发冷、发绀、知觉迟钝、头晕、四肢无力、昏昏欲睡等表现。继而出现肢体麻木、僵硬、幻觉、视力或听力减退、意识模糊、呼吸浅快、脉搏细弱、知觉消失甚至昏迷。

②体征

a. 局部性冻疮可分为三度：

Ⅰ度（红斑性冻疮）：损伤在表皮层。局部皮肤红斑、水肿。

Ⅱ度（水疱性冻疮）：损伤达真皮层。皮肤红肿显著，有水疱或大疱形成，疱液呈黄色或为血性。疼痛较重，对冷、热、针刺不敏感。

Ⅲ度（腐蚀性冻疮）：损伤达皮肤全层或深及皮下组织。创面由苍白变成黑褐色，肤温极低，痛觉迟钝或消失。一般呈干性坏疽，坏死皮肤周围红肿、疼痛，可出现血性水疱。

Ⅳ度（坏死性冻疮）：损伤深达肌肉、骨骼，表现类似于Ⅲ度冻疮，局部组织发生坏死，分为干性坏疽和湿性坏疽。干性坏疽肢端坏死脱落后可致残；并发感染后形成湿性坏疽。

b. 全身性冻伤：全身皮肤苍白冰冷，皮肤触觉、痛觉消失，意识模糊，呼吸浅快，脉搏微弱。

③辅助检查

a. X线检查　Ⅲ度冻疮怀疑有骨坏死时，可行 X 线检查。

b. 血常规检查　出现湿性坏疽或合并肺部感染时，白细胞总数和中性粒细胞百分比增高。

c. 细胞学检查　创面有脓时可作脓液细菌培养及药敏试验。

（2）鉴别诊断

本病需与类丹毒、多形性红斑相鉴别：

冻伤与类丹毒、多形性红斑鉴别表

	冻伤	类丹毒	多形性红斑
发病季节	多见于冬与初春	四季均可	多发于春、秋两季
皮损	红斑、水肿、水疱、溃烂	局限性深红色或青紫色斑	风团样丘疹或红斑中心部重叠水疱，呈特殊的虹膜状
全身症状	轻者无，重者出现患肢麻木、僵硬、幻觉，视力或听力减退，意识模糊，呼吸浅快，甚至昏迷	大多无	常伴有发热、关节疼痛

2. 辨证思维

冻疮乃寒冷外袭肌肤，搏结于血脉，阳气不能温通，气血凝滞所致。局部形成冻疮者，多寒凝血瘀证；若疮面染毒，多寒极化热证；严重者，全身性受冻，多属寒盛阳衰证；天气转暖，疮面向愈而不愈者，多气血两亏证。

（三）治则思维

本病由寒凝血瘀、阳气失于温通而成，治疗以温通散寒、补阳活血为原则。Ⅰ、Ⅱ度冻疮以外治为主；Ⅲ度冻疮要内外合治；全身性冻疮要立即抢救复温，忌直接用火烘或暴热解冻之法，否则反失生机。

（四）治疗方案

1. 辨证论治

（1）寒凝血瘀证

证候：局部麻木冷痛，肤色青紫或暗红，肿胀结块，或有水疱，瘙痒，手足清冷；舌淡苔白，脉沉或沉细。

辨证：寒主凝滞，寒伤血脉，荣卫不调，经脉阻滞，故局部麻木发凉，冷痛，肤色青紫或暗红；血瘀则肿胀结块；寒伤阳气，故手足清冷；舌淡苔白，或舌有瘀斑，脉沉或细，为寒凝血瘀之征。

治则：温经散寒，祛瘀通脉。

主方：当归四逆汤或桂枝加当归汤加减。

处方举例：当归10g，桂枝10g，白芍10g，黄芪30g，红花10g，通草10g，大枣10g，干姜10g，炙甘草5g，细辛5g。

（2）寒盛阳衰证

证候：时时寒战，四肢厥冷，感觉麻木，幻听幻视，意识模糊，倦卧嗜睡，气息微弱，甚则神志不清；舌淡紫苔白，脉沉微细。

辨证：阴寒盛于内，阳虚不能温煦于外，故时时振寒，全身颤抖；阳气不达四肢，则四肢厥冷；寒滞经脉，则麻木、冷痛；阴胜阳衰，阳入于阴，神气不用，则倦卧嗜睡；阳虚寒凝，血脉不运，故又见舌质淡紫等症。严重者寒气入脏而闭结于内，元阳衰脱而绝于外，故四肢厥冷，全身僵直，唇甲青紫，面色青灰，瞳孔散大，喘息微弱，脉微欲绝，或六脉俱无，此皆阴盛阳脱，血脉凝滞，生机垂危之象。

治则：回阳救逆，温通血脉。

主方：四逆加人参汤或参附汤加味。

处方举例：炮附子10～30g（先煎），人参10g（另煎），炙甘草10g，干姜10g，肉桂10g。

加减：若厥深者加生龙骨30g，生牡蛎30g，白芍10g，炙甘草10g。

（3）瘀滞化热证

证候：疮面溃烂流脓，四周红肿色暗，疼痛加重；伴发热、口干；舌红苔黄，脉数。

辨证：冻疮水疱破烂，复染邪毒，寒化为热，则四周红肿，发热；热胜肉腐，肉腐脓成，则疮面溃烂流脓；热毒伤阴，则口干；舌质红，苔黄，脉数，为热邪所致。

治法：清热解毒，活血止痛。

主方：四妙勇安汤加减。

处方举例：玄参15g，当归15g，赤芍15g，金银花15g，甘草10g，黄芪15g，紫花地丁15g，蒲公英15g，白花蛇舌草15g。

加减：若热甚者加重蒲公英、紫花地丁用量；痛甚者加延胡索10g，炙乳香10g，炙没药10g。

（4）气血两亏证

证候：见于冻疮反复发作，或冻疮将愈，疮口不敛，伴头晕目眩，少气懒言，四肢倦怠，面色苍白或萎黄，舌淡，苔白，脉细弱或虚大无力。

辨证：素体气血两虚，阳气不足，气虚无力运血，血亏不能载气，故不耐寒冷，冻疮反复发作；气血亏虚，无力生肌，故疮口不敛；头晕目眩，少气懒言，四肢倦怠，面色苍白或萎黄，舌淡，苔白，脉细弱或虚大无力，皆气血亏虚所致。

治法：益气养血，祛瘀通脉。

主方：八珍汤合桂枝汤加减。

处方举例：生黄芪30g，党参15g，白术10g，茯苓10g，炙甘草10g，当归10g，川芎10g，白芍10g，熟地黄15g，桂枝10g。

2. 其他疗法

（1）外治

①I、Ⅱ度冻疮：用10％胡椒酒精浸液（取胡椒粉10g，加95％酒精至100ml，浸7天后取上清液）外涂，每日数次；或以红灵酒或生姜辣椒酊（生姜、干辣椒各60g，放入95％酒精300ml内，浸泡10天，去渣贮瓶备用）外擦，轻柔按摩患处，每日2～3次，用于红肿痛痒未溃烂者；或用冻疮膏或阳和解凝膏外涂；或用芫花、甘草各15g煎水洗浴患处，每日3次。或用独胜膏外敷患处，每日1次。有水疱的Ⅱ度冻疮应在局部消毒后用无菌注射器抽出疱液，或用无菌剪刀在水疱低位剪小口放出疱液，

外涂冻疮膏、红油膏或生肌白玉膏等。

②Ⅲ、Ⅳ度冻疮：用 75％酒精或碘酊消毒患处及周围皮肤，有水疱或血疱者用注射器抽液后用红油膏纱布包扎保暖；有溃烂时用红油膏掺九一丹外敷；腐脱新生时用红油膏掺生肌散或生肌玉红膏外敷。局部坏死严重者可配合手术修切；肢端全部坏死或湿性坏疽危及生命时，可行截肢（趾、指）术。

（2）针灸治疗

①针法：病变在面耳部取阿是穴；病变在手部取阳池、阳溪、合谷、外关、中渚；病变在足部取解溪、通谷、侠溪、公孙。平补平泻，留针5～15 分钟，阿是穴放血少许，隔日 1 次。

②灸法：点燃艾条，直接灸患处，每日 3～5 次，1～2 个月为 1 个疗程。或用鲜姜切片 0.5cm 厚，置红肿上，点燃艾炷，隔姜灸每次 3～5壮，每日 1 次。

（3）刺血治疗

患处消毒后于肿处中心进针 1～4 支，补法，捻转提插，不留针，出针后挤出少许血液，并轻轻按摩，每 2 日 1 次。

（4）急救和复温

严重的全身性冻疮患者必须立即采取急救措施。迅速使患者脱离寒冷环境，首先脱去冰冷潮湿的衣服、鞋袜（如衣服、鞋袜连同肢体冻结者，不可勉强，以免造成皮肤撕脱，可立即浸入 40℃左右温水中，待融化后脱下或剪开）。必要时施行人工呼吸和抗休克等各种对症处理。对冻僵患者立即施行局部或全身快速复温，用 32℃～42℃恒热温水浸泡伤肢或浸泡全身，使局部 20 分钟、全身 30 分钟内体温迅速提高至接近正常，以指（趾）甲床出现潮红有温热感为止，不宜过久。复温后立即离开温水，覆盖保暖。可给予姜汤、糖水、茶水等温热饮料，亦可少量饮用酒及含酒饮料，以促进血液循环，扩张周围血管。必要时静脉输入加温（不超过37℃）的葡萄糖溶液、低分子右旋糖酐、能量合剂等。早期复温过程中严禁用雪搓、火烤或冷水浴等。在急救时如一时无法获得热水，可将冻肢置于救护者怀中或腋下复温。

（5）西医治疗

①全身性冻疮复温后出现休克者，给予人工呼吸、心脏按摩、抗休克

治疗。并根据情况给予输液、吸氧（或应用高压氧）、纠正酸碱失衡和电解质紊乱、维持营养、改善血循环等药物。

②Ⅲ度以上冻疮注射破伤风抗毒素，并应用抗生素防治感染。

③严重冻伤有肌肤坏死者多采用暴露疗法，待坏死组织和正常组织界限清楚后切除坏死组织，较大创面可植皮，肢体严重坏疽者行截肢术。

（五）预后转归

1. Ⅰ度冻疮经保暖或局部涂药，使气血流通，结块消退，约10天左右痊愈，不留瘢痕。若继续受冻可形成Ⅱ度冻疮。

2. Ⅱ度冻疮有水疱者若破溃染毒，可形成溃疡。腐脱新生，愈后有色素沉着或萎缩性疤痕。

3. Ⅲ度以上冻疮因寒盛阳虚，肢体四末失却温煦，可出现干性坏疽。若染毒化热，可转为湿性坏疽而致残废。若邪毒内陷，可危及生命。或腐肉难脱，新肉不生，形成顽固性溃疡。

4. 全身性冻疮因寒邪入脏，阴气闭于内，阳气脱于外，若不及时救治，阴阳离绝可致死亡。

（六）预防与调护

1. 普及预防知识，加强抗寒锻炼。

2. 在寒冷环境下工作的人员注意防寒保暖，尤其是对手、足、耳、鼻等暴露部位的保护。

3. 应保持服装鞋袜干燥，冬天户外作业过程中静止时间不宜过长，应适当活动以促进血液循环。

4. 受冻后不宜立即用火烤，防止溃烂成疮。

5. 冻疮未溃发痒时切忌用手搔抓，防止皮肤破伤后感染。

6. 用独蒜捣膏，于夏季头伏、中伏、末伏之日在冻疮发作处涂擦，可预防复发。

二、名家医案借鉴

1. 房芝萱医案——寒湿凝滞，化热成脓型冻疮

王某，男，33岁。

初诊日期：1974年11月11日。

主诉：双足冻疮反复发作3年。

现病史：1972年初冬，保温不好，以致双足跟冻伤，溃破成疮，经治暂愈。此后每年入冬即犯，始而肿痛，继而焮红作痒，不久则化脓自溃，今冬已发病1月余，双足肿痛轻痒，行走不便。面色苍白，双足跟红肿，皮肤光亮，触痛拒按，按之应指。

查体：双足跟红肿，皮肤光亮，触痛拒按，按之应指。舌质红，苔黄，脉沉弦。

诊断：冻疮（西医：冻疮）。

辨证：寒湿凝滞，化热成脓。

治法：清热解毒，托里透脓。

方药：金银花18g，蒲公英18g，皂角刺9g，白芷9g，桔梗9g，生黄芪18g，当归9g，赤芍9g，牛膝9g，生甘草3g，炒穿山甲9g。

外用铁箍散软膏外敷。

二诊（11月14日）：服上方3剂后，脓肿自溃，体温正常。上方去金银花、蒲公英，加肉桂9g；清除局部腐肉，干撒甲字提毒粉，外贴阳和解凝膏。

三诊（11月25日）：疮口缩小，腐肉已清，新肌已生，改用益气养血之法。

方药：生黄芪24g，党参24g，当归9g，赤芍9g，云茯苓15g，白术12g，肉桂15g，牛膝9g，生甘草9g。局部用甲字提毒粉与利字粉各半，干撒，外贴阳和解凝膏。

四诊（12月5日）：疮面缩小，改服阳和丸，每早2丸；人参养荣丸，每晚2丸。局部用利字粉与吃疮粉各半，干撒。12月15日停服阳和丸，改服肾气丸。12月30日，疮面痊愈。

按语：冻疮每于冬日发生，天气转暖后可自愈，病人大多有反复发作

史。此次发病已有月余，足跟部红肿，有应指感，说明已成脓。本病阳气不足为本，寒邪外受为标。故治拟托里透脓，用黄芪、当归补养气血，用金银花、蒲公英清热解毒，穿山甲、皂角刺透脓外出。3 天后脓出热退，上方去金银花、蒲公英，并适当清创后外敷祛腐生肌药。又 10 天，腐祛新生，处方改拟益气养血方，并重用肉桂温补阳气。

[唐汉钧. 中医外科常见病证辨证思路与方法. 北京：人民卫生出版社，2007：600～601]

2. 郑晓玲医案——阳虚寒凝兼血瘀冻疮

张某，女，18 岁。

初诊日期：1999 年 11 月 20 日。

主诉：手足发凉伴红斑肿痛 10 天余。

现病史：自诉平素手足多汗，入冬后手足多汗不减，而且经常手足发凉，以至出现红斑、肿痒、灼痛，温暖时加剧，已 10 天。方来就诊。

查体：患者手背、指伸侧、耳廓、耳垂、足背、足趾和足侧缘有多处水肿性紫红斑，压之退色，界限不清，边缘鲜红。

诊断：冻疮（西医：冻疮）。

辨证：阳虚寒凝兼血瘀。

治法：温经散寒、活血化瘀。

方药：用桂附煎剂加味，煎水 1000ml，浸泡，每日 2 次，每次 30 分钟，浸泡时用药渣频搓、按摩，并同时口服复方丹参片 3 片，每日 3 次。治疗 1 个疗程后，局部肿痛明显减轻，7 天后红斑逐渐消退。皮肤恢复正常。

处方：桂枝 15g，附子 15g，荆芥 15g，紫苏叶 20g，红花 15g，细辛 10g，川芎 20g，桃仁 20g，鸡血藤 20g，炙甘草 20g。

按语：冻疮是由于素体阳气不足，外受寒邪侵袭，导致经络阻塞。气血凝滞，肌肤失养而成。《外科启玄》说："冻疮多受其寒冷，血凝气滞，致令面、耳、手足初痛次肿……亦有元气弱之人，不耐其寒冷者有之"。临床表现为受冻部位红肿、疼痛、功能障碍等。故采用"寒者热之，结者散之，逸者行之"的治则，以温经散寒、活血化瘀、消肿止痛之药治疗。桂附煎剂就是根据冻疮的发病机制筛选而成。方中桂枝温通经脉；附子助阳祛寒止痛；红花活血化瘀消肿；荆芥、紫苏叶温经散寒通络。诸药合用，共奏温经散寒、回阳益气、活血化瘀、祛风通络、消肿止痛之功效。

临床观察表明，本法在使用时趁热浸泡，加用揉搓按摩，还可加速药物经皮吸收，直接作用于病位，确能收到事半功倍的效果。

［贺菊乔，刘丽芳. 外科病名家医案·妙方解析. 北京：人民军医出版社，2007：471］

（谭毅　洪志明）

第二节　烧　伤

烧伤是因热力（火焰，灼热的气体、液体或固体）、电能、化学物质、放射线等作用于人体而引起的一种急性损伤性疾病。属于中医学"水火烫伤"的范畴。

一、临证思辨与治疗

（一）病因病机

由于热力侵害人体，以致皮肉腐烂而成。轻者仅使皮肉损伤，不影响内脏；严重者则不仅皮肉损伤，而且火毒炽盛伤及体内阴液，或热毒内攻脏腑，以致脏腑不和，阴阳平衡失调，甚则导致死亡。

病因病机示意图

火毒外侵 → 灼伤肌肤 / 耗阴伤阳 → 气阴两伤 / 火毒入营，内攻脏腑 → 脏腑不和，阴阳失和

（二）诊断思维

1. 辨病思维

（1）诊断要点

①症状和体征

a. 局部症状及体征

I度烧伤：累及表皮浅层（角质层），亦可波及透明层、颗粒层，甚

至棘细胞层和基底细胞层。烫伤局部红肿热痛，感觉过敏，表面干燥，全身反应极少。一般经过2～3天后症状消失，出现皮肤脱屑，不产生疤痕，有时局部可有轻度色素沉着。

浅Ⅱ度烧伤：累及表皮全层及真皮浅层。烫伤局部有明显的水肿，剧痛，水疱形成，疮面色红，经常有液体渗出。在3～4天后结成一层棕色较薄的干痂，一般在2周左右愈合，愈合后不留疤痕，但有色素沉着或减退。

深Ⅱ度烧伤：损伤已达真皮深层，但有皮肤附件残留。表现为痛觉迟钝，有水疱，疮面颜色苍白，间有不同密度的猩红色小点，较易继发感染。一般需3～4周愈合，可留有疤痕。

Ⅲ度烧伤：累及全层皮肤，甚至深达脂肪、肌肉与骨骼。表现为痛觉丧失，皮肤颜色苍白、棕褐色或焦黑色，皮肤失去弹性，触之坚硬，表面干燥，但皮下组织间隙中则有大量液体渗出而水肿。2～3周后发生焦痂下液化，易发生感染，焦痂脱落后露出肉芽创面。小面积Ⅲ度烧伤可由创面边缘上皮长入而愈合，但愈合极慢，愈后引起严重的疤痕挛缩。

b. 全身症状

总面积在10％（儿童5％）以下的Ⅱ度烧伤属轻度烫伤，一般无全身症状。

总面积在10％～30％（儿童6％～15％）之间的Ⅱ度烫伤，或Ⅲ度烫伤面积在10％以上，或头面、颈、手、会阴烫伤等属中度烫伤，一般可出现发热、口渴、食欲减退、大便秘结、小便短赤等症状。总面积在30％～49％或Ⅲ度烫伤面积在10％～19％的属重度烫伤，总面积50％以上或Ⅲ度烫伤面积在20％以上的属特重度烫伤，除上述一般症状外，还极易出现呼吸气微、大汗淋漓、神昏谵语等重症，甚至危及生命。

②辅助检查

a. 血常规检查　烫伤面积较大时可见血白细胞升高、红细胞压积升高。

b. 血生化检查　监测体内电解质情况，及时予以纠正。烫伤常伴大量体液丢失，可致电解质紊乱。

③烧伤严重程度分类：

a. 轻度烧伤　Ⅱ度烧伤面积在9％以下（小儿在5％以下）。

  b. 中度烧伤　Ⅱ度烧伤面积在 10%～29%（小儿 6%～15%）；或Ⅲ度烧伤面积在 10%（小儿 5%）以下。

  c. 重度烧伤　总面积在 30%～49%；或Ⅲ度烧伤面积在 10%～19%（小儿总面积在 16%～25%或Ⅲ度烧伤在 6%～10%）；Ⅱ度、Ⅲ度烧伤面积虽达不到上述百分比，但已发生休克、严重呼吸道烧伤或合并其他严重创伤或化学中毒者。

  d. 特重烧伤　总面积在 50%以上；或Ⅲ度烧伤面积在 20%以上（小儿总面积 25%以上或Ⅲ度烧伤面积在 10%以上）；或已有严重并发症者。

  e. 烧伤面积计算

1. 手掌法

  以伤员五指并拢时手掌的面积占其全身体表面积的 1%为标准进行计算。此法计算简便，常用于小面积或散在的创面计算。

2. 中国新九分法

  将全身体表面积分为 11 个 9 等分，如头、面、颈部为 9%，双上肢为 2×9%＝18%，躯干前后包括外阴为 3×9%＝27%，双下肢包括臀部为 5×9%＋1%＝46%。此法主要用于成年男性，女性臀部面积和双足的面积各为 6%。

  （2）鉴别诊断

  本病有明确被热力烧伤现病史，一般与其他疾病无需鉴别，但临床上需对烧伤的深度作出鉴别，以利于治疗。

烧伤深度鉴别表

分度		深度	创面表现	创面无感染时的愈合过程
Ⅰ度（红斑）		达到表皮层	红肿热痛，感觉过敏，表面干燥	2～3 天后脱屑痊愈，无瘢痕
Ⅱ度	浅Ⅱ度	达到真皮浅层，部分生发层健在	剧痛，感觉过敏，有水疱，基底部呈均匀红色，潮湿，局部肿胀	1～2 周愈合，无瘢痕，有色素沉着
	深Ⅱ度	达真皮深层，有皮肤附件残留	痛觉消失，有水疱，基底苍白，间有红色斑点、潮湿	3～4 周愈合，可有瘢痕
Ⅲ度（焦痂）		达皮肤全层，甚至伤及皮下组织，肌肉和骨骼	痛觉消失，无弹力，坚硬如皮革样，蜡白焦黄或炭化，干燥干后皮下静脉阻塞如树枝状	2～4 周焦痂脱落，形成肉芽创面，除小面积外，一般均需植皮才能愈合，可形成瘢痕和瘢痕挛缩

2. 辨证思维

轻症患者伤区较小，一般无全身症状出现，常规予外用烫伤药外用即可。

重症患者伤区较广，更由于烧伤严重，可出现多种全身症状，并可随病情的发展变化而有显著的差别。临床一般分为以下三期而分期治疗：

（1）厥脱期（休克期）：

重症者伤后 1～2 日之内，成人烧伤面积大于 10％～15％，小儿烧伤面积大于 5％，有可能发生厥脱症状。病人表现为精神紧张，烦躁不安，口渴喜饮，或恶心呕吐；严重者躁动不安，烦渴引饮，尿少，呼吸短促，甚至精神萎靡、气促、体温反低，或指尖发冷，唇甲紫绀，呼吸迫促，四肢及舌体震颤，舌质较淡，脉虚大无力，血压下降。

此期创面肿胀显著，如无染毒，6～7 日即可逐渐消退。

（2）中期即火毒炽热酿脓期（感染期或败血症期）

主要症状有发热（或高热）、寒战，食欲锐减，恶心呕吐，腹胀便秘，呼吸浅快，烦躁不安，甚而神昏谵语，或正常皮肤、黏膜出现瘀斑、隐疹或出血点，或有呕血、便血，或双眼巩膜、皮肤发黄，四肢抽搐，或小便刺痛不爽、尿多或尿少、或尿闭，或气粗喘急，喘咳痰多。

创面脓腐明显增多，滋水淋漓，并可出现坏死斑，或出血点，痂下积脓，一般为黄稠色脓苔或脓液，气味腥臭，亦有呈淡黄稀薄状的，或呈绿色，且脓苔难于剥离，有的还可见白色霉点布于创面，且有霉味。

（3）后期即生肌长肉期（又称恢复期）

神疲乏力，精神不振，体弱消瘦，或食欲不旺，腹胀便泻，或口渴心烦，手足心热，盗汗等。

疮面脓腐已脱，新肉渐长。

（三）治则思维

内治：对于小面积的水火烫伤的轻症，可仅用外治疗法；对大面积的重症病人，则必须内外兼治。内治之法，以清热解毒、养阴存津为先。

外治：早期，宜清热止痛、消肿祛瘀；中期，宜脱痂祛腐、解毒提脓；后期，宜生肌长肉。

（四）治疗方案

1. 辨证论治

（1）火热伤津证

证候：发热，口干引饮，便秘，尿短赤，唇红而干；舌苔黄或黄腻糙，或舌光无苔、舌质红而干，脉滑数或弦细而数。

辨证：火为阳邪，"阳盛则热"，热盛肉腐，故皮肉损伤，红肿灼痛；热灼津液，阴津不足，则见口渴喜饮，咽干唇燥，小便短赤，大便干结；舌红而干，苔黄糙，脉滑数或弦细数，热毒伤阴也。

治则：养阴清热。

主方：黄连解毒汤、银花甘草汤、清营汤、犀角地黄汤加减。

处方举例：生石膏30g（包、先煎），知母10g，黄芩10g，金银花15g，石斛15g，生大黄10g（后下），玄参15g，沙参15g，麦冬15g，生地黄15g，生甘草10g。

（2）火毒（炽盛）证

证候：疮面腐烂，分泌物增多，局部水肿；寒战高热，汗多，口渴，小便短赤；舌质红，苔黄，脉洪数。

辨证：本证系火热消灼气分所致。津液脱失，火热耗气，疮面腐烂，分泌物增多，局部水肿；热在气分，正邪相争，故寒战高热，汗多；火热伤阴，故口渴，小便短赤；舌质红，苔黄，脉洪数为热之征。

治法：清热解毒，清营凉血。

主方：黄连解毒汤合清营汤、犀角地黄汤加减。

处方举例：黄连10g，黄芩10g，生地黄10g，牡丹皮10g，赤芍15g，水牛角30g，玄参15g，金银花15g，连翘15g，竹叶心10g，丹参15g，麦冬15g。

加减：如壮热、口干、腹胀满、便秘者，加生大黄10g，芒硝10g，枳实10g泻热通腑。

（3）火毒内陷

证候：壮热烦渴，躁动不安，神昏谵语，痉挛抽搐，咳嗽胸痛，咯痰脓血，尿闭浮肿或血尿，呕血或大便溏黑，食欲不振，腹胀等；舌苔黄糙或焦红起刺，脉弦数。

辨证：火热炽盛，燔灼营血，内侵脏腑，变证丛生。火毒攻心，心神受扰，可见神昏谵语；火毒伤肺，升降失司，宣化失职，可见咳喘有痰，呼吸困难；热毒内传中焦，劫伤胃阴，脾气受损则食欲不振，腹胀；热伤胃络，则大便溏黑；热极生风或火毒传肝，则见震颤并伴有舌红绛、津干、热势壮盛，或神志昏糊、手指蠕动、痉挛、抽搐等；热毒传肾，肾气衰败，则可见血尿、少尿，甚则尿闭。

治则：清营凉血解毒。

主方：清营汤、黄连解毒汤合犀角地黄汤、清瘟败毒饮加减。

处方举例：鲜生地黄 10g，水牛角 13g（先煎），赤芍 15g，玄参 15g，金银花 15g，牡丹皮 10g，连翘 15g，黄连 10g，山栀 10g，紫草 10g，生甘草 10g。

加减：热毒传心，烦躁不宁，神昏谵语，加用安宫牛黄丸或紫雪丹清心开窍；火毒传肺，呼吸气促，鼻翼煽动，咳痰脓血，加浙贝母 10g，知母 10g，桑白皮 10g，天竺黄 10g，胆南星 10g，鱼腥草 15g，竹沥 15g，桔梗 10g，猴枣散 1 支清肺化痰；热毒传肝，痉挛抽搐，加羚羊角粉 1.5g（分吞）、钩藤 10g，龙齿 30g，石决明 30g（先煎）平肝熄风；热毒传脾者，腹胀便秘加大黄 10g，元明粉 10g，枳实 10g，厚朴 10g，莱菔子 10g，大腹皮 10g 等泻热通腑；便溏黏臭而频，加葛根 10g，白头翁 10g，神曲 10g，广木香 10g 等清热燥湿；热毒传肾，尿少浮肿、血尿，加车前子 10g，竹叶 10g，白茅根 30g，猪苓 15g，薏苡仁 15g，大蓟、小蓟各 10g 利尿消肿；呕血便血，加三七 9g，白及 10g，侧柏炭 10g，地榆炭 10g，槐花炭 10g 等清热凉血。

(4) 阴伤阳脱证

证候：体温不升，呼吸气微，表情淡漠，神志恍惚，嗜睡，语言含糊不清，四肢厥冷，汗出淋漓，舌面光剥无苔或舌灰黑，舌质红绛或紫黯，脉微欲绝，或脉伏不起。

辨证：在火盛伤津的过程中，阴津耗灼涸竭，阳盛无所依附，出现阴阳离决，热深厥深的危重症候。气属阳，津为阴，阴津在内，得阳气之守；阳气在外，为阴津之使。今阴液被竭，阳气无所固附，故出现阳气虚损、甚而阳脱之候。气主温阳，阳气虚而不达四末，则见其厥冷。津血同源，阳虚而津血不荣于面，故面色苍白。心阳虚，心气不足，心神失养，故神识淡漠或昏睡。口唇淡紫，脉微细，皆是阳气虚脱，血脉失于鼓动的反应。

治则：扶阳救逆，固护阴液。

主方：参附汤合生脉散、四逆汤加减。

处方举例：高丽参30g（另煎汁冲），熟附块30g（先煎），五味子15g，麦冬15g，龙骨30g（先煎），牡蛎30g（先煎）。

加减：如尿少，加白茅根30g，车前子15g清热利尿；汗出多者，加山茱萸15g，仙鹤草15g收敛固涩。

（5）气血两虚证

证候：低热或不发热，形体消瘦，面色无华，神疲乏力，食欲不振，夜卧不宁，自汗、盗汗，创面肌肉难生；苔薄白或薄黄，舌淡红或胖嫩，舌边有齿印，脉细数或濡缓等。

辨证：邪热渐退，气阴未复，因脾胃不健，化源不足，故病人往往表现一派气血亏损之候，面色无华，神疲乏力，食欲不振；血不养心，则夜卧不宁；气血滋养不足，则创面肌肉生长缓慢。

治则：调补气血。

主方：八珍汤加黄芪或托里消毒散加减。

处方举例：党参10g，黄芪10g，生地黄10g，白术10g，茯苓10g，当归10g，白芍10g，陈皮10g，半夏10g，炙甘草10g。

加减：如神疲乏力、浮肿、气促，舌与肢体震颤、舌质淡红而胖，脉虚细者，可用红参3～9g，煎汤代茶饮。

（6）脾胃气阴两虚证

证候：饮食日减，口干欲饮，嗳气呃逆，或腹胀便溏，口舌生糜；舌质红而干，舌光如镜，脉细数。

辨证：烧伤后期邪热已退，脾胃受损，胃阴伤败，浊气不化，脾胃升降失调。脾胃两伤，升降失司，故饮食日减，嗳气呃逆，或腹胀便溏；胃阴伤败，故口干欲饮，口舌生糜，舌质红而干，舌光如镜；脉细数，阴虚也。

治则：益胃养阴。

主方：益胃汤、参苓白术散加减。

处方举例：生地黄10g，天花粉10g，白术10g，云茯苓10g，山药

10g, 黄精 10g, 白扁豆 10g, 太子参 10g, 玄参 10g, 麦冬 10g, 石斛 10g, 薏苡仁 10g, 莲肉 10g, 炙甘草 10g。

加减：呃逆嗳气者，加姜竹茹、制半夏 10g, 柿蒂 10g 和胃止呃。

2. 其他疗法

(1) 验方

①烧伤药油剂（《中医外科学》） 乌桕油（木子油、清油）、油桐树花、老南瓜瓢（立秋前者为佳）。先将桐花洗净、晾干、切碎，放入乌桕油中浸泡，至夏末取出等量南瓜瓢，亦放入油内（以浸没药面为度），每周搅拌 1 次，连续搅 4～5 次，浸泡 2～6 月即可使用。用法：外用，涂抹于伤处。功能：清凉润肤生肌。适用于 Ⅰ 度和 Ⅱ 度烧伤。

②清凉油乳剂（《医宗金鉴》） 风化石灰 1 升，清水 4 碗。将石灰与水搅浑，待澄清后，吹去水面浮衣，取中间清水，每水 1 份加麻油 1 份，搅调百遍。用法：外用，涂抹于伤处。功能：清热润肤。适用于 Ⅰ 度和 Ⅱ 度烧伤。

(2) 外治

①初期 清洁创面后用清凉膏、万花油外搽；或地榆、大黄粉各等份研末，麻油调敷；也可用虎地酊（虎杖、地榆、70％酒精）喷洒创面，每 2～4 小时 1 次，12～24 小时结痂，以后每日 3～4 次。

②中期 创面有感染者用黄连膏、红油膏、生肌玉红膏外敷；渗液多时用 2％黄连液、2％黄柏液或银花甘草液湿敷。

③后期 腐脱生新时用生肌白玉膏、生肌散外敷；疤痕疙瘩形成者用黑布膏药外敷。

（五）预后转归

1. Ⅰ 度烫伤预后较好，不产生疤痕，有时局部可有轻度色素沉着。浅 Ⅱ 度烫伤如不发生感染，愈后也不留疤痕，但有色素沉着或减退。

2. 深 Ⅱ 度烫伤及 Ⅲ 度烫伤愈合后可产生疤痕；较大的 Ⅲ 度烫伤创面则必须进行自体植皮。

3. 重度烫伤和特重度烫伤病情危重，甚至危及生命。

（六）预防与调护

1. 加强劳动保护，开展防火宣传教育。
2. 注意安全操作及积极做好烧伤的预防工作。
3. 注意不让儿童玩火或接触易燃易爆物品。
4. 烫伤后要保持创面清洁，不去污染或风尘多的场所，注意休息。
5. 烫伤后要多饮水，多食新鲜蔬菜水果。

二、名家医案借鉴

1. 顾伯华医案——火毒内陷型烧伤

朱某，男，35岁。

主诉：全身大面积烧伤2天。

现病史：因工厂失火，被烧伤全身多处。当地卫生院条件有限，今日转入我院。现发热，口渴喜冷饮。

查体：神志尚清，查体合作，全身烧伤总面积达62％，其中Ⅲ度30％。舌光红津干，体温38.3℃。

诊断：烧伤（西医：重度烧伤）。

辨证：火毒内陷。

治法：清热生津解毒。

方药：清营汤、黄连解毒汤合犀角地黄汤、清瘟败毒饮加减。

处方：鲜生地黄10g，水牛角15g（先煎），赤芍15g，玄参15g，金银花15g，牡丹皮10g，连翘15g，山栀10g，紫草10g，生甘草10g。

血培养提示金黄色葡萄球菌生长，联合应用抗菌药物及采用液体电解质、营养之补充等一系列综合措施和控制局部感染的疮面处理。

二诊：两剂后，血培养（－），而壮热不退（38.8℃）。舌光红而润，大便溏薄。此肠热不退，造成热痢之征。故处方在原方中加黄连、淡竹叶以清热止泻。

三诊：服药4天，身热持续39℃左右，且出现神昏、谵语、四肢抽搐。舌光绛。血培养（＋）。治拟生津养阴、壮水制火、解毒。

处方：玄参10g，黄连12g，生龟甲30g（先煎），西洋参20g，金银花 15g、连翘 12g、鲜石斛 15g、鲜生地黄 30g、牛黄 3g、茯神 15g、嫩钩藤 15g。

四诊：10 天后，形容消瘦，神志时清时昏，泛泛欲恶，胃纳不佳，口糜累累。舌质淡，苔薄，脉细数。血培养（一）。乃火毒伤阴败胃，拟清浊养胃。

处方：西洋参 30g、金石斛 15g、冬瓜子 15g、麦冬 15g、生薏苡仁 30g、炒黄连 12g、野蔷薇 15g、橘白 12g、炒谷芽 15g、炒枇杷叶 10g、茯神 15g。

服上方 5 剂后，热退，神志清晰，夜寐渐安，胃纳渐复。舌淡红，苔薄，脉细数。故宗清热生津养胃等原则临证加减，旋至痊愈出院。

按语：本例病情重，变化快，中医及时辨证用药，显得尤为重要。

[唐汉钧. 中医外科常见病证辨证思路与方法. 北京：人民卫生出版社，2007：605～607]

2. 王宪法医案——火热伤津证烧伤

向某，男，21 岁。

初诊日期：2002 年 10 月。

主诉：双上肢被沸油烫伤 2 小时。

现病史：2 小时前双上肢被沸油烫伤，局部红肿疼痛，伴烦躁不安。

查体：双上肢肘关节以下红肿，成片水疱，约黄豆至鸭蛋大小不等，流水。舌红，苔黄，脉弦数。

诊断：烫伤（西医：浅Ⅱ度烫伤）。

辨证：火热伤津。

治法：清热解毒，养阴生津。

处方：白虎汤合黄连解毒汤加减。同时用烧烫Ⅱ号油剂喷洒创面，1 日 3 次，保持创面湿润。共治疗 10 天而愈，创面未见瘢痕。

外用药方：黄柏、紫草、地榆、虎杖、儿茶、大黄各 30g，细辛、芒硝各 20g，冰片 10g，香油 1000g。配制方法：将上述中药研细后用纱布包好（冰片除外），放入容器内加入香油浸泡 24 小时，加热用文火煮沸 20 分钟后离火，待药液温度降至 20～30℃时捞出药袋，放入冰片用无菌玻璃棒搅拌均匀，装入清洁无菌密封的玻璃容器内，放入冰箱冷藏备用（油剂）。如患者烧烫伤面积较大，皮损严重，疼痛较剧，可用上述配方加水 1500ml 浸泡 2 小时，将药液煎至 1000ml 时离火，待过滤冷却后加入丁卡因，配成 0.5％浓度的药液，装入无菌容器内冷藏备用（水剂）。丁卡因则须避光保存。用时将药液倒入喉头喷雾器或其他无菌喷雾器内，直接喷洒于创面即可。

　　按语：烧伤分为火烧伤和汤烫伤，总称为水火烫伤。水火烫伤是由于火热毒邪侵袭机体，肌表受损，脉络不通，热盛肉腐，肌表不全，津液淋沥，机体阴液亏损等，即出现局部红肿、水泡，故外用药以清热解毒、活血化瘀、收敛止痛为主。方中紫草、大黄、地榆具有清热解毒、活血祛瘀、凉血止血、消肿排脓之功效；芒硝、黄柏有清热燥湿消肿、促进皮下愈合的作用；儿茶有收湿敛疮、生肌止血之功能；虎杖、细辛有清热利湿、祛风散寒、活血止痛的作用；冰片有开窍醒神、清热止痛之功。诸药合用，有清热凉血解毒、活血止痛祛瘀、燥湿收敛、消肿排脓、生肌止血之功效。此方外用能够有效地降低创面局部温度，防止继发性损伤，促进血液循环，减少渗出，抗菌消炎，有利于炎症的控制和吸收，且具有较强的止痛作用。

　　　［贺菊乔，刘丽芳. 外科病名家医案·妙方解析. 北京：人民军医出版社，2007：479］

（谭毅　洪志明）

第三节　臁　疮

　　臁疮是发生在小腿下部的慢性溃疡。其临床特点是溃疡发生前患部有长期皮肤瘀斑、粗糙表现，溃疡发生后经久不愈，或愈合后易因损伤而复发。本病好发于长期站立工作并伴有下肢静脉曲张的患者。此病又称裙边疮、裤口毒，俗称"老烂脚"，相当于西医学所说的小腿慢性溃疡。

一、临证思辨与治疗

（一）病因病机

　　1. 久立负重　经久站立或负担重物，劳累耗伤气血，中气下陷，而致下肢气血运行无力。

2. **血瘀湿盛**　素患筋瘤等病，造成下肢血流瘀滞，肌肤失养及血流瘀滞，湿盛于下。

3. **皮损感邪**　由于皮肤损伤复感毒邪，毒邪化热，湿热蕴结于下而成。

病因病机示意图

（二）诊断思维

1. 辨病思维

（1）诊断要点

①症状

患者有长期站立工作史，并患有筋瘤（下肢静脉曲张），以中老年人多见。依据发病过程的临床表现，可分为三期：

a. 溃疡前期：患者小腿下段肿胀，部分病人可在曲张静脉处反复发生血栓性静脉炎，内踝上方或外踝上方皮肤出现褐色或青紫色瘀斑，皮色渐趋淡青色。皮肤出现脱屑、粗糙、色素沉着，局部有瘙痒感。

b. 溃疡期：病变的皮肤逐渐出现裂隙，可有渗出及结痂，患部如遇损伤易发生溃破、糜烂，甚至化脓，周围皮肤红肿，可伴有湿疮。以后溃疡局限，周围皮肤红肿可消退，遗留色素沉着。溃疡初期脓水不断增多，有恶臭味，伴有疼痛，待脓腐脱落，脓水减少，出现浆液性分泌物，溃疡面可呈现灰白色、淡红色、鲜红色不等。溃疡深度可在皮下组织层或深至胫骨骨膜外层。溃疡可经久不愈，边缘如缸口，溃疡面灰白、淡红，如溃疡面肉芽呈菜花样者应警惕其癌变。溃疡多发生在小腿下 1/3，内侧多于外侧。

c. 溃疡愈合期：若溃疡周围皮肤粗糙、色素沉着逐步改善，溃疡面干净，出现鲜红色，溃疡可逐渐愈合而形成瘢痕。但周围皮肤仍干燥、粗糙，有脱屑、色素沉着等，如遇损伤会再次发生溃疡。

②体征

初起患肢皮肤出现褐色或青紫色瘀斑，皮色渐趋淡青色。皮肤出现脱屑、粗糙、色素沉着；随着疾病的进展，患肢皮肤出现破溃、糜烂；溃疡愈合周围皮肤仍干燥、粗糙，有脱屑、色素沉着等。

③辅助检查

a. 下肢静脉血管造影　了解其下肢静脉情况。

b. 超声多普勒血流检测　检查其下肢静脉情况。

（2）鉴别诊断

本病相当于西医学所说的慢性小腿溃疡，小腿溃疡需鉴别的种类有静脉性溃疡、动脉缺血性溃疡、放射性溃疡、结核性溃疡、神经营养性溃疡及癌性溃疡。

静脉性溃疡、动脉缺血性溃疡、放射性溃疡、结核性溃疡、神经营养性溃疡及癌性溃疡鉴别表

	静脉性溃疡	动脉缺血性溃疡	放射性溃疡	结核性溃疡	神经营养性溃疡	癌性溃疡
现病史	多有下肢静脉曲张	多有糖尿病、高血压病、动脉硬化等现病史，发病较急，病程较短	有明显放射性灼伤史	有结核病现病史	多有脊髓或周围神经病变史	多有肿瘤现病史
溃疡	溃疡好发于小腿下1/3，多表浅，疮面凹陷，边缘形如缸口，溃疡周围可伴有湿疹、静脉曲张、色素沉着	溃疡好发于受压部位，溃疡较深，常可深达肌层以至于骨骼，无静脉曲张，皮肤色素沉着较轻	溃疡局限于放射部位，深浅不一，常由多个小溃疡融合成片，溃疡边缘整齐、锐利、底部深凹不平，周围皮肤僵硬，色素沉着或夹有小白点	溃疡常有多发，大小不等，较深，呈潜形性，边缘呈锯齿状，有败絮样脓水	溃疡好发于骨隆起部位或肢端，常多发，呈圆形，周边硬如胼胝	多为单发，状如火山，边缘不规则，或外翻如菜花状，触之坚硬，基底表面易出血

2. 辨证思维

臁疮急性期多属湿热下注，中后期或日久不愈者多属脾虚湿盛及气虚血瘀，血瘀湿盛，肌肤失养，则发为本病。在辨证过程中，需注意以下几点：

（1）辨溃疡色泽　溃疡创面苍白无华或淡红，为气血虚弱；溃疡创面紫暗，为血瘀；溃疡灰白或黑，为阳虚有寒；溃疡色泽红活鲜润者，为气血充足。

（2）辨肿胀　一般以湿为主，早宽暮肿者，为气虚下陷；若皮肤红者，多夹热邪，痒者，多夹风邪。

（3）辨脓的形质、色泽、气味　脓液黄白稠厚，色鲜不臭者气血充盛，稀薄者气血虚弱；先出黄色稠厚脓液，后出黄稠滋水为收敛佳象；脓由稀薄转稠厚，为正气渐复，收敛有望；脓由稠厚转稀薄，为正气渐衰，一时难敛；脓色绿黑稀薄，为毒滞难化，有损筋伤骨的可能。

（三）治则思维

内治：益气活血消除下肢瘀血是治疗的关键，急性期多为湿热下注证，治宜清热利湿解毒；日久不愈者多为脾虚湿盛及气虚血瘀证，治宜健脾利湿，益气活血。

外治：初期宜清热利湿消肿，后期宜祛腐生肌为法。

（四）治疗方案

1. 辨证论治

（1）湿热下注证

证候：小腿青筋怒张，局部发痒，红肿，疼痛，继则破溃，滋水淋漓，疮面腐暗，或上附脓苔，脓水浸淫，四周漫肿灼热，甚者恶寒发热；舌红，苔黄腻，脉滑数。

辨证：久立或体虚后致血流不畅，瘀于下肢筋脉，故见青筋怒张，血瘀日久，经脉不畅，水湿运行亦受阻，水湿瘀血积于下肢，蕴久而化热，故见局部红肿，不通则痛，故见疼痛，热胜而肉腐，故皮肤破溃滋水淋漓，疮面腐暗。湿热闭阻，阳气不能达于肌表而卫外，又可见恶寒发热。舌红、苔黄腻、脉滑数亦为湿热下注之征。

治则：清热利湿，和营解毒。

主方：二妙散合五神汤加减。

处方举例：苍术10g，黄柏10g，茯苓15g，金银花15g，牛膝10g，车前子10g（包煎），紫花地丁15g，薏苡仁30g。

加减：如红肿疼痛明显者，加赤芍10g，丹参10g以凉血活血解毒；肢体肿胀明显者，加泽泻10g，泽兰15g以利湿消肿。

（2）气虚血瘀证

证候：病程日久，疮面苍白，肉芽色淡，周围皮色黑暗、板硬，肢体沉重，倦怠乏力，舌淡紫或有瘀斑，苔白，脉细涩无力。

辨证：病程日久，正邪相争，致正气亏损，气血亏虚，皮肉失于滋养，故可见肉芽色淡，疮面苍白，瘀血留滞，皮肤失荣，故周围皮色黑暗、板硬，肢体沉重，倦怠乏力，舌淡紫或有瘀斑，苔白，脉细涩无力等症亦为气虚血瘀之征。

治则：益气活血祛瘀。

主方：补阳还五汤合桃红四物汤加减。

处方举例：黄芪 30g，桃仁 10g，红花 10g，当归 10g，川芎 10g，赤芍 10g，地龙 10g，露蜂房 10g，肉桂 10g，牛膝 15g。

2. 其他疗法

（1）中成药

①三妙丸，每次 4.5g，2 次/日。适用于湿热下注证臁疮。

②补中益气丸，每次 4.5g，2 次/日。适用于气虚血瘀证臁疮。

③附桂八味丸，每次 4.5g，2 次/日。适用于气虚血瘀证兼有阳虚表现者臁疮。

④人参养荣丸，每次 4.5g，2 次/日。适用于气虚血瘀证臁疮。

（2）验方

①文琢之加减黄芪丸（《当代中国名医高效验方 100 首》）　生黄芪 30g，当归 15g，忍冬藤 30g，干地龙 10g，红花 9g，乌药 15g，丹参 15g，土茯苓 15g，苍术 9g，黄柏 9g，牛膝 9g，生甘草 3g。用法：每日 1 剂，分 2 次，水煎服。功能：清利湿热，调和营卫。适用于湿热下注证臁疮。

②张梦依臁疮方（《当代中国名医高效验方 100 首》）　黄柏 10g，当归尾 10g，赤芍 10g，红花 10g，桃仁 10g，防己 10g，独活 10g，白芷 10g，槟榔 10g，苍术 6g，蒲公英 30g，紫花地丁 30g，金银花 15g，忍冬藤 15g。用法：每日 1 剂，分 2 次，水煎服。功能：清热燥湿，和营通络。适用于湿热下注证臁疮。

③阮有昌之祛瘀生肌汤（《实用专病专方临床大全》）　黄芪 30g，党参 15～20g，丹参 10g，桃仁 10g，红花 10g，三棱 10g，莪术 10g，水蛭 10g，大青叶 10g，蒲公英 15g，紫花地丁 12g，土茯苓 12g，泽泻 12g。加减：溃疡在下肢加牛膝；脾胃虚弱加白术。用法：每日 1 剂，分 2 次，水煎服。功能：补气活血，祛瘀生肌。适用于气虚血瘀证臁疮。

（3）外治

①初期 局部红肿、溃破渗液较多者，宜用马齿苋 60g，黄柏 20g，大青叶 30g 煎汤温湿敷，3～4 次/日。局部红肿，渗液较少者，宜用金黄膏薄敷，1 次/日。亦可用少量九一丹撒布于疮面上，再敷金黄膏。

②后期 久不收口，皮肤乌黑，疮口凹陷，疮面腐肉不脱，时流污水者，用麻油调八二丹摊贴于创面，用绷带缠缚，每周换药 2 次，夏季换药次数可以适当增加。

③腐肉已脱、新肉渐生者，用生肌散外盖生肌玉红膏或生肌白玉膏，隔日换药或每周 2 次。周围有湿疮者用麻油调青黛散外敷。

（五）预后转归

1. 臁疮一般经治疗后常能愈合，但易受损而复发。

2. 疮有内臁、外臁之分，内臁属足三阴经，极其缠绵，难于愈合；外臁属足三阳经，早治易于愈合。

3. 极少数溃疡缠绵多年不愈，若溃疡如火山口状，边缘卷起，溃疡面如菜花状，易出血，则可能转变为皮肤癌，应取局部皮肤、肉芽作病理检查，以明确诊断，及时治疗。

（六）预防与调护

1. 患肢宜抬高，不宜久立久行。

2. 多食营养丰富的食物，禁食鱼腥发物。

3. 疮口愈合后宜常用弹力绷带缠缚或穿"医用弹力袜"，避免外来损伤，减少复发。

二、名家医案借鉴

1. 汪渭忠医案——湿热下注型臁疮

程某，男，47 岁。

初诊日期：1981 年 3 月 2 日。

主诉：左下肢溃疡痒痛反复发作半月余。

现病史：半年前左下肢胫前生疮化脓，疮面一直未愈，渐成溃疡。最近半月痒痛交替发作，脓水淋漓，奇臭。

查体：左下肢胫前有一约 4cm×5cm 的溃疡，基底部肉芽污黑，上有稀薄脓液，溃疡周围皮肤略有色素沉着，并有轻度红肿，压之无明显凹陷。舌红，苔黄，脉滑数。

诊断：臁疮（西医：下肢慢性溃疡）。

辨证：湿热下注。

治法：清热利湿、和营活血。

方药：四妙散加减。金银花 15g，野菊花 15g，川牛膝 9g，川黄柏 9g，建泽泻 9g，生地黄 9g，蚕休 10g，牡丹皮 9g，紫花地丁 15g，生薏苡仁 15g，生苍术 6g，京赤芍 9g。

外治：溃疡面撒八将散、生肌玉红膏；溃疡四周红肿处敷蚕休膏。

二诊（3 月 20 日）：红肿渐消，溃疡面脓液已净，肉芽较鲜红。仍守上方继服。

外用药：九一丹、生肌玉红膏，每日换药 1 次。

三诊：创面已较前缩小大半，周围之色素沉着较前稍退。停内服药，以外敷生肌玉红膏收口。

按语：《医宗金鉴·外科心法》中说："臁疮生于内外臁，外臁易治内难痊，外属三阳湿热结。内属三阴虚执缠"。发于三阴者骨皮肉较薄，易反复发作，虚热缠绵伤阴，难得见效，日久疮色紫黑下陷，臭秽不堪，严重者可烂至胫骨，偶有极少数溃疡年久不愈。益气活血消除下肢瘀血是内治疗法的关键，急性期多为湿热下注证，治宜清热利湿解毒；外治初期宜清热利湿消肿，后期宜祛腐生肌为法。

[陈红风. 中医外科学. 北京：中国医药科技出版社，2005：538]

2. 唐汉钧医案——气虚血瘀湿阻型臁疮

张某，男，57 岁。

初诊日期：1999 年 6 月 12 日。

主诉：左下肢溃疡不愈 3 年。

现病史：患者 3 年前左下肢不慎碰破，遂致疮面迁延不愈。前医迭进温补之品，未获良效，反见纳谷不香，胃脘饱闷。

体检：左小腿外侧溃疡 5cm×4cm，疮周暗黑僵硬，疮面脓腐如苔，疮底色淡不活。苔腻，脉濡。

诊断：臁疮（西医：左下肢慢性溃疡）。

辨证：正气虚弱，瘀滞不化。

治法：健脾益气，祛瘀利湿。

生黄芪 30g，太子参 15g，白术 15g，姜半夏 15g，苏梗 15g，陈皮 9g，当归 15g，川芎 9g，桃仁 15g，牛膝 15g，泽兰 15g，泽泻 15g，薏苡仁 30g，防己 15g，水蛭 9g，生甘草 6g。

外用九一丹、红油膏盖贴。

药后疮周暗黑稍减，僵硬趋软，疮面腐肉几尽，脓水渐稠色明。守方数剂，外用复黄生肌愈创油膏，经治数月，疮面愈合，嘱宜清淡之食物，注意调护，避免损伤。

按语：唐氏认为，臁疮发病，有湿热、血热、湿毒、瘀血、肾虚、脾虚等说。"虚"与"瘀"同时存在，是臁疮之根本原因，为本，湿热、血热、火毒等为常见诱因，为标。临证之时，标本并重，法用扶正与祛邪并施，方选补阳还五汤加味，药用：黄芪、太子参、川芎、桃仁、地龙、牛膝、薏苡仁、泽兰等，注重益气通络祛瘀，随症加入祛风、清热、利湿、解毒之品，使得标本兼顾，正气旺盛，从根本上进行治疗。臁疮病在体表，外治甚为重要，清代吴师机云："外治之理即内治之理，外治之工即内治之工，所异者，法耳。"故臁疮的外治也甚为重要，古之"祛腐生肌"的治疗观点，对于一般溃疡，确有良效；然臁疮，腐去肌不生或难生，主要是因为"虚"与"瘀"同时存在，故治疗时宜"祛腐、祛瘀、补虚、生肌"，使得祛瘀有利生肌，祛腐不至于化腐、祛瘀不致成瘢。

［唐汉钧. 中医外科常见病证辨证思路与方法. 北京：人民卫生出版社，2007：582～583］

（谭毅　洪志明）

第四节　褥　疮

褥疮是一种因长期卧床，躯体重压或长期摩擦，导致皮肤破损而形成的溃疡。其特点是好发于骶尾、足跟、肘、踝、髂、肩胛等易受压和摩擦的部位，皮肤破损，疮口经久不愈。西医学亦称褥疮。

一、临证思辨与治疗

（一）病因病机

本病多因久病、大病之后气血耗伤，加之长期卧床不起，久卧伤气，气虚而血行不畅，复因受压的部位气血失于流通，不能营养肌肤，引起肌肤失养而坏死肉腐，形成疮疡而成。若再因擦伤磨破，皮肤破损染毒，则会加重病情的发展。

病因病机示意图

气虚　　　　　　　血行不畅　　　　　　　
压迫　　　→　　　　　　　　　→　肤损肉腐　→　褥疮
皮肤破损　　　　　肌肤失养

（二）诊断思维

1. 辨病思维

（1）诊断要点

①症状

多见于长时间昏迷、瘫痪、半身不遂、骨折、大面积烧伤等久病卧床患者，好发于骶尾、足跟、肘、踝、髂、肩胛等易受压和摩擦的部位。

局部症状：

a. 初期（红斑期）　局部持续受压部位皮肤出现红斑，暗红色，渐趋暗紫色。

b. 中期（水疱期）　出现水疱或皮损，皮下组织肿胀，暗红色皮肤随着继续受压范围而增大，局部出现硬结块。

c. 后期（溃疡期）　迅速变成黑色坏死皮肤，疼痛或不痛，坏死皮肤与周围形成明显分界，周围肿势平塌散漫，少有滋水，坏死皮肤与正常皮肤分界处渐液化溃烂，形成环状溃烂区，滋水、腐烂自环周向坏死皮肤下方扩大，使死皮脱落而形成巨大溃疡面。溃疡初呈腐烂状，有脓液，有坏死脓臭味，可深及筋膜、肌层、骨膜、关节，出现广泛的皮下组织潜行腔隙和窦道，后腐烂组织渐渐脱落，出现红色肉芽，疮面深至骨的部位，肉芽组织出现缓慢。若染毒成脓，则组织坏死迅速，脓水淋漓，相应部位并发臀核疼痛，诱发内陷而危及生命。

全身症状：常伴精神萎靡，神疲体倦，饮食不思等。

②体征

骶尾、足跟、肘、踝、髂、肩胛等易受压和摩擦的部位皮肤破损、坏死，伴有分泌物，严重者可有全身感染症状。

③辅助检查

a. 可根据病情作疮面分泌物细菌培养和药物敏感试验、腔隙或窦道造影等检查。

b. 创面感染较重者血常规可提示白细胞总数及中性粒细胞数增加。

（2）鉴别诊断

本病需与痈、丹毒相鉴别：

褥疮与痈、丹毒鉴别表

	痈	丹毒	褥疮
发病部位	全身各部位	头、面、躯干、四肢	易受压和摩擦的部位，如骶尾部、髂部、足跟部、脊背部
起病情况	起病快	起病快	起病慢
化脓情况	化脓快	很少化脓	疮面溃烂，化脓慢
发热情况	可有高热	大多发热	较少发热
预后	易脓、易溃、易敛	肿痛易消，但易复发	年迈体弱，卧床不能动者，不易痊愈

2. 辨证思维

（1）初期多属于气血瘀滞证，常见局部皮肤出现褐色红斑，继而紫暗红肿或有破损，一般出现于久卧病床，患处长期受压后。

（2）中期多属于血凝蕴毒或热毒浸淫证，常见患处皮肤溃烂，四周漫肿，腐肉及脓水较多，或有恶臭，可伴有发热或低热，口苦且干，形神萎靡，不思饮食等全身症状。

（3）后期多属于气血亏虚证，可见疮口处腐肉难脱，或腐肉虽脱，但新肉不生，或新肌色淡不红，愈合迟缓，可伴有面色㿠白，精神萎靡，神疲乏力，纳差食少等全身症状。

（4）若腐黑蔓延不止，溃疡面日渐扩大，肿势继续发展；或溃疡面有绿色，或溃出脓臭稀薄，形成粉浆污水，四周形成空壳，溃疡面日渐扩大，而患者又体弱形瘦，预后较差。

（三）治则思维

内治：本病以补养气血、和营托毒为原则。

外治：外治是治疗本病的重要措施，早期宜温通活血，后期宜祛腐生肌，宜根据疮面的具体情况而辨证用药。

（四）治疗方案

1. 辨证论治

（1）气滞血瘀证

证候：褥疮早期局部皮肤出现褐色红斑，继而紫暗红肿或有破损；舌脉随原发疾病而异。

辨证：疾病早期，局部受压，气血失于流通，不能营养肌肤，故皮肤颜色暗红，麻木不仁；气血瘀滞，则局部有硬结；舌质暗淡，苔薄白，脉细涩，为气血瘀滞之征。

治则：理气活血，疏通经络。

主方：血府逐瘀汤加减。

处方举例：当归 10g，赤芍 10g，川芎 10g，桃仁 10g，红花 10g，柴胡 10g，枳壳 10g，炙甘草 10g，牛膝 10g，桔梗 10g，熟地黄 10g。

加减：若气虚者，加党参 10g，黄芪 30g；气滞者，加延胡索 10g 以行气活血。

（2）血凝蕴毒证

证候：局部皮肤暗红加重或紫黑色，出现水疱，并有溃烂腐肉，分界不清；神疲口干，或有低热，纳差；舌暗红，苔黄，脉弦涩。

辨证：气血瘀滞加重，引起肌肤失养，故可出现水疱，进而引起局部坏死肉腐，形成疮疡；气血亏虚，邪毒内蕴不能外泄，故可见神疲口干，纳差，或有低热；舌暗红，苔黄，脉弦涩，毒凝瘀热之象。

治法：补气活血，托毒祛腐。

方药：托里消毒散加减。

处方举例：人参 10g，川芎 10g，当归 10g，白术 10g，白芍 10g，金银花 15g，茯苓 10g，白芷 10g，皂角刺 10g，甘草 10g，桔梗 10g，黄芪 30g。

加减：若脓腐较多者，加败酱草 15g，浙贝母 10g 以清热解毒。

（3）热毒浸淫证

证候：褥疮染毒，疮口溃烂流脓，周围红肿灼热；高热，口干欲饮，便结尿赤；舌红，苔黄腻，脉弦数。

辨证：褥疮溃疡，因揉擦摩破染毒，热胜肉腐，肉腐成脓，故疮口溃烂流脓，局部红肿灼热；邪毒内蕴，则见高热；热毒伤津，则见口干欲饮，便结尿赤；舌红，苔黄腻，脉弦数，是热毒浸淫之征。

治法：清热解毒为主。

主方：萆薢渗湿汤加减。

处方举例：萆薢 10g，生薏苡仁 15～30g，黄柏 10g，牛膝 10g，茯苓 10g，牡丹皮 10g，泽泻 10g，滑石 10g，白花蛇舌草 15g，生黄芪 30g，皂角刺 10g，赤芍 10g。

加减：气血不足者，加黄芪 30g，当归 10g 等益气补血。

（4）气血两虚证

证候：疮口腐肉难脱，或腐肉虽脱，但新肉不生，或新肌色淡不红，愈合迟缓；伴面色㿠白，精神萎靡，神疲乏力，纳差食少；舌质淡，苔少，脉沉细无力。

治法：大补气血，托毒生肌。

主方：八珍汤加减。

处方举例：党参 10g，黄芪 30g，白芍 10g，白术 10g，当归 10g，川芎 10g，茯苓 10g，炙甘草 5g，熟地黄 15g，丹参 10g，山茱萸 10g，肉桂 10g。

加减：如腐肉未清或低热，口干等余毒未清者，加夏枯草 10g，金银花 10g，连翘 10g 等清解余毒；若阴虚内热者，加麦门冬 10g，玄参 10g，地骨皮 10g，鳖甲 10g 等滋阴清热。

2. 其他疗法

（1）验方

甲黄膜液（《中医外科学》）　用虾、蟹甲壳质液与四黄液（黄芩、黄连、黄柏、山栀）配制而成。用法：外涂创面。功能：清热祛腐生肌。适用于各型褥疮。

（2）外治

①初起　红斑无分泌物时外搽红灵酒或 4％红花酊，或外扑三石散或

滑石粉，局部按摩，或红外线照射，每天 2 次。

②溃后　九一丹外扑，外盖红油膏纱布，腐尽后用白玉膏掺生肌散外敷。如有坏死组织，可适当修除；如渗液较多者，可用 10％黄柏溶液湿敷。

（五）预后转归

若溃疡创面干净，中央腐肉与正常皮肉开始分离，流出少量脓液，四周肿势渐趋局限，肉芽鲜红，周围皮肤生长较快，则预后较好，褥疮可望愈合；若腐黑蔓延不止，溃疡面日渐扩大，肿势继续发展；或溃疡面呈绿色，或溃出脓臭稀薄，形成粉浆污水，四周形成空壳，溃疡面日渐扩大，而患者又体弱形瘦，则预后较差。

（六）预防与调护

1. 积极治疗原发病，改善病情，加强营养，增强抵抗力。

2. 对截瘫、中风、大面积烧伤、重病久病卧床不起的患者，应加强受压部位的皮肤护理，注意保护皮肤清洁及干燥，定时更换体位，如每 2 小时翻身更换卧位一次，皮肤洗浴，红灵酒或 4％红花酊外擦，局部按摩，红外线照射以及使用气垫或海绵垫等。

3. 患者有二便失禁、呕吐及出汗等情况，应及时清洁皮肤，保持干燥，经常更换衣服、被单，并保持床单柔软、干燥、平整无折。

4. 明显消瘦者，臀部、肢体接触处以及其他骨骼隆起易受压处应垫以棉垫或棉圈，避免受压。

二、名家医案借鉴

1. 许履和医案——气滞血瘀型褥疮

葛某，女，44 岁。

初诊日期：1971 年 9 月 10 日。

主诉：臀部褥疮 2 月余。

现病史：患者于 2 个月前患菌痢住院抢救，10 天后右臀部出现褥疮，后菌痢渐愈，而褥疮未见好转，转外院治疗，疮口虽得缩小，但空腔逐渐增大，乃转入我院。入院时臀部（尾骶偏右）有一褥疮，疮面大小 3cm×

3cm，肉芽淡红，周围瘢痕形成，皮肤色素沉着，木不知痛。余无不适。

查体：臀部（尾骶偏右）有一褥疮，疮面大小 3cm×3cm，肉芽淡红，周围瘢痕形成，皮肤色素沉着；疮面上方有一潜行空腔，沿骶骨向上深入约 9cm，疮底无脓性分泌物，轻压痛。舌质暗淡，苔薄白，脉细。

诊断：褥疮（西医：褥疮）。

辨证：气滞血瘀。

治法：外治为主。

全身情况尚好，单以外治缓解。10％黄连水 100ml，冲洗脓腔，疮面盖以黄连油膏纱布，空腔上用棉垫压迫，每日换药 1 次。

二诊：经上法治疗 3 周后疮面略微缩小，脓腔依然如故，并有淡绿色脓性分泌物，脓液培养：绿脓杆菌。遂以诃子肉 15g，乌梅肉 15g，加水 200ml，煎成 100ml，冲洗脓腔，每日 1 次，并用棉垫压迫法压紧疮口。

三诊：1 周后绿脓消失，疮面缩小至 2cm×2cm，深 4.5cm。仍以原法续治 3 周。

四诊：3 周后溃疡仅剩米粒大 1 枚。乃停用冲洗法，单用黄连粉结晶涂于疮面。

再经 3 周，溃疡完全愈合。

按语：此系重病期间卧床不起，局部受压，血流不畅，表皮破损，毒气侵袭而成"褥疮"。全身情况尚好，单以外治缓解。

[陆德铭，何清湖. 中医外科学. 北京：中国医药科技出版社，2004：529]

（谭毅 洪志明）

第五节 毒蛇咬伤

毒蛇咬伤是一种危害性较大的外伤性外科疾病，具有发病急、变化快、病势凶险的特点。我国现有蛇近 200 种，其中毒蛇有 50 多种，隶属于 4 科 25 属，主要分布在长江以南地区。毒蛇咬伤在我国南方地区比较常见，据统计，我国每年毒蛇咬伤患者大约有 10 万人次。

一、临证思辨与治疗

(一) 病因病机

本病系毒蛇咬伤致病，毒蛇口内毒液通过毒牙注入咬伤创口，首先引起创口局部的伤害，毒液沿经络入侵，或内扰于营血，或传于脏腑，引起全身和局部的中毒症状，蛇毒是毒蛇的毒腺所分泌的一种毒性消化液，先贤有"毒蛇疮最毒"之说，按其毒性可分成风毒、火毒、风火毒。

1. 风毒主要具有风邪的特征，容易侵犯经络，导致经络瘀阻、气血凝滞、经脉运行受阻而发生麻痹。严重的出现心肺受损，呼吸麻痹，血液循环衰竭。风毒传肝，引动肝风，而出现抽搐、痉挛、眼皮下垂等肝风症状。

2. 火毒主要具有火邪的特性。火毒由局部至全身，由卫气营血至脏腑，表现一派热毒症状。局部创口灼热疼痛，焮红赤肿，瘀紫血疱，溃腐溢血，侵入营血，内扰脏腑，引起皮肤与内脏广泛出血。胸胁痛，黄疸，呕血，咯血，尿血。蛇毒攻心，蒙蔽心窍，神昏谵语，如心气耗散，则心悸，汗出，面色苍白，甚而四肢发厥，脉微欲绝，最终可致死亡。

3. 风火毒兼具风邪、火邪特性。不同蛇类咬伤后，其毒性有所偏重，或以风毒病机为主，或以火毒病理变化为重。

病因病机示意图

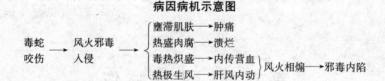

(二) 诊断思维

1. 辨病思维

(1) 诊断要点

①症状

a. 局部症状　被咬伤处一般都有较粗大而深的毒牙痕，若患部被污染或经处理，则牙痕难辨认。不同毒蛇咬伤的牙痕各有特点。

神经毒：毒蛇咬伤后局部不红不肿，无渗液，不痛或微痛，甚至麻木，所导向的淋巴结肿大和触痛，常易被忽视而得不到及时处理。

血循毒：毒蛇咬伤后数分钟即出现伤口剧痛，似刀割、火燎、针刺样；局部肿胀严重，可迅速向肢体近心端扩展，并引起局部淋巴结炎和淋巴管炎；伤口出血不止或皮下出血，形成瘀点瘀斑；局部发生水疱、血疱，甚至组织发黑坏死。

混合毒：毒蛇咬伤后即感疼痛，逐渐加重，有麻木感，伤口周围皮肤迅速红肿，可扩展到整个肢体，常有水疱，严重者伤口迅速变黑坏死。

b. 全身症状

神经毒：毒蛇咬伤后主要表现为神经系统受损害，发病略缓，大多在1～6小时后出现头晕、头重、眼花、四肢无力、肌肉酸痛，继而出现眼睑下垂、吞咽困难、流涎、舌僵难语、肌张力下降、反射减弱、胸闷、呼吸急促（由快变慢浅）、呼吸无力、气管分泌物多、紫绀等，最后呼吸肌麻痹，呼吸衰竭而死。

血循毒：毒蛇咬伤后主要表现为血液及循环系统受损害，潜伏期短，发病急，来势凶猛，发展迅速，常见胸闷、心悸、气促、头昏、眼花、畏寒、发热、视力模糊，严重者出现烦躁不安、谵语、呼吸困难；全身广泛性地内外出血，皮肤和黏膜出现大片瘀斑；牙龈、鼻、眼结膜出血、吐血、咯血、便血、尿血等，甚至胸腔、腹腔和颅内出血。最后血压急剧下降，出现休克、循环衰竭。

混合毒：毒蛇咬伤后主要表现为神经和血液循环系统两者受损害。

②体征　局部皮肤红肿，伤处疼痛剧烈，全身神经系统、血液循环系统受损体征。

③辅助检查

a. 天然乳胶凝集试验　判断蛇伤的蛇种类。

b. 血常规检查　可见白细胞升高、红细胞和血红蛋白减少。

c. 尿常规检查　可有红细胞、蛋白或管型。

d. 血生化检查　血 SGPT、型、urn，CPK 可增高，出血时间延长，血清电解质失衡。

e. 肌电图　有进行性肌电衰减（神经毒类毒蛇咬伤多见）。

f. 心电图　可有心律不齐、传导阻滞、ST-T 改变等。

④不同蛇毒的毒性成分不同，依据蛇伤中毒后的毒理及临床表现主要分神经毒、血循毒、混合毒和酶。

a. 神经毒（风毒）　均是多肽。中毒时表现为神经系统的损害症状，神经麻痹尤以周围神经损害表现突出，导致骨骼肌运动麻痹乃至外周呼吸麻痹。

b. 血循毒（火毒）　包括心脏毒素、出血毒素、溶血毒素、促凝血及抗凝血因子。中毒时表现为血液和循环系统的损害症状，如心力衰竭、心律失常、出血性休克、DIC 等。

c. 混合毒（风火毒）　存在于蝮蛇、眼镜蛇及眼镜王蛇的蛇毒中。兼有神经系统、血液及循环系统的损害症状。

d. 酶　蛇毒富含酶类，文献报道已有 25 种以上，各种蛇毒所含酶的种类有所不同。目前认为与蛇毒毒性关系较大的有：

蛋白水解酶：是蛇类本身的消化酶，它能破坏组织，损害血管壁，引起出血、组织坏死，释放组织胺与血管活性物质引起血压急剧下降。

磷脂酶 A：存在于眼镜蛇科毒蛇的蛇毒中。其毒性作用为：①间接溶血作用；②释放组织胺、5-羟色胺、肾上腺素、缓动素等，干扰心血管系统；③促使产生溶血卵磷脂而损及神经系统；④增加毛细血管通透性而引起内脏出血及皮肤出血。

三磷酸腺苷酶：主要影响三磷酸腺苷的合成与储备及能量的供应。

透明质酸酶：能溶解结缔组织中的黏多糖而使组织的黏滞度减少，促使毒液在体内的扩散而加重病情。

凝血酶样酶：蝮科的大部分毒蛇和蝰科的沙蝰等蛇毒中含有此酶，它可直接使血液中的纤维蛋白原转变为纤维蛋白而使血液在体内凝固。

（2）鉴别诊断

本病应与无毒蛇咬伤相鉴别：

毒蛇咬伤与无毒蛇咬伤鉴别表

	毒蛇咬伤	无毒蛇咬伤
皮肤	红肿明显，扩展迅速	红肿不明显或稍肿胀，但不扩大
疼痛	疼痛剧烈，逐渐加重	疼痛不明显
全身症状	明显	不明显
实验室理化检查	有异常	基本正常

2. 辨证思维

（1）风毒证

局部伤口肿痛轻微，或有麻木；头晕眼花，视物模糊，声音嘶哑，口吐涎沫，四肢麻木，甚而瘫痪，呼吸息微，双目直视，惊厥抽搐；脉浮数或弦数。

本型重点掌握的症状为伤口肿痛轻微、麻木，四肢麻木，甚则瘫痪。

（2）火毒证

局部灼痛，肿胀显著，蔓延迅速，常有血、水疱，或皮肤青紫，或有瘀斑，甚者伤口坏死溃烂；全身发热，烦躁口渴，恶心呕吐，或身热夜甚，斑疹隐隐，七窍出血。

本型重点掌握的症状为伤口灼痛，肿胀显著，易溃烂、出血。

（3）风火毒证

局部红肿疼痛，伴有麻木，或有血、水疱，坏死溃烂；全身有头晕眼花，畏寒发热，恶心呕吐，眼睑下垂，视物模糊，或有复视，心悸气促，烦躁不安，甚或谵妄、昏迷；脉弦数或洪数。

本型重点掌握的症状是兼有风毒及火毒表现，肿痛麻木均较明显。

总之，中医认为蛇毒系风、火二毒。风者病善行而数变，火者生风动血，耗伤阴津。风毒偏盛每多化火，火毒炽盛极易生风，风火相煽，则邪毒鸱张，正不胜邪，则邪毒内陷，毒热炽盛，内传营血，可耗血动血；毒陷心包，可蒙闭心包，致神昏不清；甚则邪热耗伤心阳，可致阳气外脱而亡阳导致阴阳离决。

（三）治则思维

毒蛇咬伤后应当就地处理，及时缚扎近心端、扩创、清洗伤口，促进排毒以减少毒素吸收，同时辨清中毒类型，对症用药，以解毒排毒为要，同时运用祛风、开窍、止血、泄腑方法配合治疗。

（四）治疗方案

1. 辨证论治

（1）风毒型证

证候：局部肿痛不明显，全身可见头晕眼花、眼睑下垂、恶心呕吐、吞咽困难、气急，甚者出现复视、呼吸困难、四肢抽搐等。

辨证：风毒入侵，首先侵犯经络，导致经络瘀阻、气血凝滞、经脉运行受阻而发生麻痹，故伤口肿痛轻微，或有麻木；风毒传肝，引动肝风，而出现头晕眼花、视物模糊、抽搐、痉挛、眼皮下垂、双目直视等肝风症状；风毒入心犯肺，心肺受损，呼吸息微，声音嘶哑；脉浮数或弦数，风邪之征。

治则：清热解毒，活血祛风，镇惊开窍。

主方：五味消毒饮、玉真饮加减。

处方举例：半边莲10g，半枝莲15g，黄芩10g，蒲公英15g，金银花15g，一枝黄花10g，当归10g，红花10g，白芷10g，全蝎5g，蜈蚣2条，蝉衣10g，僵蚕10g，青木香10g。必要时加服安宫牛黄丸、紫雪丹、六神丸、羚羊角。

加减：早期可加用车前子、泽泻、木通以利尿排毒，大便不畅，加生大黄、厚朴以通便排毒；咬伤下肢加独活，咬伤上肢者加羌活作为引经之用。

（2）火毒型证

证候：局部创口疼痛剧烈，肿胀明显，蔓延迅速，常见水疱、血疱、瘀点、瘀斑及溃烂坏死；全身可见恶寒发热、烦躁不安、心悸胸闷、视力模糊、咽干口渴、大便秘结、小便短赤，甚则口鼻出血、尿血、便血；舌红绛、苔黄腻，脉洪数。

辨证：火毒入侵局部，灼热疼痛，嫩红赤肿，火毒动血，故局部有血、水疱，或皮肤青紫，或有瘀斑；热甚肉腐，伤口坏死溃烂；火毒由卫气侵入营血，可有全身发热，烦躁口渴，恶心呕吐，或身热夜甚；内扰脏腑，引起皮肤与脏腑广泛出血，故见斑疹隐隐，七窍出血；舌苔黄燥，或舌红少苔，脉洪数，或细数，为热入营血之征。

治法：清热解毒，凉血止血。

主方：黄连解毒汤合犀角地黄汤加减，犀角可用水牛角代，必要时加用安宫牛黄丸或牛黄吞服。

处方举例：黄芩10g，黄连10g，山栀10g，水牛角30g，生地黄15g，赤芍15g，牡丹皮10g，紫草10g，连翘15g，半枝莲15g，七叶一枝花10g，白茅根30g。

（3）风火毒型证

证候：兼有风毒、火毒型之表现，局部红肿较重，一般多有创口剧痛，或有水疱、血疱、瘀斑、瘀点或伤处溃烂；全身症状有头晕头痛、眼花，寒战发热，胸闷心悸，恶心呕吐，大便秘结，小便短赤，严重者烦躁抽搐，甚至神志昏愦；舌质红，苔白黄相兼，后期苔黄，脉弦数。

治法：清热解毒，祛风定惊，凉血止血。

主方：黄连解毒汤合五虎追风散加减。

处方举例：半边莲 10g，金银花 10g，七叶一枝花 10g，白茅根 30g，炒黄柏 10g，生大黄 10g，虎杖根 10g，龙胆草 10g，车前子 10g（包煎），牡丹皮 10g，赤芍 10g，全蝎 10g，蜈蚣 10g，蝉衣 10g。

（4）蛇毒内结证

证候：壮热头痛，呕恶不适，烦躁不安，胸腹胀满，大便秘结，小便短赤；舌苔黄燥，脉洪数或沉数。

辨证：蛇毒内结，不得外泄，内攻脏腑，热毒内结，腑气不通，气化不利，故大便秘结，小便短赤；气机上下不利，故可见呕恶不适，胸腹胀满；热毒内结，则壮热头痛，舌苔黄燥，脉洪数或沉数。

治则：清热解毒，通利二便。

主方：大承气汤或雄黄解毒丸。

处方举例：生大黄 10～30g，车前子 15g（包煎），白花蛇舌草 15g，半边莲 15g，半枝莲 15g，青木香 10g，枳实 10g，芒硝 10g（冲服）。

加减：若体强者每服雄黄解毒丸 7～9 粒；体弱者 4～6 粒，温开水送服，一般服药后 2 小时左右，即排出黑硬粪便，病情随即减轻。如 6 小时后仍不排便，可酌情加服数粒。若服后泄利不止，可用绿豆 60g，甘草 15g，煎水，冷后服。

（5）蛇毒攻心证

证候：高热不退，神志昏迷，谵语或躁动不安，呼吸急促，喉中痰鸣；舌苔黄黑干燥，脉洪数或弦数。

辨证：蛇毒攻心，蒙蔽心窍，神昏谵语，或躁动不安；蛇毒犯肺，故呼吸急促，喉中痰鸣；热甚不退，则高热不退，舌苔黄黑干燥，脉洪数或弦数。

治则：清热解毒，豁痰开窍。

主方：珍珠散或牛黄清心丸或安宫牛黄丸用解毒蕨 30g，岗梅 15g，半边莲 30g，山慈菇 10g，金银花 30g 煎水送服。

（6）亡阳证

证候：壮热之后，心悸气促或烦乱不安，面色苍白，四肢厥冷，冷汗时下；脉微欲绝。

辨证：毒邪攻心，心气耗散，则心悸，汗出，呼吸急促，甚而四肢发厥，脉微欲绝。

治则：强心解毒，温中回阳。

主方：四逆汤或回阳救急汤或独参汤加减。

处方举例：附子 30～60g（先煎），干姜 10～20g，人参 10g（单煎冲服），山茱萸 30～60g，丹参 10g。

2. 其他疗法

（1）中成药

①蛇伤解毒片（注射液）

用法：片剂首次 20 片，以后每 4～6 小时内服 7～10 片，中毒症状好转后酌情减量，连服 5 天。针剂首次 8ml，在伤口周围及结扎上端注射，以后每 6 小时 1 次，每次肌肉注射 6ml，可使全身中毒症状减轻。对我国常见毒蛇咬伤有效。

②上海蛇药

用法：

a. 片剂：可单独使用，如与冲剂配合使用疗效更佳。首次服 10 片，以后每小时服 5 片，病情减轻可改为每 6 小时服 5 片。一般疗程 3～5 天，病情较重者可酌情增加。

b. 针剂：1 号注射液和 2 号注射液结合使用，其功用与片剂相同，与冲剂配合使用疗效更佳。1 号注射液第一天每 4 小时 2ml，以后每日 3 次，每次 2ml，总量约 20～30ml，一般行肌肉注射，必要时可加入 5％或 10％葡萄糖溶液 500ml 中静脉滴注，或用 25％～50％葡萄糖溶液 20ml，稀释后静脉缓慢推注。2 号注射液每 4 小时或 6 小时肌肉注射 2ml，一般疗程为 3～5 天。

c. 冲剂：配合片剂和注射液一起使用。首次服 2 包，开水冲服，以后每日 3 次，每次 1 包，一般疗程为 3～5 天。

对蝮蛇、五步蛇、蝰蛇、烙铁头、竹叶青等咬伤有效。

③季德胜蛇药片

用法：首次用量20片。先将药片捣碎，用酒50ml加等量温开水调匀内服（不会饮酒的病人和儿童可用开水吞服），以后每隔6小时服10片。

用于各种毒蛇咬伤及蜈蚣、蝎子等毒虫咬伤。

④广州蛇药（7118蛇药）

用法：首次14～20片，重症者首剂加倍，以后3～5小时7片，用温水送服。

适用于银环蛇、眼镜蛇、眼镜王蛇、竹叶青、蝮蛇咬伤。

（2）急救

被毒蛇咬伤后，可就地采取各种有效措施进行抢救，可减少蛇毒的吸收，减轻中毒症状，为以后治疗争取时间。

a. 缚扎　目的在于阻止蛇毒的吸收和扩散，早期使用才有效。咬伤后应即时就地取材，于伤口的近心端缚扎，以阻止静脉血回流而不妨碍动脉血流为原则。不宜奔跑，以免加速血流和蛇毒吸收。缚扎时间可持续8～10小时，但应每隔15～30分钟稍放松1次，每次1～2分钟，一般在伤口排毒或服药后1～3小时方可解除缚扎。咬伤已超过2小时则不宜缚扎。

b. 排毒

扩创法：常规消毒后沿牙痕作纵行切口1.5cm，深达皮下，或作"十"字形切口，如有毒牙遗留应取出，以1：5000高锰酸钾溶液反复多次冲洗，破坏在伤口部位的蛇毒，减少播散，减轻中毒。必须注意凡五步蛇、蝰蛇、蝮蛇咬伤后若伤口流血不止，且有全身出血现象，则不应扩创。

冲洗法：1：5000高锰酸钾溶液反复多次冲洗伤口。

吮吸法：用口吮、拔火罐或抽吸器等方法将伤口毒血吸出，然后可加用扩创法。如吮吸者的口腔黏膜破损或有炎症者，不宜作吮吸法，以免引起中毒。

烧灼法：用火柴头5～7个放在伤口上点燃烧灼1～2次，以破坏蛇毒，这是一种简便而有效的野外急救方法。

针刺法：出现肿胀时，可于手指蹼间（八邪穴）或足蹼间（八风穴）

皮肤消毒后用三棱针或粗针头于皮肤平行刺入约 1cm，迅速拔出后将患肢下垂，并由近心端向远心端挤压以排除毒液。但被蝰蛇、五步蛇咬伤时应慎用，以防止出血不止。

　　c. 解毒

　　可选用食醋 100～200ml，一次服；白菊花 25g，金银花 25g，甘草 10g，水煎服；选半边莲、半枝莲、鬼针草、九头狮子草中 1～2 种洗净后加少许食盐捣烂取汁湿敷。

　　(3) 验方

　　蛇伤一点红方（《中医外科学》）　一点红、白花蛇舌草、七叶一枝花、千里光、蜈蚣、乌蔹莓、大蓟、八角莲、三叶刺针草、矮冷水花干品等份，研细末。用法：每次 9～15g，每日 3 次，口服。功能：清热凉血，解毒熄风，清解蛇毒。主治：毒蛇咬伤。

　　(4) 综合治疗措施

　　a. 封闭疗法　普鲁卡因注射液加地塞米松局部环封能抑制蛇毒的扩散、减少疼痛、对抗炎症、减轻过敏反应，是早期防治局部损害的有效措施。其方法是：在 0.25%～0.5% 普鲁卡因溶液中加入地塞米松 5mg，在伤口周围或患肢上方 3～5cm 处行深部皮下环封，封闭溶液的剂量可根据患肢的大小而酌定。

　　b. 利尿排毒　速尿 20～40mg，肌肉注射；或 20% 甘露醇 250～300ml，静脉滴注。可促使血内蛇毒加速排泄，缓解中毒症状。

　　c. 抗蛇毒血清的应用　可选用相应的单价抗蛇毒血清或多价抗蛇毒血清。效果确切，越早应用疗效越好。使用前需做过敏试验，若呈阳性反应，则应按脱敏法注射，同时可使用肾上腺皮质激素抗敏。

　　d. 肾上腺皮质激素的应用　可以补充肾上腺功能的耗竭，并可减轻蛇毒毒性反应，有利于病情缓解和康复。选用氢化可的松起效快，也可选用地塞米松。用药剂量视病情而酌定。

　　e. 全身支持和防治并发症　应补充足够营养物质，但需控制补液量，同时纠正水、电解质平衡及酸碱平衡。

（五）预后转归

　　1. 被毒蛇咬伤后，若中毒较轻，处理及时，身体强壮、抵抗力较强者，可于短期内康复。

2. 被神经毒的毒蛇咬伤且受毒量大，或未能及时救治者，则可出现吞咽困难、呼吸减弱等症状，最后呼吸麻痹而死亡。

3. 被血循毒的毒蛇咬伤且受毒量大，或未能及时救治者，则可出现伤口流血不止、寒战高热、皮下或内脏出血（尿血、便血、吐血）等症状，继而出现贫血，最后导致休克、循环衰竭而死亡。

4. 被混合毒的毒蛇咬伤且受毒量大，或未能及时救治者，则可出现伤口迅速腐烂坏死、恶心呕吐等症状，最后心功能衰竭及呼吸停止而死亡。

（六）预防与调护

1. 伤后不宜奔跑急走，以免加速毒素随血运行全身。

2. 搞好环境卫生，特别是清除杂草，填塞洞穴，注意宿舍、厨房和饲养禽畜等处的清洁卫生，使蛇类无藏身之处。

3. 行走于山林草地蛇多出没的地方时，可用竹木棍打草驱蛇，并注意防止蛇在树上咬人，夜间宜用照明用具，注意蛇卧于路上被误踩而咬伤人。蛇的生活习性是多在夏秋晚上或清晨活动，尤以闷热、雷雨欲临时多出洞或藏身草垛处，野外作业人员须作防避。

二、名家医案借鉴

1. 顾伯华医案——蛇毒攻心型蛇咬伤

李某，女，25 岁，农民。

初诊日期：1974 年 5 月 24 日。

主诉：右足背被蛇咬伤 12 小时余。

现病史：12 小时前，被毒蛇咬伤右足背，麻木肿痛，迅速向上延伸小腿过膝，足背出现紫血疱及紫青瘀斑。于 4、5 小时前，出现嗜睡、复视、眼睑下垂、恶心呕吐等症，小溲短赤，大便不解。

查体：患者意识模糊，嗜睡状，右足背可见紫血疱及紫青瘀斑。右足至右膝关节上肿胀麻木，苔腻质红，脉濡数（96 次/分）。

诊断：毒蛇咬伤（西医：毒蛇咬伤）。

辨证：蛇毒入血，上蒙清窍。

治法：清热解毒、通利二便。

方药：半枝莲1两，半边莲1两，蒲公英1两，野菊5钱，黄柏3钱，元明粉4钱，生大黄3钱，车前子1两，七叶一枝花1两。

局部循经扩创后，用1：2000高锰酸钾溶液冲洗创口。创口周围用玉露散水调成糊状湿敷。蛇咬伤后，有两个伤口，应循经（血管）方向扩创，不能横断切开。

熄风镇惊解毒：蝎蜈片，每次5片，每日2次；一枝黄花针剂，2ml，每日3次，肌注；南通蛇药片、解毒片各10片，每日3次；TAT1500U，肌注（立刻）；群生注射液4ml，每日3次，肌注。

解毒及抗感染：氢化可的松200mg，静脉滴注；青霉素、链霉素肌注。

二诊（5月25日）：经上述处理后，复视现象消失，嗜睡减轻，眼睑下垂亦稍轻些，小便增多。患肢肿胀不减，且向上延伸达腹股沟。伤口经扩创后，一直流出紫黑水液。苔、脉如前，再拟原方治疗2天。

三诊（5月27日）：毒蛇咬伤3天，右下肢肿胀比前软些，足背创面渗出渐减少，创周皮肤有小片坏死，低热，视物欠清，头痛项强及关节酸痛均比前减轻，二便通利。苔薄，脉数（84次/分）。再拟清热解毒、通腑利湿为治。原方加鬼针草5钱，4剂；氢化可的松减为每日100mg；28日停用激素；停青霉素、链霉素，群生注射液改为2ml，每日3次，肌注。

四诊（5月31日）：毒蛇咬伤右足背坏死未落，毒水外溢，足背足踝暗红肿胀未退，低热已除，视力恢复。脉濡，再拟凉血清热解毒。

处方：蒲公英1两，鲜生地黄1两，赤芍5钱，陈皮2钱，鬼针草5钱，半枝莲5钱，半边莲5钱，白花蛇舌草1两，金银花3钱（包煎），车前子3钱（包煎）。3剂。

五诊（6月3日）：毒蛇咬伤下肢肿胀渐退，足背坏死组织约2cm×2cm，与健康组织已分离，脓水不多。肿痛已减，纳食尚可，二便尚调，苔薄润，脉濡数。再拟前法出入，以排余毒。赤芍五钱，白花蛇舌草1两，鲜生地黄1两，车前子3钱（包煎），牛膝3钱，粉草薢5钱，野赤豆6钱，半边莲5钱，牡丹皮2钱，鬼针草5钱，生大黄（后入）4钱，7剂。外用红油膏、九一丹。

患者于6月8日出院，当时仅见足背坏死疮面。以外用祛腐生新药物为主，带回清解余毒之中药。

　　按语：患者毒蛇咬伤后 12 小时，已出现明显的全身中毒症状，立即给予半枝莲、半边莲、蒲公英、野菊、黄柏、元明粉、生大黄、车前子、七叶一枝花煎服清热解毒通利二便，同时予氢化可的松控制全身中毒反应，应用青霉素、链霉素以预防感染。局部进行适当的扩创排毒，并应用P. P 粉溶液浸泡解毒。经治 3 天，患肢肿势趋缓，全身症状减轻，病情得到控制，激素减量，停用抗生素，原方加鬼针草续进。治疗 2 周痊愈出院。毒蛇咬伤的救治应及时，局部以排毒、破坏伤口处残留毒素为主，全身以解毒、通利二便泄毒为主，出现全身症状者应当及时适量的应用激素，待病情好转后逐步递减。

　　[唐汉钧. 中医外科常见病证辨证思路与方法. 北京：人民卫生出版社，2007：612～614]

2. 唐汉钧医案——蛇毒内结，内攻脏腑型毒蛇咬伤

　　周某，男，32 岁。

　　主诉：右手被五步蛇咬伤 3 天。

　　现病史：患者 3 天前被毒蛇咬伤后，曾在外院予扩创，并运用抗蛇毒血清、地塞米松等治疗，局部疼痛有所缓解，但肿势仍向前臂扩展，局部扩创疮面渗血不止。为进一步治疗，急送至我科救治。患者烦躁，头晕乏力，胸闷，时有呕吐，小便近一日未解，大便三日未行。

　　查体：右上肢肿胀瘀紫，右手中指与无名指间，小指掌指关节处见三处疮口，渗血不止。呈蛇眼状，心率 120 次/分，血压 60/30mmHg。尿常规示：RBC80/HP，血常规示：Hb：77g/L。

　　诊断：毒蛇咬伤（西医：毒蛇咬伤）。

　　辨证：蛇毒内结，内攻脏腑。

　　症情十分危急，先予口服季德胜蛇药片 20 粒，每隔 6 小时一次。

　　治法：清热凉血解毒，通利二便。

　　处方：半枝莲 30g，半边莲 30g，虎杖 15g，白花蛇舌草 30g，菊花12g，天麻 15g，生地黄 30g，牡丹皮 9g，赤芍 12g，桑枝 20g，生黄芪30g，车前子 15g（包煎），玉米须 30g，姜半夏 9g，陈皮 9g。

　　另予生大黄 9g 开水泡服。

　　局部疮口以明胶海绵外敷止血，患肢以金黄散水调敷以箍围消肿。同时配合西医纠正血容量，升压治疗，并静点地塞米松 15～20mg/d。经中西医积极救治后，次日患者血压、心率等生命体征均恢复正常。1周后患者痊愈出院。

　　按语：中医历来有"治蛇不泄，蛇毒内结"、"二便不通，蛇毒内攻"之说，因此在毒蛇咬伤治疗中，通利二便是十分重要的。同时，五步蛇蛇毒为血循毒，属中医的"火毒"，在治疗中应以清热凉血解毒为主。方中半枝莲、半边莲、虎杖、白花蛇舌草、生地黄、牡丹皮、赤芍清热解毒、凉血止血；生大黄、车前子、玉米须通利二便，使蛇毒外泄；陈皮、姜夏和胃止呕；菊花、天麻醒脑明目；桑枝舒筋通络。诸药合用，达到清热之中兼以养阴，使热清血宁而无耗血之虑；凉血之中兼以散结，使血止而无留瘀之弊。对于中毒较重的病人主张早期足量运用肾上腺皮质激素，可以提高病人对蛇毒的耐受性，防治休克及血清反应，可阻止病情的发展。

　　　　　　　　　［唐汉钧. 中医外科常见病证辨证思路与方法. 北京：人民卫生出版社，2007：614～615］

　　　　　　　　　　　　　　　　　　　　　　　　　　　　　（谭毅　洪志明）

第六节　破伤风

　　破伤风是指皮肉破伤，风毒邪气乘虚侵入而引起发痉的一种急性疾病。因外伤引起者又称金创痉；产后发生者称产后痉；新生儿断脐所致者称小儿脐风或脐风撮口。临床上多见因外伤所致者。本病的临床特点是有皮肉破伤史；有一定的潜伏期，发作时全身或局部肌肉强直性痉挛和阵发性抽搐；间歇期全身肌肉仍持续性紧张收缩。可伴有发热，但神志始终清楚。多因并发症而导致死亡。本病中、西医同名。

一、临证思辨与治疗

（一）病因病机

　　1. 金疮创伤、烧伤、冻伤、虫毒咬伤等致皮肉破损，风毒入侵，由表及里，引动内风而发。

2. 疮疡溃后外治不当，风毒经疮面内犯；或溃疡失治，热郁于里，复感风毒，内外合邪而发。

3. 新生儿先天不足，产妇气血大伤，或素体肝血不旺，卫外不固，风毒之邪从伤口入侵，易感而发。

病因病机示意图

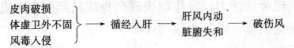

（二）诊断思维

1. 辨病思维

（1）诊断要点

①症状

a. 潜伏期　一般为 4～14 天，短至 24 小时或长达数月、数年不等。潜伏期的长短与创伤性质、部位和伤口的早期处理方式以及是否接受过预防注射等因素有关。

b. 前驱期　一般 1～2 天，患者常感头痛、头晕、乏力、多汗、烦躁不安、打呵欠，下颌微感紧张酸胀，咀嚼无力，张口略感不便；伤口往往干陷无脓，周围皮肤暗红，创口疼痛并有紧张牵制感。

c. 发作期　典型的发作症状是全身或局部肌肉强直性痉挛和阵发性抽搐。肌肉强直性痉挛首先从头面部开始，进而延展至躯干四肢。其顺序为咀嚼肌紧张、疼痛，然后出现张口困难，牙关紧闭；面部肌群痉挛，形成苦笑面容；颈项肌肉痉挛时颈项强直，头略后仰，不能做点头动作；咽喉部肌肉痉挛可引起吞咽和呼吸困难；背腹肌痉挛时腰部前凸，头和足后屈，呈角弓反张状；膈肌和肋间肌痉挛可出现呼吸困难，甚至窒息；膀胱括约肌痉挛可引起排尿困难，甚至尿潴留。

阵发性抽搐是在肌肉持续痉挛的基础上发生的，轻微的刺激如声音、光亮、震动、饮水、注射等均诱发强烈的阵发性抽搐。每次发作可持续数秒、数分钟或数十分钟不等，发作时患者面色苍白，口唇紫绀，呼吸急促，口吐白沫，流涎，磨牙，头频频后仰，四肢抽搐不止，全身大汗淋漓，表情非常痛苦。发作间歇期长短不一。间歇期疼痛稍减，但肌肉收缩始终存在。

　　d. 后期　因长期肌肉痉挛和频繁抽搐，大量体力消耗，发生水、电解质紊乱，可致全身衰竭而死亡。或因呼吸肌麻痹引起窒息，心肌麻痹甚至休克、心跳骤停而危及生命。病程一般 3～4 周。

　　②体征

　　前驱期表现神疲乏力，发作期表现全身或局部肌肉强直性痉挛和阵发性抽搐；后期见消瘦、呼吸心跳骤停等。

　　③辅助检查

　　a. 分泌物培养　脓液培养可有破伤风杆菌生长。

　　b. 血常规检查　初期白细胞计数一般正常或偏高，发作期白细胞总数及中性粒细胞比例增加。合并肺部感染时，白细胞总数常在 $15 \times 10^9/L$ 以上，中性粒细胞达到 80% 以上。

　　(2) 鉴别诊断

　　本病需与化脓性脑膜炎、狂犬病、癫痫证发作、下颌关节炎、齿龈炎等口齿疾病相鉴别。

破伤风与化脓性脑膜炎、狂犬病、癫痫证发作、下颌关节炎、口齿疾病鉴别表

	狂犬病	化脓性脑膜炎	癫痫证发作	口齿疾病
现病史	病犬、病猫等咬伤史	常有上呼吸道感染、肺炎、头皮化脓性感染等现病史	有癫痫病反复发作史	有口腔炎、齿龈炎等口齿疾现病史
与破伤风相似症状	频发抽搐	颈项强直、角弓反张	四肢抽搐、口吐涎沫，喉间痰鸣	张口困难，牙关紧闭，咀嚼不便
与破伤风鉴别症状	抽搐以吞咽肌为主，极度恐水，每见风水发作，且每次发作时常狂喊乱叫，如犬吠状，但无牙关紧闭	常有高热，嗜睡，剧烈头痛，喷射状呕吐，但无阵发性肌肉痉挛，无牙关紧闭。脑脊液检查多有阳性病理发现	常突然仆倒，昏不知人，移时苏醒，醒后如常人	口齿部有明显压痛，有原发病灶，但无牙关紧闭，颈项强直、角弓反张等

　　2. 辨证思维

　　风邪之毒由创口袭入，先犯于肌表，传播经络，重则攻入脏腑。故辨证上，轻者多为风毒在表证，重者多为风毒入里证，恢复期多见正虚邪留证。同时还要注意以下二点：

　　(1) 首辨疾病的轻重缓急　前驱期风毒在表，病情较轻；发作期风毒

入里,属风邪播散经络者,病情较重,循经入传脏腑者,病情重,内陷于心者,正气欲脱者,病情极重;恢复期,风邪由里转出,多属正虚邪留,病情相对较轻。

(2)其次辨风邪 初起有寒热,头痛,轻度吞咽困难和牙关紧闭,周身拘急,多为外风所致;后期以痉挛、抽搐为主,多为外风入里,引起内风之象。

(三)治则思维

本病之治,以祛风平肝、解毒定痉为要。并应根据病邪在表循经,在里传脏之分,以及病情有轻重缓急之别,随症施治。至于外治,只限于有创口者,诸如清洗创口,清除创口内死血、坏肉,使之引流通畅等,亦十分重要。此外,重症病人,结合西医等支持、抗毒血清的应用等,也是必要的。

(四)治疗方案

1. 辨证论治

(1)风毒在表证

证候:轻度吞咽困难和牙关紧闭,周身拘急,抽搐较轻,发作期短,间歇期长;舌苔薄白,脉数。

辨证:金创感风,着于肌表,风伤太阳经脉,则轻度吞咽困难,张口不便;风邪播散经络为患,则周身拘急;病在表浅,故抽搐较轻,痉挛期短,间歇期较长;苔薄白,脉数,表证也。

治法:祛风镇痉。

主方:玉真散合五虎追风散加减。

处方举例:生白附子10g,防风10g,白芷10g,生胆南星10g,天麻10g,羌活10g,蝉衣10g,僵蚕10g,全蝎5g。

加减:若抽搐重者加蜈蚣2条、地龙10g,葛根10g,钩藤10g;如为新生儿破伤风者,内服撮风散0.3~0.6g,日3~4次。

(2)风毒入里证

证候:角弓反张,全身肌肉痉挛、抽搐,频繁发作,间歇期短;高热,大汗淋漓,面色青紫,呼吸急促,痰涎壅盛,或伴胸闷腹泻、大便秘结，溲赤或尿闭；舌红或红绛，苔黄或黄糙，脉弦数。

辨证：本证既有风毒之邪，盘踞诸阳经，又有循经传里之变，肝为风木，主系诸筋，风动于内，则有角弓反张等症；风毒闭肺，痰气交阻，呼吸迫促，痰涎壅盛；风毒入里，化生内热，腑气不通，故见发热汗出、大便秘结等一派热象。

治则：祛风止痉，清热解毒。

主方：木萸散加减。

处方举例：木瓜 10g，吴茱萸 10g，防风 10g，全蝎 5g，蝉衣 10g，天麻 10g，僵蚕 10g，生胆南星 10g，藁本 10g，桂枝 10g，白蒺藜 10g，朱砂 0.5g，雄黄 3g，猪胆汁 15ml。

加减：若抽搐重者加地龙 10g，葛根 10g；高热者加生石膏 30g，知母 10g，黄芩 10g；痰涎壅盛者加竹沥 10g，天竺黄 10g；便秘者加生大黄 10g，枳实 10g，芒硝 10g；尿赤者加车前子 10g，淡竹叶 10g，白茅根 30g；产后或外伤失血过多者加黄芪 30g，当归 10g，熟地黄 10g，白芍 10g。

（3）正虚邪留证

证候：身有微热，时而汗出，四肢乏力，骨节酸胀，偶发拘急，或肌表有蚁行之感，气短头昏，或口渴欲饮，食已知味；苔薄黄，脉虚数，或细而无力。

辨证：本证为恢复期所见。风毒之势虽已锐减，然正气亦伤，营卫尚不和畅，经络亦失舒利，加之风邪由里转出，达于肌表，故见以上诸症。

治法：补养气血，佐以通络。

主方：当归地黄汤加减。

处方举例：当归 10g，生地黄 10g，川芎 10g，白芍 10g，防风 10g，白芷 10g，藁本 10g，细辛 3g，党参 10g，黄芪 15g，木瓜 10g，路路通 10g，丝瓜络 10g。

加减：如属阴虚津亏者，则用增液汤加南沙参 10g，石斛 10g，葛根 10g 等以养阴生津。

2. 其他疗法

（1）中成药

新生儿破伤风内服撮风散 0.3～0.6g，日 3～4 次；还有玉真散、蝎蜈胶囊等。

（2）验方

①木萸散（《实用专病专方临床大全》）　木瓜 20g，吴茱萸 15g，防风 10g，全蝎 6g，僵蚕 8g，蝉衣 12g，天麻 8g，藁本 10g，桂枝 8g，白蒺藜 10g，朱砂（冲服）1g，猪胆（炖服）1个。

加减：合并继发感染发热者，加蒲公英 15g、黄连 10g；痉挛抽搐频发者，加蜈蚣 2 条、羚羊角 1.5g；肢冷息微，汗出如珠者，加参附汤；气血虚弱者，加生地黄 15g、熟地黄 15g、黄芪 15g。

用法：每日 1 剂，分 2 次，水煎服。功能：祛风解毒，镇痉舒挛。

适用于风毒入里之破伤风之筋脉拘急，动风痉挛，如颈项强直，角弓反张，肢体抽搐等。

②熄风汤（《山东中医杂志》1983，2：23）　蝉衣 10～15g，白附子 10～15g，天麻 10～15g，炒防风 10g，胆南星 12g，白芷 10g，羌活 10g，细辛 3g。

加减：偏于风热，加金银花 15g，钩藤 10g，连翘 10g；偏于风寒，加荆芥 6g，桂枝 6g；热灼津液，大便秘结者，选用番泻叶 6～10g，芦根 20～30g 以养阴泻下；热在气分，加知母 6g，生石膏 20g；伤口感染，蕴毒发热，蒲公英 24g，紫花地丁 24g，野菊花 30g；亦可用露蜂房 30g，煎水 500ml，一日两次温洗患处。热邪久羁，灼伤津液，加玄参 15g，麦门冬 10g，生地黄 12g，减去羌活、防风、白芷。持续高热，冲服羚羊角粉或犀角粉 0.5～1g；喉中痰鸣或口吐白沫，加天竺黄 12g，竹沥 10ml；闻声响即惊搐者，冲服朱砂粉 1g 或琥珀粉 2g；体弱者可加人参 6g，黄芪 15g 以扶正。用法：加水煎至 200ml，早、晚各服 1/2。病重者可 1 日 2 剂，频频多次给药。小儿酌减，新生儿用 1/4 量，2～5 岁儿童用 1/2 量，5～15 岁儿童用 2/3 量，15 岁以上用成人量。功用：祛风定搐，化痰解痉。适用于各型破伤风。

（3）外治法

①在控制痉挛和应用破伤风抗毒素（或清创前在伤口周围注射破伤风抗 5000～10000IU）后，进行彻底清创术，以消除毒素来源，清除坏死组织和异物。开放创口，用 3% 过氧化氢溶液冲洗伤口和湿敷。

②可用蝉衣、金银花、防风煎汤，反复冲洗伤口，然后敷玉真散。

③创面有残余坏死组织时，可外用七三丹、红油膏；脓腐脱净后可用生肌散、生肌白玉膏。

（4）针刺疗法

牙关紧闭者取下关、颊车、合谷、内庭；角弓反张取风池、风府、大椎、长强、承山、昆仑；四肢抽搐取曲池、外关、合谷、后溪、风市、阳陵泉、太冲、申脉。一律采用泻法，留针 15～20 分钟。

（五）预后转归

1. 本病若仅有肌肉紧张性收缩而无阵发性痉挛；或有全身肌肉阵发性痉挛而未涉及呼吸肌者，经中西医结合治疗，一般预后较好，病情逐渐缓解至痊愈。

2. 发作期强烈的肌肉痉挛和抽搐可发生肌肉断裂、出血，甚至骨折、脱位和舌咬伤。

3. 喉头痉挛致呼吸不畅、黏痰阻塞气管等可引起肺炎、肺不张，甚至窒息死亡。

4. 因肌肉痉挛和频繁抽搐，大量体力消耗，发生水、电解质紊乱，可致全身衰竭而死亡。

（六）预防与调护

1. 正确处理伤口　特别是污染或较深的创口要早期彻底清创，去除坏死组织和异物。对可疑感染的伤口须通畅引流，不缝合，用 3％过氧化氢溶液或 1：2000 高锰酸钾溶液冲洗伤口。

2. 预防注射破伤风类毒素　可使人获得自动免疫。"基础注射"共需皮下注射 3 次，第一次 0.5ml，后两次每隔 3～6 周各注射 1ml，第二年再注射 1ml，作为"强化注射"。以后每隔 5 年重复"强化注射"1ml，能有效地预防破伤风。

3. 常规使用破伤风抗毒素　创口有污染时，尤其小而深的伤口，于伤后 24 小时内常规肌注破伤风抗毒素 1500IU。若污染严重，1 周后再注射 1 次。

4. 中药预防　如无抗毒素时，可用蝉衣 6～9g 研末，每次 1g，每日 3 次，黄酒送服；或玉真散 5g，每日 3 次，黄酒送服，连服 3 日。

5. 患者隔离　保持环境安静，避免声、光、风等外界刺激，必要的治疗应争取在安静下进行。

6. 专人护理　防止发生窒息，严重患者在上、下牙之间放置橡皮开口器，防止舌咬伤；抽搐发作时防止摔伤和骨折；吸痰器放在床边，随时吸出口腔分泌物；注意口腔及皮肤护理；患者用过的器具严格消毒，敷料予以烧毁。

二、名家医案借鉴

1. 张觉人医案——风毒在表型破伤风

朱某，男，32岁。

初诊日期：1951年4月5日。

主诉：咀嚼不便，吞咽困难频作2天。

现病史：1951年左脚掌被锈钉刺入约4分深，但出血不多。是晚回家用草药敷包局部，并不十分疼痛。第三日忽感咀嚼不便，吞咽困难，颈部亦觉不自由，当晚10点钟发生痉挛一次，至第四天，痉挛次数增多，颈部、脊、腰均呈强直状态，由人介绍来所诊治，上下包车均需人扶持始能勉强行动。在诊察刚毕时又痉挛一次，但不严重，约3分钟即恢复正常。

查体：体温39.6℃，脉搏跳动甚速，大小便如常，神识清醒，颈部、脊、腰均呈强直状态。左脚掌伤口呈肿硬状态。舌红，苔薄白，脉数。

诊断：破伤风（西医：破伤风）。

辨证：风毒在表。

治法：祛风镇痉。

方药：玉真散加减。白附子320g，生胆南星（姜汁炒）、明天麻、羌活、防风、白芷各30g，蝉衣90g。共研细末，贮瓶备用，不可泄气。

玉真散厚撒伤部，外用纱布绷带包扎，另给药散3包，每包重9g，命其回家时用热黄酒调服，每隔3小时1包。

二诊：次日由人抬来复诊，伤口肿硬较昨日初诊时减退约3/4。称服药3包后，痉挛次数大减，洗净患部后，仍以玉真散撒布伤处包扎，仍给玉真散3包带回服用。

三诊：至第三天来诊时伤部僵硬已完全软化平复，唯伤口尚未愈合，当即以易生肌收口药撒，吞咽已恢复如常，痉挛次数大为减少。发作间隔延长，发作症势已转轻缓，内服玉真散如前，唯每包减量为6g，如此延续服用，计12天而完全恢复正常。

按语：金创感风，着于肌表，风伤太阳经脉，则轻度吞咽困难，张口不便；风邪播散经络为患，则周身拘急；病在表浅，故抽搐较轻，痉挛期短，间歇期较长；苔薄白，脉数，表证也。故治宜祛风镇痉。

［罗和古，曾令真，朱秋俊等. 外科医案. 北京：中国医药科技出版社，2005：483~484］

2. 房芝萱医案——风邪入里，毒热炽盛证破伤风

关某，女，30岁。

初诊日期：1956年6月30日。

主诉：全身频繁抽搐12天余。

现病史：患者怀孕3个月流产，流产后出现肌肉强直，角弓反张，全身抽搐，诊为"破伤风"，在某医院住院治疗十几天，效果不明显。现患者出现高热，十余日大便未解。

查体：体温40.2℃，肌肉强直，角弓反张，全身抽搐频繁，牙关紧闭，呈昏睡状态，瞳孔对光反射极弱，呼吸短促，脉浮大有力。

诊断：破伤风（西医：破伤风）。

辨证：风邪入里，毒热炽盛。

治法：祛风解毒，镇痉通下，佐以护心。

处方：当归尾9g，赤芍9g，生山栀9g，黄芩9g。连翘15g，灯心草9g，金银花18g，枳实9g，绿豆衣9g，大黄9g，厚朴9g，天南星9g，防风9g，生地黄15g，甘草3g。水煎服。

另服安宫牛黄散2.5g，分2次冲服，用鼻饲法缓缓送下。

二诊：服第一煎药，药后当夜排便2次，色黑黏臭；体温降至38℃，第3天服第2煎。停药2天，体温又升至40.2℃，瞳孔反射差，声音极微，口渴思饮，全身仍抽搐，角弓反张，肌肉强直，牙关紧闭。拟以标本兼顾，驱风清热之法，嘱立即用鼻饲送药。

处方：当归尾9g，赤芍9g，黄芩9g，知母9g，牡丹皮9g，玄参9g，麦冬9g，石斛15g，天南星9g，防风9g，白芷9g，天麻9g，生地黄15g，羌活9g，甘草3g。水煎服。

一剂煎药200ml，分4次服，局方至宝丹1丸，分4次服。

三诊：按前药服药2剂，体温降至37.4℃，神志清楚，抽搐已止，口能张开，食欲二便正常，稍有口渴，心悸多梦。给以养阴清热，养血安神之剂，服药3剂，基本痊愈出院。为巩固疗效，嘱患者带药内服。

处方：茯神12g，知母9g，牡丹皮9g，柏子仁12g，玄参9g，石斛9g，莲子仁12g，生地黄12g，天花粉9g，当归尾9g，赤芍9g。

按语：本例破伤风属于风湿毒邪入里，治以祛风解毒，镇痉通下之法。方中黄芩、连翘、金银花、山栀、生地黄凉血清热解毒，当归尾、赤芍凉血活血，枳实、大黄、厚朴泻热通里，生胆南星、防风驱风化痰，灯心草、绿豆衣解毒护心以防邪入心包，甘草和中。另用安宫牛黄丸清热解毒，醒神开窍。复诊时，患者已排便，但其余症状仍同前，体温稍降后又上升，故以驱风清热为主，方中白芷祛风散湿，善祛阳明经之风；天麻善祛肝经之风；羌活驱风胜湿，善祛膀胱经之风；黄芩、知母、牡丹皮清热凉血，玄参、麦冬、石斛、生地黄养阴生津；局方至宝丹开窍清热镇痉。第3次复诊服药2剂，高热虽退，仍有低热，其他症状消失，二便正常，口微渴，心悸，多梦，系由高热日久，心阴耗伤，余热未清之故，继以养阴安神，生津止渴，清解余热。药后体温正常，症状消失。

［贺菊乔，刘丽芳．外科病名家医案·妙方解析．北京：人民军医出版社，2007：154～155］

（谭毅　洪志明）

中医病证名索引

（本病证名见医案部分"诊断"项）

西医病证名索引

（本病证名见医案部分"诊断"项）

主要参考书目

顾伯华. 实用中医外科学. 上海科学技术出版社，1995

李国栋，赵树森. 中医外科临床手册. 人民卫生出版社，1996

王永炎，王沛. 今日中医外科学. 人民卫生出版社，2000

谭新华，陆德铭. 中医外科学. 中国中医药出版社，2000

赵尚华. 中医外科学. 人民卫生出版社，2004

陆德铭，何清湖. 中医外科学. 中国中医药出版社，2004

陈红风. 中医外科学. 中国中医药出版社，2005

罗和古，曾令真，朱秋俊. 外科医案. 中国医药科技出版社，2005

李曰庆. 中医外科学. 中国中医药出版社，2007

唐汉钧. 中医外科常见病证辨证思路与方法. 人民卫生出版社，2007

贺菊乔，刘丽芳. 外科病名家医案·妙方解析. 人民军医出版社，2007

中国中医研究院广安门医院. 朱仁康临床经验集. 人民卫生出版社，2005

北京中医医院. 赵炳南临床经验集. 人民卫生出版社，2006

李国栋，寇玉明. 中西医临床肛肠病学. 中国中医药出版社，1996

何永恒. 肛肠病名医医案·妙方解析. 人民军医出版社，2007

王琦，曹开镛. 中医男科学. 天津科技出版社，1988

陈志强，江海身. 男科专病中医临床诊治. 人民卫生出版社，2000

郭军，常德贵. 中西医结合男科治疗学. 人民军医出版社，2003

曹开镛. 中医男科诊断治疗学. 中国医药科技出版社，2007